临床神经病学手册

HANDBOOK OF CLINICAL NEUROLOGY

主编　刘广志　樊东升

主审　许贤豪

北京大学医学出版社

LINCHUANG SHENJINGBINGXUE SHOUCE

图书在版编目（CIP）数据

临床神经病学手册 / 刘广志，樊东升主编．—北京：北京大学医学出版社，2021.6

ISBN 978-7-5659-2097-4

Ⅰ．①临… Ⅱ．①刘… ②樊… Ⅲ．①神经病学 - 手册 Ⅳ．① R741-62

中国版本图书馆 CIP 数据核字（2021）第 021721 号

临床神经病学手册

主　　编：刘广志　樊东升

出版发行：北京大学医学出版社

地　　址：（100191）北京市海淀区学院路 38 号　北京大学医学部院内

电　　话：发行部 010-82802230；图书邮购 010-82802495

网　　址：http: //www.pumpress.com.cn

E-mail：booksale@bjmu.edu.cn

印　　刷：北京信彩瑞禾印刷厂

经　　销：新华书店

责任编辑：陈　奋　　**责任校对**：靳新强　　**责任印制**：李　啸

开　　本：710 mm × 1000 mm　1/16　　**印张**：43.75　　**字数**：760 千字

版　　次：2021 年 6 月第 1 版　2021 年 6 月第 1 次印刷

书　　号：ISBN 978-7-5659-2097-4

定　　价：150.00 元

本书由

北京大学医学出版基金资助出版

主编简介

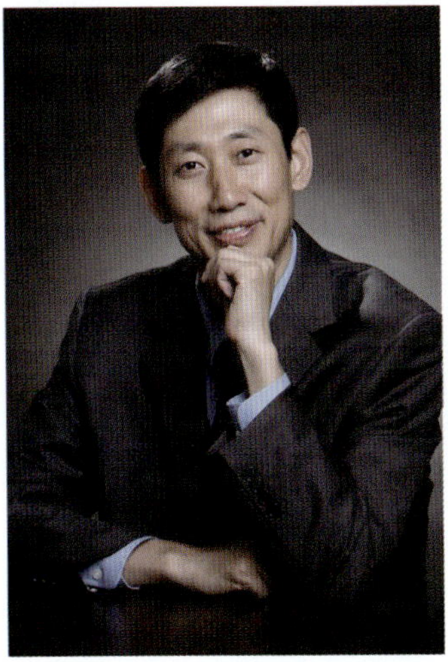

刘广志，主任医师，教授，博士研究生导师。首都医科大学附属北京安贞医院神经内科主任，神经病学教研室主任。

2000年毕业于北京协和医学院神经病学专业。2002—2003年赴瑞典卡罗林斯卡医学院附属沪丁（Huddinge）医院神经科，从事神经免疫学的博士后研究。2004年1—7月在英国牛津大学临床神经科作为Research Fellow，从事多发性硬化的遗传学研究。2017年5月，经首都医科大学人才引进计划，调至北京安贞医院神经内科担任主任。

从事神经内科工作二十余年，在神经系统疾病的诊治方面积累了丰富的经验，教学方面亦多次获得北京大学人民医院优秀教师、教学科研奖等奖励。迄今已发表各类文章70余篇，其中SCI收录12篇；主译《多发性硬化和脱髓鞘疾病》（人民卫生出版社，2008年），主编《多发性硬化》（北京大学医学出版社，2012年）及其第2版（北京大学医学出版社，2019年）。

目前兼任中华医学会神经病学分会神经免疫学组委员、中国医师协会神经内科医师分会神经免疫专业委员会委员、中国卒中学会免疫分会常务委员、中国免疫学会神经免疫学分会委员、中国微循环学会理事、北京医师协会神经内科分会常务理事等，并担任西安交通大学全球健康学院特聘教授等。主持国家自然科学基金四项、北京市自然科学基金一项、北京大学人民医院研究与发展基金多项。曾获美国重症肌无力大会Junior Fellowship（2002年）。

主编简介

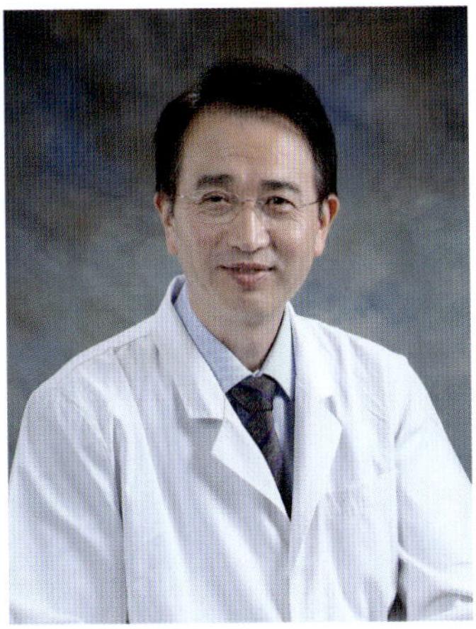

樊东升，研究员，主任医师，教授，博士研究生导师。北京大学第三医院神经内科主任，北京大学医学部神经病学系主任，神经退行性疾病生物标志物研究及转化北京市重点实验室主任，曾任北京大学第三医院副院长（2002—2012 年），国家卫生健康委员会突出贡献中青年专家。

1984 年毕业于第三军医大学医疗系，获医学士学位；1991 年毕业于北京大学医学部研究生院，获医学硕士学位；1996 年毕业于日本自治医科大学研究生院，获医学博士学位；1998 年于日本自治医科大学完成博士后研究回国。

主要研究领域为神经退行性疾病及脑血管病，发表论文 500 余篇。曾获教育部科技进步一等奖、教育部自然科学二等奖、北京市科技成果三等奖及中华医学科技三等奖等。所主持的北京大学“神经病学”获“国家精品课程”。承担国家自然科学基金重点项目、国家“863”计划重点项目、卫生部临床学科重点项目、科技部神经退行性疾病重大专项及北京市脑血管病重大科技项目、首都医学发展基金重点攻关项目等课题。

曾任世界卒中组织（World Stroke Organization，WSO）理事会理事（2012—2016 年）、中华神经病学会副主任委员（2016—2019 年），现任国家干细胞临床研究专家委员会委员、《中华脑血管病杂志》主编、中华医学会神经病学分会北京分会候任主任委员、中华医学会神经病学分会肌电图与临床神经生理学组组长、中华预防医学会自由基预防医学专业委员会主任委员、中国心胸血管麻醉学会脑与血管分会主任委员、中国医师协会神经内科医师分会肌电图与临床神经生理专委会副主任委员、中国医师协会 ALS 专家委员会副主任委员、中国卒中学会遗传学分会副主任委员等。

主审简介

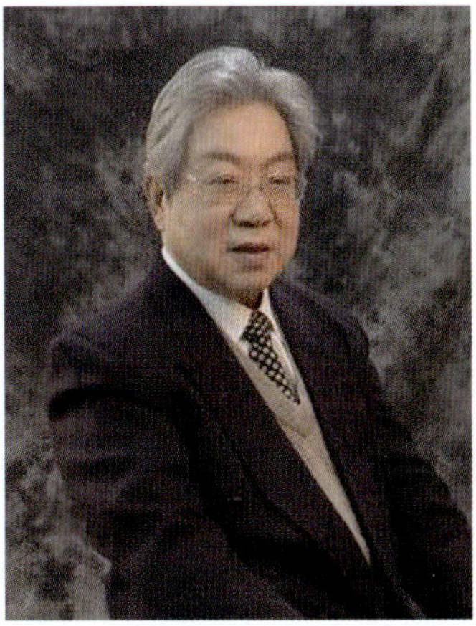

许贤豪，主任医师。

1980—1981 年，由教育部派往美国纽约蒙塞奈医院重症肌无力中心做访问学者；1981—1983 年，于白塞斯达市美国国立卫生研究院（NIH）神经病学研究中心神经免疫科从事资深博士后研究。1961—1993 年，于北京协和医院神经科由住院医师逐级直到主任医师、教授、博士研究生导师、国务院政府特殊津贴获得者。1995 年起任北京医院神经内科主任，主要从事临床神经病学、神经免疫学和老年神经病学的研究和相关疾病诊治工作。

现任北京医院神经内科主任医师、北京老年痴呆防治协会监事长、中国微循环学会神经变性病专业委员会顾问、清华大学玉泉医院首席专家、北京德威克多发性硬化之家罕见病关爱中心荣誉顾问、北京爱力重症肌无力罕见病关爱中心荣誉顾问。

迄今已在国内外核心期刊上发表论文 400 余篇。培养博士、硕士研究生和博士后 30 多名。作为负责人完成了 20 余项科研项目，包括国家“九五”、北京市“十五”攻关课题、国家“973”子课题、国家自然科学基金、原卫生部医学科学研究基金等。获卫生部科技成果二等奖和中国人民解放军总后勤部二等奖各 1 项，卫生部科学技术进步三等奖 3 项，北京市科技成果三等奖 1 项。

编者名单

（以姓名汉语拼音为序）

曹　莉（首都医科大学附属北京安贞医院神经内科）
樊东升（北京大学第三医院神经内科）
范承哲（首都医科大学附属北京安贞医院神经介入科）
方丽波（首都医科大学附属复兴医院神经内科）
傅　瑜（北京大学第三医院神经内科）
高　嫚（首都医科大学附属北京安贞医院神经内科）
高天理（首都医科大学附属北京安贞医院神经内科）
关鸿志（北京协和医院神经内科）
关　颖（首都医科大学附属北京安贞医院神经内科）
何　洋（北京大学人民医院神经内科）
洪道俊（南昌大学第一附属医院神经内科）
姜霁雯（首都医科大学附属北京安贞医院神经内科）
李淑华（北京医院神经内科）
李晓晴（首都医科大学附属北京安贞医院神经内科）
李　颖（首都医科大学附属北京安贞医院神经内科）
刘春洁（首都医科大学附属北京安贞医院神经内科）
刘广志（首都医科大学附属北京安贞医院神经内科）
刘　丽（首都医科大学宣武医院神经内科）
刘喷飓（首都医科大学附属北京安贞医院神经内科）
刘日霞（首都医科大学附属北京安贞医院神经内科）
骆　迪（首都医科大学附属北京安贞医院神经内科）
牛天童（首都医科大学附属北京安贞医院神经内科）
钱怡宁（首都医科大学附属北京安贞医院神经内科）
钱　英（北京大学第六医院精神科）
任　明（首都医科大学宣武医院临床研究中心）
宋　哲（首都医科大学附属北京安贞医院神经内科）
孙　莉（北京大学人民医院神经内科）
王　力（首都医科大学附属北京安贞医院神经内科）

王　群（首都医科大学附属北京天坛医院神经内科）
王　薇（首都医科大学附属北京安贞医院神经内科）
王泽祎（首都医科大学附属北京安贞医院神经内科）
王子仪（北京市普仁医院神经内科）
武力勇（首都医科大学宣武医院神经内科）
肖卫忠（北京大学第三医院神经内科）
徐胜媛（首都医科大学附属北京安贞医院全科医疗科）
徐迎胜（北京大学第三医院神经内科）
许保磊（首都医科大学宣武医院国家老年疾病临床研究中心）
杨亭亭（首都医科大学附属北京安贞医院神经内科）
杨新建（首都医科大学附属北京天坛医院神经介入科）
杨中华（首都医科大学附属北京天坛医院神经内科）
殷　贺（首都医科大学附属北京安贞医院神经内科）
于逢春（北京大学第三医院海淀院区神经内科）
袁　鹏（首都医科大学附属北京安贞医院神经内科）
张　华（首都医科大学附属北京安贞医院神经内科）
张　娜（首都医科大学附属北京安贞医院精神心理科）
张鹏飞（首都医科大学附属北京天坛医院神经外科）
张玮玮（首都医科大学附属北京安贞医院神经内科）

前　言

临床神经病学（clinical neurology）是探索和研究中枢神经系统、周围神经系统和骨骼肌疾病的病因、发病机制、病理、症状、体征、诊断、治疗、预后及预防的一门学科，尽管其最初是由内科学派生而来，但在许多方面又与之迥异。在临床实践工作当中，复杂的神经系统查体、临床表现、定位定性诊断时常令初学入门的年轻医师畏难不已；即使对于高年资医师而言，由于临床神经科学的高速发展，伴随着近年来新发现的病种、各类疾病诊治指南的不断涌现，必须及时地更新相关的知识或理念，而繁忙的临床工作往往令其难以抽身通篇全读。另一方面，现有的许多神经病学书籍往往具有内容陈旧、通篇长论的弊端，令人难以记忆和消化吸收。鉴于以上种种问题，出版一本简明易读、涵盖最新诊治进展的神经病学手册无疑会为各级医师带来极大的便利。

本书共分 29 章，以临床实用为宗旨，结合国内外的研究现状，系统简要地介绍了神经系统疾病的基本理论和最新诊治进展。内容包括总论、各类疾病的临床表现、诊断和治疗等方面，并选择其中部分疾病绘制了相关的诊治图谱，便于读者更好地理解记忆。

本书方便随身携带，可作为神经科、精神科、内科、儿科、放射科医师在医疗、教学、科研中更新知识、提高诊疗水平时的参考书，尤其是青年医师在参加各类考试或日常临床工作时，也可作为医学生的参考书。

本书的出版得到了北京大学医学出版社的大力支持与帮助，对此深表谢意。也在此感谢各位编者为此所付出的艰辛努力，张苗、黄旭升和顾卫红等教授所提的宝贵建议，以及许贤豪教授对全文逐字的审阅与指导。当然，由于笔者的水平有限，加之时间偏紧，在撰写过程中难免存在疏漏之处，诚挚地希望广大读者提出批评和指正，以便今后进行更正，谨此一并致谢。

2020 年 8 月 5 日

目　录

1

神经系统病变的定位和定性诊断

通常情况下，在神经系统疾病的诊断过程中须经三个步骤：①临床资料的采集，包括详尽的病史、细致的神经系统查体及必要的辅助检查（影像学、实验室、病理学和电生理等）；②定位诊断（localization diagnosis），利用神经解剖学和生理学知识、辅助检查结果（如影像学）分析临床相关资料，确定病变部位；③定性诊断（characterization diagnosis），在定位诊断的基础上，根据发病年龄、性别、起病形式、病程、个人史、家族史等特点，同时结合相关的辅助检查，分析筛选可能的病因，从而确定病变性质。

第一节　定位诊断

定位诊断是指根据患者的症状和体征等临床资料所提供的线索，确定神经系统的损害部位，神经解剖学、生理学、病理学和影像学等是构成定位诊断的基础学科。

【定位诊断的原则】

1．确定神经系统病变水平　①中枢性（脑、脊髓）；②周围性（周围神经）；③神经 - 肌肉接头处（neuromuscular joint，NMJ）；④肌肉；⑤全身性疾病并发症。

2．确定病变空间分布　①局灶性（focal），如脑梗死、脑肿瘤、横贯性脊髓炎、桡神经麻痹；②多灶性（multifocal），病变分布于神经系统 2 个或以上部位，病变通常不对称，如视神经脊髓炎、多发性脑梗死；③弥漫性（diffuse）：侵犯两侧对称结构（脑、周围神经或肌肉），如代谢性或中毒性脑病；④系统性（systemic）：病变选择性损害某些功能系统或传导束，如运动神经元病。

3．定位诊断通常要遵循“一元论”原则　尽量用一个局灶性病变解释患者的所有临床表现，如不合理或无法解释时方再考虑多灶性或弥散性病变可能。

4．首发症状常有定位价值　可提示病变的主要部位。

【定位诊断的要点】

1．详细的临床资料、全面的神经系统查体、必要的辅助检查对神经系统疾病的定位诊断至关重要。

2．并非所有阳性体征均有定位意义，如脑膜炎造成颅内压增高时，出现一或两侧展神经麻痹，系“假定位体征”。

3．有些神经系统病变发病早期出现的某些体征，往往不代表真正病灶水平，如脊髓病变；有时会由于病变尚未压迫到髓内的上行感觉纤维，因而感觉障碍平面并没有上升到实际的病变水平。

4．应注意患者可能存在着先天性异常，如眼球震颤。

5．临床常遇及既往无任何病史，神经系统查体未见异常的患者，而 CT 或 MRI 检查却意外地发现脑部病变（如无症状性脑梗死、微出血等）。

【不同部位病变的临床特点】

1．大脑半球病变　刺激性病变可引起癫痫发作，破坏性病变则导致神经功能缺失症状和体征，包括以下方面。

（1）一侧半球病变：出现对侧偏瘫（中枢性面瘫、舌瘫和肢体瘫），偏身感觉障碍或偏盲等。

（2）大脑半球弥漫性损害：意识障碍、精神症状、肢体瘫痪或感觉障碍等。

（3）额叶（frontal lobe）病变：强握反射（grasp reflex）、运动性失语、失写、精神症状或癫痫发作等。

（4）顶叶（parietal lobe）病变：中枢性感觉障碍、失读、失用等。

（5）颞叶（temporal lobe）病变：感觉性失语、象限盲或钩回发作等。

（6）枕叶（occipital lobe）病变：视野缺损、皮质盲、视觉失认或癫痫发作伴视觉先兆等。

（7）岛叶（insular lobe）病变：内脏运动和感觉障碍。

（8）边缘叶（limbic lobe）病变：精神障碍（情绪及记忆障碍、行为异常、幻觉、反应迟钝等）、内脏活动障碍[1]。

2．基底节（basal ganglia）区病变　主要表现肌张力改变、运动异常或震颤等，包括以下方面。

（1）黑质 - 苍白球病变：静止性震颤和肌张力增高 / 运动减少综合征，如帕金森病。

（2）壳核或尾状核病变：肌张力减低或运动增多，如舞蹈症、手足徐动症或扭转痉挛等。

3．间脑（diencephalon）病变　间脑为脑干与大脑半球连接的中继站，分为丘脑（thalamus）、上丘脑（epithalamus）、下丘脑（hypothalamus）和底丘脑（subthalamus）四部分，间脑病变包括以下方面。

（1）丘脑病变：丘脑综合征、面部表情分离性运动障碍、对侧偏身舞蹈或手足徐动。

（2）下丘脑病变：失眠、睡眠过度、嗜睡、发作性睡病（narcolepsy）、性早熟、智力低下、性器官发育迟滞、自主神经症状（血压不稳、心率改变、多汗、胃肠功能失调等）。

（3）上丘脑病变：Parinaud 综合征（多为肿瘤压迫所致）。

（4）底丘脑：偏侧投掷症（hemiballismus）。

4．脑干（brainstem）病变　包括以下方面。

（1）一侧病变：交叉性运动障碍，出现病变侧脑神经麻痹、对侧肢体瘫（中脑或脑桥病变），也可出现病变侧面部和对侧肢体交叉性感觉障碍（延髓病变，如小脑后下动脉血栓形成）（表 1-1）。

（2）双侧病变：意识障碍（脑干上行性网状激活系统受累）、四肢瘫、双侧锥体束征或脑神经受损症状。

5．小脑（cerebellum）病变　包括以下方面。

（1）蚓部病变：躯干共济失调为主。

（2）小脑半球病变：病变侧肢体共济失调、眼球震颤、构音障碍和肌张力减低。

6．脊髓（spinal cord）病变　包括以下方面。

（1）脊髓半侧损害：脊髓半切综合征（Brown-Séquard 综合征）。

（2）横贯性损害：完全或不完全性截瘫或四肢瘫、传导束性感觉障碍和括约肌功能障碍。

（3）前角（anterior horn）损害：节段性（即肌节，myotome）

下运动神经元性瘫痪，常伴有肌束震颤。

（4）中央管损害：双侧对称的分离性感觉障碍，痛、温觉减弱或消失，触觉保留，系累及白质前连合所致。

（5）后角（posterior horn）损害：病变侧相应皮节（dermatome）出现痛、温觉缺失，触觉保留的分离性感觉障碍。

（6）脊髓圆锥（conus medullaris）病变：肛门周围和会阴部感觉障碍，呈鞍状分布，出现肛门反射消失、尿失禁和性功能障碍，但无双下肢瘫痪和病理征[2]。

* 马尾（cauda equina）病变与脊髓圆锥病变的表现相似，但前者的症状和体征呈单侧或不对称性，有根性疼痛，下肢可有下运动神经元性瘫痪，括约肌障碍常不明显。

7．周围神经（系统）病变　包括12对脑神经（表1-2）和脊神经，多为混合神经，受损后通常出现相应支配区下运动神经元瘫痪、腱反射减弱或消失、感觉障碍和自主神经障碍。其中脊神经据其不同部位（神经根、神经丛、周围神经、神经末梢）而表现有所不同，包括以下方面。

（1）神经根病变：前根损害出现节段性瘫痪，后根损害则出现根性疼痛和节段性感觉障碍。

（2）神经丛病变：一侧肢体多个周围神经支配区的瘫痪、感觉障碍和自主神经障碍。

（3）周围神经病变：每个周围神经（如桡神经）支配区的瘫痪、感觉障碍。

（4）神经末梢（nerve ending）：肢体远端感觉（如手套/袜套样）、运动和自主神经障碍。

8．肌肉病变　分为肌肉本身和NMJ病变。常见症状和体征包括肌无力、肌萎缩、肌痛和假性肥大等，腱反射正常或减退，病理征阴性，通常无感觉障碍。强直性肌病可出现肌强直。

表 1-1 脑干病变的常见综合征[3]

名称	病变位置	临床特征
Claude 综合征	中脑被盖部	病变侧动眼神经麻痹；对侧偏身共济失调
Weber 综合征	中脑大脑脚腹侧	病变侧动眼神经麻痹；对侧偏瘫（包括中枢性面瘫和舌瘫）
Benedict 综合征	中脑大脑脚后方的红核、黑质	病变侧动眼神经麻痹；对侧锥体外系症状，如偏侧舞蹈症、手足徐动症、震颤及肌张力增高等
Parinaud 综合征	中脑顶盖部（四叠体）	眼球垂直同向运动麻痹、瞳孔散大、对光反应消失、复视及眼球震颤
Millard-Gubler 综合征	脑桥基底外侧部	眼球外展麻痹（展神经）、周围性面瘫（面神经）；对侧肢体偏瘫
Foville 综合征	脑桥基底内侧部	展神经麻痹、眼球不能外展（两眼向病变侧的同向凝视麻痹）；对侧偏瘫、偏身感觉障碍
Raymond-Cestan 综合征	脑桥被盖部的背侧	小脑性共济失调（结合臂）、眩晕和眼球震颤（前庭神经）、面肌麻痹（面神经核）、面部感觉障碍（三叉神经）、双眼病变侧注视不能（脑桥侧视中枢及内侧纵束）、对侧偏侧分离性感觉障碍（脊髓丘脑束）
Wallenberg 综合征	延髓背外侧部	吞咽困难、软腭无力（疑核）、面部感觉障碍（三叉神经）、眩晕和眼球震颤（前庭神经核）、共济失调（绳状体及脊髓小脑束）、霍纳（Horner）综合征（脑干网状结构交感神经）
闭锁综合征	双侧脑桥基底部病变	意识清楚、缄默、四肢瘫痪、不言不语，仅能通过眼球活动与周围环境建立联系

表 1-2 12 对脑神经（cranial nerves）病变的临床表现

名称	临床表现
嗅神经（olfactory nerve）	一侧或两侧嗅觉丧失、幻嗅发作
视神经（optic nerve）	视神经损害：单侧视野缺损 视交叉损害：双颞或双鼻侧视野视觉丧失 视束损害：病变对侧视野的同向偏盲 视放射损害：病变对侧视野的同向上（视放射下部）/下（视放射上部）象限性盲
动眼神经（oculomotor nerve）	上睑下垂、眼球向外下斜视，不能向上、内和下方转动；复视、瞳孔散大，光反射及调节反射均消失
滑车神经（trochlear nerve）	眼球位置偏上，向外下方活动受限，下视时复视
三叉神经（trigeminal nerve）	三叉神经痛、面部感觉减弱或消失；咀嚼肌麻痹，张口时下颌向病变侧偏斜；核性损害时有病变侧面部洋葱皮样分离性感觉障碍
展神经（abducent nerve）	病变侧眼球内斜视、外展运动受限或不能，伴有复视
面神经（facial nerve）	中枢性（病变对侧下面部）或周围性（病变侧）面瘫、舌前 2/3 味觉障碍、泪腺和唾液腺分泌障碍，可伴有听觉过敏
前庭神经（vestibular nerve）/蜗神经（cochlear nerve）	前庭神经损害：眩晕、眼球震颤及平衡障碍 蜗神经损害：听力障碍、耳鸣
舌咽神经（glossopharyngeal nerve）	表现为声音嘶哑、吞咽困难、饮水呛咳及咽反射消失；咽部感觉减退或丧失、咽反射消失、舌后 1/3 味觉丧失和咽肌轻度瘫痪
迷走神经（vagus nerve）	常与舌咽神经病变并存，表现为声音嘶哑、构音障碍、软腭不能提升、吞咽困难、咳嗽无力和心动过速等
副神经（accessory nerve）	一侧副神经核或其神经损害：病变侧胸锁乳突肌和斜方肌萎缩，患者向健侧转颈不能，病变侧肩下垂并耸肩无力 双侧副神经核或其神经损害：双侧胸锁乳突肌力弱，头前屈无力、直立困难，多呈后仰位，仰卧位时抬头不能
舌下神经（hypoglossal nerve）	核上性病变：一侧病变时，伸舌偏向健侧 舌下神经及核性病变：一侧病变时，病变侧舌肌瘫痪，伸舌偏向病变侧；两侧病变则伸舌受限或不能，同时伴舌肌萎缩

第二节 定性诊断

定性诊断是在定位诊断的基础上，结合患者年龄、性别、病史特点（起病形式和病程特点）、查体、辅助检查的结果做出。可考虑遵循“MIDNIGHTS”原则（框 1-1）[4]，即根据神经系统的九大类型疾病特点筛选出可能的病因，从而予以定性。

框 1-1 “MIDNIGHTS”原则

M—metabolism	代谢性
I—inflammation	炎症
D—degeneration	变性
N—neoplasm	肿瘤
I—infection	感染
G—gland	腺体、内分泌
H—hereditary	遗传性
T—toxication	中毒 /trauma，外伤
S—stroke	卒中

一、代谢性病变

代谢性（metabolism）和营养障碍性疾病多发病缓慢，病程较长，在全身症状的基础上出现神经功能症状，且症状较为固定，如维生素 B_1 缺乏常发生多发性神经病，维生素 B_{12} 缺乏发生亚急性联合变性，糖尿病引起多发性周围神经病等，可有饥饿、偏食、呕吐、腹泻、酗酒、胃肠切除术后和长期静脉营养等病史。

二、炎症

炎症（inflammation）如脱髓鞘疾病常呈急性或亚急性起病，有缓解和复发倾向。部分病例起病缓慢，呈进行性加重。常见疾病有多发性硬化、急性播散性脑脊髓炎等，MRI、脑脊液（cerebrospinal fluid，CSF）检查和诱发电位检查有助于诊断。

三、变性病变

变性（degeneration）病变起病和病程经过缓慢，呈进行性加重，发病年龄相对偏大，如阿尔茨海默病（Alzheimer's disease，AD）

常大于60岁，也可于青壮年发生［如运动神经元病（motor neuron disease，MND）］。变性病变常累及某些神经元群，其病理改变呈系统性，如肌萎缩侧索硬化（amyotrophic lateral sclerosis，ALS）、遗传性共济失调。临床症状各异，如AD主要为认知障碍，帕金森病（Parkinson's disease，PD）主要为肌张力增高和运动障碍，MND主要为脑神经核和脊髓前角损害。

四、肿瘤

肿瘤（neoplasm）多数起病缓慢，病情呈进行性加重，但少数恶性肿瘤或转移瘤发展迅速，病程较短。除常见的癫痫发作、肢体瘫痪和麻木等局灶定位症状外，尚有颅内压增高表现，部分癌的颅内转移可呈弥漫性分布。CSF检查可有蛋白含量增加，有时可检出肿瘤细胞，CT、MRI、正电子发射计算机断层显像（positron emission tomography and computed tomography，PET-CT）等检查尤为重要。

五、感染

感染（infection）起病多呈急性或亚急性，病情多于数日、少数于数周内达高峰，伴有畏寒发热、外周血白细胞增加、红细胞沉降率增快等全身感染中毒症状。神经系统症状较为广泛弥散，血及CSF的微生物学、免疫学、寄生虫学等有关检查可进一步明确感染的性质和原因。

六、腺体病变

腺体（gland）病变多有内分泌疾病的基础，可急性、亚急性或慢性起病，神经系统症状分布广泛，演变过程与系统疾病有密切关系，涉及甲状腺功能、性激素、皮质醇水平、肾素-血管紧张素-醛固酮系统（renin-angiotensin-aldosterone system，RAAS）等。许多内分泌疾病均可并发神经系统损害，包括：①甲状腺和甲状旁腺功能亢进或低下、糖尿病等；②血液系统、心血管系统、呼吸系统，肝、肾、结缔组织疾病以及恶性肿瘤；③心肺外科、脏器移植术。

七、遗传性病变

神经系统遗传性（hereditary）病变多在儿童及青年期发病，家族中可有同样疾病。其症状和体征繁多，但部分具有特征性，如先天性肌强直出现的肌强直、肝豆状核变性的角膜色素环（即 K-F 环）等。

八、中毒

神经系统中毒（toxication）性疾患可呈急性或慢性发病，其原因包括化学品、毒气、生物毒素、食物及药物中毒等。诊断中毒时必须结合病史调查及必要的化验检查方能确定。

九、外伤

多有外伤（trauma）史，呈急性起病，亦有外伤较轻者经过一段时间后发病（如慢性硬膜下血肿）。要详细询问外伤经过，以区别其是否先发病而后受伤，如癫痫发作后或脑卒中后的头部外伤，X 线、CT 和 MRI 检查有助于诊断。

十、卒中

卒中（stroke）起病急骤，症状在短时间内（数秒至数天）达到高峰。多见于中、老年人，既往有高血压、动脉粥样硬化、心脏病、糖尿病及高脂血症等危险因素。神经系统症状表现为头痛、头晕、呕吐、肢体瘫痪、意识障碍、失语等。年轻患者如突然头痛、出现脑膜刺激征者，则多为脑动脉瘤或血管畸形破裂引起的蛛网膜下腔出血（subarachnoid hemorrhage，SAH）。

（殷　贺　刘广志　樊东升）

参考文献

[1] 贾建平 . 神经病学 [M]. 7 版 . 北京 : 人民卫生出版社 ,2013 : 4-9.
[2] 吴江 . 神经病学 [M]. 3 版 . 北京 : 人民卫生出版社, 2015 : 53-55.
[3] [德] Peter Duus, 等 . Duus 神经系统疾病定位诊断学 [M]. 8 版 . 刘宗惠, 等, 译 . 北京 : 海洋出版社, 2006 : 190-199.
[4] 施扬, 陈准立, 王欣, 等 . 中西医结合神经病学 Midnights 原则临床思维探索 [J]. 中国中医药现代远程教育, 2018, 16 (6) : 90-92.

2

辅助检查

第一节　经颅多普勒超声

经颅多普勒超声（transcranial doppler，TCD）是一项非侵入性的超声检查技术，通过血流速度和血流方向来检测 Willis 环周围大血管及椎动脉颅内段、基底动脉[1]。

【适应证】

1．Willis 环周围大血管及椎 - 基底动脉狭窄和闭塞的检测和随访，急性脑梗死的溶栓治疗监测。

2．脑血管病变的检测。

3．蛛网膜下腔出血（subarachnoid hemorrhage，SAH）患者脑血管痉挛的监测。

4．颅内血管侧支循环的评价。

5．微栓子监测。

6．脑血管反应性的评价。

7．脑死亡的辅助诊断。

8．术中和围术期的监测。

9．评价镰状细胞贫血发生脑卒中的风险。

10．脑动静脉畸形的检测。

11．评价位置性眩晕或晕厥[2]。

【检查血管】

1．颈部血管　双侧颈总动脉、颈内动脉、颈外动脉、锁骨下动脉和椎动脉起始段。

2．颅内血管　双侧大脑中动脉、大脑前动脉、大脑后动脉、椎动脉颅内段和基底动脉。

3．必要时可检查椎动脉寰枢段、滑车上动脉和枕动脉（必要时）。

【常规经颅多普勒超声检查】

一、正常结果

1．血流速度　颅内动脉平均血流速度不超过 80 ～ 120 cm/s 或收缩期血流速度不超过 140 ～ 160 cm/s，颅外血管收缩期血流速度不超过 120 cm/s。血流速度随年龄的增长而通常减慢，范围波动很大，在判断血管是否正常时，不能单独看一条血管的血流速度，而应比较两侧的血流速度是否对称，如果两侧血流速度明显不对称，且相差＞ 20%，则血流速度减慢或增快者可能是异常血管。

2．血流频谱　频谱正常，无频谱紊乱、无涡流和杂音。

3．脉动指数（pulse index，PI）　正常颅内动脉 PI 为 0.6 ～ 1.0。

二、异常结果

1．颅外动脉狭窄或闭塞

（1）颈内动脉狭窄或闭塞

1）收缩期血流速度＞ 120 cm/s，伴频谱紊乱、涡流杂音，血管闭塞时检测不到血流。

2）严重狭窄或闭塞时，同侧大脑中动脉血流速度减慢，频谱低平。

3）如果同侧大脑前动脉反向，对侧大脑前动脉代偿增快，压对侧颈总动脉后同侧大脑中动脉血流速度下降，提示前交通动脉开放。

4）如果同侧大脑后动脉和椎 - 基底动脉血流速度均增快，提示有后交通动脉开放。

5）如果同侧眼动脉反向，提示有从颈外到颈内的供血。

（2）锁骨下动脉狭窄

1）收缩期血流速度＞ 120 cm/s，伴频谱紊乱、涡流杂音，闭塞时检测不到血流。

2）同侧椎动脉血流反向，提示存在锁骨下动脉盗血。

3）必要时可做束臂试验。

2．颅内动脉狭窄或闭塞

（1）大脑中动脉收缩期血流速度＞ 140 ～ 160 cm/s，大脑前动脉收缩期血流速度＞ 120 cm/s，大脑后动脉和椎 - 基底动脉收缩期血流速度＞ 100 cm/s，伴血流频谱紊乱、涡流杂音，两侧不对称超过对侧 20%，提示被检查血管可能存在狭窄。

（2）经颞窗能检测到大脑前动脉和大脑后动脉，但检测不到大脑中动脉或大脑中动脉血流速度明显减慢，提示大脑中动脉闭塞。

3．脑动静脉畸形和动静脉瘘供血动脉的检测

（1）供血动脉内有高速血流。

（2）血流紊乱、涡流形成，伴有粗糙的血管杂音。

（3）血管搏动性减小，脉动指数降低。

4．判断脑循环停止、脑死亡的 TCD 检查

（1）双侧大脑中动脉、颈内动脉虹吸段、椎动脉和基底动脉的任意两条脑动脉记录到以下任一种脑血流停止的频谱：①荡波（to-and-fro flow）：在一个心动周期内出现正向和反向血流，且两个方向的血流在包络线下的面积几乎相等。②收缩早期针尖样血流：收缩早期单向性正向血流信号，持续时间小于 200 ms，收缩峰流速低于 50 cm/s，在心动周期的其他时间无血流信号。③检测不到脑血流信号。

（2）在颅外两侧颈总动脉、颈内动脉起始和椎动脉起始也记录到荡波。

（3）重复检测（间隔时间不少于 30 min）均记录到上述频谱改变 [3]。

【经颅多普勒超声检查的局限性】

TCD 检查结果高度依赖操作者。操作者需要熟练掌握脑血管的解剖知识及常见变异，并且对脑血流动力学有全面的了解。此外，TCD 检查还受限于颞窗，一部分黑种人、亚裔，特别是老年女性无颞窗无法进行 TCD 检查。

【发泡试验】

TCD 发泡试验为检测是否存在右向左分流的简便方法，具有无创、高敏感性和良好的患者耐受性等特点 [4]。

一、原理

经肘静脉注射微小气栓，通过 TCD 对颅内血管进行栓子监测，通过在规定时间内是否测及脑循环内栓子信号来判断有无右向左分流

[卵圆孔未闭（patent foramen ovale，PFO）或肺动静脉瘘] 的存在。

1．正常人　大部分气栓在肺部被吸收，不出现或很晚出现颅内气栓信号，即极小部分未被肺吸收的气栓信号。

2．PFO　由于心脏存在右向左分流，气栓不经过肺循环，颅内很快出现气栓信号。通过 Valsalva 动作，右心房压力增高，潜在 PFO 孔径增大，增加检查的敏感度。

二、操作流程

1．卧位。

2．留置静脉通路　激活盐水（9 ml 盐水 +1 ml 空气，反复静脉注射，至少 10 次），肘静脉弹丸注射（2 ~ 3 s）。

3．监测至少一侧的大脑中动脉。

4．在注射激活盐水后一定时间内观察是否有栓子信号。

5．阴性结果需重复，进行增强试验。

三、时间计算

1．激发盐水经肘静脉注射 5 s 后到达心脏。

2．经卵圆孔 10 ~ 11 s 到达脑循环。

3．根据各个医院条件选择　①高敏感度选择 40 s 作为底线；②高特异性可以选择 11 ~ 14 s 作为底线；③科研：20 s 或 40 s 均被接受；④一般来说，10 ~ 20 s 内检测到栓子信号判定存在 PFO。

四、右向左分流量的衡量

1．小　1 ~ 10 个栓子。

2．中　10 ~ 25 个栓子。

3．大　25 个栓子以上，淋雨状和帘状。

五、注意事项

1．体位　恒定（卧位）。

2．激活盐水。

3．经由肘静脉注射而不是其他静脉。

4．不要两个注射器同时注射。

5．气 - 水激活后立刻注射。

六、Valsalva 动作

1．弹丸注射盐水后 5 s 进行。

2．吸气，憋住气压住声门，5 s 后呼出。

3．可以重复。

4．只在常规检查没有发现栓子信号怀疑 PFO 较小时才使用，不宜首先使用。

七、TCD 与经食管超声联合应用筛查 PFO

TCD 可作为初筛，经食管超声(transesophageal echocardiography，TEE）则能够描述形态学及是否存在其他结构异常。

第二节　脑脊液检查

脑脊液（cerebrospinal fluid，CSF）是一个流动于脑室及蛛网膜下隙不断更新的动力学递质，构成了维持神经组织功能的内环境。CSF 是由血液循环经脑脉络丛和脑内毛细血管内皮细胞滤过而生成，正常成年人每日约产生 500 ml CSF。

一、脑脊液采集

临床常采用腰椎穿刺（lumbar puncture，LP）取 CSF，必要时可采用小脑延髓池穿刺和颈椎侧方穿刺，特殊情况下偶用脑室穿刺和前囟穿刺等方法[5]。

（一）腰椎穿刺

【适应证】

1．诊断性穿刺

（1）CSF 动力学检查，确定椎管梗阻及颅内压异常。

（2）CSF 生化、常规、细胞学、病原学、免疫学等检查。

（3）LP 注入碘造影剂进行椎管造影，以明确梗死部位及病变性质，或鞘内注射放射性核素进行脑室脊髓腔扫描。

2．治疗性穿刺

（1）鞘内注射药物治疗。

（2）放 CSF 减少炎症刺激。

【禁忌证】

1．严重颅内压升高、明显视盘水肿、颅后窝占位性病变等有脑疝潜在风险者。

2．穿刺部位局部感染者。

3．处于抢救垂危状态或严重躁动不安不能配合者。

4．凝血功能障碍者。

5．有严重脊髓损害的脊髓压迫症，LP 可使脊髓压迫加重。

【腰椎穿刺方法】

1．向家属交待 LP 目的及可能出现的不良反应，签署知情同意书。

2．所需物品　腰椎穿刺针、注射器、1%利多卡因 10 ml、无菌手套、无菌孔巾、测压管、纱布、棉签和试管等。

3．正确体位　患者排尿后取左侧曲颈抱膝位，注意头颈腰为同一水平，躯干与床面垂直。

4．操作步骤　常取腰椎 3 ～ 4（双侧髂嵴连线中点）或腰椎 4 ～ 5 间隙为穿刺点，聚维酮碘消毒进针点及周围 15 cm 直径皮肤，由内向外涂抹 3 次。术者戴无菌手套，手术视野铺无菌孔巾，取 1%利多卡因穿刺点注射皮丘后行皮下浸润麻醉。左手指按紧腰椎 3 ～ 4 棘突间隙的凹陷，右手持穿刺针垂直刺入，针头斜面向头侧，穿过韧带和硬脊膜时可有落空感，缓慢拔出针芯可见 CSF 流出。成人穿刺深度为 4 ～ 6 cm。见 CSF 流出后重新插入针芯，令患者伸直颈部及双下肢，拔出针芯连接测压管，测定压力（正常为 80 ～ 180 mmH_2O），如压力不高，缓慢放出 CSF 送检，如压力过高停止放液，避免脑疝。取标本后拔出穿刺针，局部无菌纱布按压后覆盖、固定。嘱患者去枕平卧 6 h。

【临床意义】

1．压力高可见于脑水肿、颅内占位性病变、感染、急性脑卒中、静脉窦血栓形成、良性颅内压升高，内科疾病如心力衰竭、肺功能不全及肝性脑病等。

2．压力低主要见于低颅压、脱水、脊髓蛛网膜下腔梗阻、CSF 漏等。

【并发症】

常见为LP后低颅压头痛，可持续2～8 d，以额枕部明显，可伴有颈部及后背疼痛，咳嗽、站立或打喷嚏时头痛加重，平卧位时头痛减轻，处理方法为大量饮水，必要时静脉输入生理盐水。

（二）小脑延髓池穿刺术

【适应证】

1．无法行LP者，如肥大性或强直性脊柱炎、脊椎椎板术后、粘连性脊髓蛛网膜炎和腰骶管内肿瘤等，以及原因不明的“干性穿刺”，但临床必须除外脑膜炎。

2．不能行MRI检查时，为明确脊髓腔阻塞上界的水平，可经小脑延髓池穿刺术注入造影剂做椎管下行造影。

3．LP部位有皮肤感染或压疮。

4．针对一些脑积水CSF分流术后的患者，经小脑延髓池穿刺注射核素检测CSF分流效果。

5．针对难治性脑膜炎患者，经小脑延髓池穿刺注入药物治疗。

【禁忌证】

1．颈项后穿刺部位有感染。

2．颅内占位性病变合并颅内压增高、颅后窝占位性病变或有慢性脑疝者。

3．枕骨大孔处肿瘤、畸形、颅底陷入症者。

4．高度怀疑有小脑延髓池粘连者。

5．极度不合作者。

【操作方法】

患者侧卧位，肩部与检查台垂直，头向前屈，用小枕垫于头下，使头颈在同一水平位，枕下三角区剃光毛发，消毒后使用20号腰椎穿刺针，并在针尖3 cm处及其后每隔1 cm处分别做记号，用骨髓穿刺针的固定套环固定在6 cm处，防止穿刺针意外刺入脑部，局部麻醉后以眼外眦至外耳道下缘连线的延长线与枕骨粗隆至第2颈椎棘突连线的相交点，沿寰椎上缘对准眉间中心刺入皮肤2.5～3 cm后，每刺入 2 mm 应取出针芯观察一次，看有无 CSF 流出。达到小脑延髓池的深度平均为 4.3 cm，最深不超过 6 cm。如针尖碰到骨头可退出 2 cm，再纠正穿刺位置，略向下后再慢慢进入。穿刺成功后按腰椎穿刺法测压并收集 CSF。

【并发症】

1．继发感染。

2．穿刺针损伤椎动脉或其分支导致 SAH。

3．穿刺针损伤延髓导致相应症状甚至死亡。

（三）颈椎侧方穿刺术

颈椎侧方穿刺术是一种简单、安全、易掌握的检查技术，无椎骨重叠，可替代小脑延髓池穿刺术做下行性脊髓造影，适应证及禁忌证同小脑延髓池穿刺术。操作方法：患者取侧卧位，双耳先用胶布固定于颈部皮肤上以利操作，可剪去少许乳突周围毛发，头部保持正位，颈伸直，双外耳孔的假想连线须与床面垂直。常规消毒局部麻醉下用腰椎穿刺针在乳突尖下 1 cm 再向后 1 cm 处（相当于颈椎 $_{1\sim2}$ 间隙）进针，进针时应与床面和颈部垂直缓慢推进，深度达 4.5 cm 时便有阻力顿失的感觉，其余同 LP，针拔出后不需特别加压，术后至少平卧 4 ～ 6 h。

二、脑脊液动力学检查

CSF 常规压力测定：侧卧位的正常压力为 80 ～ 180 mmH_2O，大于 200 mmH_2O 时提示颅内压增高。CSF 压力的测定应包括初压（取 CSF 之前）和终压（取 CSF 之后）。

1．压腹实验

（1）助手用手掌深压患者腹部，可见 CSF 压力迅速上升；去除压力后，压力迅速下降，说明穿刺针头确实在椎管内；可了解针头是否在椎管内，以及下胸段及腰骶部的脊髓蛛网膜下隙有无梗阻。

（2）如压腹试验时压力不升或上升缓慢，为压腹试验（+），说明下胸段以下蛛网膜下隙梗阻，或针头不在椎管内。

2．压颈试验（queckensted test）

（1）在测定初压后，由助手先压迫一侧颈静脉 10 ～ 15 s；然后再压迫另一侧，最后同时按压双侧颈静脉。

（2）正常时压迫颈静脉后，CSF 压力立即迅速升高 100 ～ 200 mmH_2O 以上，解除压迫后 10 ～ 20 s 迅速降至原来水平，提示蛛网膜下隙通畅，此时为压颈试验（–）。

（3）若压迫颈静脉后，不能使 CSF 压力升高，提示蛛网膜下隙完全梗阻；若施压后压力缓慢上升，放松后又缓慢下降，提示有不完全梗阻。这两种情况称为压颈试验（+）。

（4）如果压迫一侧颈静脉，CSF 压力不上升，但压迫对侧正常上升，常提示同侧静脉窦（乙状窦、横窦）受阻。

（5）凡颅内压增高或颅窝占位者，禁做此试验，以免脑疝。

三、脑脊液常规检查

【外观】

1．正常 CSF 为无色透明液体

2．异常及临床意义

（1）如 CSF 为血性，需鉴别是由穿刺损伤出血还是脑出血或 SAH 造成，初步判断可用三管实验法，用三管连续接取 CSF，前后各管均为均匀一致的血色为新鲜出血，可见于 SAH，前后各管的颜色依次变淡可能为穿刺损伤出血。确切判断可立即离心 CSF 标本，离心后上清液为无色透明或潜血试验阴性，考虑新鲜出血，即穿刺损伤；如上清液呈黄色或潜血试验阳性，考虑陈旧性出血。还可通过显微镜观察标本，如红细胞完整提示损伤，如皱缩破碎则表明陈旧性出血。

（2）黄变 CSF：提示 CSF 蛋白升高。当 CSF 放置后凝固如胶样，称为弗鲁安综合征（Froin syndrome），常见于椎管完全梗阻患者。

（3）云雾状浑浊 CSF：提示白细胞增多，常见于 CNS 感染，严重时可呈米汤样 CSF。

【细胞学】

1．正常值　CSF 白细胞数为 0 ～ 5 个细胞 / 立方毫米，主要为淋巴细胞或单核细胞，红细胞为 0。

2．异常及临床意义

（1）白细胞增多：见于脑脊膜和（或）脑炎，也可见于脑血管病、血管炎、脑肿瘤及脱髓鞘疾病等。白细胞数目及分类有助于区分炎症的性质（表 2-1）。

（2）红细胞增多：常见于穿刺损伤、脑出血和 SAH 等。

（3）CSF 肿瘤细胞：对于 CNS 原发性肿瘤和转移瘤有确定诊断价值。

四、脑脊液生化检查

【葡萄糖】

1．正常值　2.5 ~ 4.4 mmol/L，相当于血糖水平的 50% ~ 70%。

2．异常及临床意义

（1）CSF 糖含量减低：常提示化脓性、结核性或真菌性颅内感染，偶见于脑膜癌细胞广泛浸润、肉瘤和 SAH 急性期。

（2）CSF 糖含量增高：常见于患者血糖升高时。

【氯化物】

1．正常值　为 120 ~ 130 mmol/L，通常为血氯值 1.2 ~ 1.3 倍。

2．异常及临床意义

（1）CSF 氯化物含量减低：见于结核性、真菌性、细菌性脑膜炎及低氯血症。

（2）CSF 氯化物含量增高：高氯血症。

【蛋白质】

1．正常值　15 ~ 45 mg/dl。

2．异常及临床意义

（1）CSF 蛋白含量升高：常见于化脓性脑膜炎、结核性脑膜炎、吉兰 - 巴雷综合征（Guillain-Barré syndrome，GBS）、慢性炎症性脱髓鞘性多发性神经病、CNS 恶性肿瘤、脑出血、SAH 及椎管梗阻等。

（2）CSF 蛋白含量降低：LP 或硬脊膜损伤引起的 CSF 漏、营养不良者。

五、脑脊液病原学检查

1．CSF 细菌、真菌和结核杆菌等涂片、培养及动物接种有助于明确致病菌。

2．微生物培养和染色　通常采用墨汁染色（新型隐球菌采用），

表 2-1 各种脑膜炎的脑脊液改变[8]

脑膜炎性质	压力	白细胞数（$cell/mm^3$）	蛋白（g/L）	葡萄糖（mmol/L）
细菌性	常增高	数百～数万	1 ～ 5 g/L，有时可超 10 g/L	明显降低
结核	常增高，后期出现蛛网膜下隙梗阻时可降低	25 ～ 100 个，一般不超过 500 个，淋巴细胞为主，早期中性为主	1 ～ 2 g/L，蛛网膜下隙梗阻时可明显升高	常降低，大部分低于 2.5 mmol/L
隐球菌	常增高	0 ～ 800 个，平均数十，淋巴细胞为主	2 ～ 5 g/L	常降低，平均 1.67 mmol/L
病毒	正常～中度增高	数个～数百个，淋巴细胞为主，早期中性为主	正常或轻度增高，不超过 1 g/L	多正常，单胞病毒、带状疱疹病毒可降低
梅毒	常增高	平均 500 个，淋巴细胞为主	平均 1 g/L	多正常
囊虫病	常增高，后期出现蛛网膜下隙梗阻时可降低	单核和多核细胞增加，可见嗜酸性粒细胞	平均 0.5 ～ 2 g/L	少数降低
结节病	正常～轻度增高	0 ～ 100 个	轻～中度增高	半数病例降低
肿瘤	正常或增高	0 ～数百个，单核细胞和肿瘤细胞	明显增高	正常或明显降低（脑膜癌多降低）

罗丹明B荧光染色（结核分枝杆菌）、革兰氏染色（球菌）。

3．CSF细菌培养 主要适用于脑膜炎奈瑟菌、链球菌、葡萄球菌、流感嗜血杆菌等的分离培养。

4．病毒学检测 酶联免疫吸附法检查病毒抗体，经聚合酶链反应（polymerase chain reaction，PCR）扩增病毒的核糖核酸（ribonucleic acid，RNA）或脱氧核糖核酸（deoxyribonucleic acid，DNA）进行诊断。

5．CSF囊虫、血吸虫特异性抗体检测 对于脑囊虫病、血吸虫病有重要诊断价值。CSF荧光法密螺旋体抗体吸附（fluorescent treponemal antibody-absorption，FTA-ABS）试验对神经梅毒的诊断有重要的参考价值。

6．下一代测序技术（next-generation sequencing，NGS）又称高通量测序，包括二代的大规模平行测序和三代的单分子测序，因其速度快、准确率高和成本低等优点，对感染性疾病的病原体诊断愈加重要[5]。

六、脑脊液免疫学检查

【蛋白电泳】

1．CSF蛋白电泳的正常值（滤纸法） 前白蛋白2%～6%、白蛋白44%～62%、α_1球蛋白4%～8%、α_2球蛋白5%～11%、β球蛋白8%～13%、γ球蛋白7%～18%。

2．临床意义 ①前白蛋白升高见于脑萎缩、脑积水和变性疾病；②α球蛋白升高主要见于急性细菌性脑膜炎、结核性脑膜炎等；③β球蛋白升高可见于小脑变性或为肌萎缩侧索硬化（amyotrophic lateral sclerosis，ALS）等疾病；④γ球蛋白升高见于脱髓鞘疾病、CNS亚急性或慢性感染，以及颅内肿瘤等。

【CSF免疫球蛋白】

1．CSF免疫球蛋白（immunoglobulin，Ig）含量 正常时含量极少，其中IgG为0.01～0.04 g/L，IgA为0.01～0.06 g/L，IgM不能测出。CSF中的Ig可有两个来源，一部分由血-脑屏障（blood-brain barrier，BBB）进入，另一部分是由CNS自身合成。确定CNS内有无自身合成Ig对神经系统疾病［尤其是多发性硬化（multiple sclerosis，MS）］的诊断具有重要参考价值。

2．鞘内IgG合成　经等电点聚焦（isoelectric focusing，IEF）-免疫印迹法（immunoblotting）定性检查CSF中的寡克隆区带（oligoclonal bands，OCB），亦可利用计算公式定量检测鞘内IgG合成率，后者包括IgG指数和24 h IgG鞘内合成率，以上指标的异常多见于MS，也可见于其他疾病（CNS血管炎、GBS、莱姆病、神经梅毒和结缔组织病等）。

3．CSF髓鞘碱性蛋白（myelin basic protein，MBP）　MBP的测定已被广泛用于MS等疾病的诊断，其水平升高提示活动性脱髓鞘病变[6,7]。

4．自身抗体　各类自身抗体详见第14、17、20章和22章。

第三节　电生理

电生理检查是一类利用神经电活动变化判断神经结构损伤的方法，在神经系统疾病诊断中占有重要的一席之地。神经电生理检查包括脑电图（electroencephalogram，EEG）、诱发电位（evoked potentials，EP）和肌电图（electromyography，EMG）。

一、脑电图

经头皮电极获取的脑内电活动被认为主要源自大脑皮质的锥体细胞，由此将EEG作为观察大脑皮质电活动、判断脑内神经元受累的重要方法[9,10]。

1．EEG检查　常规检查是将记录电极依照国际10/20系统电极放置法固定在头皮表面，并根据记录电极所在脑叶的位置命名，F、T、P、O、C分别代表脑部的额、颞、顶、枕和中央区域，字母之后标记的奇数代表左侧，偶数代表右侧。此外，Fp代表额极，Fz、Cz和Pz分别表示位于中线的不同脑叶。

常规EEG描记通常持续30 min，期间让受检者配合睁闭眼，并连续深呼吸3 min。EEG的电极连接描记方式被称为Montage，临床常用Montage包括：①单极描记法，将记录电极放置在不同脑叶的头皮表面，参考电极放置在相对无明显脑电活动的（耳垂、鼻根或乳突等）部位，单极描记法获取的脑电波振幅较高，容易发现病变；②双极描记法，将记录电极与参考电极均置于头皮表面，并通过转换两者极性获取脑电波，此法有利于病灶定位。为了捕捉那些间歇发作的病灶，过度换气和闪光刺激是最常用的诱发方法。此外，使用蝶骨电极（针电极经颞颌关节缝隙处刺入，并连线作为脑底部记录电极）可记录底部脑电活动。24 h 动态 EEG 与视频脑电监测是在 EEG 基础上发展起来的检测技术，可以弥补常规 EEG 记录缺陷，减少漏诊弊端。

2．EEG 阅读方法　辨认不同频率的各类脑电波是分析 EEG 的关键。通常单个出现的电信号为“波”，两个同频率波连续出现为“电活动”，三个同频率波连续出现为“节律”。脑电波主要以频率划分，常见波有 α 波（8 ～ 13 Hz）、β 波（14 ～ 30 Hz）、θ 波（4 ～ 7 Hz）和 δ 波（0.5 ～ 3 Hz）[10]。α 波是多数正常人最主要的脑电成分，β 波属于快波，θ 波和 δ 波属于慢波（图 2-1）。

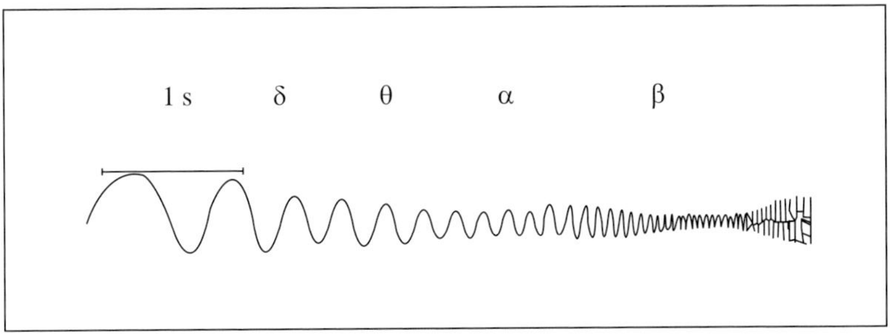

图 2-1　不同频率的各类脑电波

另外，在某频率范围内的波形变异即为异常波，例如，棘波（spike wave）时程为 20 ～ 80 ms，尖波（sharp wave）时程在 80 ～ 300 ms（基底较宽），两者均有陡峭的升降支，振幅均显著突出于背景波。棘波与尖波是脑细胞的异常放电现象，一旦出现即为异常。

3．EEG 诊断标准　背景活动的脑电波特征（频率、波形、振幅、对称性，以及分布等）是判断正常与异常的主要依据[11]，大致分为 5 级：①正常范围 EEG，是指在顶、枕导联记录的脑电背景活动以 α 波为主节律，两侧波幅大致对称（波幅差＞ 50%为异常），各导联记录的低幅慢波（θ 波或 δ 波）少于 10%，前部额导在睁闭眼时可见少量 δ 波；睁眼时 α 节律被抑制而消失，并被低幅 β 波取代，闭眼后 α 节律再次出现；深呼吸时未见异常（棘、尖）波。②边缘（临界）状态 EEG，是指介于正常范围与轻度异常之间的 EEG。③轻度异常 EEG，是指顶、枕导联脑电背景电活动有较多 θ 波

（> 20%），或各导联出现少量暴发性短程慢波。④中度异常 EEG，是指脑电背景活动以 θ 波为主节律，期间可混有少量 α 波。⑤重度异常 EEG，是指脑电背景活动以较高振幅的 δ 波为主节律，或频繁暴发长程高振幅慢（θ 或 δ）波。无论脑电背景活动如何，棘波与尖波，或含有棘、尖波成分的综合波均属于异常 EEG。

此外，EEG 也是确认脑死亡的重要方法。脑死亡 EEG 诊断标准是在不同时间分别进行两次记录，其全脑导联记录的脑电活动呈现电静息（脑波振幅< 2 μV），每次记录时间持续 4 h[12]。

4．EEG 临床应用与评价　EEG 是确认癫痫最有用的方法（棘波与尖波是主要依据），也用于诊断脑细胞损害的脑炎或脑病（背景活动慢波提示广泛脑细胞损害），并作为判断脑死亡（电静息）的重要工具。此外，还用于睡眠疾病的诊断。但临床评价与 EEG 诊断标准并非完全一致，正常范围与轻度异常 EEG 均可见于正常人；成人癫痫在发作间期的常规 EEG 异常率仅约 50% [10]；背景活动慢波提示广泛脑细胞受累，却不能表明病因。临床上将中度异常或重度异常 EEG 视为病理性。对个体而言，脑电活动的演变比一次检查结果更为重要，一份由正常范围演变为轻度异常的 EEG 更具有病理意义。

二、诱发电位

EP 是以不同刺激方式引发中枢神经通路的传导，由此判断 CNS 病变的一组检查方法，以神经通路命名，包括视觉诱发电位（visual evoked potentials，VEP）、听觉诱发电位（auditory evoked potentials，AEP）、体感诱发电位（somatosensory evoked potentials，SEP）、运动诱发电位（motor evoked potentials，MEP）和事件相关电位（event-related potentials，ERP）。

1．VEP　当受检者注视黑白棋盘格交互翻转的视刺激信号时，在枕部导联（Oz 或 O_1、O_2）可以记录到一组呈“W”或“M”样的 NPN 复合波。该成分是大脑枕叶皮质对视刺激信号经视网膜进入视通路（视神经、视交叉、视束、外侧膝状体、视放射、脑叶）后的反应，因正相 P 成分比较稳定，波峰大约出现在刺激后 100 ms，故被称为 P_{100}，并作为判断视通路病变的主要指标。P 波前后两个负相 N 波的峰值大约出现在刺激后 75 ms 和 145 ms。该方法被称为模式翻转（pattern reversal）VEP，缩写为 PRVEP。

VEP 结果分析：P_{100} 成分是最重要的分析指标，其峰潜伏期约在 100 ms，波幅随年龄变异较大（各实验室标准不同，以＞均值±3 标准差或 P_{100} 未诱出为异常）。此外，两眼峰潜伏期和波幅的侧间差增大更有意义。以潜伏期延长或波幅下降的一侧为病变（潜伏期的意义大于波幅）。VEP 临床应用：适用于脱髓鞘疾病（如 MS），尤其是临床并无症状而 VEP 结果异常更有助于诊断；也适用于任何视通路结构损害的疾病，并有助于鉴别癔症盲或诈病[13]。

2．AEP　当受检者通过耳机听到一连串短纯音刺激时，在颅顶（Cz）导联可以记录到一组阳性复合波，其大约出现在刺激后 10 ms 内，宛如连绵起伏的五个山脉，被分别用罗马数字Ⅰ～Ⅴ标记。通常Ⅰ波的峰值出现在刺激后 1.5 ms，其后四个波依次顺延 1 ms。这五个成分是声信号经过听通路传递时，分别对听神经（Ⅰ）、耳蜗核（Ⅱ）、上橄榄核（Ⅲ）、外侧丘系（Ⅳ）和中脑下丘核（Ⅴ）刺激后的反应。

由于 AEP 五个波多来自听通路脑干结构，故又称为脑干听觉诱发电位（brainstem auditory evoked potentials，BAEP）。

AEP 结果分析：Ⅰ波至Ⅴ波有诸多参数可供分析（潜伏期、波幅、侧间差、特定成分的比值等）。异常结果包括：①各波的峰潜伏期延长（＞均值 ±3 标准差）；②两波的峰间潜伏期（Ⅰ - Ⅲ波，Ⅲ - Ⅴ波，Ⅰ - Ⅴ波）延长；③单个波幅下降（＜均值 ±3 标准差）；④同侧Ⅴ / Ⅰ波幅比值＜ 0.5 及Ⅲ～Ⅴ峰间潜伏期与Ⅰ～Ⅲ峰间潜伏期比值＞ 1；⑤侧间差增大（两侧同名波的峰潜伏期＞ 0.4 ms，波幅＞ 50%）。

在 AEP 这些参数中，潜伏期的意义大于波幅，峰间潜伏期的意义大于峰潜伏期，侧间差意义大于一侧绝对值；比值异常是发现同侧病变的敏感指标，侧间差增大是确定单侧病变的重要依据。

AEP 临床应用：适用于听神经至脑干听通路结构的病变，并对结构损害具有定位价值；也用于确定昏迷患者的脑干结构是否损伤。虽然 AEP 经常被用于脱髓鞘疾病（如多发性硬化）的诊断，但其并不具备定性意义，因为脱髓鞘疾病、占位性病变以及创伤均可有相似的异常表现[13]。

3．SEP　通常选择三个部位安放记录电极（上肢的 Erb 点、脊柱 C_7 棘突与头皮 C_3 或 C_4；下肢的腘窝、脊柱 L_1 棘突与头皮 C_3 或 C_4），并在肢体远端（上肢正中神经、下肢胫神经）给予电流刺激，致局部肌肉或关节轻微颤动为宜；随后在三个记录部位分别获得三组复合波，分别代表周围神经、脊髓和大脑皮质对刺激反应的电活动。

SEP 结果分析：三个记录部位的电活动分别是上肢 Erb 电位（P_9）、C_7 颈髓电位（N_{13}）和皮质电位（N_{20}）；下肢腘窝电位（N_9）、L_1 腰髓电位（N_{20}）和皮质电位（P_{40}）。波极性分别以字母 P（阳性）或 N（阴性）代表，数字表示波峰潜伏期的出现时间（ms）。这些成分是 SEP 最主要的分析指标。潜伏期延长与波幅下降（>均值 ±3 标准差）是判断异常的标准，其中潜伏期意义大于波幅。此外，两侧对应波的侧间差意义更大。

三、肌电图

EMG 是一组针对周围神经、肌肉及神经肌肉接头部位的检查，包括神经传导速度测定（nerve conduction velocity，NCV）、针极 EMG、F 波、H 反射、重复神经电刺激（repetitive nerve stimulations，RNS）、单纤维针肌电图（single fiber electromyography，SFEMG）、瞬目反射（blink reflex，BR）及交感皮肤反应（sympathetic skin response，SSR）等。

1．NCV　包括运动神经传导速度（motor conduction velocity，MCV）和感觉神经传导速度（sensory conduction velocity，SCV）。在行 MCV 检查时，将记录电极放置在神经支配的远端肌肉，并分别在神经干近端和远端给予超强电流刺激，根据两点刺激的距离与近、远端刺激后获得的复合肌肉动作电位（compound muscle action potentials，CMAP）计算得出 MCV。SCV 检查是在肢体远端施予弱电流刺激，并沿感觉神经传递方向在神经近端放置记录电极，由此获得电位，测量距离后经计算得出 SCV。

NCV 结果分析：①起始潜伏期（从刺激至开始出现电活动的时间）；②波幅（电活动从基线至波峰距离）；③传导速度（测量两个刺激点间距离除以两点诱出的波间期）。在 NCV 检查中，这些参数有助于鉴别周围神经病变性质（脱髓鞘、轴索损害）。脱髓鞘表现为远端 CMAP 潜伏期延长，传导速度明显减慢，但无明显波幅下降；轴索损害则表现为 CMAP 波幅下降，但远端潜伏期和传导速度并无显著异常[10]。

NCV 临床应用：适用于各类神经卡压综合征（如腕管综合征、

肘管综合征、跗管综合征等)，以及各种累及周围神经的疾病（如GBS、糖尿病性周围神经病）等。

2．针极 EMG 采用同心圆针电极刺入受检肌肉，并观察：①肌肉放松状态下的插入电位与自发电位，后者包括纤颤电位、正锐波和束颤电位，均属病理波；②肌肉轻收缩时单个运动单位电位（motor unit potentials，MUP）时限与波幅，以及多相电位出现率；③肌肉强力收缩时 MUP 的数目。从 EMG 获取的这些信息可以区分神经源性损害与肌源性病变。通常，两者均可出现插入电位延长和病理性自发电位，其中神经源性损害所致的病理性自发电位大约出现于神经损伤后 10 ～ 14 d。对于神经源性损害，肌肉轻收缩的 MUP 时限增宽、波幅增高（波幅超过 5 mV 为巨大电位)，强力收缩时 MUP 数目明显减少（呈现单纯相)；对于肌源性损害，肌肉轻收缩的 MUP 时限缩短、波幅降低，强力收缩时并无 MUP 数目改变（呈现干扰相)。此外，肌肉并无自主运动时出现的自发性束颤电位（与单个 MUP 相仿）提示可能存在脊髓前角细胞受累。

EMG 临床应用：适用于引起肌萎缩的疾病（如肌病、肌炎、肌强直症等)，以及神经源性肌萎缩（如 MND，神经根型颈椎病和创伤性周围神经损伤)。

3．F 波与 H 反射 两者检查方法极其相似，但刺激电流的强度不同，传导通路迥异。检查时记录电极位置与 MCV 相同，F 波检查使用超强电流，并连续给予 n 个刺激，在记录部位出现前后两组电活动，前组高幅为 M 波，后组低幅为 F 波；H 反射检查使用弱电流（次强）刺激，在 F 波出现的地方可见一个低幅电活动（H 波)，并随电流增强波幅逐渐下降，当 H 波前端出现一个随电流增强而波幅增高的电活动（M 波）时，H 波逐渐消失。因此，刺激电流的强度决定了第二成分的性质（F 波或 H 波)。虽然两者的潜伏期十分相近，但传导通路完全不同，F 波是局限在运动神经内的多突触传递，H 波是经过脊髓完整反射弧的单突触传递，故被称为 H 反射。

F 波与 H 反射结果分析：F 波可供分析的参数较多，包括：F 波平均潜伏期、F 波平均波幅、F 波传导速度、F 波恒定率（持续出现的 F 波)、F 波离散度（潜伏期最小值与最大值跨度)、F 波比率（F 波与 M 波平均潜伏期或平均波幅比值）等。这些参数可以提供周围神经与中枢神经损害的信息，其中以 F 波潜伏期和传导速度最为适用。F 波平均潜伏期延长和传导速度减慢均提示周围神经受累，在 MCV 正常情况下的 F 波异常，意味着周围神经近端或神经根病变。F 波潜伏期受到身高、肢长的影响，上肢约 27 ms（尺神经腕部刺激），下肢约 48 ms（胫神经踝部刺激）。F 波比率是近端与远端神经节段的比较，可以提供近端与远端神经的传导特征，且不受肢长的影响。在鉴别神经轴索损害与脱髓鞘病变时，F 波与 MCV 有相似之处，轴索损害时表现为波幅降低显著，F 波与 M 波的平均波幅比值增加（比 MCV 更为敏感）；脱髓鞘时 F 波传导速度减慢更为突出，并伴 F 波离散度增加（与局灶性髓鞘破坏有关）[14]。此外，F 波潜伏期也为计算中枢运动传导时间（central motor conduction time，CMCT）提供了帮助（参见诱发电位 MEP）。H 反射潜伏期与 F 波远端刺激的潜伏期相近，但波幅低于 F 波。

F 波与 H 反射临床应用：两者均可用于周围神经损害（如多发性周围神经病、糖尿病性周围神经病）；也用于神经根或近端神经受累（如 GBS 早期、腰骶神经根病）。此外，F 波还可用于评估脊髓前角细胞损害 [14]。

4．RNS　使用超强电流对运动神经给予连续 10 个低频率（< 10 Hz）或 n 个高频率（> 20 Hz）刺激，在受检肌记录全部的 CMAP 中，比较第一个和第五个 CMAP 波幅，正常人的波幅无大变化，如果波幅呈现递减或递增现象均为异常。

RNS 临床应用：适用于神经 - 肌肉接头（neuromuscular joint，NMJ）病变，如重症肌无力（myasthenia gravis，MG）的低频率刺激（2 ~ 5 Hz）波幅呈递减趋势（递减幅度> 10%）；此现象也可见于先天性肌无力综合征。高频率刺激（20 ~ 50 Hz）时波幅出现递增现象见于 Lambert-Eaton 肌无力综合征（Lambert-Eaton myasthenic syndrome，LEMS）（波幅递增超过最初反应的数倍），亦可见于肉毒杆菌毒素中毒 [15]。

5．SFEMG　是针极 EMG 的一种特殊方法，不同之处在于采用了单纤维针电极。该电极可高度选择性地记录来自不同肌纤维的动作电位，将此电极插入受检肌后，在肌肉轻收缩时（不能配合者则采用刺激神经的方法），可记录来自单个前角细胞支配具有锁时关系的两根肌纤维收缩之动作电位。尽管这两个动作电位出自同一神经末梢的共同分支，但其间具有一定时间差，即两个电活动的峰间期（interpotential interval，IPI）；在连续放电时，这两根肌纤维电活动的间隔变化被称为“颤抖（jitter）”。颤抖是 SFEMG 观察的重要指标，当其增宽时即为异常。当MG仅有部分运动终板发生阻滞，RNS波幅递减尚未达到诊断标准时，颤抖增宽（> 55 s）有助于确诊该病。作为反映NMJ传递的敏感指标，SFEMG已成为RNS的重要补充检查。

SFEMG临床应用：适用于MG，尤其是临床疑诊但RNS尚无法确诊者。

6．BR　是EMG的一项特殊检查，放置表面记录电极在双下眼睑（眼轮匝肌），并在一侧额部给予电流刺激眶上神经，此时从两侧眼轮匝肌可以记录到两组电活动。在刺激后约10 ms，同侧出现R_1波；在刺激后约30 ms，双侧出现R_2（同侧）和r_2（对侧）两个晚发电活动，均与眼睑闭合有关。

BR评判标准：①平均潜伏期，R_1约在刺激后10 ms时> 13 ms为延迟，R_2（r_2）则为30 ms时> 41 ms为延迟；②两眼潜伏期差R_1 > 1.5 ms异常；③ R_2与r_2潜伏期差> 8 ms异常。

BR临床应用：参与反射的任何结构（三叉神经和面神经，以及部分脑干）损伤均可出现异常，且有定位意义。

7．SSR　选择一侧手掌面或足底部皮肤安放表面记录电极，刺激对侧正中神经后，从记录电极可获得电活动曲线。该电活动来自皮肤电压，与无髓纤维的汗腺分泌功能有关，潜伏期反映了交感神经的紧张度。SSR变化可提供自主神经的功能信息，任何侵犯自主神经纤维的疾病均可引发SSR异常，但无器质性损害的自主神经功能紊乱，SSR不会出现异常[13]。

SSR临床应用：适用于自主神经成分受累的疾病（如糖尿病性周围神经病、GBS、慢性脱髓鞘性周围神经病等），以评估自主神经功能。

第四节　神经病理学检查

一、肌肉活检病理

肌肉活检是通过切取局部肌肉组织，通过病理学技术协助确定肌病性质的一种有创性检查方法。

【适应证】

1．临床上表现为进行性四肢近端为主的肌肉无力或萎缩，伴或不伴有肌痛，血清肌酶升高，符合肌肉病，须进一步确定疾病性质。可选择股四头肌、肱二头肌、三角肌或其他部位作为活检部位。

2．临床上表现为远端为主或不对称性的肌肉无力或萎缩，须区别是神经源性或肌源性病变。可选择胫前肌、腓肠肌或肌肉萎缩处作为活检部位。

3．当存在局部肌肉和皮下组织疼痛、肿胀、无力时，须经局部活检以协助确定疾病性质。一般在病变部位取材，包括局部皮肤、皮下组织及筋膜。

4．全身性疾病（如自身免疫性疾病、内分泌疾病、恶性肿瘤），同时伴有肌无力时，须帮助明确原发疾病的性质。

5．某些不明原因的多系统疾病或中枢神经系统（central nervous system，CNS）疾病（如线粒体脑病），通过肌肉活检的某些特殊发现协助确定病因。

* 肌肉活检的部位应选择病变程度中等的部位，亦应避免在有急性损伤的部位（如 EMG 针刺处）取材，必要时须重复活检或多部位取材活检。

【肌肉活检取材方法】

1．向患者和家属详解活检术及其过程中出现的意外与并发症，并签署知情同意书。

2．经手术或用特殊的穿刺针穿刺取材。

3．取材后，即刻将标本用盐水纱布包裹好，之后放于冰壶中并尽快送至病理室；或现场立即进行组织固定处理。

【病理染色方法】

1．大部分肌肉标本经异戊烷 - 液氮冷冻，切片后行组织化学染色，常用的有苏木精 - 伊红（hematoxylin-eosin，HE）、改良 GT（modified Gomory Trichrom，MGT）、过碘酸 - 雪夫（Periodic Acid-Schiff,PAS），油红 O(Oil Red O,ORO)、还原型辅酶 I （nicotinamide adenine dinucleotide，NADH）、琥珀酸脱氢酶（Succinate dehydrogenase，SDH）、细胞色素 C 氧化酶（cytochrome C oxidase，COX）、酸性磷

酸酶（acid phosphatase，ACP）、碱性磷酸酶（alkaline phosphatase，ALP）、非特异性酯酶（nonspecific esterase，NSE）、腺苷三磷酸酶（adenosine triphosphatase，ATPase）等。

2．留取小部分肌肉标本置于2.5%的戊二醛液中固定，用于制备电镜切片。

3．少数情况下，留取小部分肌肉标本置于10%的福尔马林缓冲液中固定、（石蜡）包埋、切片，常用染色方法有HE、MGT、Masson三色、刚果红、PAS等，但是肌肉石蜡标本不作为常规要求，也不能作为临床诊断使用。

4．肌肉冷冻切片可以进一步进行免疫组化或者免疫荧光染色，常用的抗体包括抗肌萎缩蛋白、淋巴细胞亚群、免疫球蛋白（immunoglobulin，Ig）等。

【病理学表现】

1．正常表现　正常情况下肌细胞呈细长圆柱形，故又称肌纤维，肌核为梭形、椭圆形或圆形，在肌膜下沿着肌纤维的长轴排列。在横切面上，成人的绝大多数肌细胞呈圆形或多边形，直径为30～80 μm，肌膜下有4～6个肌核，根据肌肉代谢和ATPase染色的不同特点将肌纤维分为Ⅰ型（慢肌）和Ⅱ型（快肌），后者又进一步分为ⅡA、ⅡB、ⅡC型；此外，亦可见及由纤维结缔组织构成的肌内膜、肌束膜、肌外膜，其间还有丰富的血管、神经、肌梭等。

2．肌源性改变　①肌纤维大小不等，肌纤维萎缩、肥大、分裂、肌核中心移位；②肌纤维变性、坏死和再生，常伴有吞噬现象；③肌纤维结构变化和肌纤维内异常物质增多（如脂质沉积、糖原沉积、管状聚集、杆状体等）；④间质结缔组织增生、脂肪浸润、血管改变和炎性细胞浸润等。

3．神经源性改变　急性失神经期，可见小组状分布的小角状萎缩肌纤维，NADH和NSE染色深染，在NADH染色中可见靶及靶样肌纤维。在慢性失神经期，可见成片或整个肌束分布的小角状肌纤维，ATPase染色可见Ⅰ型和Ⅱ型肌纤维群组化改变，有时可见靶及靶样肌纤维。在病变晚期，严重的肌纤维萎缩伴间质结缔组织增生、纤维化，容易与慢性肌病晚期混淆。

二、周围神经活检病理

腓肠神经活检作为常用的周围神经病理学检查方法，可用于协助判断周围神经病变和病变的程度，帮助确定病变的性质。

【适应证】

1．临床表现提示疑似的周围神经病时，须通过活检帮助确定。

2．对于已肯定的周围神经病，须经活检协助明确疾病的类型和病因。

3．对于主要表现为中枢神经病变，但病理检查取材较为困难者，可通过外周活检确定病因。

【腓肠神经取材方法】

1．向患者和家属详解活检术及其过程中出现的意外与并发症，并签署知情同意书。

2．选择腓肠神经或者腓浅神经等纯感觉神经，经手术切开取材。

3．取材后，即刻将标本用盐水纱布包裹好，之后放于冰壶中并尽快送至病理室。

【病理染色方法】

1．将获取组织置于10%的福尔马林缓冲液中固定、(石蜡）包埋、切片，常用染色方法有HE、Masson三色及其他染色（如刚果红）。

2．用0.2%戊二醛固定，电镜包埋，制备半薄切片，甲苯胺蓝染色后，经光镜观察。超薄切片用铅铀染色，而后电镜下观察超微结构。

3．俄酸染色，经甘油浸泡后剥离出单根的神经纤维。

4．经石蜡切片，而后予以免疫荧光或免疫组化染色，以标记神经丝蛋白、髓鞘碱性蛋白、Ig或轻链、淋巴细胞、淀粉样物质等。

【病理学改变】

石蜡切片相关染色主要观察神经的组织构筑、血管形态、炎细胞浸润、水肿改变，以及异常物质沉积等。半薄切片是神经病理最重要的检查方法，可以观察神经纤维的密度、直径和分布；当出现神经纤维密度下降、轴索变性、小有髓神经丛等改变时提示以轴索损害为主；当出现髓鞘变薄或增厚、洋葱球结构提示以髓鞘损害为主；当上述病理改变都存在时，则提示混合性损害。电镜检查可以进一步观察神经轴索和髓鞘的病理改变，对无髓纤维有很好的辨别度，纵切时也可以观察郎飞结的形态改变。

* 腓肠神经活检也有其局限性，在于该神经为纯感觉神经，故对以运动神经为主的周围神经病，其改变并不能全面客观地反映神经病变程度。在必要时可做尺神经活检。对于小纤维和无髓纤维病变，可采取皮肤神经活检。

三、立体定向脑组织活检术

【适应证】

对于各种颅内或脊髓内定性诊断不清的单发或多发病灶，都可以行开放性或立体定向指导下的活检术。通常应避开重要的功能区，但是没有绝对禁忌。

【取材方法】

应在神经外科医生在场的情况下进行，所获脑组织经福尔马林固定后视情形进行常规染色、银浸染色、刚果红染色、特异性的免疫组化染色以及原位杂交等。之后由专业医生镜下读片，进行病理诊断[16,17]。

第五节 神经心理检查

神经心理标准化量表的开发主要是用于评估某组症状的严重程度，而非做疾病诊断，所有神经心理检查均须由经过专门培训的人员实施。

【情绪评估】

1. 目前常用的自评量表

（1）症状自评量表（symptom checklist 90，SCL-90）[18]：包括比较广泛的精神病症状学内容（如思维、情感、行为、人际关系、生活习惯等）。该量表包含 9 个因子，每个因子反映患者的某一方面症状的相关状况，通过得分可了解症状的分布特点。该量表除了用于自评以外，亦可作为医生评定患者症状的一种方法（表 2-2）。

表 2-2 症状自评量表（SCL-90）

注意：以下表格中列出了有些人可能会有的问题，请仔细地阅读每一条，然后根据最近一星期以内下述情况影响您的实际感觉，在 5 个选项中选择一个打“√”，请勿漏填或重复。

	没有	很轻	中等	偏重	严重
1. 头痛	1	2	3	4	5
2. 神经过敏，心中不踏实	1	2	3	4	5
3. 头脑中有不必要的想法或字句盘旋	1	2	3	4	5
4. 头晕或晕倒	1	2	3	4	5
5. 对异性的兴趣减退	1	2	3	4	5
6. 对旁人责备求全	1	2	3	4	5
7. 感到别人能控制您的思想	1	2	3	4	5
8. 责怪别人制造麻烦	1	2	3	4	5
9. 忘记性大	1	2	3	4	5
10. 担心自己的衣饰整齐及仪态的端正	1	2	3	4	5
11. 容易烦恼和激动	1	2	3	4	5
12. 胸痛	1	2	3	4	5
13. 害怕空旷的场所或街道	1	2	3	4	5
14. 感到自己的精力下降，活动减慢	1	2	3	4	5
15. 想结束自己的生命	1	2	3	4	5
16. 听到旁人听不到的声音	1	2	3	4	5
17. 发抖	1	2	3	4	5
18. 感到大多数人都不可信任	1	2	3	4	5
19. 胃口不好	1	2	3	4	5
20. 容易哭泣	1	2	3	4	5
21. 同异性相处时感到害羞不自在	1	2	3	4	5
22. 感到受骗，中了圈套或有人想抓住您	1	2	3	4	5
23. 无缘无故地突然感到害怕	1	2	3	4	5
24. 自己不能控制地大发脾气	1	2	3	4	5
25. 怕单独出门	1	2	3	4	5
26. 经常责怪自己	1	2	3	4	5
27. 腰痛	1	2	3	4	5

续表

	没有	很轻	中等	偏重	严重
28. 感到难以完成任务	1	2	3	4	5
29. 感到孤独	1	2	3	4	5
30. 感到苦闷	1	2	3	4	5
31. 过分担忧	1	2	3	4	5
32. 对事物不感兴趣	1	2	3	4	5
33. 感到害怕	1	2	3	4	5
34. 您的感情容易受到伤害	1	2	3	4	5
35. 旁人能知道您的私下想法	1	2	3	4	5
36. 感到别人不理解您、不同情您	1	2	3	4	5
37. 感到人们对您不友好，不喜欢您	1	2	3	4	5
38. 做事必须得很慢以保证做得正确	1	2	3	4	5
39. 心跳得很厉害	1	2	3	4	5
40. 恶心或胃部不舒服	1	2	3	4	5
41. 感到比不上别人	1	2	3	4	5
42. 肌肉酸痛	1	2	3	4	5
43. 感到有人在监视您	1	2	3	4	5
44. 难以入睡	1	2	3	4	5
45. 做事必须反复检查	1	2	3	4	5
46. 难以作出决定	1	2	3	4	5
47. 怕乘电车、公共汽车、地铁或火车	1	2	3	4	5
48. 呼吸有困难	1	2	3	4	5
49. 一阵阵发冷或发热	1	2	3	4	5
50. 因为感到害怕而避开某些东西、场合或活动	1	2	3	4	5
51. 脑子变空了	1	2	3	4	5
52. 身体发麻或刺痛	1	2	3	4	5
53. 喉咙有梗塞感	1	2	3	4	5
54. 感到前途没有希望	1	2	3	4	5
55. 不能集中注意	1	2	3	4	5
56. 感到身体的一部分软弱无力	1	2	3	4	5
57. 感到紧张或容易紧张	1	2	3	4	5
58. 感到手或脚发重	1	2	3	4	5
59. 想到死亡的事情	1	2	3	4	5
60. 吃得太多	1	2	3	4	5

续表

	没有	很轻	中等	偏重	严重
61. 当别人看着您或谈论您时感到不自在	1	2	3	4	5
62. 有一些不属于您自己的想法	1	2	3	4	5
63. 有想打人或伤害他人的冲动	1	2	3	4	5
64. 醒得太早	1	2	3	4	5
65. 必须反复洗手、点数	1	2	3	4	5
66. 睡得不稳不深	1	2	3	4	5
67. 有想摔坏或破坏东西的想法	1	2	3	4	5
68. 有一些别人没有的想法	1	2	3	4	5
69. 感到对别人神经过敏	1	2	3	4	5
70. 在商店或电影院等人多的地方感到不自在	1	2	3	4	5
71. 感到任何事情都很困难	1	2	3	4	5
72. 一阵阵恐惧或惊恐	1	2	3	4	5
73. 感到公共场合吃东西很不舒服	1	2	3	4	5
74. 经常与人争论	1	2	3	4	5
75. 独处时神经很紧张	1	2	3	4	5
76. 别人对您的成绩没有作出恰当的评价	1	2	3	4	5
77. 即使和别人在一起也感到很孤独	1	2	3	4	5
78. 感到坐立不安心神不定	1	2	3	4	5
79. 感到自己没有什么价值	1	2	3	4	5
80. 感到熟悉的东西变成陌生或不像是真的	1	2	3	4	5
81. 大叫或摔东西	1	2	3	4	5
82. 害怕会在公共场合晕倒	1	2	3	4	5
83. 感到别人想占您的便宜	1	2	3	4	5
84. 为一些有关性的想法而很苦恼	1	2	3	4	5
85. 您认为应该因为自己的过错而受到惩罚	1	2	3	4	5
86 感到很快要把事情做完	1	2	3	4	5
87. 感到自己的身体有严重问题	1	2	3	4	5
88. 从未感到和其他人很亲近	1	2	3	4	5
89. 感到自己有罪	1	2	3	4	5
90. 感到自己的脑子有毛病	1	2	3	4	5

（2）患者健康问卷抑郁自评量表（patient health questionair-9，PHQ-9）[19]：是用于筛查抑郁障碍的自评工具。采用 0 ～ 3 分的 4 级评分。临界分 5 分、10 分、15 分和 20 分分别代表轻度、中度、中重度和重度抑郁（表 2-3）。

表 2-3 PHQ-9

根据过去两周的状况，请您回答是否存在下列描述的状况及频率，请看清楚问题后在符合您的选项的数字上画✓。

问题	完全不会	好几天	超过一周	几乎每天
1. 做事时提不起劲或没有兴趣	0	1	2	3
2. 感到心情低落、沮丧或绝望	0	1	2	3
3. 入睡困难、睡不安稳或睡眠过多	0	1	2	3
4. 感觉疲倦或没有活力	0	1	2	3
5. 食欲不振或吃太多	0	1	2	3
6. 觉得自己很糟糕或觉得自己很失败，或让自己和家人失望	0	1	2	3
7. 对事物专注有困难，例如阅读报纸或看电视时	0	1	2	3
8. 动作或说话速度缓慢到别人已经察觉，或正好相反（即烦躁或坐立不安、动来动去的情况更胜于平常）	0	1	2	3
9. 有不如死掉或用某种方式伤害自己的念头	0	1	2	3

（3）焦虑自评量表（self-rating anxiety scale，SAS）[20]：Zung 等 1971 年编制，包含 20 个条目、4 级评分，用于评估焦虑患者的主观感受（表 2-4）。

表 2-4 焦虑自评量表（SAS）

	没有或很少有时间有	小部分时间有	相当多时间有	绝大部分或全部时间都有
1. 我觉得比平常容易紧张和着急	1	2	3	4
2. 我无缘无故地感到害怕	1	2	3	4
3. 我容易心里烦乱或觉得惊恐	1	2	3	4
4. 我觉得我可能将要发疯	1	2	3	4
5. 我觉得一切都很好，也不会发生什么不幸	4	3	2	1
6. 我手脚发抖打颤	1	2	3	4
7. 我因为头痛、颈痛和背痛而苦恼	1	2	3	4
8. 我感觉容易衰弱和疲乏	1	2	3	4
9. 我觉得心平气和，并且容易安静坐着	4	3	2	1
10. 我觉得心跳很快	1	2	3	4
11. 我因为一阵阵头晕而苦恼	1	2	3	4
12. 我有晕倒发作或觉得要晕倒似的	1	2	3	4
13. 我呼气吸气都感到很容易	4	3	2	1
14. 我的手脚麻木和刺痛	1	2	3	4
15. 我因为胃痛和消化不良而苦恼	1	2	3	4
16. 我常常要小便	1	2	3	4
17. 我的手常常是干燥温暖的	4	3	2	1
18. 我脸红发热	1	2	3	4
19. 我容易入睡并且一夜睡得很好	4	3	2	1
20. 我做噩梦	1	2	3	4

（4）抑郁自评量表（self-rating depression scale，SDS）[21]：Zung 等 1965 年编制，包含 20 个条目、4 级评分，用于衡量抑郁状态的轻重程度及其在治疗中的变化（表 2-5）。

表 2-5 抑郁自评量表（SDS）

	无或偶尔	有时	经常	总是如此
1. 我感到情绪沮丧、郁闷	1	2	3	4
2. 我感到早晨心情最好	4	3	2	1
3. 我要哭或想哭	1	2	3	4
4. 我夜间睡眠不好	1	2	3	4
5. 我吃饭像平时一样多	4	3	2	1
6. 我的性功能正常	4	3	2	1
7. 我感到体重减轻	1	2	3	4
8. 我为便秘烦恼	1	2	3	4
9. 我的心跳比平时快	1	2	3	4
10. 我无故感到疲劳	1	2	3	4
11. 我的头脑像往常一样清楚	4	3	2	1
12. 我做事情像平时一样不感到困难	4	3	2	1
13. 我坐卧不安，难以保持平静	1	2	3	4
14. 我对未来感到有希望	4	3	2	1
15. 我比平时更容易激怒	1	2	3	4
16. 我觉得决定什么事都很容易	4	3	2	1
17. 我感到自己是有用的或不可缺少的人	4	3	2	1
18. 我的生活很有意义	4	3	2	1
19. 假若我死了别人会过得更好	1	2	3	4
20. 我仍旧喜爱自己平时喜爱的东西	4	3	2	1

2．目前临床常用的他评量表

（1）汉密尔顿抑郁量表（Hamilton depression scale，HAMD）[22]：临床上用于评估成人抑郁症状最为广泛的工具，有 17 项、21 项、24 项三种版本。大部分项目采用 0 ～ 4 分的 5 级评分，少数项目采用 0 ～ 2 分的 3 级评分。评分越高，抑郁程度越重（表 2-6）。

表 2-6　汉密尔顿抑郁量表（HAMD）

项目		评分
1. 抑郁情绪	0 = 无症状 1 = 只有在问到时才叙述 2 = 在谈话中自发的表达 3 = 不用语言也可以从表情、姿势、声音或欲哭中流露出这种情绪 4 = 患者的自发言语和非言语表达（表情、动作）几乎完全表现为这种情绪	
2. 有罪感	0 = 无症状 1 = 责备自己、感到自己已连累他人 2 = 认为自己犯了罪，或反复思考以往的过失或错误 3 = 认为目前的疾病是对自己错误的惩罚或有罪恶妄想 4 = 罪恶妄想伴有指责或威胁性幻想	
3. 自杀	0 = 无症状 1 = 觉得活得没有意义 2 = 希望自己已经死去或常想到与死有关的事 3 = 消极观念（自杀念头） 4 = 有严重自杀行为	
4. 入睡困难	0 = 无症状 1 = 主诉有入睡困难，上床后 30min 后仍不能入睡 2 = 主诉每晚均有入睡困难	
5. 睡眠不深	0 = 无症状 1 = 睡眠浅，多噩梦 2 = 半夜（晚 12 点以前）曾醒来（不包括上厕所）	
6. 早醒	0 = 无症状 1 = 有早醒，比平时早醒 1 h，但能重新入睡 2 = 早醒后无法重新入睡	
7. 工作和兴趣	0 = 无症状 1 = 提问时才叙述 2 = 自发的直接或间接表达对活动、工作或学习失去兴趣，如感到无精打采、犹豫不决，不能坚持或需要强迫才能工作或活动 3 = 活动时间减少或效率降低，住院者每天病室劳动或娱乐不满 3 h 4 = 因目前的疾病而停止工作，住院者不参加任何活动或没有他人帮助便不能完成病室日常事务	

续表

项目		评分
8. 迟滞	0 = 无症状 1 = 精神检查中发现轻度迟滞 2 = 精神检查中发现明显迟滞 3 = 精神检查进行困难 4 = 完全不能回答问题（木僵）	
9. 激越	0 = 无症状 1 = 检查时显得有些心神不安 2 = 明显心神不定或小动作多 3 = 不能静坐，检查中曾起立 4 = 搓手，咬手指，扯头发，咬嘴唇	
10. 精神性焦虑，对疾病的关注程度	0 = 无症状 1 = 问及时叙述 2 = 自发性表达 3 = 表情和言语流露出明显忧虑 4 = 明显惊恐	
11. 躯体性焦虑（指口干、腹胀、腹泻、打嗝、心悸、头痛、过度换气和叹气）	0 = 无症状 1 = 轻度 2 = 中度，有肯定的上诉症状 3 = 重度，上诉症状严重，影响生活或需要处理 4 = 症状严重影响生活或活动	
12. 胃肠道症状	0 = 无症状 1 = 食欲减退，但不需要他人鼓励便自行进食 2 = 进食需要他人催促或请求	
13. 全身症状	0 = 无症状 1 = 四肢、背部或颈部沉重感，背痛、头痛、肌肉痛、全身乏力 2 = 症状明显	
14. 性症状（指性欲减退、月经紊乱）	0 = 无症状 1 = 轻度 2 = 重度	
15. 疑病	0 = 无症状 1 = 对身体健康过分关注 2 = 反复考虑健康问题 3 = 有疑病妄想，伴幻觉的疑病妄想	
16. 体重减轻	A 根据病史评定 0 = 无症状 1 = 患者叙述可能有体重减轻 2 = 肯定体重减轻 B 医师测定体重 0 = 体重记录表明 1 个星期内减轻不到 0.5 kg 1 = 体重记录表明 1 个星期内减轻 0.5 kg 以上 2 = 体重记录表明 1 个星期内减轻 1 kg 以上	

续表

项目		评分
17．自知力	0 =知道自己有病，表现为抑郁 1 =知道自己有病，但归咎伙食太差、环境问题、工作过忙、病毒感染，需要休息 2 =完全否认有病	
总分		

（2）汉密尔顿焦虑量表（Hamilton anxiety scale，HAMA）[23]：临床上用于评估成人焦虑症状最为广泛的他评工具。共 14 项，采用 0 ～ 4 分的 5 级评分。评分越高，焦虑程度越重（表 2-7）。

表 2-7 汉密尔顿焦虑量表（HAMA）

项目		评分
1. 焦虑心境	担心、预感会发生最坏的情况、恐惧性的期盼，易激惹	0 1 2 3 4
2. 紧张	紧张、疲劳、惊恐反应、易激动、颤抖、不能平静、不能放松	0 1 2 3 4
3. 害怕	怕黑暗、怕生人、怕独自一人、怕动物、怕过马路、怕人多拥挤	0 1 2 3 4
4. 失眠	难入睡、睡眠中断、睡眠不足或醒后感觉困乏、多梦、夜惊	0 1 2 3 4
5. 记忆或注意障碍	注意力不集中、记忆力不好	0 1 2 3 4
6. 抑郁心境	缺乏兴趣、对各项业余爱好感到索然无味、抑郁、早醒，一日之内心境有波动	0 1 2 3 4
7. 躯体性焦虑（肌肉系统）	疼痛、抽搐、强硬、磨牙、说话声音颤抖、音调增高	0 1 2 3 4
8. 躯体性焦虑（感觉系统）	耳鸣、视物模糊、时冷时热感、体弱感、刺痛感	0 1 2 3 4
9. 心血管系统症状	心动过速、心悸、胸痛、血管波动感、发昏、心律失常	0 1 2 3 4
10. 呼吸系统症状	胸部压迫、呼吸不畅、叹气、呼吸困难	0 1 2 3 4
11. 胃肠道症状	吞咽困难、排气多、腹痛、腹部灼热感、腹胀、恶心、呕吐、肠鸣、大便稀溏、体重减轻、便秘	0 1 2 3 4
12. 生殖泌尿系统症状	尿频、尿急、闭经、月经过多、性冷淡、早泄、性欲缺乏、阳萎	0 1 2 3 4
13. 自主神经系统症状	口干、面色潮红、面色苍白、易出汗、头晕目眩、紧张性头痛、竖毛	0 1 2 3 4
14. 会谈时行为表现	烦躁不安、坐立不安或来回走动、手发抖、皱眉、绷脸、叹息或呼吸急促、面色苍白、吞咽、嗳气，腱反射亢进，瞳孔散大，突眼	0 1 2 3 4
总分		

【认知评估】

1．简明精神状况量表（mini-mental state examination，MMSE）[24] Folstein等1975年编制，是最常用的认知功能障碍的筛查工具，包括定向力、记忆力、注意力和计算力、语言功能等。评分越低，认知功能越差（表2-8）。

表2-8 精神状态简易速检表（MMSE）

指导语：现在我要问您一些问题，来检查您的注意力和记忆力。大多数问题很容易回答，年纪大了，记忆力和注意力会差一些，我尽量讲慢一点，请您努力回答正确。					
1. 今年的年份	1	0	20. 国旗	1	0
2. 现在是什么季节	1	0	21. 树木	1	0
3. 今天是几号	1	0	22. 辨认：手表	1	0
4. 今天是星期几	1	0	23. 铅笔	1	0
5. 今天是几月份	1	0	24. 复述：	1	0
			四十四只石狮子		
6. 省（市）	1	0	25. 按卡片闭眼睛	1	0
7. 县（区）	1	0	26. 用右手拿纸	1	0
8. 乡镇（街道）	1	0	27. 将纸对折	1	0
			28. 放在大腿上	1	0
9. 现在我们在几楼	1	0	29. 说一句完整句子	1	0
10. 这里是什么地方	1	0	30. 按样作图	1	0
11. 复述：皮球	1	0	附作图样		
12. 国旗	1	0			
13. 树木	1	0			
14. 100-7（93）	1	0			
15. 93-7（86）	1	0			
16. 86-7（79）	1	0			
17. 79-7（72）	1	0			
18. 72-7（65）	1	0			
19. 回忆：皮球	1	0			

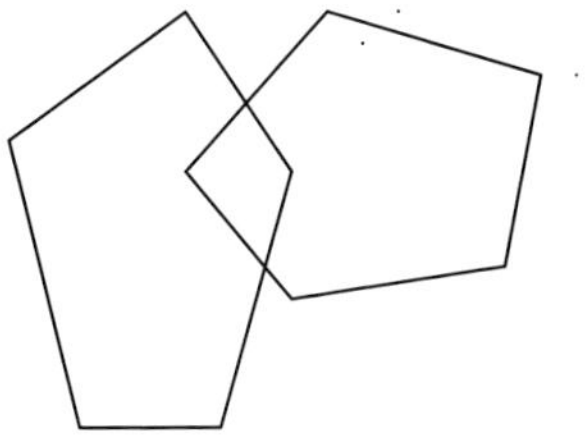

总分：

标准：文盲17分；小学20分；中学以上24分

2．蒙特利尔认知评估量表（Montreal cognitivc assessment，MoCA）[25] Nasreddine等2004年编制，用于筛查轻度认知功能障碍（mild cognitive impairment，MCI），其内容涉及注意力、执行功能、记忆力、语言功能、视结构技能、抽象思维、计算和定向力等方面。完成该检查需时约 10 min，量表总分 30 分，英文版测试正常值为＞ 26 分（表 2-9）。

表 2-9　蒙特利尔认知评估量表（MoCA）

姓名：________ 性别：____ 出生日期：________ 教育水平：________ 检查日期：________

视空间与执行功能

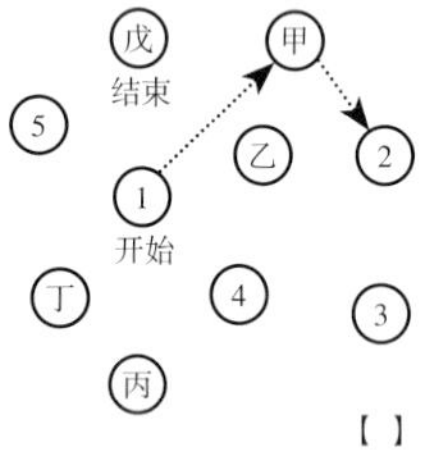

【 】

复制立方体

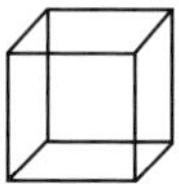

【 】

画钟表（11 点过 10 分）(3 分)

【 】轮廓　【 】数字　【 】指针

得分：/5

命　名

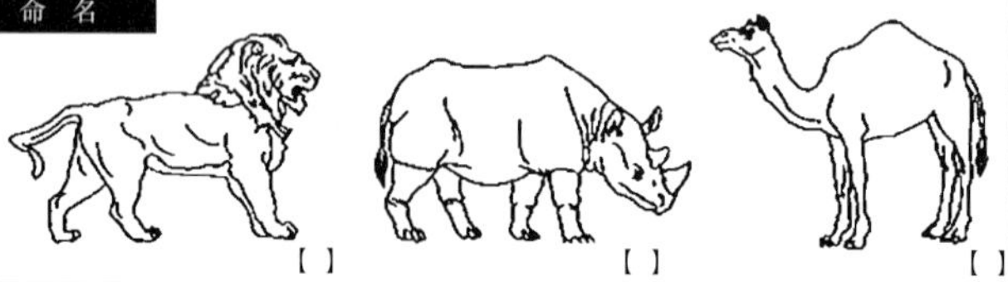

【 】　【 】　【 】

得分：/3

记　忆

读出下列词语，而后由患者重复上述过程重复 2 次
5 分钟后回忆

	面孔	天鹅绒	教堂	雏菊	红色
第一次					
第二次					

得分：不计分

注　意

该出下列数字，请患者重复（每秒一个）　顺背【 】2 1 8 5 4　低背【 】7 4 2　__/2

现在　阅读一组字母，每当达到 A 时请用手敲打一次，错 2 个或更多得 0 分
【 】F B A C M N A A J K L B A F A K D E A A A J A M O F A A B　__/1

100 连续减 7　【 】93　【 】86　【 】79　【 】72　【 】65
4-5 个正确给 3 分，2-3 个正确给 2 分，1 个正确给 1 分，全部错误为 0 分　__/3

语　言

重复：我只知道今天张亮是来帮过忙的人【 】　狗在房间的时候，猫总是躲在沙发下面【 】　__/2

性 / 固定开头词语 “　　” 与 “　　”，如 “发财”。
我给您 3 分钟的时间，您说得越多越好，越快越好，尽量不要重复　【 】__(N≥14名称)　__/1

抽　象

词语相似性：如香蕉 - 桔子 = 水果　[ ] 火车 - 自行车　[ ] 手表 - 尺子　__/2

延迟回忆

		面孔	天鹅绒	数量	雏菊	红色		
延迟回忆	回忆时不能提示	【 】	【 】	【 】	【 】	【 】	仅根据非提示回忆记分	__/5
选　项	分类提示							
	多选提示							

定　向

【 】日期　【 】月份　【 】年代　【 】星期几　【 】地点　【 】城市　__/6

总分　__/30

血管性认知功能损害的高危人群：
★ 隐匿性脑梗死　★ 短暂性脑缺血发作（FIA）　★ 腔隙性脑梗死　★ 脑白质疏松症

3．画钟测验（clock drawing test，CDT）[26]　常用于筛查视空间知觉和视结构的功能障碍；亦可反映语言理解、短时记忆、数字理解和执行能力，对评估顶叶和额叶的损害程度较为敏感。CDT 具有门诊实用性，且受文化背景、教育程度影响小。单独应用时痴呆筛查效度偏低，常与 MMSE 联合使用。有多种评分法，常用 4 分评分法，评分降低表示执行功能下降（表 2-10）。

表 2-10 CDT4 分评分法

项目	得分
画好一个封闭的圆	1 分
12 个数字均没有遗漏	1 分
数字的位置及顺序准确	1 分
将指针置于正确的位置	1 分

（刘日霞 袁 鹏 孙 莉 刘广志 洪道俊 张 娜）

参考文献

[1] Aaslid R，Lindegaard KF. Cerebral hemodynamics. //Aaslid R. Transcranial Doppler Sonography. New York：Springer-Verlag，1986.

[2] Sloan MA，Alexandrov AV，Tegeler CH，et al. Assessment：transcranial Doppler ultrasonography：report of the Therapeutics and Technology Assessment Subcommittee of the American Academy of Neurology. Neurology，2004，62（9）：1468-1481.

[3] 华扬，高山，吴刚，等. 经颅多普勒超声操作规范及诊断标准指南[J/CD]. 中华医学超声杂志：电子版，2008，5（2）：197-222.

[4] Palazzo P，Ingrand P，Agius P，et al. Transcranial doppler to detect right-to-left shunt in cryptogenic acute ischemic stroke. Brain Behav，2019，9：e01091.

[5] 王维治. 神经病学. 北京：人民卫生出版社，2006.

[6] 张敏，李伯安，邱广斌. 下一代测序技术在感染性疾病检测上的临床应用. 中华检验医学杂志，2017，40（7）：492-494.

[7] 刘广志. 多发性硬化. 2 版. 北京：北京大学医学出版社，2019.

[8] 贾建平. 神经病学. 8 版. 北京：人民卫生出版社，2018.

[9] Constant I，Sabourdin N. The EEG signal：a window on the cortical brain activity. Paediatr Anaesth，2012，22（6）：539-552.

[10] Drislane FW，Benatar M，Chang B，et al. Blueprints Neurology. 4th ed. Philadelphia：Wolters Kluwer/Lippincott Williams & Wilkins，2014.

[11] Tatum WO，Olga S，Ochoa JG，et al. American clinical neurohysiology society guideline 7：Guideline for EEG reporting. J Clin Neurophysiol，2016，33（4）：328-332.

[12] Szurhaj W，Lamblin MD，Kaminska A，et al. EEG guidelines in the diagnosis of brain death. Neurophysiol Clin，2015，45（1）：97-104.

[13] 卢祖能，曾庆杏，李承宴，等．实用肌电图学．北京：人民卫生出版社，2000.

[14] Fisher MA. F-waves-physiology and clinical uses. Scientific World Journal，2007 7：144-160.

[15] Simon RP，Aminoff MJ，Greenberg DA. Clinical Neurology. 10th ed. New York：McGraw-Hill Education，2018.

[16] 崔丽英．神经内科诊疗常规［M］．北京：人民卫生出版社，2004：63-69.

[17] 黄克维，吴丽娟．临床神经病理学［M］．北京：人民军医出版社，1999：282-287.

[18] Derogatis LR. How to use the Symptom Distress Checklist（SCL-90）in clinical evaluations，Psychiatric Rating Scale，Vol Ⅲ. Self-Report Rating Scale，Hoffmann-La Roche Inc，1975.

[19] 郝伟，陆林．精神病学．8 版．北京：人民卫生出版社 . 2018.

[20] Zung WW. A rating instrument for anxiety disorders. Psychosomatics，1971：12（6）：371-379.

[21] Zung WWK. Depression Status Inventory and Self-Rating Depression Scale. ECDEU Assessment Manual for Psychopharmacology. Revised，1976.

[22] Hamilton M. Development of a Psychiatric Rating Scale for Primary Depression. Brit J Soc Clin Psychol，1967：6：278-296.

[23] Hamilton M. The Assessment of anxiety by Rating Scale. Brit J Med Psychol 1959，32：50-55.

[24] Folstein MF，Folstein SE，McHugh PR. "Mini-mental state." A practical method for grading the cognitive state of patients for the clinician. J Psychiatry Res，1975，12：189-198.

[25] 彭丹涛，张占军．神经心理认知量表操作指南．北京：人民卫生出版社 .2015.

[26] Brodaty H，Moore CM. The clock drawing test for dementia of the Alzheimer's type：A comparison of three scoring methods in a memory disorders clinic. Int J Geriatr Psychiatry，1997，12（6）：619-627.

3

颅内压异常

颅内压（intracranial pressure，ICP）是指颅腔内容物对硬脑膜产生的压力，其高低取决于颅腔内脑组织、脑脊液（cerebrospinal fluid，CSF）和血液体积的变化。正常 ICP 在 80 ～ 180 mmH_2O（1 mmH_2O=0.0098 kPa）[1]。颅内压异常主要包括颅内压增高（intracranial hypertension，ICH）、颅内压降低和正常压力脑积水（normal-pressure hydrocephalus，NPH）。

第一节　颅内压增高

颅腔内容物任何组织成分容积的增加均会引起颅内压升高，当颅内压持续＞ 200 mmH_2O 时，则规定为 ICH[1]。ICH 的病因诸多，主要包括颅内占位性病变、脑积水、脑血管病等，少数为特发性颅内压增高（表 3-1）。

表 3-1　颅内压增高的常见病因及发病机制

病因	发病机制
血肿（硬膜外、硬膜下、脑实质）、脑肿瘤或转移瘤、脑脓肿	占位效应
脑积水	脑脊液流出受阻
假性脑瘤、脑梗死、弥漫性脑缺氧或缺血、肝性脑病、急性低钠血症	脑体积增加
头部外伤、脑膜炎、脑炎、子痫、高血压脑病、静脉窦血栓形成	脑体积增加，同时伴有脑血流量增加
特发性颅内压增高 [2]	脑脊液分泌增多、吸收减少

【临床表现】

1．头痛 头痛程度从轻微至严重不等，患者多诉双额压迫性头痛，通常昼轻夜重，以早醒或白日短睡后明显。平躺、咳嗽、腹部收紧或弯腰时加重，坐起或站立时则可减轻，部分患者有夜间痛醒。

2．恶心 恶心程度轻重不一，通常与头痛程度、头部运动或其他腹部症状无关。

3．喷射性呕吐 患者在坐起或头部运动时出现喷射性呕吐，早晨空腹时多见，呕吐前可能毫无征兆或仅有短暂恶心。

4．眼球运动和视力障碍 在ICH状态下，可有视盘水肿、视力减退、中心视野缺损，严重时可失明[3]；当第Ⅲ对或第Ⅳ对脑神经（cranial nerve，CN）受压时，可出现眼外肌麻痹或瞳孔散大。

5．步态异常 有步距过小、缓慢和身体摇摆。

6．行为改变 部分患者反应迟钝，记忆力、注意力和判断力减退，个人习惯亦有改变。

7．脑疝 是ICH最严重的并发症，包括：①小脑幕切迹疝，又称颞叶沟回疝，是幕上的海马钩回经小脑幕裂孔向下疝出，压迫中脑和动眼神经所致，表现为同侧动眼神经麻痹（上睑下垂、瞳孔散大）、对侧偏瘫、脑梗死（大脑后动脉支配）和急性脑积水。②枕骨大孔疝，亦称小脑扁桃体疝，系由后颅窝内的小脑、扁桃体和邻近小脑组织经枕骨大孔向下疝入压迫延髓与上颈髓所致，表现为头痛、频繁呕吐、颈项强直、生命体征（血压和呼吸）改变以及梗阻性脑积水。③大脑镰下疝，又称扣带回疝，系幕上病变同侧扣带回在大脑镰的下缘向对侧疝出，压迫大脑前动脉所致，表现为对侧偏瘫、感觉障碍和排尿困难等。

【诊断】

1．根据患者“头痛、呕吐、视盘水肿”等三联症，并结合CSF压力测定、头颅CT/MRI检查确诊。

2．CSF检查 经腰椎穿刺（lumbar puncture，LP）测定颅内压，同时取CSF送检实验室，亦可通过有创的颅内压监测直接测量颅内压。

3．影像学检查 头颅CT或MRI有助于明确病因及其病变部位。

【鉴别诊断】

1. 偏头痛　头痛是ICH最常见的临床症状，通常昼轻夜重，且与体位相关，测颅内压会增高，降颅压治疗后头疼缓解；而偏头痛多表现为一侧搏动性头痛，常伴有恶心呕吐，呕吐为非喷射性，部分患者发作前有视觉先兆，女性多见，发作常有诱因，无颅内压增高的其他临床表现，可资鉴别。

2. 紧张性头痛　紧张性头痛部位大多位于双颞侧、额顶、枕部或全头痛，呈压迫性、束带感、胀痛或钝痛，与情绪有关，查体多无阳性发现，偶有头颈和肩背部肌肉僵硬，可与ICH鉴别。

【治疗】

1. 当颅内压持续（5 min以上）超过20 mmHg或22 mmHg（即270 mmH_2O或者300 mmH_2O）[4]，或者发现高原波或脉冲波幅度上升时，亟须降颅压治疗，以免发生脑疝危及生命。

2. 病因治疗　是ICH最根本的治疗原则。对于外伤、炎症或脑缺血、缺氧等原因引起的脑水肿，首选非手术治疗，包括给氧、抗生素和高渗降压药物等；由占位性病变所致者予以手术切除病变；因CSF通路受阻而形成脑积水者，行CSF分流手术。

3. 一般治疗　患者头位抬高15°～30°，并密切注意患者意识、瞳孔、血压、脉搏、呼吸与体温等生命体征的变化，据此进行及时处理[5]。同时注意防控感染和镇痛等。

4. 降颅内压治疗　应用渗透性脱水药（甘露醇、甘油果糖等）和糖皮质激素，冬眠低温法有助于减轻脑水肿。

第二节　颅内压降低

当颅内压低于70 mmH_2O时，机体会产生一系列症状，称为低颅压综合征（intracranial hypotension syndrome，IHS）。按其病因分为原发性IHS和继发性IHS，后者主要涉及LP、创伤、脱水或颅底手术等（表3-2）。

表 3-2 颅内压降低的病因和发病机制

病因	发病机制
肿瘤、蛛网膜炎、椎间盘突出	脊髓脑脊液循环受损
既往腰椎穿刺、创伤、神经外科手术、肿瘤、脊髓炎	脑脊液漏
等渗、低渗（呕吐、腹泻或用利尿药）、高渗（大量出汗、使用甘露醇）	脱水
自发性脊髓脑脊液漏	自发性

【临床表现】

1．典型症状　患者低颅压头痛，表现为在坐位、站立位或行走时出现严重的头痛，多位于颈肩和颞枕部，卧位时症状减轻。

2．其他表现　患者多伴有头晕、恶心、呕吐、复视、耳鸣、耳压或颈部僵硬感[6]；可有 CSF 鼻漏或耳漏。

【诊断】

1．根据发病前有关病史（LP、创伤、脱水、肿瘤、脊髓炎、神经外科手术史），低颅压头痛表现，LP 测及颅内压降低，结合影像学检查即可诊断。

2．影像学表现　头颅 MRI 显示硬脑膜均匀性增厚、硬膜下积液、脑室缩小、蛛网膜下隙狭窄或 CSF 漏口等，且可通过头颅 MRI 区别原发性和继发性低颅压[7]。

【鉴别诊断】

1．偏头痛　偏头痛多表现为一侧疼痛，常有诱因，呈周期性发作，发病前无 LP 等病史，无 CSF 漏等其他临床表现，影像学检查无阳性发现，可资鉴别。

2．蛛网膜下腔出血（subarachnoid hemorrhage，SAH）　SAH 主要表现为头痛，但性质为突发、剧烈、难以忍受，呈胀痛或暴裂样疼痛，多在情绪激动、咳嗽或用力排便时诱发，头颅 CT 可见环池、脑室系统高密度影。LP 示血性 CSF，测颅内压多增高，可与 IHS 鉴别。

3．脑膜癌病　脑膜癌病患者以头痛为主征，且头部 MRI 平扫和增强检查，均显示脑膜强化征象，多数可找到原发病灶，CSF 压力多明显升高，肿瘤标志物筛查阳性，CSF 细胞学检查可查及肿瘤细胞，可资鉴别[8]。

4．颅内感染　颅内感染多有头痛临床表现，除此尚有血象增高、发热等其他感染表现，CSF 检查白细胞或淋巴细胞增高，颅内压多增高，病原学检查可进一步鉴别。

5．ICH 颅内压增高也表现为体位性头痛，但与 HIS 相反，即平躺、咳嗽、腹部收紧或弯腰时加重，坐起或站立时则可减轻，严重者伴喷射性呕吐、视盘水肿等。

【治疗】

患者采用平卧位、补液等对症治疗，对症治疗无改善者须针对病因治疗。近年来针对 CSF 漏国外广泛采用硬膜外血补片（epidural autologous blood patch，EBP）疗法[9]，取得肯定疗效且治愈率高于硬膜外腔注入生理盐水法。对存在 CSF 漏而 EBP 疗法治疗失败的患者，可行手术治疗切除相应病变。

第三节　正常压力脑积水

NPH 是指 CSF 压力在 70 ～ 200 mmH_2O 的一种慢性交通性脑积水，临床上分为两类：①特发性 NPH，临床中无明确病因；②继发性 NPH，常继发于颅脑创伤、SAH、颅内感染等疾病[10]。

【临床表现】

1．通常在脑积水发生数周或数月内出现症状，表现为步态障碍、认知障碍与尿失禁“三联症”[10,11]，其中以步态不稳最为常见。

2．其他表现　特发性 NPH 可伴有头痛、头晕、睡眠时间延长、帕金森样震颤和性功能障碍等非特异症状，亦可合并脑血管病、糖尿病、帕金森病或阿尔茨海默病（Alzheimer disease，AD）等疾病[10]。

【诊断】

1．根据经典的“三联症”，结合影像学检查、CSF 压力正常等结果即可诊断。

2．头颅 CT 或 MRI　多数患者有明显的脑室扩张（Evan 指数

＞ 0.3）与脑萎缩；部分患者呈现“蛛网膜下隙不成比例扩大的脑积水（disproportionately enlarged subarachnoid space hydrocephalus，DESH）”现象，即侧裂池以上及中线两侧脑沟及蛛网膜下隙变窄，而侧裂池、大脑凸面下部（侧裂池以下）及腹侧脑沟脑池增宽；侧脑室周围可见及“锯齿状”CSF 外渗的改变。

3．LP 穿刺（侧卧位）或脑室内 ICP 监测证实 ICP≤200 mmH_2O，CSF 检查无明显异常；CSF 放液试验有助于诊断 NPH。

4．脑池造影　现已不推荐使用[12]。

【鉴别诊断】

1．AD 患者因其认知障碍、步态障碍等表现需与 NPH 鉴别，但前者首发征象为记忆障碍，早期以近事记忆下降为主，随着疾病进展中期才出现认知障碍，晚期出现肌张力增高、肌强直等锥体外系体征，导致步态障碍。早期头 MRI 可见海马萎缩，后期额颞叶萎缩明显。而 NPH 所致的痴呆主要表现为额叶痴呆，早期记忆力一般无明显异常，可资鉴别。

2．帕金森病　帕金森病首发症状包括静止性震颤、肌强直、运动迟缓和姿势步态异常，随着病情进展后期出现认知障碍和自主神经功能障碍，对左旋多巴治疗有效，影像学上无脑积水表现。而 NPH 步态异常起病多见，主要为宽基步态、小步、速度慢、步态冻结，无震颤、肌肉强直的表现，对左旋多巴无疗效，外科 CSF 分流手术后好转，可与 NPH 鉴别。

3．血管性痴呆　血管性痴呆多急性起病，可有多次脑卒中病史，有神经系统定位体征，症状呈波动进展或阶梯形恶化，影像学检查可发现梗死灶，可资鉴别。

【治疗】

可通过多次 LP 放 CSF 以改善症状，亦可行外科 CSF 分流手术治疗。

（徐胜媛　刘广志）

参考文献

[1] 吴江．神经病学 [M]．北京：人民卫生出版社 .2010.

[2] Baykan B，Ekizoglu E，Altiokka UG. An update on the pathophysiology of idiopathic intracranial hypertension alias pseudomotor cerebri. Agri，2015，27（2）：63-72.

[3] 马中华，江汉秋，王佳伟 .58 例特发性颅内压增高症早期误诊为眼科疾病之探讨［J］. 眼科，2019，28（2）：140-144.

[4] Carney N，Totten AM，O'Reilly C，et al. Guidelines for the management of severe traumatic brain injury. fourth edition. Neurosurgery，2017，80（1）：6-15.

[5] Robba Chiara，Citerio Giuseppe. How I manage intracranial hypertension. Critical care，2019，23（1）：243.

[6] 陆国云，黄娉娉，侯俊霞 . 原发性低颅压综合征临床特征、脑脊液和影像学改变［J］. 中外医疗，2016，35（24）：196-198.

[7] Li C，Raza HK，Chansysouphanthong T，Zu J，et al. A clinical analysis on 40 cases of spontaneous intracranial hypotension syndrome. Somatosens Mot Res，2019，36（1）：24-30.

[8] 李波，王展航，许绍强，等 . 脑膜癌 23 例临床特点分析［J］. 中国现代神经疾病杂志，2019，19（08）：597-602.

[9] Rettenmaier LA，Park BJ，Holland MT，et al. Value of targeted epidural blood patch and management of subdural hematoma in spontaneous intracranial hypotension：case report and review of the literature. World Neurosurg，2017，97：27-38.

[10] 中华医学会神经外科学分会，中华医学会神经病学分会，中国神经外科重症管理协作组 . 中国特发性正常压力脑积水诊治专家共识（2016）［J］. 中华医学杂志，2016，96（21）：1635-1638.

[11] 弗里奇，凯勒，梅尔，等 . 正常压力脑积水：病因诊断治疗［M］. 上海：上海科学技术出版社，2015.

[12] Moil E，Ishikawa M，Kato T，et a1.Guidelines for management of idiopathic normal pressure hydrocephalus：second edition. Neurol Med Chir，2012，52（11）：775- 809.

4

头晕与晕厥

第一节　头晕和眩晕

头晕（dizziness）和眩晕（vertigo）是临床常见的症状之一，前者是指非幻觉性的空间位置感受障碍，但不包括现实感丧失和思维迟钝、混乱等障碍，后者则指没有自身运动时的旋转感或摆动感等运动幻觉。此外，国内亦习惯使用“头昏（giddiness）”的概念，系指头脑不清晰感或头部沉重压迫感，通常与自身运动并无关联[1]。

【头晕 / 眩晕的诊断】

一、病史收集

1．了解眩晕和头晕发作的诱发因素、起病缓急、持续时间、伴随症状（恶心、呕吐、耳鸣、耳聋、神经系统局灶症状）和发作频率等因素。

2．了解家族史和既往史，有无心境障碍、睡眠障碍、低血压、贫血、低血容量、低血糖、严重心律失常等。

3．了解有无毒品、农药、食物（如谷氨酸钠）或药物（如硝酸甘油、氨基苷类抗生素）接触、酗酒史等。

二、体格检查

1．内科检查　脉搏（频脉、缓脉、不整脉）；血压（侧卧位、坐位、立位的血压）；心脏（心律失常）；变换体位（观察从仰卧位到直立位时血压、脉搏的变化）；其他（过度换气、贫血、下肢水肿、静脉瘤、肠蠕动亢进）。

2．耳科检查　有无结构异常、外耳道耵聍、鼓膜穿孔以及听力情况。

3．神经系统检查 眼球震颤［包括Dix-hallpike试验和床边眼球运动检查3步法，后者亦称头脉冲、眼震和眼偏斜试验（head impulse，nystagmus，test of skew，HINTS）法（表4-1）[2]］；眼科检查；指鼻试验；平衡试验（过指试验、闭目难立试验、单腿独立试验）；中枢性眩晕常伴的局灶体征（复视、脑神经受累、霍纳综合征、共济失调、构音障碍、分离性痛温觉障碍等）。

表4-1 头脉冲-眼震-眼偏斜试验（head impulse，nystagmus，test of skew，HINTS）法区别外周与中枢前庭疾病要点

HINTS法	中枢	周围
头脉冲	阴性（双侧*VOR正常）	阳性（双侧VOR异常）
凝视性眼震	阳性	阴性
眼偏斜试验	阳性（反向偏斜）	阴性（垂直对齐）

* VOR：前庭眼反射

三、辅助检查

1．一般项目 血、尿、便常规，血液生化、免疫学、毒物、心电图检查。

2．前庭功能检查 变温试验（caloric test）、视频头脉冲试验（video head implulse test，vHIT）、眼震电图检查、电测听等。

3．神经科辅助检查 头颅及颈椎X线检查、脑电图（electroencephalogram，EEG）、经颅多普勒、头颅CT或MRI、诱发电位（颈性前庭诱发肌源性电位、眼性前庭诱发肌源性电位）、脑血管造影、脑脊液（cerebrospinal fluid，CSF）检查[2-4]。

四、头晕和眩晕的诊断要点

1．真性（前庭性）眩晕的诊断要点 患者存在眩晕的典型症状；体检和辅助检查发现平衡障碍和眼球震颤（以下简称眼震）；如有一侧耳鸣、耳聋，应考虑内耳疾患，小脑、脑桥小脑角和脑干病变；如无耳鸣、耳聋或系双侧发病者，多为前庭神经元炎、癫痫或包括供血障碍在内的其他脑干、小脑病变。

据病变部位进一步分为：①前庭中枢性眩晕，主要表现为持续性眩晕，时间可达数月，眼震粗大，方向多变，常见于脑干脑炎、多发性硬化（multiple sclerosis，MS）、肿瘤、脑血管病；②前庭周围性眩晕，主要表现为发作性眩晕，持续时间短（数分钟至数天），眼震细小，方向固定。常见于晕动症、前庭神经元炎、良性发作性位置性眩晕（benign paroxysmal positional vertigo，BPPV）、迷路炎、梅尼埃病（Ménière disease）、药物中毒、创伤性眩晕。

2．假性眩晕（也称头晕或非前庭性眩晕）的诊断要点　患者头晕眼花、头重脚轻、摇晃不稳，甚至跌倒，但不偏向一侧；无明确的周围环境或自身旋转的运动感，也无自主神经症状，不出现眼震；引起假性眩晕的常见病症有眼源性眩晕（屈光异常、眼肌病变，视网膜病变）、本体感觉性眩晕、全身疾患引起的眩晕（血压异常、严重心律失常、心肌供血不足、颈动脉窦过敏、主动脉弓综合征等）、其他疾病（感染、中毒、血液病、糖尿病、低血糖）、精神性眩晕（焦虑、抑郁）（图 4-1）[5]。

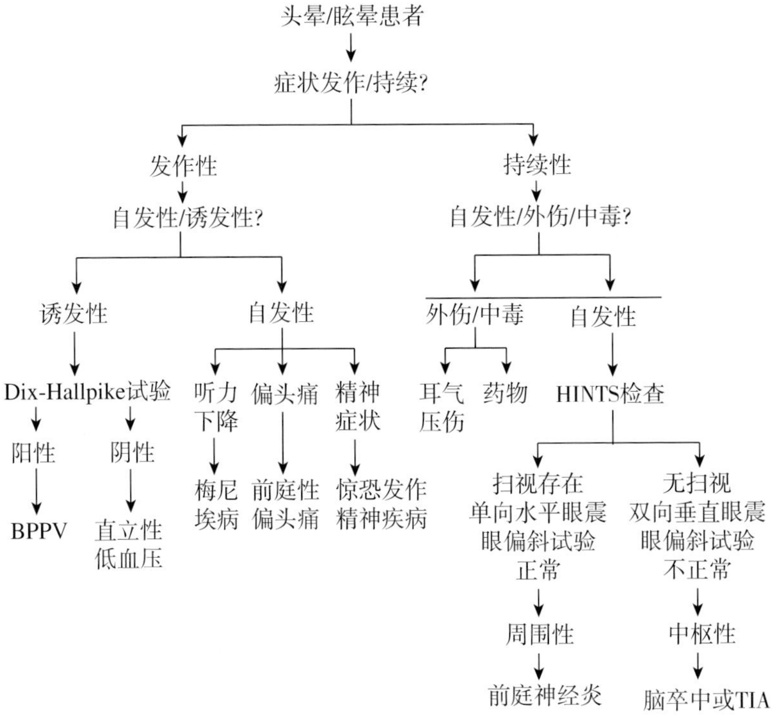

图 4-1　头晕和眩晕的评估流程

BPPV：良性发作性位置性眩晕；HINTS：头脉冲 - 眼震 - 眼偏斜试验；TIA：短暂性脑缺血发作

五、头晕和眩晕的常见病因

（一）前庭周围性病变

1．BPPV　是最常见的外周性前庭疾病，以 50 ~ 70 岁的患者居多，女性为男性 2 ~ 3 倍，其发病机制主要是椭圆囊斑中的碳酸钙颗粒脱落并进入半规管。临床表现为短暂的视物旋转或不稳感，多发生在患者起卧床及翻身的过程中，有时出现于抬头和低头时；位置诱发试验可在 70%以上的患者中发现与症状同步发生的眼震，其方向与受累半规管相对应眼外肌的作用方向相一致。Dix-Hallpike 试验用于诊断后半规管耳石症，Roll 试验用于诊断水平半规管耳石症。

2．梅尼埃病　占外周性前庭疾病的第二位，首次发作多出现在 30 ~ 60 岁，女性为男性的 1.3 倍，其病因主要系膜迷路积水所致。梅尼埃病诊断标准为[6]：①自发性眩晕发作至少 2 次，持续 20 min ~ 12 h；②至少 1 次纯音测听为低到中频感音性聋；③病变侧耳聋、耳鸣或耳胀满感呈波动性；④排除其他疾病引起的眩晕。

3．前庭神经元炎（vestibular neuritis，VN）　占外周性前庭疾病的第 3 位，可能与前驱的病毒感染有关。VN 常急性或亚急性起病，剧烈的眩晕常持续 1 ~ 3 d、部分可达 1 周余；眩晕消失后，多数患者尚有行走不稳感，持续数天到数周；一般无听力障碍。查体可见眼震为水平略带旋转并朝向健侧，甩头试验病变侧阳性，闭目难立征及加强试验多向病变侧倾倒，冷热试验、vHIT 及眼性前庭诱发肌源性电位显示病变侧前庭功能显著减退。

4．突发性感音性耳聋（sudden sensorineural hearing loss，SSHL）伴眩晕 30% ~ 40%的 SSHL 患者出现眩晕或头晕发作。SSHL 的诊断标准为[7]：①突发的感音性耳聋于 72 h 内达到高峰；②与病前或对侧比较，听力图中至少 2 个连续频段的听力下降≥ 20 db。

5．前庭阵发症（vestibular paroxysmia，VP）　好发于中年人群，男性稍多于女性，其发病机制与血管襻压迫前庭蜗神经有关。确诊 VP 的标准为[8]：①至少 10 次眩晕发作；②多数眩晕发作，每次持续时间不超过 1 min；③对于患者个体而言，眩晕发作具有刻板性；④卡马西平或奥卡西平试验性治疗有效；⑤难以归因为其他疾病。

6．双侧前庭病（bilateral vestibulopathy，BVP）　一般隐袭起病，缓慢进展，表现为步态不稳且夜间为著，近半数患者出现振动幻觉；

约 1/3 的患者早期表现为发作性眩晕，数年后出现步态不稳；约 1/4 的患者合并不同程度的听力障碍。

（二）前庭中枢性病变

1．脑干和小脑病变 病因以脑梗死最多，其次为脑出血、MS、肿瘤、感染和变性病等。眩晕持续数分钟到数小时者多见于短暂性脑缺血发作（transient ischemic attack，TIA）和部分 MS 患者，持续数小时到数天者多见于脑梗死、脑出血、MS 或感染性疾病，持续数周以上者多见于肿瘤或变性病。绝大多数的脑干和（或）小脑病变同时伴随中枢神经系统（central nervous system，CNS）损害的其他表现，如偏瘫、偏身感觉障碍、构音障碍、锥体束征或共济失调等经典表现，常同时可见垂直性眼震、凝视性眼震、单纯旋转性眼震或分离性眼震等，平滑跟踪试验阳性而甩头试验阴性，有时可见中枢性位置性眼震、摇头试验的错位性眼震。神经影像学检查常能帮助确定病变的性质。

2．前庭性偏头痛（vestibular migraine，VM） 曾称为偏头痛性眩晕，女性患病率明显高于男性。VM 的确诊标准[9]：①至少发作 5 次中到重度的眩晕或头晕，每次持续 5 min ～ 72 h。②现病史或既往史中存在符合国际头痛疾病分类（International Classification of Headache Disorders，ICHD）标准的偏头痛。③至少半数的眩晕或头晕发作合并下列症状中的一项：头痛，至少符合 2 项，即位于头部一侧或呈搏动性或疼痛达到中到重度或活动后加重头痛；畏光且惧声；视觉先兆。④临床表现不能用其他疾病解释。

（三）精神心理性头晕

患者主要表现为以下症状：①患者没有器质性病理损害或损害轻微难以解释其前庭症状；②患者存在器质性病理损害但因为合并的精神心理障碍而明显加重或导致前庭症状的迁延；③患者并无器质性病理损害但因精神心理障碍而表现为非特征性的头晕。2015 年国际前庭疾病分类将其改称为持续性姿势性感知性头晕（persistent postural-perceptual dizziness，PPPD），作为行为性前庭疾病纳入最新的国际疾病分类草案中。其诊断标准为[10]：①头晕和（或）姿势性不稳感持续 3 个月以上，发作每月超过 15 d；②症状可为自发性，但常在直立位或置身于复杂的视觉环境中加重；

③多在前庭病变或平衡障碍事件后急性或亚急性发病，缓慢起病者少见。

（四）全身疾病相关性头晕

1．直立性低血压　患者在直立位时收缩压和（或）舒张压下降超过 20 mmHg 和（或）10 mmHg（1 mmHg=0.133 kPa），临床表现为将要摔倒的不稳感，可能伴随黑矇或视物模糊、恶心出汗等，但患者的意识并未丧失，症状多持续数秒到数十秒，极少超过数分钟，有时也称为晕厥前。病因多为降压药过量、血容量不足或自主神经功能障碍，也可为心脏器质性疾患，可由空腹或饱食后的运动所诱发。患者出现上述表现或疑诊本病时，应行三位（卧、坐、立）血压监测、直立倾斜试验及必要的心脏检查。

2．药源性眩晕（drug-induced vertigo，DIV）　一些药物可能会导致眩晕或头晕，主要见于部分抗癫痫药物（antiepileptic drug，AED）、降压药、抗精神病性药物、前庭抑制药、氨基糖苷类抗生素及部分抗肿瘤药物等。DIV 发生的机制多与前庭系统受损或直立性低血压相关。多数 DIV 在用药不久后发生，症状的出现与药物的使用常呈锁时关系，如降压药物、抗精神病类药物、前庭抑制药或卡马西平、左旋多巴等；部分 DIV 发生在突然停药后，如帕罗西汀和舍曲林等；少数 DIV 发生在长期用药后，如苯妥英钠和氨基糖甙类等。多数 DIV 在停药后症状可逐渐缓解。

3．视性眩晕　该病发病机制推测系视觉信息与前庭信号在中枢整合过程中发生冲突所致，视性眩晕可合并 PPPD，女性多于男性。临床表现为：①常有前庭病变史；②症状发生于非特定活动的视觉场景中，如患者处于车流或涌动的人群中或电影屏幕前。

4．晕动病　多发生于儿童、女性和偏头痛患者，在乘车船等交通工具时出现恶心呕吐、冷汗、脸色苍白、困乏、头痛、气味敏感，无食欲改变和血压不稳。发病机制不明，一般认为与视觉、前庭觉和本体觉在中枢的整合冲突有关。

【治疗】

1．病因治疗　查找导致头晕和眩晕的原发病和诱因，尽量去除和治疗。如患者应减少咖啡因和乙醇摄入以减少梅尼埃病的诱发，BPPV 采取 Epley 手法复位，VN 或 SSHL 给予糖皮质激素治疗，脑梗死予以溶栓或抗栓治疗，抗生素治疗耳部感染，手术切除肿瘤等。PPPD 予以康复训练、药物治疗及心理干预。

2．对症治疗 发作期卧床休息，避免声、光刺激，减少头位变动，给予前庭抑制药，包括苯二氮䓬（地西泮、劳拉西泮、艾司唑仑）、抗组胺（苯海拉明、地芬尼多、异丙嗪）和抗胆碱能药物（阿托品、东莨菪碱、山莨菪碱）等，以及止吐药（甲氧氯普胺）、血管扩张药（倍他司汀、银杏黄酮苷和尼莫地平）、利尿药。一旦症状控制后应及时停药，以免抑制中枢代偿机制的建立。

3．康复训练 适用于各种原因造成的前庭功能低下的慢性眩晕和头晕者[1,3,5]。

第二节 晕 厥

晕厥（syncope）是指突发、一过性、完全的意识丧失，伴有不能维持体位肌张力而摔倒，具有自发、快速恢复的特点。按病理生理机制可分为反射性晕厥（reflex syncope）、直立性低血压（orthostatic hypotension，OH）和直立不耐受性综合征、心源性晕厥三大类。究其发生机制系由上述各种原因所致的脑低灌注所致[11-13]。

【病理生理机制】

（一）反射性晕厥

血流动力、躯体胃肠道症状、疼痛及其他诱因传入激活下丘脑和脑干的血管运动中枢，通过交感或迷走性通路传出引发晕厥。当反射性晕厥以心动过缓或心脏停搏为主要机制时，属于心脏抑制型；当以内脏和下肢的容量血管扩张、随之出现的血压降低为主要机制时，属于血管抑制型；两者兼而有之，属于混合型。直立位血管迷走性晕厥（vasovagal syncope，VVS）常兼有以上两种机制[14-19]。

（二）直立性低血压与直立不耐受性综合征

自主神经系统功能和结构性障碍导致外周血管张力和心率在直立位时不能相应地增加，进而出现 OH、晕厥[20]。直立不耐受包括经典型 OH、早发型 OH、迟发型 OH、体位性直立心动过速综合征（postural orthostatic tachycardia syndrome，POTS）等。

1．经典型 OH　在站立或抬头倾斜至少 60° 的 3 min 内收缩压持续下降≥ 20 mmHg，舒张压下降≥ 10 mmHg 以上，或者收缩压持续性下降至 90 mmHg 以下。神经源性 OH 由于自主心率功能受损，直立位时心率增加显著受抑（常＜ 10 次 / 分）[21-25]。

2．早发型 OH　站立 15 s 内出现收缩压下降≥ 40 mmHg 以上，和（或）舒张压下降≥ 20 mmHg 以上。随后血压快速、自发性恢复正常，因此低血压和症状持续时间通常很短（＜ 40 s）[26,27]。

3．迟发型 OH　发生在头位抬起平板试验或者主动站立 3 min 以后的晕厥为迟发型 OH，以缓慢进行性血压下降为特征 [28-30]。

4．POTS　部分患者，绝大多数为年轻女性，表现为严重的直立不耐受（头晕、心悸、震颤、全身乏力、视物模糊和疲劳）和显著的直立位心率增加（＞ 30 次 / 分钟），或者站立 10 min 内或头位抬高平板试验显示心率> 120 次 / 分钟 [31,32]。

（三）心源性晕厥

1．心律失常型　是晕厥最常见的心源性原因，心排血量显著下降和多种其他因素（心律失常类型、心室率、左心室功能、体位和血管代偿不足）共同导致晕厥，病因包括病窦综合征、获得性房室传导阻滞、阵发性心动过速、先天性长 QT 综合征等。

2．结构性心脏病型　心律失常（特别是室性心律失常）是结构性心脏病例（如心肌梗死、肥厚性心肌病）出现晕厥的重要原因。

【晕厥的评估与危险分层】

（一）初步评估

1．病史采集和体格检查　详细的病史采集旨在明确诊断、评估预后；病史重点包括发生晕厥的环境、前驱症状、患者自我陈述、目击者的观察、生命体征、事后症状。晕厥与进食和体力活动的时间关系，以及前驱症状的持续时间有助于区分神经源性晕厥与心源性晕厥；共患病和药物服用史对于老年患者尤为重要 [20]。不同症状常提示不同病因，常见的症状包括 [31-34] 以下方面。

（1）头晕、乏力、疲劳、嗜睡。

（2）心悸：可见于心源性晕厥，反射性晕厥、直立性低血压和体位性直立位心动过速综合征亦可出现窦性心动过速。

（3）苍白、出汗和（或）恶心：自主神经系统激活（反射性晕厥）。

（4）颈肩部、腰部、胸前区疼痛（经典型 OH、大多系自主神经系统衰竭所致）。

（5）听觉障碍：听力受损、耳鸣和（或）声音遥远感（各种病因）。

（6）视觉障碍：模糊、亮光、管状视野、视力丧失（各种病因）。

上述症状常在站立位出现，坐下或者平卧后缓解，在晨起、受热、饭后或者劳累后加重。

体格检查包括卧立位血压、心律变化；心脏听诊包括心律、杂音或者摩擦音均提示器质性心脏病；神经科查体包括有无局部定位体征，有助于决定进一步的神经科评估，尤其是区别心源性晕厥与非心源性晕厥（表 4-2）[12]。

表 4-2　心源性与非心源性晕厥的病史特征

支持心源性晕厥的病史特征
老年（＞ 60 岁）
男性
既往已知缺血性心脏病、结构性心脏病、心律失常或心室功能障碍
短暂的前驱症状，如心悸或无先兆的突发意识丧失
用力过程中的晕厥
卧位时的晕厥
发作次数少（1 ～ 2 次）
心脏体格检查异常
心源性猝死的早发家族史（＜ 50 岁）或遗传性疾病
既往已知先天性心脏病
非心源性晕厥的病史特征
年轻
无已知心脏疾病
仅在站立位发生晕厥
体位变化（从卧位或坐位变为站位时）的晕厥
前驱症状包括恶心、呕吐、发热感
特定诱发事件：脱水、疼痛、应激性刺激、医疗环境
情境诱发事件：咳嗽、大笑、排尿、排便、吞咽
病史较长、反复发生、特征类似的晕厥

2．初步检查　初步检查推荐采用静息状态下12导联心电图，能发现晕厥的心脏异常（如伴窦性停搏的快速心律失常、高度传导阻滞、室性心律失常），亦可发现隐匿的Wolff-Parkinson-White综合征、长QT综合征、肥厚性心肌病或致心律失常性右心室心肌病（arrhythmogenic right ventricular cardiomyopathy，ARVC）等心源性猝死的潜在疾病[12]。

（二）进一步评估

1．血液检查　基于病史、体格检查及心电图的临床评估选择，合理地选择针对性的血液学检查，如脑钠肽（brain natriuretic peptide，BNP）和超敏肌钙蛋白（high-sensitivity cardiac troponin T，hs-cTnT）化验对于诊断心源性晕厥有一定的参考价值。

2．心血管检查

（1）经胸心脏超声检查：可用于怀疑结构性心脏疾病所致的晕厥评估。

（2）心脏CT或MRI扫描：可用于心源性晕厥评估。

（3）运动负荷实验：可用于运动中出现晕厥或晕厥前期症状的患者。

（4）心电监测：包括Holter、电话传输远程监测仪（transtelephonic monitor）、体外循环记录仪（external loop recorder）、Patch监测仪、便携式心电监测设备（mobile cardiac outpatient telemetry），植入式心电事件监测仪（insertable cardiac monitor，ICM）适用于心律失常所致的高危晕厥患者。

（5）电生理检查（electrophysiological study，EPS）：目前仅用于心脏疾病（如传导系统疾病、冠心病、心肌病和心脏瓣膜病）患者；不宜用于心电图正常、心脏结构功能正常的晕厥筛查。

3．直立倾斜试验（tilt testing）　用于初筛结论不明而又怀疑血管迷走性晕厥者、初步评估不能明确诊断而又疑诊迟发性直立性低血压者，且有助于区分惊厥样晕厥（convulsive syncope）与癫痫。

4．颈动脉窦按摩（carotid sinus massage，CSM）[11]

5．神经系统检查

（1）自主神经功能检查方法：包括Valsalva动作、深呼吸试验、24 h血压监测。

（2）神经功能检查应用：如进行倾斜实验的同时监测EEG和血

流动力参数有助于区分晕厥、假性晕厥和癫痫[12]。

（三）晕厥的评估诊断流程

见图 4-2[35]。

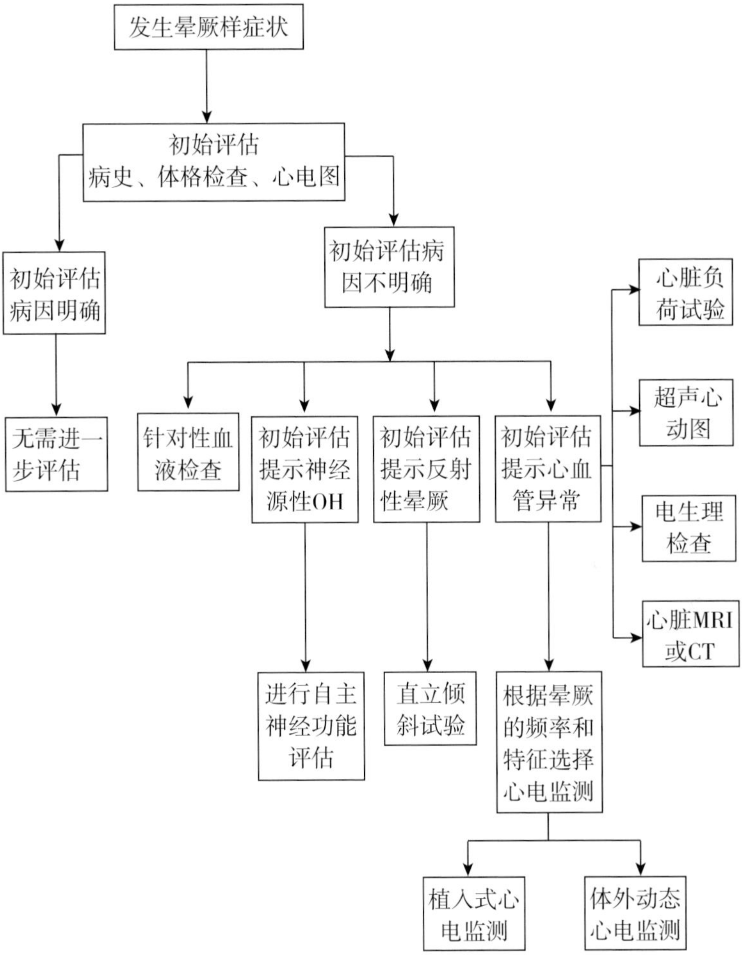

图 4-2　晕厥的评估诊断流程

OH：直立性低血压

（四）晕厥危险分层

见表 4-3[12]。

表 4-3 晕厥的短期风险和长期风险

短期危险因素（≤ 30 d）	长期危险因素（> 30 d）
病史（门诊或者急诊室评估）	
男性	男性
老年（> 60 岁）	老年
无前驱症状	晕厥前无恶心或呕吐前驱事件
意识丧失前有心悸	有室性心律失常
劳力性晕厥	肿瘤
器质性心脏病	器质性心脏病
心力衰竭	心力衰竭
脑血管病	脑血管病
心源性猝死的家族史	糖尿病
外伤	CHADS2 评分高
体格检查或者实验室检查	
出血证据	心电图异常
生命体征持续异常	肾小球滤过率降低
心电图异常	
肌钙蛋白阳性	

【治疗】

（一）心源性晕厥的治疗

1．心律治疗　心动过缓、室上性心动过速、室性心律失常所致的晕厥应当进行相应治疗。

2．心脏结构性病变　缺血性和非缺血性心肌病、瓣膜性心脏病、肥厚性心肌病所致的晕厥均应给与相应治疗，包括植入性心律转复除颤器（implantable cardioverter-defibrillator，ICD）。

3．遗传性心律失常　如 Brugada 综合征或短 QT 综合征合并心律失常性晕厥时，可以考虑植入 ICD，长 QT 综合征合并可疑心律失常性晕厥，可视情形给予 β 受体阻滞药、ICD 植入或左心交感神经切除术（left cardiac sympathetic denervation，LCSD）；儿茶酚胺敏能多形性室性心动过速（catecholaminergic polymorphic ventricular tachycardia，CPVT）可考虑β受体阻滞药、氟卡尼（flecainide）、维拉帕米等药物治疗，以及左心交感神经切除术或ICD植入等方法。

（二）反射性晕厥

1．VVS可视情形采取增加盐水摄入、物理加压动作（physical counter-pressure）（如双腿交叉、肢体或腹部收缩、深蹲）、口服米多君、β受体阻滞药或选择性5-羟色胺再摄取抑制药等治疗，年龄≥40岁伴随长间歇的反复VVS患者，可考虑植入双腔起搏器。

2．颈动脉窦综合征　避免与颈动脉窦有关的机械操作（转头、按摩）。年龄40岁以上。颈动脉窦综合征的心脏抑制型或混合型，可考虑植入永久起搏器

（三）直立性低血压

对于神经源性直立性低血压（neurogenic orthostatic hypotension）：可选择短期快速饮水、增加水盐摄入、躯体加压动作、加压衣（compression garments），以及口服米多君、屈昔多巴（Droxidopa）、氟氢可的松等方法，在上述治疗无效时，可试用溴吡斯的明；顽固性餐后晕厥或者神经源性OH，可试用奥曲肽（octreotide）[12]。

（王　力　李晓晴）

参考文献

[1] 中华医学会神经病学分会，中华神经科杂志编辑委员会．眩晕诊治多学科专家共识［J］．中华神经科杂志，2017，（11）：805-812.

[2] 蒋子栋．多学科合作规范眩晕/头晕诊治[J]．中华神经科杂志，2019，52（2）：153-156.

[3] Muncie HL，Sirmans SM，James E. Dizziness：Approach to Evaluation and Management. Am Fam Physician，2017，95（3）：154-162.

[4] Spiegel R，Kirsch M，Rosin C，ct al. Dizziness in the emergency department：an update on diagnosis. Swiss Med Wkly，2017，147：w14565.

[5] 高旭光．简明神经病学．2版．北京：人民卫生出版社，2013.

[6] Lopez-Escamez JA, Carey J, Chung WH, et al. Diagnostic criteria for Meniere's disease. J Vestib Res, 2015, 25 (1): 1-7.

[7] 中华耳鼻咽喉头颈外科杂志编辑委员会，中华医学会耳鼻咽喉头颈外科学分会. 突发性聋诊断和治疗指南（2015）[J]. 中华耳鼻咽喉头颈外科杂志，2015，50（6）：443-447.

[8] Strupp M, Lopez-Escamez JA, Kim JS, et al. Vestibular paroxysmia: Diagnostic criteria. J Vestib Res, 2016, 26 (5-6): 409-415.

[9] Lempert T, Olesen J, Furman J, et al. Vestibular migraine: diagnostic criteria. J Vestib Res, 2012, 22 (4): 167-172.

[10] Staab JP, Eckhardt-Henn A, Horii A, et al. Diagnostic criteria for persistent postural-perceptual dizziness (PPPD): Consensus document of the committee for the Classification of Vestibular Disorders of the Bárány Society. J Vestib Res, 2017, 27 (4): 191-208.

[11] Michele B, Angel M, de Lange FJ, et al. 2018 ESC Guidelines for the diagnosis and management of syncope. Eur Heart J, 2018, 39 (21): 1883-1948.

[12] Shen WK, Sheldon RS, Benditt DG, et al.2017 ACC/AHA/HRS Guideline for the Evaluation and Management of Patients With Syncope: A Report of the American College of Cardiology/American Heart Association Task Force on Clinical Practice Guidelines and the Heart Rhythm Society. J Am Coll Cardiol, 2017, 70 (5): e39-e110.

[13] Sheldon RS, Grubb BP, Olshansky B, et al. 2015 Heart Rhythm Society expert consensus statement on the diagnosis and treatment of postural tachycardia syndrome, inappropriate sinus tachycardia, and vasovagal syncope. Heart Rhythm, 2015, 12 (6): e41-e63.

[14] Jardine DL.Vasovagal syncope: new physiologic insights.Cardiol Clin, 2013, 31 (1): 75-87.

[15] Barbic F, Heusser K, Marchi A, et al. Cardiovascular parameters and neural sympathetic discharge variability before orthostatic syncope: role of sympathetic baroreflex control to the vessels.

Physiol Meas，2015，36（4）：633-641.

[16] Gisolf J，Westerhof BE，van Dijk N，et al. Sublingual nitroglycerin used in routine tilt testing provokes a cardiac output mediated vasovagal response. J Am Coll Cardiol，2004，44（3）：588-593.

[17] Fuca G，Dinelli M，Suzzani P，et al. The venous system is the main determinant of hypotension in patients with vasovagal syncope. Europace，2006，8（10）：839-845.

[18] Verheyden B，Liu J，van Dijk N，et al. Steep fall in cardiac output is main determinant of hypotension during drug-free and nitroglycerine-induced orthostatic vasovagal syncope. Heart Rhythm，2008，5（12）：1695-1701.

[19] Fu Q，Verheyden B，Wieling W，et al. Cardiac output and sympathetic vasoconstrictor responses during upright tilt to presyncope in healthy humans. J Physiol，2012，590（8）：1839-1848.

[20] Ricci F，De Caterina R，Fedorowski A. Orthostatic hypotension：epidemiology，prognosis，and treatment. J Am Coll Cardiol，2015，66（7）：848-860.

[21] Freeman R，Wieling W，Axelrod FB，et al. Consensus statement on the definition of orthostatic hypotension，neurally mediated syncope and the postural tachycardia syndrome. Clin Auton Res，2011，21（2）：69-72.

[22] Fedorowski A，Melander O. Syndromes of orthostatic intolerance：a hidden danger. J Intern Med，2013，273（4）：322-335.

[23] Palma JA，Gomez-Esteban JC，Norcliffe-Kaufmann L，et al. Orthostatic hypotension in Parkinson disease：how much you fall or how low you go? Mov Disord，2015，30（5）：639-645.

[24] Horowitz DR，Kaufmann H. Autoregulatory cerebral vasodilation occurs during orthostatic hypotension in patients with primary autonomic failure. Clin Auton Res，2001，11（6）：363-367.

[25] Ricci F，Fedorowski A，Radico F，et al. Cardiovascular morbidity and mortality related to orthostatic hypotension：a meta-analysis of prospective observational studies. Eur Heart J，2015，36（25）：1609-1617.

[26] Hayakawa T，McGarrigle CA，Coen RF，et al. Orthostatic Blood pressure behavior in people with mild cognitive impairment predicts conversion to dementia. J Am Geriatr Soc，2015，63（9）：1868-1873.

[27] Lagro J，Schoon Y，Heerts I，et al. Impaired systolic blood pressure recovery directly after standing predicts mortality in older falls clinic patients. J Gerontol A Biol Sci Med Sci，2014，69（4）：471-478.

[28] Verheyden B，Gisolf J，Beckers F，et al. Impact of age on the vasovagal response provoked by sublingual nitroglycerine in routine tilt testing. Clin Sci（Lond），2007，113（7）：329-337.

[29] Gibbons CH，Freeman R. Clinical implications of delayed orthostatic hypotension：A 10-year follow-up study. Neurology，2015，85（16）：1362-1367.

[30] Pavy-Le Traon A，Piedvache A，Perez-Lloret S，et al. European MSA Study Group. New insights into orthostatic hypotension in multiple system atrophy：a European multicentre cohort study. J Neurol Neurosurg Psychiatry，2016，87（5）：554-561.

[31] Mathias CJ，Low DA，Iodice V，et al. Postural tachycardia syndrome current experience and concepts. Nat Rev Neurol，2011，8（1）：22-34.

[32] Fedorowski A，Li H，Yu X，et al. Antiadrenergic autoimmunity in postural tachycardia syndrome. Europace，2017，19（7）：1211-1219.

[33] van Dijk JG，Thijs RD，Benditt DG，et al. A guide to disorders causing transient loss of consciousness：focus on syncope. Nat Rev Neurol，2009，5（8）：438-448.

[34] Freeman R. Clinical practice. Neurogenic orthostatic hypotension. N Engl J Med，2008，358（6）：615-624.

[35] 中华心血管病杂志编辑委员会，中国生物医学工程学会心律分会，中国老年学和老年医学学会心血管病专业委员会，等.晕厥诊断与治疗中国专家共识（2018）[J]．中华心血管病杂志，2019，47（2）：96-107.

5

头　痛

作为一种临床上最为常见的症状，头痛（headache）是指涉及前额、眼眶、颞部和头皮等部位的疼痛，但通常不包括孤立的面部或颈部疼痛[1]。

第一节　头痛的分类

引起头痛的病因众多，根据2018年国际头痛协会制订的分类标准，将其分为原发性头痛（primary headache）、继发性头痛（secondary headache）及痛性脑神经病（painful cranial neuropathies）、其他面部疼痛与其他头痛三大类[2]。

一、原发性头痛

1．偏头痛（migraine）

2．紧张型头痛（tension-type headache，TTH）

3．三叉自主神经性头痛（trigeminal autonomic cephalalgias，TACs）包括：①丛集性头痛（cluster headache，CH）；②发作性偏侧头痛（paroxysmal hemicrania）；③短暂持续性单侧神经痛样头痛发作（short-lasting unilateral neuralgiform headache attacks），进一步分为伴有结膜充血及流泪的短暂持续性单侧神经痛样头痛发作（short-lasting unilateral neuralgiform headache attacks with conjunctival injection and tearing，SUNCT）和伴有头颅自主神经症状的短暂持续性单侧神经痛样头痛发作（short-lasting unilateral neuralgiform headache attacks with cranial autonomic symptoms，SUNA）；④连续性偏侧头痛（hemicrania continua）；⑤可能的三叉自主神经性头痛。

4．其他原发性头痛疾患　包括：①原发性咳嗽性头痛（primary

cough headache)；②原发性劳力性头痛（primary exercise headache）；③原发性性活动相关性头痛（primary headache associated with sexual activity）；④原发性霹雳样头痛（primary thunderclap headache）；⑤冷刺激性头痛（cold-stimulus headache）；⑥外部压力性头痛（external-pressure headache）；⑦原发性刺痛性头痛（primary stabbing headache）；⑧硬币形头痛（nummular headache）；⑨睡眠性头痛（hypnic headache）；⑩新发每日持续性头痛（new daily persistent headache，NDPH）。

二、继发性头痛

1．源于头和（或）颈外伤或损伤的头痛。

2．源于头颅或颈部血管性疾病的头痛　如脑梗死、蛛网膜下腔出血（subarachnoid hemorrhage，SAH）、静脉窦血栓形成、巨细胞动脉炎等。

3．源于颅内非血管性疾病的头痛　如低或高颅压、颅内肿瘤、脑膜癌病等。

4．源于物质或物质戒断的头痛　如乙醇或咖啡因诱导（或戒断）性头痛、药物过量使用性头痛等。

5．源于感染的头痛　如脑炎、脑膜炎等。

6．源于内环境紊乱的头痛　如透析性头痛、高血压脑病、睡眠呼吸暂停相关头痛等。

7．源于颅骨、颈部、眼、耳、鼻、鼻窦、牙齿、口腔或其他颅面部结构疾患的头或面部痛。

8．源于精神疾患的头痛　如躯体化障碍。

三、脑神经病痛性病变、其他面部疼痛与其他头痛

1．痛性脑神经病和其他面部疼痛　如三叉神经痛、舌咽神经痛、枕神经痛等。

2．其他头痛疾患　多原因未明。

第二节 头痛的评估和诊断

一、病史收集

1．了解头痛的诱因、起病缓急、频率、疼痛部位、发作/持续时间、严重程度、加重/缓解因素、伴随症状（恶心、呕吐、畏光/畏声/嗅恐惧、暗点、偏盲、复视、眩晕、步态不稳、失语、自主神经症状、意识障碍、情绪、偏身感觉障碍/偏瘫等）[3]。

2．了解既往史、个人史和家族史，有无心境障碍、睡眠障碍、头颈部外伤或损伤、五官疾病、感染、高血压、肿瘤、卒中史等。女性患者应询问头痛与月经周期、口服避孕药、绝经前、绝经后或怀孕的关系。

3．了解有无毒品（戒断）、食物（如干酪、巧克力、谷氨酸钠、酒精等）或药物（如硝酸甘油、西洛他唑、利舍平、雷尼替丁等）接触史等[4]。

二、体格检查（以下简称查体）

1．一般查体 除体温、血压等生命体征外，亦应进行神经系统查体，尤其是注意有无提示继发性头痛的脑膜刺激征和局灶性神经系统体征。

2．头面部查体 观察眼底改变，运用视诊（营养、颜色变化、三叉自主神经体征）、触诊（触摸痛、感觉过敏/减退，颞动脉、神经出口处、鼻旁窦和颞颌关节压痛等）、颈部屈曲旋转试验（flexion-rotation test，FRT）[3]。

三、辅助检查

1．血液检查 包括常规、生化、自身抗体、毒物和药物筛查等，主要用于筛查颅内或系统性感染、结缔组织病、内环境紊乱、遗传代谢性疾病等引起的头痛，如对50岁以后的新发头痛，怀疑巨细胞动脉炎时，应检测红细胞沉降率和C反应蛋白。

2．腰椎穿刺（lumbar puncture，LP） 观察有无颅内压增高或降低、脑脊液（cerebrospinal fluid，CSF）细胞学和生化异常、病原体等，主要用于排除SAH、颅内感染、脑膜癌病及异常颅压所导致的头痛。

3．经颅多普勒超声（transcranial Doppler，TCD） TCD可以观察到血流速度增快或减慢、血流速度不稳定、血流速度两侧不对称等表现，尤其在偏头痛发作或脑梗死时。

4．神经影像学和血管造影 CT和MRI检查是了解头痛是否源于颅内器质性病变的主要手段，两者在针对不同病变时各有优势，如CT利于识别急性颅内出血、脑外伤、颅骨病变，而MRI利于辨别后颅窝及颅颈交界病变、垂体病变、白质病变、缺血性病变、静脉窦血栓形成、动静脉畸形、硬膜外及硬膜下血肿、肿瘤、脑膜病变（包括低颅压引起的弥漫性脑膜增强）、小脑炎症、脑脓肿等方面。疑有静脉窦血栓形成时还应行数字减影血管造影（digital subtraction angiography，DSA）或磁共振静脉造影（magnetic resonance venography，MRV）检查[4]。

5．量表评估 主要有头痛影响测评量表-6（headache impact test，HIT-6）、视觉模拟评分法（visual analogue scale，VAS）、偏头痛残疾程度评估问卷（migmine disability assessment questionnaire，MIDAS）等，用于头痛程度和疗效的判断[3,4]。

四、头痛的诊断原则

首先要区别是原发性还是继发性头痛，即在做出原发性头痛的诊断之前，须通过病史、查体和相应的辅助检查（如头颅CT）除外继发性引起头痛的其他病因（如SAH、脑外伤）；而后依据发病特征进一步明确分类[5]。

第三节 原发性头痛

一、偏头痛

作为临床最为常见的神经系统疾病之一，偏头痛是一种反复发作的、以单侧或双侧搏动性头痛为特征的原发性头痛。偏头痛的发病机制尚未完全明确，现认为主要系神经血管以及递质（如降钙素基因相关肽）释放失调所致，而颅内痛觉敏感组织（如脑血管、脑膜血管和静脉窦及其血管周围神经纤维和三叉神经）可能是其发病的生理基础和痛觉传导通路[6]。

【临床表现】

1．偏头痛可发生于任何年龄，首次发病多始于青春期，男女无明显差异；到青春期后，女性则远多于男性，且在约 40 岁时达高峰。年患病率女性为 3.3%～32.6%，男性为 0.7%～16.1%。

2．偏头痛主要分 6 个亚型，其中最常见的为无先兆偏头痛和有先兆偏头痛，同一患者可有不同亚型的偏头痛发作。

3．偏头痛发作过程可分为前驱期、先兆期、头痛期和恢复期，但并非所有患者或所有发作均具有上述四期症状。

（1）前驱期：头痛发作前，患者可有激惹、疲乏、活动少、食欲改变、反复哈欠及颈部发硬等不适。

（2）先兆期：先兆指头痛发作之前出现的可逆的、局灶性脑功能异常症状，可为视觉性（闪光性暗点）、感觉性（面部和上肢为主的针刺感、麻木感或蚁行感）或语言性（言语障碍）。先兆通常持续 5 ～ 30 min，不超过 60 min。

（3）头痛期：半数患者头痛发作以单侧为主，可左右交替发生，亦可双侧发作。头痛多位于颞部，也可位于前额、枕部或枕下部。程度多为中到重度，性质多样，但以搏动性为特征。行走、登楼、咳嗽或打喷嚏等简单活动均可加重头痛。偏头痛发作时，约 2/3 的患者伴有恶心，重者呕吐。

（4）恢复期：头痛在持续 4 ～ 72 h 后可自行缓解，但可有疲乏、头皮触痛、情绪变化等不适[4]。

【诊断】

目前尚无针对本病的特异性辅助检查，诊断主要基于临床特点，以 2018 年国际头痛学会制定的诊断标准为依据。包括无先兆偏头痛、有先兆偏头痛、慢性偏头痛、偏头痛并发症、很可能的偏头痛、可能与偏头痛相关的发作性综合征 6 大类（表 5-1）[2]。

表 5-1 各类偏头痛的诊断标准

	无先兆偏头痛	先兆偏头痛	慢性偏头痛	偏头痛并发症	很可能的偏头痛	可能与偏头痛相关的发作性综合征
A	至少5次满足标准B—D的头痛发作	至少2次满足标准B—D的头痛发作	符合B和C的头痛（符合紧张性头痛或偏头痛特征的头痛）每月至少发作15 d，至少持续3个月	偏头痛持续状态： 1. 符合B和C的头痛发作 2. 符合无先兆偏头痛或有先兆偏头痛的诊断，除了持续时间和疼痛程度外，发作典型 3. 符合下列全部2项特点：①持续超过72 h；②疼痛或相关症状逐渐减轻	符合无先兆偏头痛诊断标准A—D中的3项或有先兆偏头痛诊断标准中的A—C中的2项	反复胃肠功能障碍： 1. 明确的腹痛，或腹部不适，或恶心，或呕吐发作，至少发作5次 2. 胃肠检查和评估正常 3. 不能归因于其他疾病
B	发作持续4～72 h（未治疗或治疗无效）	至少有1个可完全恢复的先兆症状：①视觉；②感觉；③语言和（或）言语；④运动；⑤脑干；⑥视网膜	符合无先兆偏头痛诊断B—D或有先兆偏头痛B和C的头痛至少发生5次	持续先兆不伴脑梗死： 1. 符合B的头痛发作 2. 先兆发生于有先兆偏头痛患者，除了持续时间≥1周 3. 神经影像学没有脑梗死的证据 4. 不能用ICHD-3中的其他诊断更好地解释	不符合ICHD-3中的其他诊断的标准	良性阵发性眩晕：符合以下标准的发作至少5次： 1. 没有预兆的眩晕，开始即重，数分钟至数小时后可自行缓解，没有意识障碍 2. 至少存在下列症状或者体征中的1项：①眼球震颤；②共济失调；③呕吐；④苍白；⑤害怕 3. 发作间期神经系统检查听力，前庭功能正常 4. 不能归因于其他疾病

续表

	无先兆偏头痛	先兆偏头痛	慢性偏头痛	偏头痛并发症	很可能的偏头痛	可能与偏头痛相关的发作性综合征
C	头痛至少具有以下4项中 的2项：①偏侧分布；②搏动性；③中或重度；④日常活动导致头痛加重或头痛导致日常活动受限	至少符合下列4项中的2项： 1．至少有1个先兆持续超过5 min和（或）2个或更多的症状相继出现 2．每个独立先兆症状持续5～60 min 3．至少有1个先兆为单侧 4．与先兆伴发或在先兆出现60 min内出现头痛	头痛符合以下标准，且每月发作大于8 d，持续大于3个月： 1．无先兆偏头痛的C和D 2．有先兆偏头痛的B和C 3．患者所认为的偏头痛发作并可能通过口服曲普坦或麦角类缓解	偏头痛性脑梗死： 1．偏头痛符合B和C 2．偏头痛有先兆持续＞60 min 3．神经影像学证实先兆相应脑区的梗死灶 4．不能用ICHD-3中的其他诊断更好地解释	不能用ICHD-3中的其他诊断更好地解释	良性阵发性斜颈：符合以下症状，儿童期发作： 1．头转向一侧，可伴或不伴旋转，数分钟或数天自行缓解 2．至少存在下列中的1项：①苍白；②易激惹；③全身乏力；④呕吐；⑤共济失调 3．发作间期无神经系统阳性体征 4．不能归因于其他疾病
D	发作过程中至少符合下列2项中的1项：①畏光和畏声；②恶心和(或)呕吐			偏头痛先兆诱发的痫性发作 1．痫性发作符合癫痫发作诊断标准中的一种类型 2．发生在有先兆的偏头痛患者，在有先兆偏头痛发生过程中或发作后1 h内出现痫性发作		
E	不能用ICHD-3中的其他诊断更好地解释	不能用ICHD-3中的其他诊断更好地解释，排除TIA	不能用ICHD-3中的其他诊断更好地解释	3．不能用ICHD-3中的其他诊断更好地解释		

TIA：短暂性脑缺血发作；ICHD-3：第3版国际头痛疾患分类

【鉴别诊断】

1．丛集性头痛　表现为一系列密集的、短暂的、严重的单侧钻痛。头痛部位多局限并固定于一侧眼眶部、球后和额颞部。起病突然而无先兆，发病时间固定，持续 15 min 至 3 h，发作从隔天 1 次到每日 8 次。剧烈疼痛，常疼痛难忍，并出现面部潮红，结膜充血、流泪、流涕、鼻塞，多不伴恶心、呕吐，发病年龄常较偏头痛晚，可资鉴别。

2．紧张型头痛　头痛部位较弥散，可位于前额、双颞、顶、枕及颈部。头痛性质常呈钝痛（压迫感、紧箍感），常呈持续性，部分病例也可表现为阵发性、搏动性头痛。很少伴有恶心、呕吐。多数患者头皮、颈部有压痛点，按摩头颈部可使头痛缓解。多见于青、中年女性，情绪障碍或心理因素可加重头痛症状，可与之鉴别。

3．痛性眼肌麻痹（painful ophthalmoplegia）　表现为阵发性眼球后及眶周的顽固性胀痛、刺痛或撕裂样疼痛，伴随动眼、滑车和（或）展神经麻痹，眼肌麻痹可与疼痛同时出现或疼痛发作后 2 周内出现，MRI 或活检可发现海绵窦、眶上裂或眼眶内有肉芽肿病变。本病持续数周后能自行缓解，但易于复发，可资鉴别。

【治疗】

1．非药物预防　避免偏头痛诱发因素，采取逐步放松训练、生物反馈、音乐疗法及认知行为治疗。

2．急性期药物治疗

（1）非甾体消炎药：主要包括对乙酰氨基酚、布洛芬和萘普生等。

（2）曲坦类：包括舒马曲普坦、佐米曲普坦和利扎曲坦等，在头痛期的任何时间均可应用，对发作期的畏光、畏声亦有效，但不主张在先兆期使用[7,8]。

（3）麦角胺类：代表药物为麦角胺咖啡因合剂，适用于发作持续时间长的患者，但易致药物过量性头痛，故不推荐常规使用[7]。

3．预防性治疗

（1）非甾体抗炎药（nonsteroidal anti-inflammatory drugs，NSAIDs）：包括阿司匹林、萘普生。

（2）非特异性钙拮抗药：代表药物为氟桂利嗪。

（3）抗癫痫药物（antiepileptic drug，AED）：包括托吡酯、丙戊酸钠等。

（4）β受体阻滞剂：其中普萘洛尔和美托洛尔疗效明显，而比索洛尔、噻吗洛尔和阿替洛尔则可能有效。

（5）抗抑郁药物：可使用阿米替林和文拉法辛。

4．其他（替代）治疗　包括中成药（都梁软胶囊、头痛宁等）、针灸或推拿。

5．心理治疗和物理治疗　包括放松、生物反馈和认知行为治疗（cognitive behavioural therapy，CBT）。

6．外科治疗　针对伴卵圆孔未闭（patent foramen ovale，PFO）的偏头痛患者，可试用经皮 PFO 封堵术[7]。

二、紧张型头痛

紧张型头痛（tension-type headache，TTH）是一种以慢性头部紧束样或压迫性疼痛为特征的原发性头痛[9]。按其病程特点分为偶发性 TTH（infrequent episodic TTH）、频发性 TTH（frequent episodic TTH）、慢性 TTH（chronic TTH，CTTH）和很可能的 TTH 四大类，其发病机制尚未明确，目前认为肌筋膜伤害感受器的外周致敏可能参与了肌肉疼痛的发展和 TTH 的急性发作，外周和中枢系统因素均涉及上述过程，其中周围性疼痛机制在阵发性 TTH 中发挥重要作用，而中枢机制则可能是引起 CTTH 发病的主要机制[2,10]。

【临床表现】

1．TTH 好发于年轻人（25 ~ 30 岁），女性略多于男性。全球患病率为 42%[11]，在 30 ~ 39 岁达高峰，随后呈下降趋势[12]。

2．临床表现　轻到中度双侧压迫性或紧箍样头痛，持续数分钟到数天，不因日常体力活动而加重。不伴随呕吐，但慢性 TTH 可伴畏光、畏声或轻度恶心[12]。查体可有颅周压痛[2]。

【诊断】

诊断本病主要基于临床特点，以国际头痛分类委员会制订的第 3 版国际头痛分类（the international Classification of Headache disorders，3rd Editon，ICHD-3）诊断标准为依据[2]。

1．TTH 的诊断标准　①持续数分钟至数天。②下列 4 项特征中至少有 2 项：双侧头痛；头痛性质为压迫性或紧箍性（非搏动性）；疼痛程度为轻到中度；一般躯体活动（如走路或登楼等）不会加重头痛。③符合以下 2 项：无恶心或呕吐；无畏光或畏声。④不能用 ICHD-3 中的其他疾病更好地解释。

2．偶发性 TTH　除了满足以上 TTH 诊断标准外，持续时间 30 min ~ 7 d，至少头痛发作 10 次，发作频率平均每月少于 1d（每年少于 12 d）。

3．频发性 TTH　除了满足以上 TTH 诊断标准外，持续时间 30 min ~ 7 d，至少头痛发作 10 次，发作频率平均每月 1 ~ 14 d，至少持续 3 个月（每年≥ 12 d 但＜ 180 d）。

4．CTTH　除了满足以上 TTH 诊断标准外，症状亦可无缓解，发作频率平均每月＞ 15 d，持续 3 个月以上（每年≥ 180 d）。

【治疗】

1．非药物治疗　包括松弛治疗、物理治疗、生物反馈、CBT 及针灸等 [9,12,13]。

2．药物治疗

（1）对症治疗：采用非甾体抗炎药（阿司匹林、对乙酰氨基酚、布洛芬、萘普生等）、阿片类镇痛药（可待因）。

（2）预防治疗：可采用抗抑郁药物（阿米替林、米氮平、多塞平、5- 羟色胺再摄取抑制剂）、AED（丙戊酸钠、加巴喷丁、托吡酯）、A 型肉毒毒素（botulinum toxin type A，BoNT-A）注射治疗 [9,13]，可试用肌肉松弛药（盐酸乙哌立松、巴氯芬等）。

三、三叉神经性自主神经性头痛

三叉自主神经性头痛（trigeminal autonomic cephalalgia，TAC）是指三叉神经分布区的一组伴有自主神经受累的原发性头痛。TAC 按病程特点主要分为 CH、阵发性偏侧头痛、SUNCT/SUNA 和连续性偏侧头痛。其发病源于副交感激活的三叉自主反射，涉及中枢性神经调节和周围性神经调节，其中下丘脑后部激活为其中之关键，数种递质或激素（降钙素基因相关肽、生长激素抑制素、褪黑素）亦可能参与了发病过程 [14]。

（一）丛集性头痛

【临床表现】

1．CH 好发于青年男性[15]，患病率为 0.056% ~ 0.38%[16]。

2．头痛　单侧眼眶、眶上、颞部或这些部位任意组合位点的疼痛，持续 15 ~ 180 min，发作频率从隔日 1 次到每日 8 次不等。

3．伴随症状　同侧结膜充血、流泪、鼻塞、流涕、额面部出汗、瞳孔缩小、上睑下垂和（或）眼睑水肿和（或）伴有坐立不安或烦躁[2]。

【诊断】

CH 的诊断仍主要基于详细询问病史，依据以下国际头痛学会的分类诊断标准[2]。

1．至少有 5 次头痛发作，符合 2 ~ 4 标准。

2．严重单侧眶部、眶上和（或）颞部疼痛，持续 15 ~ 180 min（未治疗时）。

3．符合以下 2 项中的 1 项。

（1）单侧头痛至少伴有以下一项症状或体征：①为结膜充血和（或）流泪；②为鼻塞和（或）流涕；③眼睑水肿；④额面部出汗；⑤瞳孔缩小和（或）上睑下垂。

（2）坐立不安或烦躁。

4．发作频率从隔日 1 次到每日 8 次。

5．不能被 ICHD-3 中的其他诊断所解释。

【治疗】

1．急性发作期治疗

（1）吸氧治疗：高流量的纯氧可迅速缓解头痛，且无副作用[17]。

（2）曲坦类药物：包括皮下注射舒马曲普坦，或者经鼻腔内给予舒马曲普坦、佐米曲普坦。

（3）非侵入性迷走神经刺激（non-invasive vagus nerve stimulation，nVNS），可单独使用[18]。

2．预防治疗

（1）维拉帕米：是目前预防 CH 的一线药物，起始剂量为

80 mg，每日 3 次。

（2）碳酸锂：作为二线选择药物，锂剂可有效预防慢性 CH，但对发作性 CH 则效果不佳。长期使用者需监测血药浓度、甲状腺功能及肾功能。

（3）褪黑素：每晚服用 10 mg 可预防 CH 发作。

（4）其他药物：托吡酯可能有效。

（5）神经调节（neuromodulation）：包括 nVNS 和蝶腭神经节微刺激器（microstimulator），适用于当预防治疗的口服药物无效或存在禁忌时[18]。

（二）阵发性偏侧头痛

【临床表现】

1．本病可发生于各个年龄，男女比例大致相等[19]。

2．头痛：单侧眼眶、眶上、颞部或这些部位任意组合位点的剧烈疼痛，持续 2 ～ 30 min，每日可发作多次。

3．伴随症状：同侧结膜充血、流泪、鼻塞、流涕、额面部出汗、瞳孔缩小、上睑下垂和（或）眼睑水肿和（或）伴有坐立不安或烦躁，对吲哚美辛反应良好[2]。

【诊断】

阵发性偏侧头痛的诊断仍主要基于详细询问病史，依据以下国际头痛学会的分类诊断标准[2]。

1．至少有 20 次头痛发作，符合 2 ～ 5 标准。

2．严重单侧眶部、眶上和（或）颞部疼痛，持续 2～30 min。

3．符合以下一条或两条。

（1）单侧头痛至少伴有以下一项症状或体征：①结膜充血和（或）流泪；②鼻塞和（或）流涕；③眼睑水肿；④额面部出汗；⑤瞳孔缩小和（或）上睑下垂。

（2）坐立不安或烦躁。

4．发作频率每日＞ 5 次。

5．治疗剂量的吲哚美辛能完全预防头痛发作。

6．不能被 ICHD-3 中的其他诊断所解释。

【治疗】

1．药物治疗　吲哚美辛为首选药物，通常在 24 ~ 48 h 迅速起效，口服标准剂量为 25 mg，每日 3 次口服。

2．外科治疗　采用枕骨下糖皮质激素注射、蝶腭神经节阻滞或脑深部刺激[19]。

（三）SUNCT/SUNA

【临床表现】

1．头痛　单侧剧烈头痛，持续数秒至数分钟，每日至少发作 1 次。

2．伴随症状　同侧眼部充血、流泪，其中 SUNCT 出现结膜充血和流泪症状较 SUNA 更为突出[20]。

3．与三叉神经痛不同，SUNCT 和 SUNA 通常是触发的，无不应期，而三叉神经痛通常则在每次发作后都有不应期[2]。

【诊断】

SUNCT/SUNA 的诊断仍主要基于详细询问病史，依据以下国际头痛学会的分类诊断标准[2]。

1．至少有 20 次头痛发作，符合（2）~（4）标准。

2．严重单侧眶部、眶上、颞部疼痛和（或）三叉神经支配区，持续 1 ~ 600 s，呈单一刺痛，连串刺痛或锯齿波模式的刺痛。

3．为符合以下一条或两条。

（1）单侧头痛至少伴有以下一项症状或体征：①结膜充血和（或）流泪；②鼻塞和（或）流涕；③眼睑水肿；④额面部出汗；⑤瞳孔缩小和（或）上睑下垂。

（2）坐立不安或烦躁。

4．发作频率每日至少 1 次。

5．不能被 ICHD-3 中的其他诊断所解释。

【治疗】

目前无特殊治疗方法，可试用拉莫三嗪、加巴喷丁和托吡酯[21]。

（四）连续性偏侧头痛

【临床表现】

1．头痛　单侧持续性的头痛。

2．伴随症状同侧结膜充血、流泪、鼻塞、流涕、额面部出汗、瞳孔缩小、上睑下垂和（或）眼睑水肿和（或）伴有坐立不安或烦躁，对吲哚美辛反应敏感。

3．可有畏光，畏声等偏头痛症状[2]。

【诊断】

连续性偏侧头痛的诊断仍主要基于详细询问病史，依据以下国际头痛学会的分类诊断标准[2]。

1．单侧头痛发作，符合 2 ～ 4 标准。

2．持续＞ 3 个月，可有中度乃至更高程度头痛的加重。

3．符合以下一条或两条。

（1）单侧头痛至少伴有以下一项症状或体征：①结膜充血和（或）流泪；②鼻塞和（或）流涕；③眼睑水肿；④额面部出汗；⑤瞳孔缩小和（或）上睑下垂。

（2）坐立不安或烦躁，运动时头痛加重。

4．对治疗剂量的吲哚美辛反应良好。

5．不能被 ICHD-3 中的其他诊断所解释。

【治疗】

治疗措施同阵发性偏侧头痛。

（五）其他原发性头痛疾患

临床上较为少见，其临床表现、诊断与治疗见表 5-2[2,22,23]。

表 5-2 其他原发性头痛疾患的临床表现、诊断与治疗

疾病名称	临床表现	诊断标准	治疗
原发性咳嗽性头痛	终生患病率为 1%，多见于 40 岁以上男性，咳嗽或其他 Valsalva 动作（绷紧、用力）诱发头痛，且不伴有颅内病变	A．至少有 2 次头痛发作符合 B ～ D B．由咳嗽、用力和（或）其他 Valsalva 动作引起，且发生仅和咳嗽、用力和（或）其他 Valsalva 动作相关 C．突然发作 D．持续时间 1s ～ 2 h E．不能用 ICHD-3 中的其他诊断更好地解释	吲哚美辛有效；乙酰唑胺、甲基麦角新碱（methysergide）、双氢麦角胺、萘普生、经腰椎穿刺引流脑脊液，普萘洛尔可能有效
原发性劳力性头痛	患病率为 12% ～ 30%，多见于 50 岁以下人群，尤其是有偏头痛家族史者。由任何形式的运动引起的双侧霹雳样头痛，且不伴有任何颅内疾患	A．至少 2 次头痛发作符合 B ～ C B．剧烈体力活动引起，可发生在活动中或活动后 C．持续时间＜ 48 h D．不能用 ICHD-3 中的其他诊断更好地解释	重在预防，口服吲哚美辛有效；萘普生、麦角胺类、普萘洛尔可能有效
原发性性活动相关性头痛	患病率估计为 1%，起病于 40 岁男性为主，头痛由性活动引起，开始通常是双侧后枕或全头钝痛，随着性兴奋而增强，在性高潮时突然剧烈，不伴有任何颅内疾患	A．至少 2 次头痛和（或）颈痛发作符合 B ～ D B．由性活动引起，且仅仅发生于性活动中 C．至少符合下列 2 项中的 1 项 a．随着性活动兴奋性的增加头痛程度增加 b．突发爆炸样头痛发生在性高潮之前或性高潮时 D．重度头痛持续 1 min 到 24 h 和（或）轻度头痛达到 72 h E．不能用 ICHD-3 中的其他诊断更好地解释	口服吲哚美辛或普萘洛尔预防

续表

疾病名称	临床表现	诊断标准	治疗
原发性霹雳样头痛	突发、剧烈头痛，类似于蛛网膜下腔出血的表现，但无颅内动脉病变	A．重度头痛符合标准 B 和 C B．突然发作，头痛严重程度在 1 min 内达到高峰 C．持续时间≥ 5 min D．不能用 ICHD-3 中的其他诊断更好地解释	无有效治疗方法
冷刺激性头痛	冷刺激性头痛： 未受保护的头部暴露于极低温度环境后出现的全头痛。	冷刺激性头痛： A．至少 2 次急性头痛发作符合标准 B 和 C B．由头部受外界冷刺激引起且仅发生于冷刺激时 C．去除冷刺激后 30 min 内头痛缓解 D．不能用 ICHD-3 中的其他诊断更好地解释	避免诱发因素
	缘于摄入或吸入冷刺激物的头痛： 短暂的前额或者颞部头痛，可能很剧烈，由冷的物质（固体、液体或气体）通过易感人群的腭和（或）咽后壁而引起	缘于摄入或吸入冷刺激物的头痛： A．至少 2 次急性前额部或颞部头痛发作符合标准 B 和 C B．进食冷的食物、饮料或吸入冷空气，上颚和（或）咽后壁受到冷刺激后立即出现 C．去除冷刺激后 10 min 内头痛消失 D．不能用 ICHD-3 中的其他诊断更好地解释	

续表

疾病名称	临床表现	诊断标准	治疗
外部压力性头痛	外部压迫性头痛： 头皮未受到损伤的情况下，颅周软组织持续受压引起头痛，如颅周紧束绷带、头戴帽子或头盔、游泳或潜水时带护目镜	外部压迫性头痛： A．至少 2 次头痛发作符合标准 B ～ D B．前额部或头皮持续受压 1 h 内出现 C．受压处的疼痛程度最重 D．在解除外部受压后 1 h 内头痛消失 E．不能用 ICHD-3 中的其他诊断更好地解释	—
	外部牵拉性头痛： 在无头皮损伤的情况下，由持续牵拉颅周软组织引起的头痛	外部牵拉性头痛： A．至少 2 次头痛发作符合标准 B ～ D B．仅在向外持续牵拉头皮时出现 C．受牵拉处疼痛程度最重 D．解除牵拉后 1 h 内头痛消失 E．不能用 ICHD-3 中的其他诊断更好地解释	
原发性刺痛性头痛	患病率为 2% ～ 35%，不存在组织结构或脑神经器质性病变的情况下，出现头部自发性、短暂性的局部刺痛，分布于三叉神经第一支或 C_2 支配区域	A．头部自发性的单次或多次系列发作性刺痛符合标准 B ～ D B．单次刺痛发作持续数秒钟 C．刺痛发作频率不固定，每天 1 次至数次 D．无头颅自主神经症状 E．不能用 ICHD-3 中的其他诊断更好地解释	吲哚美辛有效； 环氧合酶 2（COX-2）抑制剂和褪黑素可预防发作

续表

疾病名称	临床表现	诊断标准	治疗
硬币形头痛	不存在任何潜在的结构损伤的情况下，发生于头皮的 1 个界限分明的局域性疼痛，持续时间差异很大，但通常是慢性的	A．持续性或间断性的头痛符合标准 B B．局限于头皮的某一区域，符合以下 4 种特点 a．界限分明 b．形状、大小固定 c．圆形或椭圆形 d．直径 1 ～ 6 cm C．不能用 ICHD-3 中的其他诊断更好地解释	加巴喷丁最为有效；局部皮下注射 A 型肉毒毒素可能有效
睡眠性头痛	患病率为 0.1%，频繁发作的中度程度头痛，多为钝痛或无法形容，仅在睡眠中出现，常导致患者痛醒，持续可长达 4 h，没有特征性的伴随症状	A．反复发作的头痛符合标准 B—E B．仅在睡眠中出现，会导致患者痛醒 C．每月发作天数 ≥ 10 d，持续 > 3 个月 D．痛醒后头痛持续 ≥ 15 min，可长达 4 h E．无头颅自主神经症状或坐立不安 F．不能用 ICHD-3 中的其他诊断更好地解释	镇痛药对症处理；可预防性服用锂剂、吲哚美辛、咖啡因或氟桂利嗪等
NDPH	年患病率为 0.03%，发作起始即表现为每日持续性头痛，患者可记起头痛发作起始时间。疼痛无明显特点，类似偏头痛或紧张型头痛，或兼而有之	A．持续性头痛符合标准 B 和 C B．有明确的并能准确记忆的发作起始时间，在 24 h 内变为持续、不缓解疼痛 C．持续时间 > 3 个月 D．不能用 ICHD-3 中的其他诊断更好地解释	可试用枕大神经阻滞

NDPH：新发每日持续性头痛

（王　薇）

参考文献

[1] Whitehouse WP，Agrawal S. Management of children and young people with headache. Arch Dis Child Educ Pract Ed，2017，102(2)：58-65.

[2] Headache Classification Committee of the International Headache Society（IHS）. The International Classification of Headache Disorders. 3rd edition. Cephalalgia，2018，38（1）：1-211.

[3] Gago-Veiga AB，Camiña Muñiz J，García-Azorín D，et al. Headache：What to ask，how to examine，and what scales to use. Recommendations of the Spanish Society of Neurology's Headache Study Group. Neurologia，2019，S0213-4853（19）：30024-30026.

[4] 头面痛学组 . 中国偏头痛诊断治疗指南[J]. 中国疼痛医学杂志，2011，17（2）：65-86.

[5] Joubert J. Diagnosing headache. Aust Fam Physician，2005，34（8）：621-625.

[6] 蒋仙国 . 偏头痛发病机制及治疗新进展 [J]. 神经病学与神经康复学杂志，2019，15（2）：80-88.

[7] 中华医学会疼痛学分会头面痛学组，中国医师协会神经内科医师分会疼痛和感觉障碍专委会 . 中国偏头痛防治指南 [J]. 中国疼痛医学杂志，2016，22（10）：721-727.

[8] Oskoui M，Pringsheim T，Holler-Managan Y，et al. Practice guideline update summary：Acute treatment of migraine in children and adolescents：Report of the Guideline Development，Dissemination，and Implementation Subcommittee of the American Academy of Neurology and the American Headache Society. Headache，2019，59（8）：1158-1173.

[9] 紧张型头痛诊疗专家共识组 . 紧张型头痛诊疗专家共识 [J]. 中华神经科杂志，2007，40（7）：496-497.

[10] 刘豆豆，雷琦，杨谦，等 . 紧张型头痛发病机制的研究进展 [J]. 中国医刊，2019，54（1）：19-23.

[11] Ferrante T，Manzoni GC，Russo M，et a1.Prevalence of tensiontype headache in adult general population：the PACE study and review of the literature. Neurol Sci，2013，34 Suppll：S137-

S138.

[12] Bendtsen L, Evers S, Linde M, et al. EFNS guideline on the treatment of tension-type headache - report of an EFNS task force. Eur J Neurol, 2010, 17 (11): 1318-1325.

[13] Ghadiri-Sani M, Silver N. Headache (chronic tension-type). BMJ Clin Evid, 2016, pii: 1205.

[14] Wei DY, Jensen RH. Therapeutic Approaches for the Management of Trigeminal Autonomic Cephalalgias. Neurotherapeutics, 2018, 15 (2): 346-360.

[15] 王贵平，赵忠新．慢性丛集性头痛的临床诊断与治疗研究进展[J]．中国疼痛医学杂志，2008，14 (5)：302-304.

[16] Evers S, Fischera M, May A, et al. Prevalence of cluster headache in Germany: results of the epidemiological DMKG study. J Neurol Neurosurg Psychiatry, 2007, 78 (11): 1289-1290.

[17] Cohen AS, Burns B, Goadsby PJ. High-flow oxygen for treatment of cluster headache: a randomized trial. JAMA, 2009, 302 (22): 2451-2457.

[18] Wei DY, Khalil M, Goadsby PJ. Managing cluster headache. Pract Neurol, 2019, 19 (6): 521-528.

[19] 黄倩，齐晶晶，王敏，等．阵发性偏侧头痛诊断及治疗研究进展 [J]．中国老年学杂志，2014，(13)：3813-3815.

[20] Antonaci F, Fredriksen T, Pareja JA, et al. Shortlasting, Unilateral, Neuralgiform, Headache Attacks With Conjunctival Injection, Tearing, Sweating and Rhinorrhea: The Term and New View Points. Front Neurol, 2018, 9: 262.

[21] 董生，胡永生．三叉自主神经性头痛：诊断和治疗．中国疼痛杂志，2012，18 (10)：607-608.

[22] Bahra A. Other primary headaches. Ann Indian Acad Neurol, 2012, 15 (Suppl 1): S66-S71.

[23] Cuadrado ML, López-Ruiz P, Guerrero ÁL. Nummular headache: an update and future prospects. Expert Rev Neurother, 2018, 18 (1): 9-19.

6

意识障碍

意识是人在醒觉状态下对自身状态和周围环境的感知，涉及记忆、动机、言语、心境、抽象/逻辑思维，以及目标导向行为等内容。当弥漫性大脑皮质或脑干网状结构，即网状激活系统（reticular activating system，RAS）受损时，便出现意识障碍（disorder of consciousness），包括意识觉醒水平和意识内容[1]。

第一节　不同水平的意识障碍分类

意识障碍根据觉醒障碍程度分为嗜睡、昏睡和昏迷三类。

1．嗜睡（somnolence）　嗜睡是一种病理性持续性睡眠，有轻度的定向和注意力障碍，能被轻刺激或言语所唤醒，醒后能回答问题，但反应较迟钝，回答简单而缓慢。停止刺激后又再入睡。

2．昏睡（stupor）　昏睡是较嗜睡为深的一种意识障碍，接近于人事不省的意识状态。患者处于熟睡状态，需强烈刺激或反复高声呼唤才能唤醒。醒后反应迟钝，表情茫然，答话含糊或答非所问。

3．昏迷（coma）　昏迷是意识障碍最严重的阶段，也是病情危急的信号。按其程度大致可分为以下三种情况。

（1）浅昏迷：仍有无意识的自发动作，对疼痛刺激有躲避反应及痛苦表情，但不能回答问题或执行简单的命令。角膜、光、咳嗽、吞咽及腱反射均无明显改变。

（2）中度昏迷：自发动作很少，对强烈的疼痛刺激才有躲避反应。角膜、光、咳嗽、吞咽及腱反射减弱，可有病理征。

（3）深昏迷：自发动作完全消失，肌肉松弛，对外界任何刺激均无反应。角膜、光、咳嗽、吞咽及腱反射均消失，病理征继续存在或消失，生命体征常有改变。

第二节　不同内容的意识障碍分类

意识障碍根据意识内容障碍分为植物状态、微小意识状态和谵妄等类型。

1．植物状态（vegetative state，VS）　多由昏迷转变而来，凡 VS 持续＞1 个月以上者称为持续性植物状态（persistent vegetative state，PVS），而外伤性 PVS 病程超过＞1 年者或非外伤性 PVS 病程超过 3 个月者则为永久性植物状态（permanent vegetative state）。患者能无意识地睁闭眼，眼球无目的性地活动，对周围环境和自身状态的认知功能丧失，有睡眠 - 觉醒周期，下丘脑及脑干功能不同程度保留，身体姿势可呈去皮质强直（decorticate rigidity）或去大脑强直（decerebrate rigidity），区别是前者表现为上肢屈曲，下肢伸性强直，后者则为四肢均呈伸性强直。

2．微小意识状态（minimally conscious state，MCS）　是指患者有严重的意识改变，但其行为表现证明对自身和周围环境具有很小程度但有明确认知的一种状态。具有以下一种或多种反复或持续存在的行为：①遵从简单的指令；②不管正确性如何，可以用姿势或语言来回答是或否；③可被理解的语言；④有目的性的行为，包括偶然出现的与环境刺激有关的动作和情绪反应，而不是不自主动作[2]。MCS 从昏迷、VS 发展而来，又不同于 VS 的表现[3]（表 6-1）。

3．谵妄（delirium）　意识水平在激惹和嗜睡之间波动，意识内容亦受影响。现将其分为躁动型和抑制型两种，前者以幻觉、躁动不安、易受暗示和自主神经症状（心动过速、血压波动、多汗为特征）；而后者则以精神状态差及注意力下降为主要表现，临床上易被忽略[1]。

4．无动性缄默（akinetic mutism）　是一种特殊类型的意识障碍，患者能注视检查者及周围的人，貌似醒觉，但通常无情感动作，不能言语和活动，二便失禁，存在睡眠 - 觉醒周期，多呈肌张力低且无病理征。

表 6-1　昏迷、植物状态和微小意识状态的行为学特点

行为	昏迷	VS	MCS
睁眼	无	自发	自发
自发动作	无	反射性 / 型式化（patterned）	自发 / 主观控制
疼痛反应	姿势性 / 无	姿势性 / 退缩	局部
视觉反应	无	无 / 视觉威胁反应（+）	可识别 / 追踪
遵从指令反应	无	无	有 / 无
言语表达	无	不能被理解	可被理解
交流	无	无	姿势 / 语言

VS：植物状态；MCS：微小意识状态

第三节　昏迷的诊断和治疗

【诊断】

昏迷是一种不可唤醒的无反应状态，原因众多，病程通常为 2 ～ 4 周，罕有长达 12 个月者[4]，其诊断的做出需要以下步骤。

一、病史收集

1．了解昏迷起病的病程特点，急性起病者常见于外伤、感染、中毒（煤气、药物）、脑血管病和休克等。发作性病程者多见于癫痫、晕厥等。慢性进展起病者多见于酮症酸中毒、高渗性昏迷、低血糖、肝性脑病、甲亢危象、肿瘤转移等。

2．了解昏迷是否为首发症状，若非则须确定昏迷前有无头部外伤史（硬膜外血肿）、中毒史（农药、食物、药物、动物叮咬、有毒植物接触）等。

3．了解既往史，有无糖尿病、肾病、肝病、心肺疾病、甲状腺疾病、脑血管病等。

4．了解有无毒品和毒物接触、酗酒、疫区居住史等。

二、查体发现

1．内科系统检查应仔细观察体温、呼吸、血压、脉搏、皮肤及头颈情况。

2．神经系统检查应注意有无局灶性神经系统体征，尤其是瞳孔及眼底改变。

3．昏迷程度和预后的评估，如格拉斯哥昏迷评分（Glasgow coma scale，GCS）（表 6-2）、全面无反应评分量表（full outline of unresponsiveness，FOUR）、修订昏迷恢复量表（coma recovery scale revised，CRS-R）、格拉斯哥昏迷结局评分量表（Glasgow outcome scale，GOS）。

表 6-2　格拉斯哥昏迷评分（Glasgow coma scale，GCS）

检查项目	反应	得分
睁眼反应	自动睁眼	4
	呼之睁眼	3
	刺痛睁眼	2
	无睁眼	1
语言反应	回答准确	5
	回答错误	4
	语无伦次	3
	只能发音	2
	无反应	1
肢体运动	遵嘱运动	6
	刺痛定位	5
	刺痛躲避	4
	刺痛屈曲	3
	刺痛伸直	2
	无反应	1

最高分为 15 分，表示意识清楚；12 ～ 14 分为轻度意识障碍；9 ～ 11 分为中度意识障碍；8 分以下为昏迷；分数越低则意识障碍越重

三、辅助检查

1．血液学　血糖、动脉血气、电解质、毒物和药物筛查。

2．影像学　脑 CT 或 MRI 明确有无颅内外病变；功能性 MRI

（functional MRI，fMRI）对皮质含氧血红蛋白浓度的检测（blood oxygenation level dependent，BOLD），可用于皮质水平的认知及意识活动观察。

3. 脑脊液（cerebrospinal fluid，CSF） 寻找有无细胞学和生化异常、病原体等。

4. 电生理 动态脑电图（ambulatory electroencephalography，AEEG）明确有无痫波、慢波型、α 昏迷及平坦波形等；诱发电位判断昏迷预后，尤其是脑干听觉诱发电位、体感诱发电位[5]。

【鉴别诊断】

多种疾病状态可以表现出类似于昏迷的表现，而且初为昏迷者在一段时间后可逐渐发展为这些状态之一，而一旦患者出现睡眠-觉醒周期，真正的昏迷则不再存在，故将其与真性昏迷进行鉴别，对恰当治疗的使用及预后判定非常重要。

1. 闭锁综合征（locked-in syndrome）又称去传出状态（de-efferented state），患者四肢瘫痪及脑桥以下脑神经麻痹，但意识尚存，能理解言语，并用眼球垂直运动或瞬目示意与周围建立联系。

2. PVS 患者丧失认知功能，但保留自主功能（心律、呼吸及血压的维持），此状态在昏迷之后出现，有睡眠-觉醒周期，可出现自发动作。

3. MCS 患者意识虽严重受损，但表现出对自身和周围环境有很小程度的明确认知行为。

4. 无动性缄默 患者不言不语，无自发活动，能睁眼注视周围，对疼痛刺激无反应或仅有局部反应，大小便失禁，存在睡眠-觉醒周期。

5. 意志缺乏症（abulia） 患者表现为表情淡漠、不语不动，感觉、驱动力和心理活动均迟钝，但能保持警觉并能意识到自身处境。

6. 紧张症（catatonia） 患者表现为缄默木僵、蜡样屈曲或刻板运动、不受外界刺激影响的言语行为（激越、扮鬼脸、模仿言语和模仿动作），见于精神分裂症谱系障碍[6]。

7. 假昏迷（pseudocoma） 患者表现为类似昏迷，不睁眼，不语不动，对疼痛不躲避，但查体均无异常，系逃避责任而假装的“昏迷”，二者有时不易区别。

【治疗】

1．一般治疗　详见第 29 章。

2．病因治疗

3．促醒治疗　昏迷患者一旦生命体征平稳，应尽快进行康复促醒治疗。

（1）药物治疗：金刚烷胺、溴隐亭、多巴丝肼、盐酸纳洛酮及酒石酸唑吡坦等。也可以根据中医辨证，选用中药促醒。

（2）高压氧治疗。

（3）神经电刺激治疗：正中神经电刺激、颈部脊髓硬膜外电刺激、脑深部电刺激、迷走神经电刺激、重复经颅磁刺激（repetitive transcranial magnetic stimulation，rTMS）、经颅直流电刺激等。

（4）感觉刺激治疗：情感、感觉刺激疗法。

（5）穴位针刺促醒[1]。

（刘广志）

参考文献

[1] 倪莹莹，王首红，宋为群，等．神经重症康复中国专家共识（中）[J]．中国康复医学杂志，2018，33（2）：130-136.

[2] 林元相，徐如祥．最小意识状态的定义、诊断标准及临床鉴别 [J]．中华神经医学杂志，2005，4（2）：203-205.

[3] Hirschberg R，Giacino JT. The vegetative and minimally conscious states：diagnosis，prognosis and treatment. Neurol Clin，2011，29（4）：773-786.

[4] Bagnato S，Boccagni C，Sant'Angelo A，et al. Long-lasting coma. Funct Neurol，2014，29（3）：201-205.

[5] 陈艳瑞，黄云，伏冬梅，等．AEEG、BAEP、SEP 检测对昏迷患者预后判定的应用价值 [J]．癫痫与神经电生理学杂志，2012，21（3）：180-182.

[6] 宋旭辉，张日昇，吕仁慧．紧张症的研究进展及争议 [J]．中华精神科杂志，2018，51（3）：204-208.

7

失语症和构音障碍

失语症（aphasia）为语言（language）障碍，语言即符号系统，包括对符号的接受和运用能力；构音障碍（dysarthria）为言语（speech）障碍，言语即口语形成的机械过程，需要有与言语产生有关的神经和肌肉参与。

第一节　失 语 症

失语症是由于大脑不同语言功能区（图 7-1）损伤引起的获得性沟通交流障碍，表现为语言理解、语言表达、阅读、书写、复述、命名等能力不同程度的受损。失语症的病因包括脑血管病、外伤、肿瘤和神经变性疾病等，尤以脑血管病为主[1]。

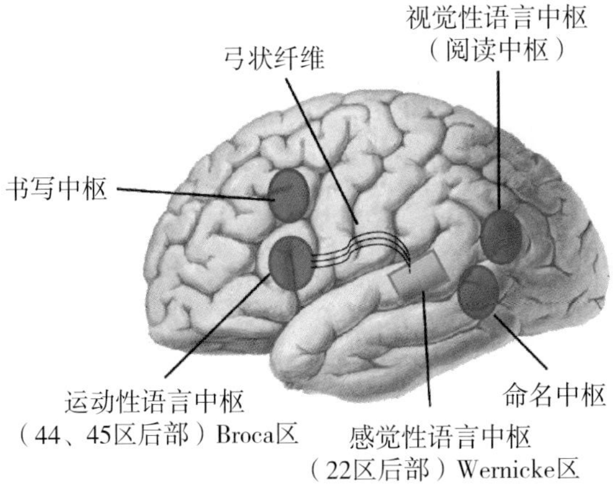

图 7-1　大脑皮质语言中枢分区

【临床表现】

失语症影响语言的多个方面，主要表现为听理解（comprehension）、自发谈话（spontaneous speech）、复述（repetition）、命名（naming）、阅读（reading aloud）、书写（writing）等六个基本方面的一个或多个功能障碍，以口语表达和（或）口语理解障碍为基本特征。

1．口语表达障碍　语言症状可能包括形成语言信息困难、错语（paraphasia）和（或）杂乱语言、说话费力、找词困难或命名障碍、刻板语言、持续言语、复述困难、语法障碍、模仿语言和表达不流畅。

2．口语接收障碍　包括听理解（含接收障碍、感知障碍、词义障碍、句法障碍、特殊范畴障碍等）和听执行障碍。

3．阅读障碍　包括失读和对文字的理解障碍。

4．书写障碍　表现为失写、镜像书写、构字障碍、书写过多、象形书写、惰性书写、错误语法。

【诊断】

失语症的诊断主要根据神经心理学评定，结合影像学和神经电生理检查做出诊断。

1．失语症检查法　①失语症的筛查评估：标记测验（token test）、汉语失语症检查法简短语言检查表、基于计算机系统评估的语言障碍诊治仪 zM2.1、基于计算机系统评估的言语加工认知模型障碍评估、波士顿失语诊断测验（Boston diagnostic aphasia examination，BDAE）；②失语症的系统评估：汉语失语症检查法［即汉语失语检查法（aphasia battery of Chinese，ABC）］、汉语标准失语症检查［即中国康复研究中心失语症检查（Chinese Rehabilitation Research Center aphasia examination，CRRCAE）］、汉语失语症心理语言评价、汉语失语症的计算机辅助评估。

2．影像学检查　头颅 MRI 明确相关病变部位。

3．神经电生理检查　包括视觉诱发电位、听觉诱发电位检查，用以排除视觉和听觉障碍对诊断的影响。

【分类】

目前广泛使用的 Benson 失语症分类法（1979 年），即主要依据失语症语言交流中的各功能关系，参考临床特点（表 7-1）及病灶（解剖）部位进行分类。

表 7-1　失语症的不同类型

失语类型	命名	流畅度	理解力	复述	阅读	书写
命名性失语		√	√	√	√	√
Broca 失语			√[a]		√[a]	
Wernicke 失语		√				√
传导性失语		√	√		√	√
经皮质运动性失语	√[a]	√	√[a]			
经皮质混合型失语						√
经皮质感觉性失语		√		√		√
完全性失语						

[a] 患者通常在涉及语法方面的相关词语理解和选择方面存在障碍，即患者的表述常缺少介词、连词和正常的语序，但损伤不完全

1．外侧裂周失语综合征

（1）Broca 失语（Broca aphasia，BA）。

（2）Wernicke 失语（Wernicke aphasia，WA）。

（3）传导性失语（conduction aphasia，CA）。

2．分水岭区失语综合征

（1）经皮质运动性失语（transcortical motor aphasia，TMA）。

（2）经皮质感觉性失语（transcortical sensoly aphasia，TSA）。

（3）经皮质混合性失语（mixed transcortical aphasia，MTA）。

3．命名性失语（anomic aphasia，AA）

4．完全性失语（global aphasia，GA）

5．皮质下失语综合征（subcortical aphasia syndrome）

（1）丘脑性失语（thalamic aphasia，TA）。

（2）基底节性失语（basal ganglion aphasia，BaA）。

6．纯词聋（pure word deafness）

7．纯词哑（pure word dymbness）

8．失读症（alexia）

9．失写症（agraphia）

【诊断思路】

见图 7-2。

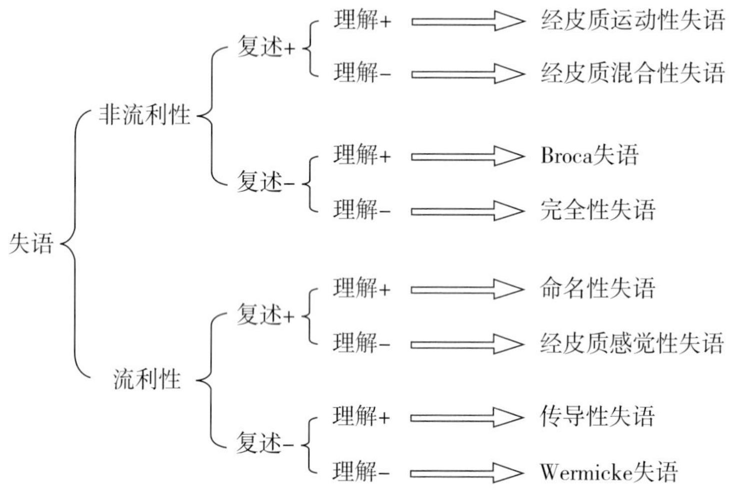

图 7-2　失语症的诊断思路

【鉴别诊断】

1. 听觉和视觉障碍　由于各种因素引起的视觉及听觉功能下降，从而影响理解、复述等相关功能，通过相关失语症检查可与之鉴别。

2. 精神错乱性语言　与精神错乱有关，表现为定向力障碍，听理解能力严重障碍，其语言反应常常杂乱无章，自发语言缺乏逻辑，但一般没有语法错误和音素性错误，可资鉴别。

3. 构音障碍　系由多种疾病导致与构音相关的神经肌肉受损的器质性病变，表现为构音不清，而表达清晰，理解正常，常伴饮水呛咳，与失语症可鉴别。

【治疗】

1. 语言康复治疗　Schuell 刺激法[2]、模块模型法或功能重组法、强制诱导治疗（constraint-induced aphasia therapy，CiAT）、旋律音调疗法（melodic intonation therapy，MIT）、计算机辅助治疗。

2．药物治疗　目前尚无治疗失语的特效药，但有一些研究[3-5]表明多巴胺类（如溴隐亭）、胆碱酯酶抑制药（如多奈哌齐）和脑保护药（如吡拉西坦）有益于语言的恢复。

3．重复经颅磁刺激（repetitive transcranial magnetic stimulation，rTMS）[6]、经颅直流电刺激（transcranial direct current stimulation，tDcs）。

4．中医治疗　如针灸治疗。

第二节　构音障碍

构音障碍（dysarthria），窄义上是指运动性构音障碍，系由于神经和肌肉的器质性病变，造成与构音相关的肌肉麻痹、收缩力减弱、运动不精确或不协调，从而导致呼吸、喉发声、共鸣、构音和韵律等异常[7]。构音障碍常见病因包括颅脑外伤、脑卒中、脑肿瘤、脑瘫、肌萎缩侧索硬化（amyotrophic lateral sclerosis，ALS）、帕金森病、重症肌无力、小脑损伤、多发性硬化等。

【临床表现】

根据神经系统损害部位和言语受损严重程度不同，一般把运动性构音障碍分为六种类型，见表 7-2[8]。

【构音障碍的评定与检查】

通过病史和检查，评估言语障碍，以确认病因及影响因素。

1．构音障碍评定

（1）中国康复研究中心构音障碍评价法：分为两个部分，构音器官检查和构音检查。

（2）改良的 Frenchay 构音障碍评估法（表 7-3）[9]。

表 7-2　构音障碍的分类及其主要表现

名称	损伤部位	病因	表现
痉挛型构音障碍	[a] 中枢性运动障碍	脑血管病、脑外伤、脑肿瘤、多发性硬化、肌萎缩侧索硬化、进行性核上性麻痹	说话缓慢费力，字音不清，鼻音较重，缺乏音量控制，语音语调异常，舌交替运动减退，说话时舌、唇运动差，软腭抬高减退，常伴有吞咽困难
迟缓型构音障碍	[b] 周围性运动障碍	进行性延髓麻痹、延髓空洞、脑干肿瘤、急性脊髓炎、吉兰-巴雷综合征、副肿瘤综合征、重症肌无力、进行性肌营养不良、强直性肌病	说话时鼻音过重，可听见吸气声。发音时因鼻腔漏气而使语句短促，音调低，音量小和字音不清
共济失调型构音障碍	[c] 小脑系统障碍	小脑蚓部梗死或出血、肿瘤、多发性硬化、乙醇中毒、外伤	发音不清、含糊、不规则、重音过度或均等，语音语调差，暴发性言语，声调高低不一，吟诗状或分节性言语。言语速度减慢，说话时舌运动差，舌抬高和交替运动差
运动过多型构音障碍	锥体外系障碍	小舞蹈病、亨廷顿病	发音高低、长短、快慢不一，可突然开始或中断，嗓音发哑紧张，言语缓慢
运动过少型构音障碍	锥体外系障碍	帕金森病、肝豆状核变性	发音低平、单调，甚至有颤音和口吃，语音语调差，言语速度加快，音量小，发声时间缩短，舌抬高差，运动不恰当伴有流涎
混合型构音障碍	运动系统多重障碍	多发性硬化、肌萎缩侧索硬化	各种症状的混合

[a] 单侧或双侧皮质延髓束病变；[b] 支配发音和构音器官的脑神经核和（或）脑神经病变（三叉神经运动支、面神经、舌咽神经、迷走神经、舌下神经）、支配呼吸肌的脊神经病变（膈神经），神经-肌肉接头及肌肉病变；[c] 小脑蚓部或小脑与脑干联系的神经通路病变

表 7-3 Frenchay 评定级别

	评定级别				
	正常	轻度障碍	中度障碍	重度障碍	极重度障碍
项数 / 总项数	28-27/28	26-18/28	17-14/28	13-7/28	6-0/28

（3）其他评价量表：弗朗蔡构音障碍评价第 2 版（Frenchay dysarthria assessment 2nd version，FDA-2）[10]、运动性言语障碍清晰度等级量表等。

2．辅助检查　腭咽部侧位 X 线片、肌电检查、荧光照相、发声空气力学检测、电磁发音动作描记仪（electromagnetic articulography，EMA）[11]、多维嗓音发声分析系统、喉镜等。对于以嗓音问题为主诉者，不应在喉镜检查之前进行 CT 或 MRI 检查。

【鉴别诊断】

见上述与失语的鉴别诊断。

【治疗】

1．构音障碍的基础治疗　包括放松训练、呼吸训练、构音运动训练、发音训练嗓音治疗（voice therapy）[12]、正音训练及环境补偿、节奏训练、替代交流方法的训练等。

2．其他治疗方案　Lee-Silverman 言语治疗（Lee-Silverman voice treatment，LSVT）、口部运动治疗（oral motor therapy）、神经肌肉本体促进技术（proprioceptive neuromuscular facilitation，PNF）、经颅磁刺激（transcranial magnetic stimulation，TMS）、经颅直流电刺激（transcranial direct current stimulation，tDCS）[13]、音乐疗法、前庭训练。

3．肉毒毒素（botulinum toxin，BoNT）注射　适用于痉挛性发声障碍（spasmodic dysphonia，SD）、特发性震颤等。

4．中医治疗　针灸和中药治疗。

（牛天童　李淑华）

参考文献

[1] 汉语失语症康复治疗专家共识组．汉语失语症康复治疗专家共识[J]．中华物理医学与康复杂志，2019，41（3）：161-169.

[2] 熊雅红，李彬，黄艳丽 .Schuell 法语言训练对失语症患者的治疗价值 [J]. 中国听力语言康复科学杂志，2019，17（04）：283-286.
[3] Tippett DC. Update in aphasia research. Curr Neurol Neuro-sci Rep，2015，15（8）：1-8.
[4] Berthier ML，Pulvermüller F，Dávila G，et al. Drug therapy of post-stroke aphasia：a review of current evidence. Neuropsychol Rev，2011，21（3）：302-317.
[5] Jarso S，Li M，Faria A，et al. Distinct mechanisms and timing of language recovery after stroke . Cogn Neuropsychol，2013，30(7-8)：454-475.
[6] 李淑娴，张志强，张立新 . 低频重复经颅磁刺激治疗卒中后失语的研究进展 [J]. 中国医学物理学杂志，2019，36（03）：356-359.
[7] 冯小欢，丘卫红，陈兆聪，等 . 运动性构音障碍患者发音时构音运动学特征：基于电磁发音动作描记仪的研究 [J]. 中国康复理论与实践，2019，25（2）：125-134.
[8] 丘卫红 . 构音障碍的评价及语言治疗 [J]. 中国临床康复，2004，8（28）：6155-6157.
[9] 姜丽，王强，孟萍萍，等 . 构音障碍强化训练改善脑卒中患者构音障碍的疗效观察 [J]. 中华物理医学与康复杂志，2014，36(5)：367-370.
[10] Cardoso R，Guimarães I，Santos H，et al. Frenchay Dysarthria Assessment（FDA-2）in Parkinson’s disease：cross-cultural adaptation and psychometric properties of the European Portuguese version. J Neurol，2017，264（1）：21-31.
[11] Kearney E，Giles R，Haworth B，et al. Sentence-level movements in Parkinson’s disease：loud，clear，and slow speech. Speech Lang Hear Res，2017，60（12）：3426-3440.
[12] Stachler RJ，Francis DO，Schwartz SR，et al. Clinical Practice Guideline：Hoarseness（Dysphonia）（Update）. Otolaryngol Head Neck Surg，2018，158（1suppl）：S1-S42.
[13] 陈韵佳，陈柱，朱燕，等 . 神经调控技术在失语症治疗中的应用进展 [J]. 中国康复理论与实践，2019，25（8）：930-935.

8

神经内科急诊

第一节　急性缺血性卒中

急性缺血性卒中（acute ischemic stroke，AIS），亦称急性脑梗死，是一种最为常见的卒中类型，主要表现为肢体无力或麻木、口角歪斜、失语、构音障碍、向一侧凝视、步态不稳等。AIS 急性期的时间划分尚未统一，一般指发病后 2 周内，轻型 1 周内，重型 1 个月内[1]。

当疑似急性脑卒中患者到达急诊室后，应尽快施行以下处理步骤（图 8-1）。

1．病史采集　首先应确定 AIS 发病时间，若患者睡醒后才发现症状，应将最后一次所见正常的时间作为起点算起，而非发现症状的时间；其次亦应包括起病方式、病程、个人史、家族史等具体的临床资料，特别是有无心脑血管病的各种危险因素［高血压、高脂血症、吸烟、糖尿病、高凝血状态、心房颤动（atrial fibrillation，AF）、心脏瓣膜病等］。

2．内科检查与神经系统检查　尽快完成内科检查和神经系统查体，并通过最常用的美国国立卫生研究院卒中量表（National Institutes of Health Stroke Scale，NIHSS）进行临床评分以评估病情严重程度（表 8-1）。

3．辅助检查　行头颅 CT 或 MRI 扫描［包括弥散加权像（diffusion weighted imaging，DWI）、灌注 CT/MRI］、血管影像学检查（见第 9 章）、心电图和实验室检查（血常规、血糖、凝血分析等），以排除其他缺血性卒中的类似疾病（如脑出血）。

4．AIS 的诊断　急性起病，迅速出现局灶性神经功能缺损（如一侧面部或肢体无力或麻木等），少数为全面神经功能缺损，症状或体征持续时间不限（当影像学显示有责任缺血灶时），或持续 24 h 以

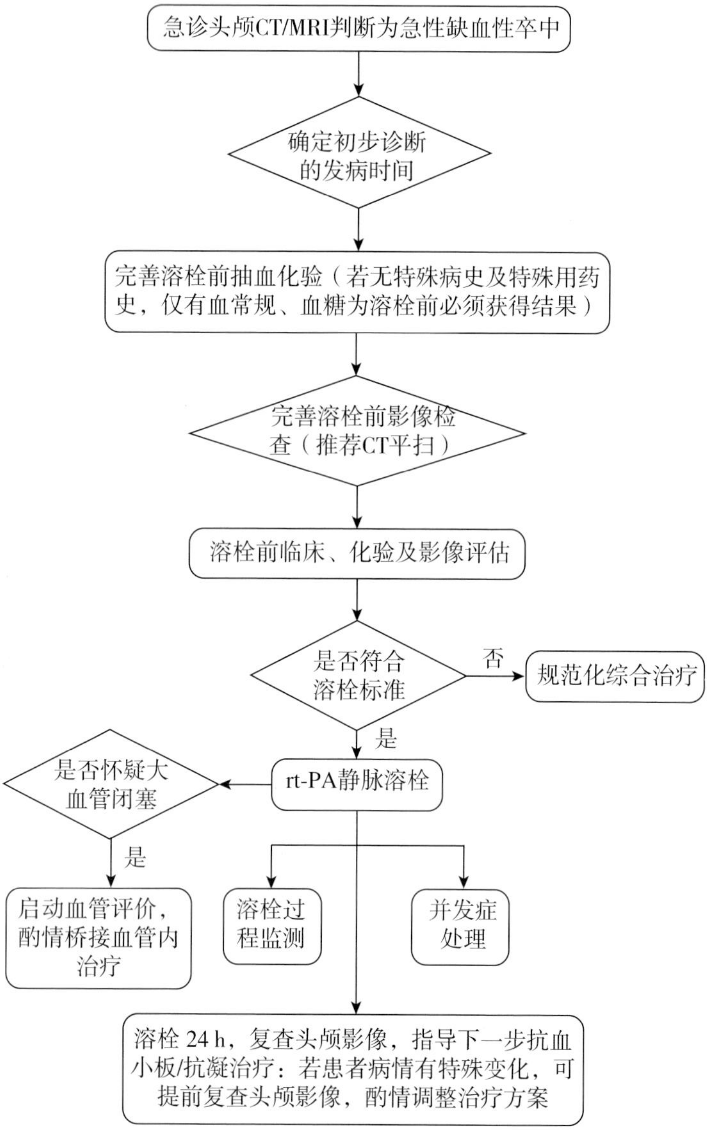

图 8-1　急性缺血性卒中的急诊处理流程

rt-PA：重组组织型纤溶酶原激活剂

上（当缺乏影像学责任病灶时），排除非血管性病因，脑 CT/MRI 排除脑出血，考虑诊断为 AIS[1]。

5．多学科协作（multi-disciplinary team，MDT）诊治　由放射科、神经内科、神经外科与神经介入医师等共同协作，制订处理方案，尤其是确定其是否应接受手术减压或血管再通治疗，后者包

表 8-1 美国国立卫生研究院卒中量表
（the National Institutes of Health Stroke Scale，NIHSS）

	检查项目	评分标准	分值	注意事项
1a	意识水平	0 = 清醒，反应敏锐 1 = 嗜睡，最小刺激能唤醒患者完成指令、回答问题或有反应 2 = 昏睡或反应迟钝，需要强烈反复刺激或疼痛刺激才能有非固定模式的反应 3 = 仅有反射活动或自发反应，或完全没反应、软瘫、无反应		即使不能全面评价（如气管插管、语言障碍、气管创伤、绷带包扎等），检查者也必须选择 1 个反应。只在患者对有害刺激无反应时（不是反射），方记录 3 分
1b	意识水平提问	0 = 都正确 1 = 正确回答一个 2 = 两个都不正确或不能说		（仅对最初回答评分，检查者不要提示） 询问月份，年龄。回答必须正确，不能大致正常。失语和昏迷者不能理解问题记 2 分，患者因气管插管、气管创伤、严重构音障碍、语言障碍或其他任何原因不能说话者（非失语所致）记 1 分
1c	意识水平指令	0 = 都正确 1 = 正确完成一个 2 = 都不正确		要求睁眼、闭眼，非瘫痪手握拳、张手。若双手不能检查，用另一个指令（伸舌）。仅对最初的反应评分，有明确努力但未完成也给评分。若对指令无反应，用动作示意，然后记录评分。对创伤、截肢或其他生理缺陷者，应给予一个适宜的指令

续表

	检查项目	评分标准	分值	注意事项
2	凝视	0 = 正常 1 = 部分凝视麻痹（单眼或双眼凝视异常，但无被动凝视或完全凝视麻痹） 2 = 被动凝视或完全凝视麻痹（不能被眼头动作克服）		只测试水平眼球运动。对自主或反射性（眼头）眼球运动记分。若眼球侧视能被自主或反射性活动纠正，记录 1 分。若为孤立性外周神经麻痹（Ⅲ、Ⅳ、Ⅴ），记 1 分。在失语患者中，凝视可测试。眼球创伤、绷带包扎、盲人或有视觉或视野疾病的患者，由检查者选择一种反射性运动来测试。建立与眼球的联系，然后从一侧向另一侧运动，偶能发现凝视麻痹
3	视野	0 = 无视野缺失 1 = 部分偏盲 2 = 完全偏盲 3 = 双侧偏盲（全盲，包括皮质盲）		用手指数或视威胁方法检测上、下象限视野。如果患者能看到侧面的手指，记录正常。如果单眼盲或眼球摘除，检查另一只眼。明确的非对称盲（包括象限盲），记 1 分。患者全盲（任何原因）记 3 分，同时刺激双眼。若患者濒临死亡记 1 分，结果用于回答问题 11
4	面瘫	0 = 正常 1 = 最小（鼻唇沟变平、微笑时不对称） 2 = 部分（下面部完全或几乎完全瘫痪，中枢性瘫） 3 = 完全（单或双侧瘫痪，上下面部缺乏运动，周围性瘫）		言语指令或动作示意，要求患者示齿、扬眉和闭眼。对反应差或不能理解的患者，根据有害刺激时表情的对称情况评分。有面部创伤 / 绷带、经口气管插管、胶布或其他物理障碍影响面部检查时，应尽可能移至可评估的状态

续表

	检查项目	评分标准	分值	注意事项
5	上肢运动	0 = 上肢于要求位置坚持 10 s，无下落 1 = 上肢能抬起，但不能维持 10 s，下落时不撞击床或其他支持物 2 = 能对抗一些重力，但上肢不能达到或维持坐位 90° 或位卧 45°，较快下落到床上 3 = 不能抗重力，上肢快速下落 4 = 无运动 9 = 截肢或关节融合 5a 左上肢 5b 右上肢		上肢伸展：坐位 90° 卧位 45°。要求坚持 10 s；对失语的患者用语言或动作鼓励，不用有害刺激。评定者可以抬起患者的上肢到要求位置，鼓励患者坚持
6	下肢运动	0 = 于要求位置坚持 5 s，不下落 1 = 在 5 s 末下落，不撞击床 2 = 5 s 内较快下落到床上，但可抗重力 3 = 快速落下，不能抗重力 4 = 无运动 9 = 截肢或关节融合 6a 左下肢 6b 右下肢		下肢卧位抬高 30°，坚持 5 s；对失语的患者用语言或动作鼓励，不用有害刺激。评定者可以抬起患者的上肢到要求位置，鼓励患者坚持

续表

	检查项目	评分标准	分值	注意事项
7	共济失调	0 = 没有共济失调 1 = 一个肢体有 2 = 两个及两个以上肢体均有 9 = 截肢或关节融合，解释		目的是发现双侧小脑病变的迹象。实验时双眼睁开，若有视觉缺损，应确保实验在无缺损视野内进行。双侧指鼻、跟膝胫试验、共济失调与无力明显不成比例时记分。如患者不能理解或肢体瘫痪不记分。盲人用伸展的上肢摸鼻。若为截肢或关节融合，记录9分，并解释清楚
8	感觉	0 = 正常，没有感觉缺失 1 = 轻到中度，病变侧针刺感不明显或为钝性或仅有触觉 2 = 严重到完全感觉缺失，面、上肢、下肢无触觉		用针检查。测试时，用针尖刺激和撤除刺激观察昏迷或失语患者的感觉和表情。只对与卒中有关的感觉缺失评分。偏身感觉丧失者需要精确检查，应测试身体多处部位：上肢、下肢、躯干、面部。严重或完全的感觉缺失，记2分。失语者可记1或0分。脑干卒中双侧感觉缺失记2分。无反应及四肢瘫痪者记2分。昏迷患者记2分
9	语言	0 = 正常，无失语 1 = 轻到中度：流利程度和理解能力有一些缺损，表达无明显受限 2 = 严重失语，交流是通过患者破碎的语言表达，听者须推理、询问、猜测，能交换的信息范围有限，检查者感交流困难 3 = 哑或完全失语，不能讲或不能理解		命名、阅读测试。要求患者叫出物品名称、读所列句子。从患者的反应以及一般神经系统检查中对指令的反应判断理解能力。若视觉缺损干扰测试，可让患者识别放在手上的物品，重复和发音。气管插管者手写回答。昏迷患者（1a = 3），3分，给恍惚或不合作者选择一个记分，但3分仅给哑人或一点都不执行指令的人

续表

	检查项目	评分标准	分值	注意事项
10	构音障碍	0 = 正常 1 = 轻到中度，至少有一些发音不清，虽有困难，但能被理解 2 = 言语不清，不能被理解 9 = 气管插管或其他物理障碍，解释		不要告诉患者为什么做测试。读或重复附表上的单词。若患者有严重的失语，评估自发语言时发音的清晰度。若患者气管插管或其他物理障碍不能讲话，记 9 分，同时注明原因
11	忽视症	0 = 没有忽视症 1 = 视、触、听、空间觉或个人的忽视；或对任何一种感觉的双侧同时刺激消失 2 = 严重的偏身忽视；超过一种形式的偏身忽视；不认识自己的手，只对一侧空间定位		若患者严重视觉缺失影响双侧视觉的同时检查，皮肤刺激正常，则记分为正常。若患者失语，但确实表现为关注双侧，记分正常通过检验患者对左右侧同时发生的皮肤感觉和视觉刺激的识别能力来判断患者是否有忽视。把标准图显示给患者，要求他来描述。医生鼓励患者仔细看图，识别图中左右侧的特征。如果患者不能识别一侧图的部分内容，则定为异常。然后，医生请患者闭眼，分别测上或下肢针刺觉来检查双侧皮肤感觉。若患者有一侧感觉忽略则为异常

总分为 42 分

括静脉溶栓、血管内治疗（包括机械取栓、动脉溶栓和血管成形术）[1-3]，其具体处理流程见第 9 章。

第二节 脑出血

脑出血（cerebral hemorrhage）是指非外伤性脑实质内的出血，是一种较为常见的卒中类型，主要表现为急性起病的局灶性神经功能缺损症状（肢体无力或麻木、失语、视野缺损、构音障碍、向一侧凝视、步态不稳等），常伴有头痛、呕吐、血压升高及不同程度的意识障碍。出血部位主要包括脑叶、基底节、丘脑、脑干、小脑、脑室等[4,5]。

当疑似急性脑出血患者到达急诊室后，应尽快施行以下处理步骤（图 8-2）[6]。

1．病史采集　重点询问患者或目击者症状发生的时间、当时的活动情况、症状特点及下述情况，即是否有外伤史、高血压病史、用药史（包括是否接受了 rt-PA、阿司匹林、氯吡格雷、华法林或其他抗凝药物）、有无药物滥用（如可卡因等）、是否存在凝血功能障碍或其他诱发出血的内科疾病（如肝病）等。

2．一般体格检查与神经系统检查　首先检查患者的生命体征，随即进行内科和神经系统查体，可借助相关量表判断病情严重程度、预后，常用的量表有格拉斯哥昏迷评分（Glasgow coma scale，GCS）（表 6-2）、NIHSS（表 8-1）等。

3．影像学和实验室检查　作为诊断脑出血的“金标准”，头颅 CT 平扫能迅速准确地显示脑出血的部位、出血量、占位效应、是否破入脑室等情况，CTA、MRA、数字减影血管造影（digital subtraction angiography，DSA）可筛查有无脑血管畸形或动脉瘤，亦可通过“斑点征（spot sign）”预测患者的血肿是否扩大。实验室常规检验包括血糖、肝肾功能、电解质、心肌缺血标志物、血小板计数和凝血分析[7]。

4．脑出血的诊断　急性起病，表现为局灶性神经功能缺损症状（少数为全面神经功能缺损），常伴有头痛、呕吐、血压升高及不同程度意识障碍；头颅 CT 或 MRI 显示出血灶；排除非血管性脑部病因。

5．血肿的大小计算　CT 扫描示血肿灶为高密度影，边界清楚，CT 值为 75 ~ 80 Hu；在血肿被吸收后显示为低密度影。通过 CT 影像图片，可使用简易公式估算血肿的大小［血肿量 =0.5× 最大面积长轴（cm）× 最大面积短轴（cm）× 层面数，扫描层厚 1 cm］，但对于不规则血肿病灶，则欠准确[4]。

6．MDT 诊治　由放射科、神经内科、神经外科与神经介入医师等共同协作，制订处理方案（图 8-2）[6]，尤其是确定其是否应接受内科、神经介入或外科手术治疗，后者包括开颅血肿清除术、微侵袭外科手术（minimal invasive surgery，MIS）、去骨瓣减压术或脑室引流等措施，具体处理流程见第 9 章。

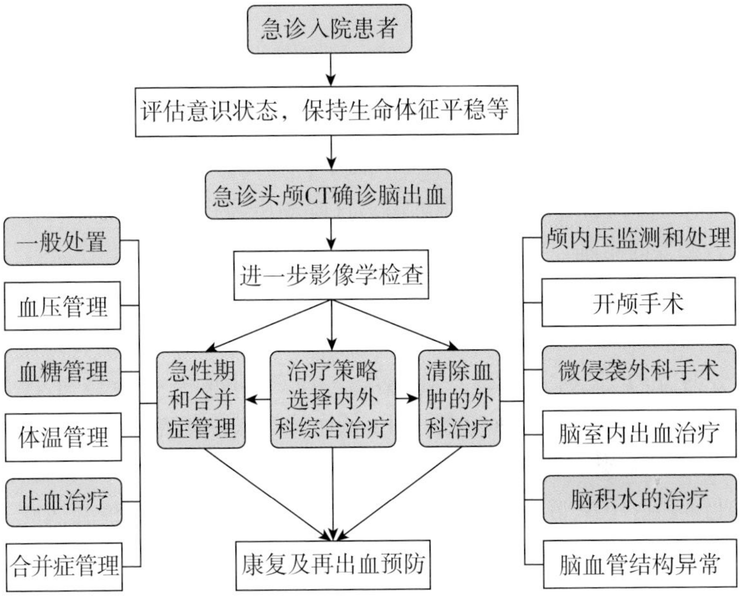

图 8-2　脑出血的急诊诊治流程

第三节　颅内压升高

颅腔内容物任何组织成分容积的增加均会引起颅内压升高，当颅内压持续 > 200 mmH_2O 时，则为颅内压增高（intracranial hypertension，ICH）。其病因众多，主要由颅脑损伤、脑肿瘤、脑血管病、脑积水、脑梗死及颅内感染等疾病引起。临床表现为头痛、呕吐与视盘水肿“三主征”，亦可伴痫性发作、意识障碍、眼球运动和视力障碍等改变，严重时可出现脑疝[8,9]。

当疑似颅内压升高患者到达急诊室后，应尽快施行以下处理步骤。

1．病史采集　重点询问患者头痛特点包括诱因、发病时间、病程、部位、性质（如刺痛、胀痛、暴裂样痛），是否伴喷射性呕吐、局灶性神经功能缺损症状等改变。此外，亦应询问既往史、个人史等。

2．查体　重点检查生命体征、意识评估、神经系统查体（包括眼底检查、运动和感觉系统，以及脑膜刺激征等）。

3．脑脊液（cerebrospinal fluid，CSF）检查　经腰椎穿刺（lumbar puncture，LP）测定颅内压，同时取 CSF 送检实验室，亦可通过有创的颅内压监测直接测量颅内压（intracranial pressure，ICP）。

4．影像学检查　头颅 CT 或 MRI 有助于明确病因及其病变部位。

5．降低颅内压方案

（1）一般治疗：头位抬高 30°，维持呼吸道通畅，必要时机械通气，控制正常血压、血糖、体温。避免低氧血症、低白蛋白血症。视情形予以镇痛、镇静、抗惊厥治疗。

（2）药物治疗：最常用的渗透性降颅压药物是甘露醇和高渗盐水，必要时可辅以甘油果糖、白蛋白、利尿药等。

1）甘露醇：是脱水降低颅内压的首选药物。①甘露醇的输注方式：建议脉冲式给药，初始剂量为 0.25 ～ 1 g/kg，其后推荐每 4 ～ 6 小时给予低剂量 0.25 ～ 0.5 g/kg，经外周或中心静脉导管在 10 ～ 20 min 静脉注射。②禁忌证：低血压状态、有活动性颅内出血、合并肾功能损害或潜在性肾病、严重肺淤血、充血性心力衰竭等。③目标值：ICP 目标值＜ 20 mmHg。血浆渗透压目标值在 300 ～ 320 mOsm/L，当渗透压间隙＜ 10 mOsm/L 时，提示需要重复给予甘露醇；当渗透压间隙＞ 20 mOsm/L 时，应尽可能避免使用甘露醇[10]。

2）高渗盐水：①选择 7%～ 23.4%的高渗盐水，采用弹丸式方式注射，在 30 min 内于中心静脉导管静脉注射 30 ml，随后每 6 h 15 ～ 30 ml。对于 3%的高渗盐水，采用连续式输注 40 ～ 50 ml/h，初始 12 h 可外周静脉注射，随后需要中心静脉导管注射[11]。②目标钠值：145 ～ 155 mmol/L。

（3）手术治疗：如药物脱水治疗无明显效果的情况下，可考虑行外科手术，如脑室引流及去骨瓣减压术。

第四节　急性脑炎与脑膜炎

脑膜炎（meningitis）是一种累及脑膜（软脑膜、蛛网膜为主）

的炎症，按病因主要分为细菌性、病毒性、结核性、真菌性和非感染性[12]，临床上以发热、颈部僵硬，剧烈头痛和呕吐、精神异常、抽搐、视盘水肿为特征。脑炎（encephalitis）是一种发生于脑实质的炎症，伴有神经功能失调[13]，临床上主要以发热（≥ 38℃）、精神状态异常（意识障碍、迟钝或个性改变）、部分或全身性痫性发作、局灶性神经功能缺损为特征[14]，病因基本同脑膜炎。大多数患者伴有 CSF 成分的改变（表 8-2）。

表 8-2 各类常见脑膜炎的脑脊液检查[17]

脑膜炎种类	细胞（cell/mm^3）	中性粒细胞比例（%）	葡萄糖水平	蛋白水平（mg/dl）
化脓性	＞ 500	＞ 80	降低	＞ 100
病毒性	10 ～ 1000	早期＞ 50 晚期＜ 20	正常	＜ 200
结核性	50 ～ 500	＜ 30	降低	＞ 100
真菌性	50 ～ 500	＜ 30	降低	变化不定

当疑似急性脑炎或脑膜炎患者到达急诊室后，应尽快施行以下处理步骤。

1．询问病史和全面查体，包括内科和神经系统查体。

2．实验室检查　首选 LP 及 CSF（细胞计数及分类、蛋白质、葡萄糖水平）、外周血（血常规、尿酸、C 反应蛋白、红细胞沉降率）、二便检查，必要时查咽部组织；病原体检测可通过染色、特异性抗体、聚合酶链反应（polymerase chain reaction，PCR）、培养等方法，CSF 宏基因组测序（metagenomic deep sequencing）正渐普及。非感染性脑膜炎 / 脑炎可检测药物浓度、自身抗体或肿瘤细胞（如脑膜癌病）等。

3．影像学　胸部 X 线片、头颅 CT 或 /MRI 扫描。

4．一般情况下常规颅脑 CT 不先于 LP 检查，除非考虑颅内占位病变。患者在接受 CT 检查前应迅速予以抗生素治疗[15]。

5．治疗　抗生素治疗方案主要基于年龄、药敏实验和临床特征，经验性治疗应覆盖最可能的病原体（表 8-3）。细菌性脑膜炎患者应尽快给予抗生素治疗；单纯疱疹病毒性脑膜炎或脑炎应给予阿昔洛韦，而对非单纯疱疹病毒性的病毒性脑膜炎则侧重于支持治疗[16]。

表 8-3 脑膜炎和脑炎的常见病因及其经验性抗生素谱（empiric antibiotic coverage）[18]

临床特征	病原体	抗生素谱选择
1 个月以下的婴儿	无乳链球菌（B 族溶血链球菌）、单核细胞增多性李斯特菌大肠埃希菌、其他革兰氏阴性杆菌	氨苄西林 + 头孢噻肟 或氨苄西林 + 庆大霉素
1 ～ 23 个月龄的儿童	肺炎链球菌、脑膜炎奈瑟菌、无乳链球菌、流感嗜血杆菌	万古霉素 + 头孢曲松 或美罗培南 + 万古霉素
2 ～ 50 岁的儿童和成人	大肠埃希菌、肺炎链球菌、脑膜炎奈瑟菌	万古霉素 + 头孢曲松 + 氨苄西林 或美罗培南 + 万古霉素
50 岁以上酗酒或免疫功能异常	肺炎链球菌、脑膜炎奈瑟菌、单核细胞增生李斯特菌需氧革兰氏阴性杆菌	万古霉素 + 头孢曲松 或美罗培南 + 万古毒素
颅底骨折或人工耳蜗患者	肺炎链球菌、流感嗜血杆菌、A 组溶血性链球菌	万古霉素 + 头孢曲松 + 氨苄西林 或美罗培南 + 万古霉素
穿透性外伤或神经外科手术患者	金黄色葡萄球菌、凝固酶阴性葡萄球菌、需氧革兰氏阴性杆菌（包括铜绿假单胞菌）	万古霉素 + 头孢吡肟 或美罗培南 + 万古霉素
脑脊液分流	金黄色葡萄球菌、凝固酶阴性葡萄球菌、需氧革兰氏阴性杆菌（包括铜绿假单胞菌）	万古霉素 + 头孢吡肟 或美罗培南 + 万古霉素

第五节 癫痫持续状态

癫痫持续状态（status epilepticus）是指任何癫痫发作持续超过 5 min 或两次及两次以上的发作，发作间意识状态恢复不完全[19]。2015 年国际抗癫痫联盟（International League Against Epilepsy，ILAE）新版指南中将 SE 定义为终止癫痫发作的机制失效或新的致痫机制导致了异常持久（t1）的痫性发作，且可能造成长期损伤（t2），引起包括神经元损害，甚至死亡、神经网络结构改变等较严重的后果，并根据发作类型规定了癫痫发作 t1 及 t2 的时间概念：①强直 - 阵挛发作 t1 为 5 min，t2 为 30 min；②伴意识障碍的局灶性发作 t1 为 10 min，t2 ＞ 60 min；③失神发作 t1 为 10 ～ 15 min，t2 不确定。SE 亦依据临床表现分为惊厥性 SE 和非惊厥性 SE，临床上以前者多见[20]。

当疑似急性 SE 患者到达急诊室后，应尽快施行以下处理步骤。

1．病史收集 追问患者病史及临床表现，有无癫痫发作史及其他病史，目击者提供详细的发作过程及表现，以上对诊断具有重要意义。

2．脑电图（electroencephalogram，EEG）检查 可见尖波、棘波、尖 - 慢波或棘 - 慢波等癫痫样放电，在诊断、鉴别诊断、分类、监护、疗效判断等方面有重要价值；

3．神经影像学检查 确定脑结构异常或病变。

4．尽可能做出病因诊断，并鉴别诊断其他类似于 SE 的发作（如低血糖）。

5．药物治疗 首选苯二氮䓬类（地西泮、咪达唑仑）、磷苯妥英钠、苯妥英、苯巴比妥（儿童）、静脉麻醉药（硫喷妥钠、丙泊酚）[21]，用药过程中需注意药物不良反应，具体见第 11 章。

第六节 吉兰 - 巴雷综合征

吉兰 - 巴雷综合征（Guillain-Barré syndrome，GBS）是一种体液免疫介导的自身免疫性疾病，多数患者表现为急性或亚急性起病的四肢无力，伴或不伴有四肢远端感觉障碍，呈单相病程，病情在数天内或数周内达到高峰；查体可见弛缓性瘫痪、腱反射减低或消失，严重者可出现颈肌和呼吸肌无力，导致呼吸困难。主要包括急性炎性脱髓鞘性多发神经根神经病（acute inflammatory demyelinating polyneuropathies，AIDP）、急性运动轴索性神经病（acute motor axonal neuropathy，AMAN）、急性运动感觉轴索性神经病（acute motor-sensory axonal neuropathy，AMSAN）等亚型。

当疑似急性 GBS 患者到达急诊室后，应尽快施行以下处理步骤。

1．病史收集　询问患者病史及临床表现，尤其是有无前驱感染史。

2．神经系统查体　特别是注意有无弛缓性瘫痪、四肢远端感觉障碍，腱反射减低或消失。

3．血清和 CSF 检查 CSF 可呈蛋白质 - 细胞分离现象（即蛋白质不同程度升高，而白细胞计数正常），部分血清抗 - 神经节苷酯（gangloside）抗体阳性。

4．电生理检查 条件允许时行肌电图学（electromyography，EMG）和神经传导速度检查，具体见第 20 章。

5．GBS 治疗　即刻予以心电监护和呼吸道管理，当出现明显呼吸困难、肺活量和血氧分压明显降低时，应尽早进行气管插管或气管切开、机械辅助通气；注意营养支持。尽早给予静脉免疫球蛋白（intravenous immunoglobulin，IVIg）和血浆置换[22]。

第七节　重症肌无力危象

重症肌无力（myasthenia gravis，MG）是一种主要由乙酰胆碱受体（acetylcholine receptor，AChR）抗体介导、细胞免疫依赖、补体参与，累及神经肌肉接头的突触后膜，致使骨骼肌收缩无力的获得性自身免疫性疾病[23]。危象是 MG 在起病或治疗过程中突然出现的、严重威胁患者生命的并发症，主要由于呼吸肌受累，表现为导致的严重呼吸困难，危及生命，可由不同原因所致，可分为：①肌无力危象（myasthenic crisis），常因疾病进展、感染、胆碱酯酶抑制剂剂量不足引起；②胆碱能危象（cholinergic crisis），系胆碱酯酶抑制剂过量所致；③反拗危象（brittle crisis），主要系对胆碱酯酶抑制剂不敏感所致。

当疑似 MG 危象患者到达急诊室后，应尽快施行以下处理步骤。

1．病史收集 询问患者病史及临床表现，尤其是感染、药物服用史。

2．去除加重因素，包括药物、感染等，具体见第 22 章。

3．呼吸和一般支持 应立即予以非侵袭性正压通气（noninvasive positive-pressure ventilation）、气管插管或气管切开、机械通气。应用腾喜龙（依酚氯铵）试验或新斯的明试验证实后，肌无力危象者立即给予足量抗胆碱酯酶药物；胆碱能危象、反拗危象或无法辨别何种危象时应则立即停用抗胆碱酯酶药物。

4．免疫治疗 首选 IVIg 和血浆置换，也可同时试用糖皮质激素（须注意早期出现的病情加重）或其他免疫抑制药[23,24]。

第八节 神经科常见药物中毒综合征

许多药物的摄入或代谢综合征表现为精神状态改变（包括昏迷）或其他神经症状，故诊断和鉴别至关重要，以下为神经科常见药物中毒综合征（toxidromes）的临床特点及处理[25,26]。

当疑似（药物）中毒患者到达急诊室后，应尽快施行以下处理步骤。

1．病史收集 询问患者病史及临床表现，尤其既往药物服用史。

2．一般和神经系统查体

3．血清和尿液的毒物筛查

4．治疗 依据药物种类进行相应的处理（表 8-4），必要时可行气管插管，机械通气。

表 8-4 常见药物中毒综合征（toxidromes）的临床特点及治疗

药物中毒名称	临床症状	治疗药物
神经阻滞药恶性综合征	发热、血压不稳、刻板、运动迟缓、震颤、高肌酸激酶血症、血压不稳	丹曲林、溴隐亭
阿片类药物中毒	意志消沉、呼吸抑制、瞳孔缩小、肠蠕动缓慢或便秘、心动过缓，体温过低	纳洛酮
5- 羟色胺综合征	激动、运动迟缓、发热、刻板、反射亢进、血压升高、自主神经功能亢进	赛庚啶、支持治疗
苯二氮䓬类药物过量	意志消沉、嗜睡、呼吸抑制、运动协调性受损、言语不清	氟马西尼

续表

药物中毒名称	临床症状	治疗药物
锂中毒	痉挛、共济失调、震颤、肌阵挛、肾源性糖尿病	补液、乙酰唑胺、透析
有机磷中毒	呕吐、呼吸困难、发绀、大汗、心动过缓、血压下降	阿托品、碘解磷定

（殷　贺　樊东升）

参考文献

[1] 中华医学会神经病学分会，中华医学会神经病学分会脑血管病学组．中国急性缺血性脑卒中诊治指南 2018 [J]．中华神经科杂志，2018，51（9）：666-682.

[2] Powers WJ，Rabinstein AA，Ackerson T，et al. 2018 Guidelines for the Early Management of Patients With Acute Ischemic Stroke：A Guideline for Healthcare Professionals From the American Heart Association/American Stroke Association. Stroke，2018，49（3）：e46-e110.

[3] Powers WJ，Rabinstein AA，Ackerson T，et al.Guidelines for the Early Management of Patients With Acute Ischemic Stroke：2019 Update to the 2018 Guidelines for the Early Management of Acute Ischemic Stroke：A Guideline for Healthcare Professionals From the American Heart Association/American Stroke Association. Stroke，2019，50（12）：e344-e418.

[4] 中华医学会神经病学分会，中华医学会神经病学分会脑血管病学组．中国脑出血诊治指南（2014）[J]．中华神经科杂志，2015，48（6）：435-444.

[5] 刘广志，脑卒中 [M]．// 朱继红．急诊医学．北京：北京大学医学出版社，2015：240-245.

[6] 曹勇，张谦，于洮，等．中国脑血管病临床管理指南（节选版）——脑出血临床管理 [J]．中国卒中杂志，2019，14（8）：809-813.

[7] Hemphill JC 3rd，Greenberg SM，Anderson CS，et al. Guidelines for the Management of Spontaneous Intracerebral Hemorrhage：A Guideline for Healthcare Professionals From the American Heart

Association/American Stroke Association. Stroke，2015，46（7）：2032-2060.
[8] 吴江 . 神经病学 . 北京：人民卫生出版社，2010.
[9] 马中华，江汉秋，王佳伟 .58 例特发性颅内压增高症早期误诊为眼科疾病之探讨 . 眼科，2019，28（02）：140-144.
[10] 中华医学会神经外科学分会小儿学组，中华医学会神经外科学分会神经重症协作组，《甘露醇治疗颅内压增高中国专家共识》编写委员会 . 甘露醇治疗颅内压增高中国专家共识 [J]. 中华医学杂志，2019，99（23）：1763-1766.
[11] 许红梅，皮红英，王建荣 . 高渗盐水在神经科疾病中的应用进展 [J]. 中国临床神经外科杂志，2019（03）：188-190.
[12] Thakur KT, Wilson MR. Chronic Meningitis.Continuum（Minneap Minn），2018，24（5，Neuroinfectious Disease）：1298-1326.
[13] Tunkel AR，Glaser CA，Bloch KC，et al. The management of encephalitis：clinical practice guidelines by the Infectious Diseases Society of America. Clin Infect Dis，2008，47（3）：303-327.
[14] Venkatesan A，Tunkel AR，Bloch KC，et al. Case definitions，diagnostic algorithms，and priorities in encephalitis：consensus statement of the international encephalitis consortium. Clin Infect Dis，2013，57（8）：1114-1128.
[15] April MD，Long B，Koyfman A. Emergency Medicine Myths：Computed Tomography of the Head Prior to Lumbar Puncture in Adults with Suspected Bacterial Meningitis-Due Diligence or Antiquated Practice? J Emerg Med，2017，53（3）：313-321.
[16] Mount HR，Boyle SD. Aseptic and Bacterial Meningitis：Evaluation，Treatment，and Prevention. Am Fam Physician，2017，96（5）：314-322.
[17] Bamberger DM. Diagnosis，initial management，and prevention of meningitis. Am Fam Physician，2010，82（12）：1491-1498.
[18] 国家卫生计生委印发抗菌药物临床应用指导原则（2015 年版）[J]. 中国医药生物技术，2015，10（05）：477.
[19] Lowenstein DH，Bleck T，Macdonald RL. It's time to revise the definition of status epilepticus. Epilepsia，1999，40（1）：120-122.

[20] Trinka E，Cock H，Hesdorffer D，et al.A definition and classification of status epilepticus--Report of the ILAE Task Force on Classification of Status Epilepticus. Epilepsia，2015，56（10）：1515-1523.

[21] 中华医学会神经病学分会神经重症协作组．惊厥性癫痫持续状态监护与治疗（成人）中国专家共识［J］．中华神经科杂志，2014，47（9）：661-666.

[22] 中华医学会神经病学分会，中华医学会神经病学分会周围神经病协作组，中华医学会神经病学分会肌电图与临床神经电生理学组，中华医学会神经病学分会神经肌肉病学组．中国吉兰-巴雷综合征诊治指南2019[J]．中华神经科杂志,2019,52(11)：877-882.

[23] 中华医学会神经病学分会神经免疫学组，中国免疫学会神经免疫学分会．中国重症肌无力诊断和治疗指南2015［J］．中华神经科杂志，2015，48（11）：934-940.

[24] Roper J，Fleming ME，Long B，et al. Myasthenia Gravis and Crisis：Evaluation and Management in the Emergency Department. J Emerg Med，2017，53（6）：843-853.

[25] Malek N，Baker MR. Common toxidromes in movement disorder neurology［J］．Postgraduate Medical Journal，2017：326-332.

[26] M. Brandon Westover，Emily Choi DeCroos，Karim Awad，et al. Pocket Neurology［M］．2nd edition.China：Wolters Kluwer，2016：103-111.

9

脑血管病

第一节　脑血管疾病分类

脑血管疾病是指发生在脑部血管的病变，使颅内血液循环障碍而造成脑组织损害的一组疾病。按照中国脑血管疾病分类标准（2015）[1]，分类如下。

1．缺血性脑血管病　短暂性脑缺血发作（transient ischemic attack，TIA）、缺血性卒中（ischemic stroke）。

2．出血性脑血管病　脑出血（intracerebral hemorrhage，ICH）、蛛网膜下腔出血（subarachnoid hemorrhage，SAH）。

3．头颈部动脉粥样硬化、狭窄或闭塞（未导致脑梗死）。

4．高血压脑病。

5．颅内动脉瘤。

6．颅内血管畸形　①脑动静脉畸形；②海绵状血管瘤；③静脉性血管畸形；④毛细血管扩张症；⑤脑面血管瘤病；⑥颅内-颅外血管交通性动静脉畸形；⑦硬脑膜动静脉瘘；⑧颈内动脉海绵窦瘘。

7．脑血管炎。

8．其他脑血管疾病　①脑底异常血管网症（烟雾病）；②肌纤维发育不良（fibromuscular dysplasia，FMD）；③脑淀粉样血管病（cerebral amyloid angiopathy，CAA）；④伴有皮质下梗死及白质脑病的常染色体显性遗传性脑动脉病（cerebral autosomal dominant arteriopathy with subcortical infarcts and leukoencephalopathy，CADASIL）；⑤伴有皮质下梗死及白质脑病的常染色体隐性遗传性脑动脉病（cerebral autosomal recessive arteriopathy with subcortical infarcts and leukoencephalopathy，CARASIL）；⑥头颈部动脉夹层（cervicocerebral arterial dissection，CAD）；⑦可逆性脑血管收缩综合征（reversible cerebral vasoconstriction syndrome，RCVS）。

9．颅内静脉系统血栓形成。

10．无急性局灶性神经功能缺损症状的脑血管病　无症状性脑梗死、脑微出血（cerebral microbleeds，CMB）。

11．脑卒中后遗症。

12．血管性认知障碍　非痴呆性血管性认知障碍、血管性痴呆。

13．脑卒中后情感障碍。

第二节　短暂性脑缺血发作

短暂性脑缺血发作（transient ischemic attack，TIA）是脑、脊髓或视网膜局灶性缺血所致的、未发生急性脑梗死的短暂性神经功能障碍[2]，典型临床症状持续≤ 1 h[3]，持续时间不超过 24 h[4]。其发病机制主要涉及微栓子、低血流动力学、血液黏度增高、椎动脉 - 锁骨下动脉盗血等。

【临床表现】

1．好发于老年人，男性多于女性，年发病率为 29 ~ 61/10 万人[5,6]。急性发病，持续时间短（10 ~ 15 min），不超过 24 h，恢复完全，不遗留神经功能缺损体征。

2．临床表现多种多样，取决于受累血管的分布。

（1）颈内动脉系统：常见症状为一侧面部或肢体的无力或麻木、失语；单眼症状表现为黑矇，同向偏盲较少见。

（2）椎 - 基底动脉系统：以眩晕最为常见，可发生跌倒发作（drop attack）、构音障碍、共济失调、眼球运动异常、复视、交叉性运动或感觉障碍、偏盲或双侧视力丧失等。

3．较少出现晕厥、头痛、二便失禁、嗜睡、记忆丧失或癫痫等症状。

【诊断】

一、TIA 的诊断

1．根据患者短暂发作病史、局灶性神经功能缺损，结合辅助检查（CT 或 MRI、脑血管造影、超声、心电图）、实验室检查结果确定责任血管（颈内动脉系统、椎 - 基底动脉系统），并做出 TIA 的诊断[7]。

2．头颅 CT 或 MRI　对于发病者，应在症状发作 24 h 内尽快行 CT/CTA 血管成像（CT angiography，CTA）、MRI/ 磁共振血管成像（MR angiography，MRA）[包括弥散加权像（diffusion weighted imaging，DWI）] 检查，CT 和 MR 灌注成像（perfusion imaging）则有助于在发生梗死的情况下识别缺血半暗带。

3．心电图　常规心电图或心电监测（≥ 24 h）来筛查各种心律失常，尤其是阵发性心房颤动（atrial fibrillation，AF）、心室肥大或心肌缺血等。

4．超声检查　主要包括：①颈动脉超声，显示动脉粥样硬化斑块、动脉狭窄程度；②经颅多普勒超声（transcranial doppler，TCD）或经颅彩色多普勒超声（transcranial color-coded duplex sonography，TCCD），能判断颅内血管狭窄、侧支循环情况，可进行栓子监测；③超声心动图，有助于评估卵圆孔未闭（patent foramen ovale，PFO）、心脏肥大、心腔内病变（血栓、肿瘤）、心内膜炎和瓣膜病等。

5．脑血管造影　数字减影血管造影（digital subtraction angiography，DSA）是评估颅内外动脉血管病变的“金标准”。

6．实验室检查　完善血常规、血糖、生化和凝血分析等。

二、TIA 进展为卒中的危险评价

目前多采用 ABCD2 评分（表 9-1）[8]。

表 9-1　ABCD2 危险因素评分表

英文简称	因素	临床特征	得分
A	年龄	≥ 60 岁	1
B	首次就诊时的血压	收缩压≥ 140 mmHg 或舒张压≥ 90 mmHg	1
C	临床表现	单侧无力	2
		不伴无力的言语障碍	1
D	症状持续时间	≥ 60 min	2
		10 ～ 59 min	1
D	糖尿病	有	1

0 ～ 3 分判定为低危人群（90 d 卒中风险 3.1%）；4 ～ 5 分为中危人群（90 d 卒中风险 9.8%）；6 ～ 7 分为高危人群（90 d 卒中风险 17.8%）

【鉴别诊断】

1．癫痫　患者既往多有癫痫史，发作性局灶症状，时间多持续数分钟，脑MRI常可查及器质性病灶。脑电图（electroencephalogram，EEG）痫波有助于鉴别。

2．偏头痛　其先兆期易与TIA混淆，但多起病于青春期，常有家族史，发作以偏侧头痛、呕吐等自主神经症状为主，而局灶性神经功能缺失少见，每次发作时间较长，可与之鉴别。

3．晕厥　亦为短暂性发作（数秒），但多有意识丧失，无局灶性神经功能损害，发作时血压过低，可与TIA相鉴别。

4．短暂性全面遗忘（transient global amnesia，TGA）　常发生于中老年人，发作时出现顺行性遗忘，通常伴有逆行性遗忘，除有头痛、恶心外，患者意识清楚，无其他局灶症状，可资鉴别。

【治疗】

1．控制危险因素　改变不良生活方式，采取健康的生活习惯，如戒烟、限酒、控糖、控制体重、保持适度的活动等。

2．药物治疗

（1）抗血小板聚集：多数患者采用阿司匹林（50～325 mg/d，常用剂量100 mg/d）或氯吡格雷（75 mg/d）单药治疗。对于高危TIA者（ABCD2 ≥ 4分）短期（21 d内，最长90 d）予以阿司匹林和氯吡格雷联合治疗，而后改为单药长期维持[7]。

（2）抗凝：目前尚无有力证据支持其作为TIA的常规治疗，仅适用于心源性TIA，尤其是对于伴有AF者，可选择性地给予华法林或新型口服抗凝药（novel oral anticoagulant，NOAC）治疗，NOACs包括达比加群、利伐沙班、阿哌沙班和艾多沙班（edoxaban）等药物。

（3）他汀：适用于伴有颅内外动脉动脉粥样硬化性狭窄者，治疗药物包括阿托伐他汀、瑞舒伐他汀或辛伐他汀等药物，如存在颅内大动脉粥样硬化性狭窄（狭窄率70%～99%）时，须将低密度脂蛋白胆固醇（low density lipoprotein cholesterol，LDL-C）水平降幅≥ 50%或LDL-C ≤ 1.8 mmol/L（70 mg/dl）[9]。

（4）降纤：对于存在血液成分异常改变（如高纤维蛋白血症）者，可考虑选用巴曲酶或降纤酶治疗。

3．外科和介入治疗　对于症状性颈动脉狭窄（≥ 50%）的患者，择期实施颈动脉内膜剥脱术（carotid endarterectomy，CEA）或支架成形术（carotid artery stenting，CAS）可有效地预防卒中，如无早期再通禁忌证，可在发病 2 周以内进行[7,9]。

第三节　缺血性卒中

缺血性卒中，亦称脑梗死（cerebral infarction），是指因脑部血液循环障碍、缺血、缺氧所致的局灶性脑组织的缺血性坏死或软化。作为最常见的卒中类型，缺血性卒中占我国脑卒中的69.6% ~ 70.8%[10,11]，其病因主要涉及血管壁病变、血液成分和血流动力学改变等机制。

【临床特点】

1．各个年龄均可发病，好发于老年人，男性多于女性，年发病率为 276.75/10 万人（2016 年）[12]。

2．多在静息状态下起病，在数小时或数天达到高峰，部分患者症状可进行性加重或波动。活动状态下起病，短时间内达到高峰者多为心源性。部分病例发病前可有 TIA 发作。

3．临床表现决定于梗死灶的大小和部位，主要为局灶性神经功能缺损，如偏瘫、偏身感觉障碍、偏盲、失语、共济失调等，部分可有头痛、呕吐、昏迷等全脑症状。

4．脑梗死的局灶性症状和体征

（1）颈内动脉（internal carotid artery，ICA）：闭塞时出现病变侧单眼黑矇或霍纳（Horner）征（瞳孔缩小、眼裂变小和眼球内陷，亦有面部发汗减少与皮肤温度增高），对侧偏瘫、偏身感觉障碍，优势半球受累时可有失语。

（2）大脑中动脉（middle cerebral artery，MCA）：①主干闭塞，表现为病变对侧“三偏”（偏瘫、偏身感觉障碍、偏盲），累及优势半球时出现失语，而非优势半球受累则出现忽视，并可有不同程度的意识障碍；②皮质支闭塞，当上干闭塞时，出现对侧偏瘫和感觉缺失，面部及上肢重于下肢，Broca 失语或忽视；当下干闭塞时，出现精神行为障碍、Wernicke 失语和命名性失语；③深穿支闭塞，表现为病变对侧“三偏”和皮质下失语。

（3）大脑前动脉（anterior cerebral artery，ACA）：①主干闭塞，病变对侧肢体瘫痪，下肢多重于上肢，面部较少受累，可伴轻度感觉障碍、尿潴留、精神症状；②皮质支闭塞，对侧下肢为主的中枢性瘫痪，伴感觉障碍、精神症状等；③深穿支闭塞，主要表现为对侧上肢轻瘫、中枢性面舌瘫。

（4）椎-基底动脉（vertebrobasilar artery，VBA）：闭塞时视受累部位不同而表现复杂多样，如眩晕、复视、眼球震颤（nystagmus，简称眼震）、吞咽困难、构音障碍、共济失调、交叉瘫等。①基底动脉主干闭塞：四肢瘫、延髓性麻痹、脑神经麻痹、意识障碍等改变，病情危重常导致死亡。②基底动脉末端闭塞：常呈现基底动脉尖综合征（top of the basilar artery syndrome，TOB），即基底动脉顶端 2 cm 内，5 条血管（双侧大脑后动脉和小脑上动脉、基底动脉顶端）的交叉部，主要表现为意识障碍、眼球运动障碍、瞳孔改变、肢体瘫痪，少数有眼震、视觉障碍或大脑脚幻觉等改变[13]。

（5）大脑后动脉（posterior cerebral artery，PCA）：①皮质支闭塞，同向偏盲或象限盲、视觉失认、光幻觉痫性发作、命名性失语，非优势半球受累可有体像障碍；②深穿支闭塞，丘脑综合征（对侧偏身感觉障碍、自发性疼痛、感觉过度、共济失调和不自主运动，包括舞蹈、手足徐动和震颤等）。

（6）小脑上动脉（superior cerebellar artery）闭塞：主要表现为病变侧小脑症状（包括眩晕、呕吐、眼震、共济失调、肌张力降低等）以及上下肢的异常运动；对侧痛温觉障碍等[16]。

（7）小脑前下动脉（anterior inferior cerebellar artery，AICA）闭塞：主要表现为严重眩晕，病变侧复视、眼震、共济失调、构音障碍、周围性面瘫、面部痛觉减退、听力减退和霍纳征等；对侧痛温觉障碍、病理征等[16]。

（8）小脑后下动脉（posterior inferior cerebellar artery，PICA）闭塞：又称为延髓背外侧综合征（Wallenberg syndrome），表现为突发眩晕、恶心呕吐、眼震，构音障碍、吞咽困难；病变侧软腭及声带麻痹、共济失调、霍纳征和面部痛温觉障碍；对侧半身痛温觉障碍[14-16]。

【诊断】

在诊断缺血性卒中时，应进行定位诊断、定性诊断、病因诊断和发病机制诊断[11]。

1．定位诊断 根据患者局灶性神经系统症状和体征，并结合神经影像（CT/CTA 或 MRI/MRA）、脑血管造影等检查结果，做出脑解剖部位和责任血管的定位。

2．定性诊断 依据患者典型的发病过程和上述临床表现、血管病危险因素（如高血压、糖尿病、高脂血症、吸烟、大量饮酒、AF、家族史、既往卒中史等），结合神经影像学检查做出。诊断标准：① 急性起病；②局灶性神经功能缺损（一侧面部或肢体无力或麻木、语言障碍等），少数为全面性神经功能缺损；③影像学出现责任病灶或症状体征持续 24 h 以上；④排除非血管性病因；⑤脑 CT/MRI 排除脑出血[17]。

3．病因诊断 目前普遍采用 TOAST 分型标准[18]，主要依据临床表现、神经影像、血管超声、DSA、心电图、超声心动图、血液检查等。

（1）大动脉粥样硬化（large artery atherosclerotic，LAA）：颈动脉分叉处、椎 - 基底动脉汇合处、MCA 主干和分叉处及主动脉粥样硬化。

（2）心源性栓塞（cardioembolism，CE）：心律失常（如 AF）、左心附壁血栓、瓣膜病、PFO、左心室功能受损（如近期心肌梗死）、扩张性心肌病、感染性心内膜炎、人工心脏瓣膜，心腔内肿瘤等。

（3）小动脉闭塞（small artery occlusion，SAO）：又称腔隙性脑梗死（lacunar infarction），系主要由高血压、糖尿病等引起的脑部小穿支动脉脂质透明变性、纤维素坏死、微动脉粥样硬化所致[19]。

（4）其他原因：肌纤维发育不良、高凝状态（凝血因子异常、抗心磷脂抗体综合征）、动脉夹层、血管炎（颞动脉炎、Takayasu 和原发性中枢神经系统血管炎），感染（结核、梅毒、水痘 - 带状疱疹病毒）、烟雾病、药物（安非他明和可卡因）及遗传性（如 CADASIL）。

（5）未确定的原因：常为隐源性，包括不明原因栓塞性卒中（embolic stroke of undetermined source，ESUS）。

4．发病机制诊断 分为脑血栓形成、脑栓塞、血流动力学低灌注（分水岭梗死）和腔隙性脑梗死，主要根据患者的临床表现及其相关辅助检查（神经影像、脑血管造影、超声等）结果确诊。

（1）脑血栓形成（cerebral thrombosis）：是在动脉粥样硬化性狭

窄基础上原位血栓形成，进而堵塞血管所致。多于安静休息时发病，症状多在数小时或更长时间内逐渐加重。

（2）脑栓塞（cerebral embolism）：是由血液中的各种栓子（如心脏内附壁血栓、动脉粥样硬化斑块、脂肪、肿瘤成分或空气等）随血流进入脑动脉，继而阻塞血管所致。常在活动状态下急骤发病，病情在短时间内达高峰，头颅 CT 或 MRI 呈急性多发梗死，通过微栓子监测技术可在部分患者的脑血流中测及微栓子信号。

（3）脑分水岭梗死（cerebral watershed infarction）：多由体循环低血压、低血容量及颅内大动脉严重狭窄或闭塞后远端的脑低灌注，造成影像学上两条血管之间供血区的分水岭梗死。按部位分为前分水岭（ACA 和 MCA 之间）、后分水岭（PCA 和 MCA 之间）和内分水岭（MCA 浅穿支和深穿支之间）梗死，前两者又合称皮质型分水岭梗死（cortical watershed infarction）。

（4）腔隙性脑梗死：指在脑深部直径小于 15 mm 的梗死灶，病变常位于基底节、丘脑、内囊、放射冠和脑桥。临床上主要表现为单纯感觉性卒中、构音障碍 - 手笨拙综合征、共济失调性轻偏瘫、感觉运动性卒中。

三、辅助检查

1．影像学检查

（1）CT 扫描：临床最为常用，可快速鉴别除外脑出血，在脑梗死超早期（发病 6 h 内）可有一些早期征象，如 MCA 高密度征、豆状核模糊征、岛带征、灰白质界限不清、逗点征、脑沟变浅和侧裂变窄等。通常 CT 平扫在临床上足以使用于诊断，视病情需要且有条件时可加做 CTA、灌注成像和增强扫描。

（2）头颅 MRI：标准 MRI 序列［T_1、T_2 加权像（weighted imaging，WI）和液体衰减反转恢复（fluid attenuated inversion recovery，FLAIR）］对发病数小时内的脑梗死不敏感，DWI 则可以显示早期缺血组织的大小。灌注加权成像（perfusion weighted imaging，PWI）可反映脑组织相对血流动力学改变，通常 PWI 范围较 DWI 大，目前认为弥散 - 灌注不匹配区域为缺血半暗带。

（3）血管影像：MRA 和 CT 血管成像 CTA 等是相对无创的检查，对判断受累血管、侧支循环（Willis 环）代偿作用和预后有一定帮助。

2. DSA 对开展血管内介入治疗、动脉溶栓和判断疗效方面的帮助很大，但实施时存在一定风险。

3. 心电图 常规心电图或心电监测（≥ 24 h）来筛查各种心律失常，尤其是包括阵发性 AF、心室肥大或心肌缺血等。

4. 超声检查 主要包括：①颈动脉超声，显示动脉粥样硬化斑块、动脉狭窄程度；② TCD 或 TCCD，能判断颅内血管狭窄、侧支循环情况，可进行栓子监测和发泡实验；③超声心动图，有助于评估 PFO、心脏肥大、二尖瓣狭窄、心腔内病变（如血栓、肿瘤）、心内膜炎和瓣膜疾病等情况。

5. 血液检查 完善血常规、血糖、血脂、肝肾功能和凝血分析，以及同型半胱氨酸、S 蛋白、C 蛋白和免疫学等特殊检查。

6. 基因检测 对一些遗传性脑血管病，如 CADSIL、法布里（Fabry）病等须进行相关基因筛查。

【鉴别诊断】

1. 脑出血 患者多有高血压病史，常在活动状态下发病，病情在短时间内达高峰，头颅 CT 示脑实质内高密度灶，可资鉴别。

2. 低血糖发作 早期症状表现为心悸、乏力、出汗、饥饿感、面色苍白、恶心呕吐等，严重者出现意识障碍、精神症状、肢体瘫痪和二便失禁，测血糖浓度低于 50 mg/dl，与之可鉴别。

3. 有先兆的偏头痛 其先兆期易与 TIA 混淆，但多起病于青春期，常有家族史，发作以偏侧头痛、呕吐等症状为主，而局灶性神经功能缺损少见，头颅 MRI 多无异常，可与之鉴别。

【治疗】

缺血性卒中的治疗主要包括一级预防、急性期治疗、二级预防和康复治疗。

一、一级预防

1. 针对脑血管病的危险因素积极地进行早期干预预防，减少脑卒中的发生，包括控制高血压、糖尿病、AF、心脏病（急性冠状动脉综合征、心力衰竭等）、血脂异常、高同型半胱氨酸血症、睡眠呼吸暂停综合征、高凝状态和偏头痛；戒烟；药物（他汀、抗血小板）治疗无症状颈动脉狭窄，当狭窄程度≥ 70%时可考虑行 CEA 或

CAS[20]；采取合理膳食和适当的身体锻炼、限酒、减肥等措施。

2．对于动脉粥样硬化性心血管病（atherosclerotic cardiovascular disease，ASCVD）高风险（10 年风险＞ 10%）、且出血风险低的人群，可考虑预防性地使用小剂量阿司匹林（75 ～ 100 mg/d），而 ASCVD 中低风险（10 年风险＜ 10%）者则无须用药[20]。

二、急性期治疗

（一）院前急救

1．保持气道通畅，呼吸与循环生命体征稳定，开放静脉通道。

2．给予吸氧。

3．迅速检查　采用 FAST（Face drooping，Arm weakness，Speech difficulty，Time to call emergency service）判断法，包括观察有无昏迷、口角歪斜、肢体偏瘫、语言障碍，同时记录确切的发病时间[21]。

4．快速获取简要病史　近期患病史、既往病史、用药史。

5．卒中分类后及早通知接诊医院，迅速转运。

6．如能有条件尽早检查血糖，如血糖正常避免给予含糖溶液。

（二）急诊处理

遵循“时间就是大脑（time is brain）”的原则，尽可能在到达急诊室后 60 min 内完成脑 CT 等基本评估并开始治疗，应尽量缩短进院至溶栓治疗时间（door-to-needle time，DNT）[17]。

1．一般治疗

（1）监护呼吸、心律、血压、意识、体温、尿量及氧饱和度。

（2）应维持氧饱和度＞ 94%，对缺氧或呼吸异常者，给予吸氧或机械通气（气管插管或切开）。

（3）对意识障碍、大面积脑梗死伴有头痛、呕吐等颅内压增高者，应给脱水药，包括甘露醇、甘油果糖及白蛋白。

（4）禁用高张糖，注意水电解质平衡。

（5）积极控制高体温，体温在 38℃以上，应积极处理。

（6）血糖超过 10 mmol/L 时可给予胰岛素治疗，控制血糖 7.8 ～ 10 mmol/L。血糖低于 3.3 mmol/L 时，可给予 10% ～ 20% 葡萄糖口服或注射治疗[17]。

（7）对于存在吞咽困难、饮水呛咳者，为避免误吸，可短期内

（发病后 7 d 以内）予以鼻饲，如需长期维持（2 ~ 3 周以上）则可放置经皮胃造瘘管[22]。

（8）控制血压：①对于血压持续升高至收缩压≥ 200 mmHg 或舒张压≥ 110 mmHg、未接受静脉溶栓及血管内治疗、无须紧急降压处理的患者，可在发病后 24 h 内将血压降低 15%；对于准备溶栓及桥接血管内取栓的患者，血压应控制在收缩压< 180 mmHg、舒张压< 100 mmHg，可选用拉贝洛尔、尼卡地平等静脉药物。②卒中后病情稳定，若血压持续≥ 140/90 mmHg，如无禁忌证，可于起病数天后恢复使用发病前服用的降压药物或开始启动降压治疗。

2．静脉溶栓　见图 9-1。基于缺血半暗带理论，在脑缺血超早期，通过再灌注可能使损伤区逆转，此段时间称为治疗时间窗。

（1）对发病 3 h 内和 3 ~ 4.5 h 的患者，应按照适应证、禁忌证和相对禁忌证[13]（表 9-2）严格筛选患者，尽快静脉给予阿替普酶［又称重组组织型纤溶酶原激活剂（recombinant tissue plasminogen activator，rt-PA）］溶栓治疗。使用方法：rt-PA 0.9 mg/kg（最大剂量为 90 mg）静脉滴注，其中 10% 在最初 1 min 内静脉注射，其余持续滴注 1 h，用药期间及用药 24 h 内应严密监护。

（2）根据国内研究结果，在发病 6 h 内，亦可根据适应证和禁忌证标准[13]严格选择患者给予尿激酶静脉溶栓（表 9-3）。使用方法：尿激酶 100 万～ 150 万国际单位（International Unit，IU），溶于生理盐水 100 ~ 200 ml，持续静脉滴注 30 min，用药期间应严密监护。

（3）对于轻度神经功能缺损且不伴有颅内大血管闭塞的患者，可以考虑应用替奈普酶，使用方法：一次静脉注射替奈普酶（0.4 mg/kg，最大剂量为 40mg）。

表 9-2　3 h 内、3 h ~ 4.5 h 重组组织型纤溶酶原激活剂静脉溶栓的适应证、禁忌证及相对禁忌证

适应证
1．有缺血性脑卒中导致的神经功能缺损症状
2．症状出现< 3 h 或 3 ~ 4.5 h
3．年龄≥ 18 岁（3 h 内，80 岁以上推荐 rt-PA 溶栓；#3 ~ 4.5 h，80 岁以上获益尚不明确）
4．患者或家属签署知情同意书

续表

禁忌证
1. 颅内出血（包括脑实质出血、脑室内出血、蛛网膜下腔出血、硬膜下/外血肿等）
2. 既往颅内出血史
3. 近 3 个月有严重头颅外伤史或卒中史
4. 颅内肿瘤、巨大颅内动脉瘤
5. 近期（3 个月）有颅内或椎管内手术
6. 近 2 周内有大型外科手术
7. 近 3 周内有胃肠或泌尿系统出血
8. 活动性内脏出血
9. 主动脉弓夹层
10. 近 1 周内有在不易压迫止血部位的动脉穿刺
11. 血压升高：收缩压≥ 180 mmHg，或舒张压≥ 100 mmHg
12. 急性出血倾向，包括血小板计数低于 100×10^9/L 或其他情况
13. 24 h 内接受过低分子肝素治疗
14. 口服抗凝药且 INR ＞ 1.7 或 PT ＞ 15 s
15. 48 h 内使用凝血酶抑制剂或Ⅹa 因子抑制剂，或各种实验室检查异常（如 APTT、INR、血小板计数或Ⅹa 因子活性测定等）
16. 血糖＜ 2.8 mmol/L 或＞ 22.22 mmol/L
17. 头 CT 或 MRI 提示大面积梗死（梗死面积＞ 1/3 大脑中动脉供血区）
相对禁忌证（下列情况需谨慎考虑和权衡溶栓的风险与获益，即虽然存在一项或多项相对禁忌证，但并非绝对不能溶栓）
1. 轻型非致残性卒中
2. 症状迅速改善的卒中
3. 惊厥发作后出现的神经功能损害（与此次卒中发生相关）
4. 颅外段颈部动脉夹层
5. 近 2 周内严重外伤（未伤及头颅）
6. 近 3 个月内有心肌梗死史
7. 孕产妇
8. 痴呆
9. 既往疾病遗留较重神经功能残疾
10. 未破裂且未经治疗的动静脉畸形、颅内小动脉瘤（＜ 10 mm）
11. 少量脑内微出血（1 ～ 10 个）
12. 使用违禁药物
13. 类卒中
*14. 使用抗凝药物、INR ≤ 1.7、PT ≤ 15 s
*15. 严重卒中（NIHSS 评分＞ 25 分）

* 仅限于发病 3 ～ 4.5 h 者；# 根据 ECASS- Ⅲ研究的结果；INR：国际标准化比率；APTT：活化部分凝血酶时间

表 9-3 6 h 内尿激酶静脉溶栓的适应证、禁忌证

适应证
1．有缺血性脑卒中导致的神经功能缺损症状
2．症状出现＜ 6 h
3．年龄≥ 18 ～ 80 岁
4．患者或家属签署知情同意书
禁忌证
同表 9-2

（4）静脉溶栓的监护及处理：①尽可能将患者收入重症监护病房或卒中单元进行监护；②定期进行血压和神经功能检查，溶栓结束后 2 h 内，每 15 min 测量血压和神经功能评估；之后每 30 min 一次，持续 6h；之后每小时一次直至 24 h；③如出现严重头痛、高血压、恶心或呕吐，应立即停用溶栓药物并行头颅 CT 检查；④如收缩压≥ 180 mmHg 或舒张压≥ 100 mmHg，应增加血压监测次数，并给予降压药物；⑤鼻饲管、导尿管及动脉内测压管应延迟安置；⑥溶栓 24 h 后，给予抗凝药、抗血小板药物前应复查头颅 CT。

3．血管内介入治疗

（1）血管内机械取栓：目前作为一线的血管内治疗，多数情况下桥接静脉溶栓进行，也可视情形（如有静脉溶栓禁忌时）直接机械取栓；对距最后正常时间 6 ～ 16 h 或 6 ～ 24 h 的前循环大血管（MCA M1 ～ M3 段）闭塞患者，如果符合 DAWN 或 DEFUSE-3 研究的标准，可进行机械取栓，治疗目标是达到 mTICI 2b/3 级的再灌注。对于其他大血管闭塞者的疗效目前尚未明确，对于 ACA、椎动脉、基底动脉、PCA 闭塞的患者，在发病 6 h 内可试用（回收支架）机械取栓。

（2）动脉溶栓：目前不推荐作为一线的血管内治疗，但对于由后循环大动脉闭塞导致的严重卒中、不适合静脉溶栓或未能接受血管内机械取栓者，在发病 24 h 内经过严格选择后可尽早进行。

（3）血管成形术：包括 CEA 或 CAS，对急性缺血性卒中的疗效尚不明确。

4．抗血小板聚集治疗

（1）溶栓治疗者，阿司匹林应在溶栓 24 h 后开始使用。对不能耐受阿司匹林者，可考虑选用氯吡格雷（75 mg/d）等抗血小板治疗。

（2）对于不符合溶栓适应证且无禁忌证的缺血性脑卒中患者应

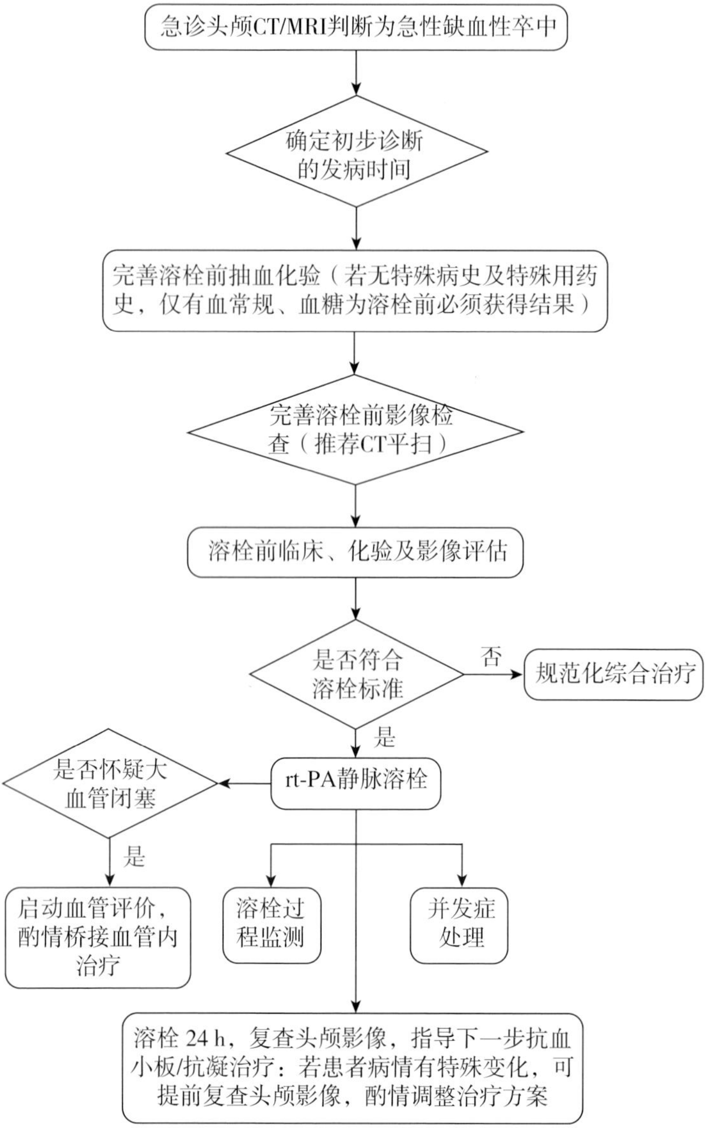

图 9-1　急性缺血性卒中的静脉溶栓治疗流程

rt-PA：重组组织型纤溶酶原激活剂

在发病后尽早给予口服阿司匹林 150 ~ 300 mg/d，急性期后可改为预防剂量（50 ~ 300 mg/d）。

（3）对于未接受静脉溶栓治疗的轻型卒中患者（NIHSS 评分 ≤ 3 分），在发病 24 h 内应尽早启动双重抗血小板治疗（阿司匹林和氯吡格雷）并维持21 d，随后改为单药长期口服，替格瑞洛不适用于（代替阿司匹林）轻型卒中的急性期治疗。

5．抗凝治疗　对大多数急性缺血性脑卒中患者，不推荐无选择地早期进行抗凝治疗。关于少数特殊患者的抗凝治疗，可在谨慎评估风险/效益比后慎重选择。特殊情况下溶栓后还须抗凝治疗者，在24 h后使用抗凝药。

6．降纤治疗　对不适合溶栓并经过严格筛选的脑梗死患者，特别是高纤维蛋白血症者可选用降纤治疗。

7．扩容治疗　对一般缺血性脑卒中患者，不建议扩容。对于低血压或脑血流低灌注所致的急性脑梗死（如分水岭梗死）可考虑扩容治疗，但注意可能会加重脑水肿、心力衰竭等并发症。

8．神经保护剂　主要包括依达拉奉、胞磷胆碱、吡拉西坦等药物，根据具体情况个体化使用。

9．手术治疗　如对幕上大面积梗死所致颅内高压危象、脑疝者，可行去骨瓣减压术及硬脑膜扩张术；对于小脑梗死者，出现压迫脑干而导致神经功能恶化时，可行枕骨下去骨瓣减压术及硬脑膜扩张术，如合并梗阻性脑积水时，可同时行脑室引流术[22]。

10．其他治疗　包括高压氧、亚低温、中成药和针刺治疗，根据具体情况结合患者意愿决定是否选用。

11．急性期并发症及其他情况的防治　针对脑水肿与颅内压增高、梗死后出血性转化、癫痫、肺炎、排尿障碍与尿路感染、深静脉血栓形成和肺栓塞、压疮、吞咽困难和卒中后情感障碍予以相应处理[17]。

三、二级预防

缺血性脑卒中复发的风险较高，中国国家卒中注册调查（Chinese National Stroke Registry，CNSR）的结果显示：我国患者年复发率高达17.7%[23]。应充分利用现有的有循证医学证据的检查手段，对患者进行危险因素的筛查、复发风险的分层及病因诊断，并据此制订出具有针对性的个体化治疗方案，并尽早于急性期开始二级预防[9,24]。

1．危险因素调控　主要包括控制高血压、糖代谢异常和糖尿病、血脂异常、高同型半胱氨酸血症和睡眠呼吸暂停；戒烟等。

2．缺血性卒中复发危险的分层　目前多采用ESSEN评分

（Essen Stroke Risk Score，ESRS）（表 9-4）。

表 9-4 ESSEN 卒中风险评分（Essen Stroke Risk Score，ESRS）

危险因素	
年龄＜ 65 岁	0
年龄 65 ～ 75 岁	1
＞ 75 岁	2
高血压	1
糖尿病	1
既往心肌梗死	1
其他心血管疾病（除外心肌梗死和心房颤动）	1
周围血管病	1
吸烟	1
除本次事件外的既往 TIA 或缺血性卒中	1
总分	9

0 ～ 2 分：低危；3 ～ 6 分：高危；7 ～ 9 分：极高危

3．抗高血压

（1）对于未接受降压治疗的缺血性脑卒中患者，发病数天后如果收缩压≥ 140 mmHg 或舒张压≥ 90 mmHg，应启动降压治疗；既往有高血压病史且长期接受降压药物治疗的缺血性卒中，如果没有绝对禁忌，发病后数天应重新启动降压治疗。

（2）由于颅内大动脉粥样硬化性狭窄（狭窄率 70%～ 99%）导致的缺血性脑卒中，将其收缩压降至 140 mmHg 以下，舒张压降至 90 mmHg 以下 [9]。

（3）药物种类：推荐选择肾素 - 血管紧张素系统（Renin-Angiotensin System，RAS）阻滞药联合钙通道阻滞药（calcium channel blocker，CCB）或噻嗪类利尿药 [25]。

4．他汀降脂

（1）对于非心源性缺血性卒中患者，无论是否伴有其他动脉粥样硬化证据，应予高强度他汀类药物长期治疗，其目标值为 LDL-C 下降≥ 50%或 LDL-C ≤ 1.8 mmol/L（70 mg/dL）。

（2）由颅内（外）大动脉粥样硬化性狭窄（狭窄率 70% ～

99%）导致的缺血性卒中患者，给予高强度他汀类药物长期治疗，目标值为 LDL-C ≤ 1.8 mmol/L（70 mg/dl）[9]。

（3）对于经他汀类药物治疗效果不佳（LDL-C 仍高）或难以耐受者，可考虑联合依折麦布或 PCSK9 抑制药治疗[22]。

5．抗血小板聚集治疗

（1）对非心源性缺血性卒中，给予口服抗血小板聚集药物，首选阿司匹林（50 ~ 325 mg/d）或氯吡格雷（75 mg/d）单药治疗，其中阿司匹林单药治疗的最佳剂量为 75 ~ 150 mg/d。阿司匹林 / 缓释型双嘧达莫（25/200 mg，每日 2 次）或西洛他唑（100 mg，每日 2 次）可作为阿司匹林和氯吡格雷的替代用药。

（2）发病在 24 h 内，对于急性非心源性轻型卒中患者（NIHSS 评分≤ 3 分），应尽早给予阿司匹林联合氯吡格雷治疗 21 d[9]（最长 90 d[26]），同时应严密观察出血风险。此后可单用阿司匹林或氯吡格雷作为长期用药。

（3）发病 30 d 内伴有症状性颅内动脉严重狭窄（狭窄率 70%～99%）的缺血性卒中患者，应尽早给予阿司匹林联合氯吡格雷治疗 90 d，此后阿司匹林或氯吡格雷单药长期维持。

6．抗凝治疗

（1）对伴有 AF（包括阵发性）的缺血性卒中患者，给予华法林治疗，目标是维持国际标准化比率（International Normalized Ratio，INR）在 2.0 ~ 3.0。NOACs 可作为华法林的替代药物，包括达比加群、利伐沙班、阿哌沙班以及艾多沙班。

（2）伴有 AF 的缺血性卒中患者，可根据缺血的严重程度和出血转化的风险，选择抗凝时机，在出现神经功能症状 4 ~ 14 d 内给予抗凝治疗[9,22]，或者参考欧洲心脏学会（European society for Cardiology，ESC）（2016）推荐的“1-3-6-12 法则”启动抗凝治疗（图 9-2）[27]。

（3）药物选择：伴机械瓣膜或中至重度左心房室瓣狭窄 AF 者推荐使用华法林；非瓣膜性 AF 的卒中预防则选择 NOACs[28-30]，如其有口服抗凝药禁忌，则可进一步选择介入性左心耳（left atrial appendage，LAA）封堵术（WATCHMAN 封堵器）、外科房颤消融（surgical atrial ablation）或 LAA 切除术（均适用于同时接受心脏手术者）[30]。

（4）伴有急性心肌梗死伴左心室附壁血栓形成、单纯风湿性二

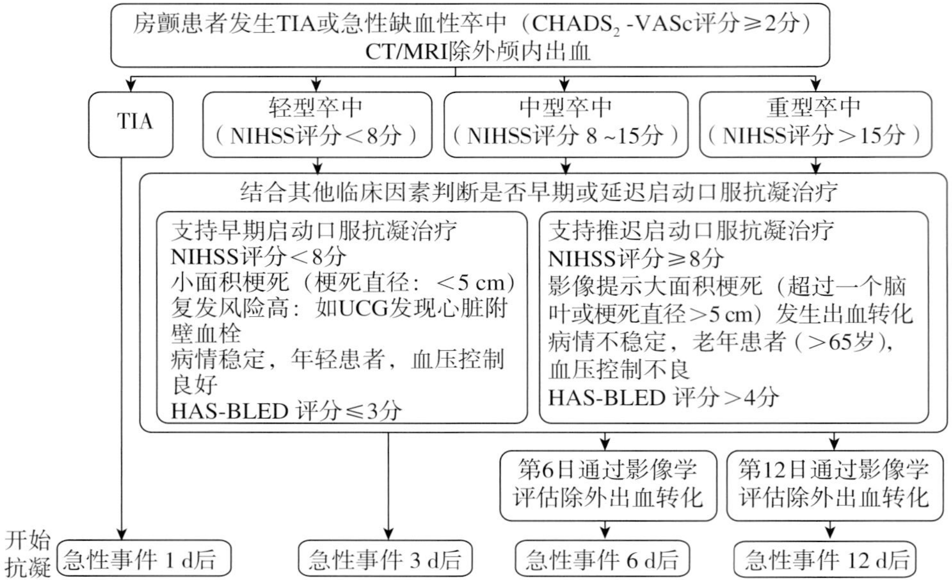

图 9-2 伴心房颤动（简称房颤）短暂性脑缺血发作（transient ischemic attack，TIA）或急性缺血性卒中的抗凝治疗流程

UCG：超声心电图

尖瓣病变、不伴有 AF 的非风湿性二尖瓣病变或其他瓣膜病变（如局部主动脉弓、二尖瓣环钙化、二尖瓣脱垂等）、人工心脏瓣膜置换的缺血性卒中患者，给予华法林抗凝（目标 INR 值为 2.5；范围 2.0 ~ 3.0）[9]。

7．手术和介入治疗

（1）6 个月内发生缺血性卒中合并同侧颈动脉颅外段严重狭窄（≥ 50%）适时进行 CEA 或 CAS 治疗，在 2 周内进行手术[7]，伴轻度非致残性卒中（mRS 评分为 0 ~ 2 分）的症状性颈动脉狭窄者则可更早进行（48 h ~ 7 d）[22]。

（2）症状性颅外椎动脉粥样硬化狭窄：内科药物治疗无效时，可选择支架置入术，内科药物辅助治疗。

（3）症状性锁骨下动脉狭窄或闭塞，或者动脉，或者头臂干病变：标准内科药物治疗无效且无手术禁忌时，可行支架置入术或外科手术治疗。

（4）症状性颅内动脉粥样硬化性狭窄≥ 70%的缺血性卒中，在标准内科药物治疗无效时，可选择血管内介入治疗作为辅助治疗手段[9]。

四、康复治疗

1．治疗原则　视病情稳定、神经功能障碍严重程度等情况进行个体化、全面的神经康复治疗，包括住院康复（早期康复）、康复中心康复（恢复期康复）、社区或家庭康复（慢性期康复）。

2．在病情稳定的情况下应尽早开始康复治疗，对轻到中度神经功能障碍者可在发病 24 h 后进行床边康复、早期离床期的康复训练，包括坐、站、走等活动。开始阶段每日至少 45 min 的康复训练，以循序渐进的方式延续，必要时在监护条件下进行[31,32]。

第四节　脑 出 血

脑出血（intracerebral hemorrhage，ICH）是指非外伤性脑实质内的出血，占我国全部脑卒中的 18.8% ~ 47.6%[33]。其最常见的病因是高血压，其他病因包括血液病、脑淀粉样血管病（cerebral amyloid angiopathy，CAA）、动脉瘤、动静脉畸形、烟雾病、血管炎、肿瘤、梗死后出血转化、静脉窦血栓形成、抗栓（抗血小板和抗凝）

或溶栓治疗等。

【临床特点】

1．常发生于 50 ~ 70 岁，男性略多见，年患病率为 126.34/10 万人（2016）[12]。

2．多在活动状态下（如情绪激动、用力排便、剧烈运动）急性起病，进展迅速，数分钟到数小时达高峰。

3．常有头痛、呕吐，可伴有血压增高、意识障碍和脑膜刺激征。

4．出现局灶性神经功能缺损症状和体征，因出血部位及出血量不同而临床特点各异。

（1）基底节区出血：以壳核出血多见，主要表现为“三偏”（偏瘫、偏盲、偏身感觉障碍），双眼凝视病变侧，累及主侧大脑半球时常伴失语；当出血量超过 30 ml 时，上述症状加重，意识障碍加深，鼾声明显，呕吐频繁（咖啡色胃内容物），常有双侧瞳孔不等大，甚至去大脑强直。

（2）丘脑出血：表现为对侧偏身瘫痪和感觉障碍、（丘脑性）共济失调，经皮质感觉性或混合性失语（优势半球侧）和行为异常，累及非优势侧时可出现疾病忽视、视空间忽视等。

（3）脑干出血：以脑桥出血最为常见，当出血量小（< 5 ml）时，多意识清楚，双眼向病变对侧凝视，有交叉性瘫痪；一旦出血量超过 5 ml 时，患者很快出现昏迷、四肢瘫痪、双侧针尖样瞳孔、中枢性高热、中枢性呼吸障碍，预后往往很差。

（4）小脑出血：多起病突然，意识清晰，以眩晕、频繁呕吐最为突出，述有枕部疼痛，查体示行动不稳、眼震、一侧肢体共济失调，多无肢体瘫痪；晚期随着病情加重，出现意识障碍乃至昏迷、双侧瞳孔散大、中枢性呼吸障碍、多数死于枕骨大孔疝。

（5）脑叶出血：常有头痛、呕吐、脑膜刺激征，局灶定位症状视出血脑叶的部位而不同，亦可出现多发性的脑叶出血。

（6）垂体出血：属于垂体卒中，主要表现为剧烈头痛、恶心呕吐，半数患者有视力下降和视野缺损；若血肿压迫下丘脑，可出现体温、呼吸、血压和心律异常；当向上压迫中脑时，表现为嗜睡、昏睡或昏迷[34]。

（7）脑室出血：常有头痛、呕吐、脑膜刺激征，以及局灶定位体征，通常无意识障碍；当脑室出血量大时，经常迅速出现昏迷、频繁呕吐、针尖样瞳孔、眼球分离斜视或浮动、四肢迟缓性瘫痪，可有去大脑强直、生命体征改变乃至死亡[14,15]。

【诊断】

一、脑出血的诊断

1．脑出血的诊断与评估 病史与体征、影像学检查、实验室检查、疾病诊断、解剖部位及病因分型等。

2．诊断标准[33] ①急性起病；②局灶性神经功能缺损症状和体征，少数为全面神经功能缺损，常伴有头痛、呕吐、血压升高及不同程度的意识障碍；③头颅CT或MRI显示出血灶；④排除非血管性脑部病因。

3．脑出血的（部位）分型

（1）基底节区出血：①壳核出血；②尾状核头出血。

（2）丘脑出血。

（3）脑叶出血：①额叶出血；②顶叶出血；③颞叶出血；④枕叶出血。

（4）脑干出血：①脑桥出血；②中脑出血；③延髓出血。

（5）垂体出血。

（6）小脑出血。

（7）脑室出血。

4．病因分型 简称“SMASH-U病因分型”，即血管结构性病变（structural vascular lesions）、药物（medication）、CAA、系统性疾病（systemic disease）、高血压（hypertension）和未知原因（undetermined），可进一步分为原发性和继发性脑出血：

（1）原发性脑出血：高血压性脑出血（占80%以上），少数为脑淀粉样变性及不明原因的脑出血。

（2）继发性脑出血：血管畸形、动脉瘤、凝血功能障碍、抗凝或抗血小板药物治疗后、溶栓治疗后、梗死后出血转化、血液病、烟雾病、原发性或转移性肿瘤、静脉窦血栓形成、血管炎、妊娠及其他明确的病因。

二、辅助检查

1．一般检查 血常规、肝肾功能、电解质、血脂、血糖、凝血、心肌缺血标志物、心电图、氧饱和度、*APOE* 基因与毒 / 药物检测[33]。

2．影像学检查

（1）CT 扫描：可快速诊断脑出血，显示为边界清楚的高密度影（CT 值为 75 ～ 80 Hu），在血肿被吸收后则为低密度影。此外，还可使用下列公式估算血肿的大小（扫描层厚 1 cm）：血肿量 =0.5 × 最大面积长轴（cm）× 最大面积短轴（cm）× 层面数。通过 CTA 可用于筛查有无脑血管畸形或动脉瘤，亦可通过 CTA 和增强 CT 的“点征（spot sign）”预测患者的血肿是否扩大[33]。

（2）头颅 MRI/MRA：在慢性出血及发现血管畸形、肿瘤、动脉瘤方面优于 CT，对脑出血病因的鉴别有帮助。

（3）DSA：能清晰显示脑血管各级分支及动脉瘤、畸形血管，通过了解血流动力学改变，为血管内栓塞治疗或外科手术治疗提供可靠的依据。

【鉴别诊断】

1．脑梗死　患者多有高血压、糖尿病病史，临床表现与脑出血类似，头颅 CT 可见脑实质内低密度灶，可资鉴别。

2．偏头痛　多起病于青春期，常有家族史，发作以偏侧头痛、呕吐等症状为主，而局灶性神经功能缺损少见，头颅 MRI 多无异常，可与之鉴别。

3．SAH　多在活动状态下发病，病情在短时间内达高峰，表现为头痛、恶心呕吐及脑膜刺激征，头颅 CT 可见脑池和脑沟内高密度灶，可资鉴别。

【治疗】

一、院前及院内治疗

1．院前急救　院前很难区别出脑出血还是脑梗死，如发病后迅速昏迷的患者，多数是脑出血。急救人员应进行简要评估和急救处理，并尽快就近送往有条件的医院，相应措施如下。

（1）首先确保呼吸道通畅：如有舌下坠，应取仰头位；如咽反射消失，可插入口咽管；如呼吸不规则，则应用面罩 - 气囊通气或气管插管。

（2）重点检查意识水平、瞳孔、呼吸、头痛、呕吐。

（3）转运途中可给以甘露醇脱水[15,33]。

2．内科治疗

（1）一般治疗：应常规进行生命体征观察和神经功能评估，尤其是持续心肺监护，包括袖带血压监测、心电图监测、氧饱和度监测。

（2）控制高血压：应综合分析患者血压升高的原因，再视情况决定是否进行降压治疗。通常情况下，当急性脑出血患者收缩压＞220 mmHg 时，应积极使用静脉降压药物；当患者收缩压为 150 ～ 220 mmHg 时，如无降压禁忌时，亦可快速降压至 130 ～ 140 mmHg[34]。

（3）血糖异常：加强血糖监测，将血糖水平应控制于 7.8 ～ 10.0 mmol/L，如血糖超过 10 mmol/L 时给予胰岛素治疗；如血糖低于 3.3 mmol/L 时，给予 10%～ 20%葡萄糖口服或注射治疗。

（4）体温：早期出现中枢性发热时，应予以降低体温处理。

（5）药物治疗：①止血治疗：包括重组Ⅶa 因子（recombinant factor Ⅶa，rF Ⅶ）、6- 氨基已酸和氨甲苯酸等，上述药物临床疗效尚不确定，且可能增加血栓栓塞的风险，不建议常规使用；②神经保护药及中药制剂：可试用依达拉奉、醒脑静等。

（6）病因治疗：①口服抗凝药相关脑出血，华法林相关出血，静脉注射维生素 K、新鲜冻干血浆，凝血酶原复合物（prothrombin complex concentrate，PCC）和 rFⅦa 可做备选；达比加群相关出血，静脉注射依达赛珠单抗（Idrucizumab）；利伐沙班或阿哌沙班相关出血，静脉注射 Andexanet α[35,36]。②肝素相关脑出血，静脉注射鱼精蛋白。③溶栓治疗相关的脑出血，静脉输入血小板（6 ～ 8 个单位）和包含凝血因子Ⅷ的冷沉淀物。④抗血小板药物相关脑出血，试用静脉输入血小板[37]。

3．并发症的治疗

（1）脑水肿和颅内压增高：静脉应用甘露醇、呋塞米、甘油果糖和（或）白蛋白[33]，但不推荐使用糖皮质激素[35]。

（2）痫性发作：给予抗癫痫药物（antiepileptic drug，AED）治疗。

（3）深静脉血栓形成（deep venous thrombosis，DVT）和肺栓塞：入院后应用气压泵装置，不推荐使用弹力袜预防；对于易发生 DVT

高危患者，在其出血停止后可考虑皮下注射小剂量低分子肝素或普通肝素预防[33]。

（4）其他：包括心脏或呼吸功能衰竭、（呼吸和泌尿系统）感染、急性心肌梗死、室性心律失常、消化道出血、急性肾损伤、电解质紊乱等，应分别予以对症处理[33,35]。

4．外科治疗

（1）脑实质出血：可采用开颅血肿清除术、微侵袭外科手术（minimal invasive surgery，MIS）或去骨瓣减压术，适应证包括：①对于出现神经功能恶化或脑干受压的小脑出血者，无论有无脑室梗阻所致脑积水，均应尽快手术清除血肿。②对于脑叶出血超过 30 ml 且距皮质表面 1 cm 范围内者，可考虑标准开颅术清除幕上血肿或 MIS 清除血肿。③发病 72 h 内、血肿体积 20 ~ 40 ml、格拉斯哥昏迷评分（Glasgow coma scale，GCS）＞ 9 分的幕上高血压性脑出血患者，经严格选择后可应用 MIS 联合或不联合溶栓药物液化引流清除血肿。④ 40 ml 以上重症脑出血，由于血肿占位效应导致意识障碍恶化者，可考虑 MIS 清除血肿。微创治疗应尽可能清除血肿，使治疗结束时残余血肿体积≤ 15 ml[33]。

（2）脑积水：对伴意识障碍者可行脑室引流。

（3）脑室出血：目前缺乏有足够循证医学证据的手术治疗方法，可尝试脑室插管引流，联合 rt-PA 溶解血块可能有效[33]。

二、脑出血复发的预防

1．对脑出血患者进行复发风险评估，相关因素包括高血压、脑叶出血（提示脑淀粉样血管病可能）、高龄、饮酒、接受抗凝治疗、*载脂蛋白*（apolipoprotein E，*ApoE*）ε2 或 ε4 等位基因携带者、MRI 显示多发微出血。

2．针对病因控制危险因素，包括避免过量饮酒、药物滥用或长期服用华法林治疗非瓣膜性 AF，戒烟、阻塞性睡眠呼吸暂停的治疗。

3．积极治疗高血压病，血压控制目标为＜ 130/80 mmHg[33]。

三、康复治疗

尽早开始多学科综合性康复治疗，采取适度的强化康复治疗措施并逐步合理地增加幅度[33,35]。

第五节 蛛网膜下腔出血

蛛网膜下腔出血（subarachnoid hemorrhage，SAH）是一种由于脑底部或脑表面血管破裂致使血液流入蛛网膜下隙引起相应临床表现的出血性脑血管病，占全部脑卒中的5%～10%[38]。临床上将SAH分为外伤性与非外伤性两大类，其中非外伤性SAH又称为自发性SAH，病因主要包括动脉瘤（85%）、中脑周围非动脉瘤性出血（perimesencephalic subarachnoid hemorrhage，PMSAH）、脑动静脉畸形（brain arteriovenous malformation，bAVM）、脑底异常血管网病、硬脑膜动静脉瘘、夹层动脉瘤、血管炎、颅内静脉系统血栓形成、结缔组织病、颅内肿瘤、血液病、凝血障碍性疾病及抗凝治疗并发症等，少数原因不明。此外，对于脑实质内、脑室出血，硬膜外或硬膜下血管破裂等血液穿破脑组织进入蛛网膜下隙者，则称为继发性SAH。

【临床表现】

1．SAH（尤其动脉瘤性）的好发年龄在40～60岁（平均≥50岁），也可发生于儿童或老年人，女性居多。国人的年患病率为2.0/10万人，低于欧美国家（4.2～22.7/10万人），患病率随年龄增大而升高[38]。

2．诱因　发病前多有明显诱因，如剧烈运动、过劳、激动、用力、排便、咳嗽、饮酒等，少数可在安静状态下发病。

3．典型临床表现　表现为突发的剧烈头痛、恶心、呕吐和脑膜刺激征（颈强直、Kernig征和Brudzinski征阳性），可伴局灶性神经功能缺损（脑神经麻痹、单瘫或轻偏瘫、感觉障碍等）、癫痫、意识障碍。

4．常见并发症　以动脉瘤又破裂引起的再出血最为常见，脑积水［急性（发病≤3 d）、亚急性（4～14 d）、慢性（2周后）］、血管痉挛/迟发性脑缺血（delayed cerebral ischemia，DCI）、癫痫等亦不少见；部分患者可发生脑性耗盐综合征（cerebral salt-wasting syndrome）或者抗利尿激素分泌不当综合征（syndrome of inappropriate secretion of antidiuretic hormone，SIADH）[39]。

5．特殊（非动脉瘤性）SAH　①自发性大脑凸面蛛网膜下腔出血（convexal subarachnoid hemorrhage，cSAH），为大脑凸面的非创伤性出血，位于1个或几个相邻脑沟内，不累及相邻的脑实质，不进入纵裂、侧裂、基底池或脑室[40]；② PMSAH，出血部位在中脑周围和环池内，而非侧裂和脑叶间裂[41]。

【诊断】

1．根据患者临床特点（突发头痛，伴恶心、呕吐、意识障碍、癫痫、脑膜刺激征阳性）、头颅CT示蛛网膜下隙高密度影，则可确诊。若症状不典型、头颅CT阴性，仍疑诊SAH，则应尽早行腰椎穿刺（lumbar puncture，LP）检查，如均匀血性脑脊液（cerebrospinal fluid，CSF）亦可确诊SAH。

2．影像学检查

（1）头颅CT：是确诊SAH的首选诊断方法。可发现脑池和脑沟内的高密度影，有时脑室也有高密度出血影。头颅CT平扫可显示bAVM潜在的特征性血管改变（如等密度或局部稍高密度、迂曲的血管结构，病变内可见散在的钙化灶）。

（2）CTA：可去除骨结构干扰，提升动脉瘤、bAVM诊出率[42]，尤其是动脉瘤。

（3）MRI和MRA：在SAH急性期，MRI的敏感度与CT相近，但在疾病亚急性期及慢性期，其诊断敏感度优于CT；三维时间飞跃法磁共振血管造影（three dimensional time of flight magnetic resonance angiography，3D-TOF-MRA）诊断颅内动脉瘤；MRI和MRA在诊断bAVM方面也有一定参考价值[38]。

（4）DSA：DSA是动脉瘤和bAVM诊断的金标准，须注意的是，20%～25%的aSAH患者首次DSA阴性，1周后复查DSA有1%～2%的上述患者可发现动脉瘤。

3．实验室和其他检查

（1）TCD：可追踪监测SAH后是否存在CVS。通常应每天行TCD检查。与其他检测方法相结合能提高其敏感性[43]。

（2）LP：对于疑诊SAH但CT结果阴性者，须进一步行LP检查。均匀血性的CSF支持SAH诊断，CSF黄变则提示陈旧性SAH。

（3）血液检查：应完善血常规、血糖、凝血功能、血气分析、心肌酶谱、肌钙蛋白等检查。

（4）心电图：SAH后常常合并心肌损伤，异常心电（如P波高尖、QT间期延长和T波增高等）。

4．临床分级　目前常用的临床分级评分量表包括 Hunt-Hess 量表（表 9-5）、改良 Fisher 量表（表 9-6）。

表 9-5　Hunt-Hess 量表

分数（分）	临床表现
1	无症状或轻度头痛、轻度颈项强直
2	中等至重度头痛、颈项强直或脑神经麻痹
3	嗜睡或混乱、轻度局灶性神经功能损害
4	昏迷、中等至重度偏瘫
5	深昏迷、去脑强直、濒死状态

表 9-6　改良 Fisher 量表

评分（分）	CT 表现	血管痉挛风险（%）
0	未见出血或仅脑室内出血或实质内出血	3
1	仅见基底池出血	14
2	仅见周边脑池或侧裂池出血	38
3	广泛蛛网膜下腔出血伴脑实质出血	57
4	基底池和周边脑池、侧裂池较厚积血	57

【鉴别诊断】

1．脑出血　脑出血多有高血压病史，伴有偏瘫、失语等局灶性神经功能缺损症状和体征，但昏迷时难以和 SAH 鉴别；原发性脑室出血与重症 SAH 临床难以鉴别；小脑出血、尾状核头出血等因无明显肢体瘫痪易与 SAH 混淆。详细的神经系统查体、头颅 CT 和 DSA 检查可协助鉴别。

2．颅内感染　各种类型的脑膜炎，如结核性、真菌性、细菌性和病毒性脑膜炎等，虽有头痛、呕吐和脑膜刺激征，但常先有发热，CSF 改变提示感染而非出血，CT 无出血征象可资鉴别。

3．瘤性卒中或颅内转移瘤　约 1.5%脑肿瘤可发生瘤性卒中，形成瘤内或瘤旁血肿合并 SAH，肿瘤颅内转移、脑膜癌病或 CNS 白血病有时可为血性 CSF，但可根据既往病史，CSF 检出肿瘤 / 癌细胞，头部 CT 可见肿瘤等予以鉴别。

【治疗】

1．一般处理及对症治疗

（1）安静休息，绝对卧床 4 ～ 6 周，避免用力和情绪刺激。

（2）维持生命体征稳定：密切监测生命体征的变化，保持气道通畅，重视心电监护，采取积极的预防措施，保护心功能，注意监测血压，保持在收缩压＜ 160 mmHg 和平均动脉压＞ 90 mmHg[38]。

（3）对症治疗：烦躁者予镇静药，头痛予镇痛药；痫性发作时可以短期采用 AED（地西泮、卡马西平或者丙戊酸钠）；积极治疗中枢性发热；可使用弹力袜或间断的充气压力装置预防深静脉血栓形成和肺栓塞，必要时可给以低分子肝素（在动脉瘤手术或栓塞 12 h 以后）；空腹血糖需控制在 10 mmol/L 以下，同时应避免低血糖；为降低颅内压，使用渗透性脱水药（甘露醇、甘油果糖等），亦可酌情选用呋塞米、白蛋白。适当补液补钠、预防低钠血症和低钾血症[44]。

2．动脉瘤的介入和外科手术治疗　动脉瘤血管内治疗主要包括动脉瘤栓塞术和血流导向装置（flow diverter，FD）置入术，前者包括单纯弹簧圈动脉瘤栓塞术、支架辅助弹簧圈动脉瘤栓塞术、球囊辅助弹簧圈动脉瘤栓塞术等。外科手术主要采用动脉瘤夹闭术。

3．脑动静脉畸形的治疗　可采用外科切除术、立体定向放射治疗（stereotactic radiosurgery，SRS）、血管内治疗（术前栓塞、完全性栓塞、SRS 治疗前栓塞、靶向栓塞和姑息性栓塞）。

4．预防再出血　对于动脉瘤性 SAH，可短期（＜ 72 h）使用抗纤溶药物（如 6- 氨基己酸或氨甲环酸）治疗；对于不明原因的 SAH、不愿意手术者亦可使用，但须谨防深静脉血栓形成。

5．防治并发症

（1）血管痉挛和迟发性脑缺血：使用尼莫地平治疗血管痉挛，维持体液平衡和正常循环血容量预防 DCI。TCD 技术用于检测血管痉挛的发生。

（2）脑积水：轻度的急、慢性脑积水可先行药物治疗（乙酰唑胺）[39]。对于动脉瘤性 SAH 伴发的急性症状性脑积水患者亦可行 CSF 分流术，对于动脉瘤性 SAH 导致的慢性症状性脑积水者采取永久性 CSF 分流术[38]。

第六节 颅内静脉和静脉窦血栓形成

颅内静脉和静脉窦血栓形成（cerebral venous sinus thrombosis，CVST）是一种由多种病因引起的以脑静脉回流受阻，常伴有 CSF 吸收障碍导致颅内高压为特征的特殊类型脑血病，临床上较为罕见，占全部脑卒中的 0.5% ~ 1.0% [45]，年患病率为 0.22 ~ 1.57/10 万人 [46,47]。CVST 好发部位包括上矢状窦、横窦、乙状窦、海绵窦、直窦和脑静脉，其病因包括遗传性高凝状态、围生期、感染、脱水、口服避孕药、内分泌（如甲亢）、血液病、抗磷脂综合征、肿瘤、创伤、脑动静脉畸形等因素，部分患者病因不明 [45,48,49]。

【临床表现】

1．CVST 在年轻人和儿童中更常发生，女性居多，60 岁以上年龄性别几无差异 [48]。

2．CVST 大多呈急性（≤ 48 h）或亚急性（≤ 1 个月）起病，极少数为慢性起病（＞ 1 个月），可有口服避孕药、遗传性或获得性血栓形成前状态、妊娠或产褥期、感染、肿瘤和血液病等诱因 [48,49]。

3．临床表现　头痛最为常见，见于 90% 患者，包括偏头痛、颅内压增高所致头痛、霹雳样头痛、耳痛或乳突部疼痛；40% 的患者出现局灶性或全面性痫性发作；其他表现则包括局灶性神经功能缺损（运动及感觉功能障碍、脑神经麻痹、失语及共济失调）、视觉障碍（视力下降、复视、视野缺损、视盘水肿等）、意识障碍和认知功能损害 [48]。

【诊断】

1．根据临床表现、实验室检查及影像学表现一般可以确诊。

2．影像学检查

（1）头颅 CT/CT 静脉造影（CT venography，CTV）：CT 的直接征象表现为绳索征、三角征、静脉窦高密度影像，而间接征象可表现为静脉性梗死、出血性梗死、大脑镰致密及小脑幕强化，CTV 主要表现为静脉系统充盈缺损、静脉窦壁的强化、侧支静脉开放和引流增加等 [49]。CT 平扫密度增高（CT 值＞ 50 Hu），可为绳索状。

（2）头颅 MRI/ 磁共振静脉造影（magnetic resonance venography，

MRV）

1）MRI 在急性期（1 ~ 5d）脑静脉窦内正常血流流空信号消失，且 T_1WI 上呈等信号，T_2WI 上呈低信号；在亚急性期（6 ~ 15d）T_1WI、T_2WI 均呈高信号；在慢性期（> 16 d）由于血管发生部分再通，流空效应重新出现，典型表现为在 T_1WI 低信号，T_2WI 呈低信号[45]。

2）MRV：直接征象表现为受累脑静脉窦完全闭塞、不规则狭窄及存在边缘不光滑的低信号，或者表现为发育正常的脑静脉窦高血流信号消失，或者表现为再通后形成边缘模糊且不规则的较低信号；间接征象为梗阻发生处有静脉侧支循环形成、引流静脉异常扩张。

3）DSA：是 CVST 诊断的“金标准”，但不是常规和首选的检查手段。主要表现为静脉窦完全被血栓阻塞，出现“空窦现象”。其他征象可以出现皮质静脉或深静脉显影不佳、头皮静脉和导静脉明显扩张、动静脉循环时间延长（主要是静脉期时间延长> 10 s），显示扩张迂曲的侧支循环形成和发生静脉逆流现象等征象[49]。

3．实验室检查

（1）实验室检查：凝血指标、D- 二聚体及抗体滴度升高。

（2）LP 检查压力常增高，颈静脉加压试验（压颈试验）可呈阳性。

【鉴别诊断】

1．脑梗死　患者多有高血压、糖尿病病史，临床上头痛少见，头颅 CT 可见脑实质内低密度灶，少见出血，MRV 可资鉴别。

2．脑出血　患者多有高血压病史，常在活动状态下发病，病情在短时间内达高峰，头颅 CT 可见脑实质内高密度灶，可与 CVST 鉴别。

3．颅内感染　临床上表现头痛、呕吐和脑膜刺激征，但常先有发热，CSF 性状改变提示感染改变，CT 无出血征象可资鉴别。

【治疗】

1．抗凝治疗　早期可使用普通肝素（按剂量调整）或低分子肝素，有研究表明后者优于前者[50]，常规使用 2 周，使活化部分凝血活酶时间（activated partial thromboplastin time，APTT）及激活全血凝血时间（activated clotting time of whole blood，ACT）延长至正常值的2倍；同期口服华法林，控制INR至2.0～3.0。对于病因明确且临床症状改善的患者，华法林可使用3个月；对于病因不明确的高凝状态者可服用华法林6～12个月；对于复发性CVST患者可考虑终身抗凝[49]。如有华法林禁忌时，可试用新型口服抗凝药（novel oral anticoagulants，NOACs）[48]。

2．溶栓和血管内治疗　如抗凝治疗无效，可考虑静脉窦接触性溶栓和（或）血管内机械取栓，后者包括切割血栓、球囊、保护伞及solitaire取栓等方法[49,51]。

3．外科手术　对于因脑疝将近而症状恶化迅速的患者，可考虑行颅骨切除术（craniectomy）减压[48]。

4．对症治疗

第七节　头颈部动脉粥样硬化

脑供血动脉的动脉粥样硬化性狭窄是缺血性卒中的独立危险因素，好发于血管分叉处，如颅外的颈内动脉起始或分叉部、锁骨下动脉和椎动脉起始部，以及颅内的MCA、ICA虹吸部或末端、基底动脉等部位。

【临床表现】

1．ICA狭窄　①颈内动脉狭窄程度＜50%者，可无临床缺血症状，或仅有头痛、头晕等轻微症状。②TIA，同侧单眼黑矇、一过性对侧肢体麻木无力、眩晕、共济失调等。

2．锁骨下动脉粥样硬化性狭窄　①大多数患者无临床症状。②椎-基底动脉缺血症状。③病变侧肢体缺血症状：表现为病变侧疼痛、无力、苍白、发凉，活动后症状加重，查体可见患肢桡动脉搏动弱，血压较正常侧降低20 mmHg。

3．颅内脑动脉狭窄　以MCA狭窄最常见，主要表现为：①无临床症状；②TIA，常表现为一侧肢体麻木无力或言语障碍；③脑梗死：视病变部位不同而出现相应的临床症状和体征。

【诊断】

1．头颈部动脉粥样硬化的影像学诊断　①血管超声诊断：颈动脉超声可检测颈动脉内 - 中膜厚度（intima-media thickness，IMT）及斑块性质，TCD 可通过测定血管内的血流速度来评估狭窄程度；②血管成像技术：CTA 可显示头颈部动脉斑块及其狭窄程度，高分辨 MRI 可检测斑块形态、性质和体积，而 MRA 则可显示血管狭窄程度；③ DSA：作为诊断头颈部动脉病变的金标准，可明确病变部位、血管狭窄程度及其范围，尤其是血流动力学和侧支循环的建立状况。

2．头颈部动脉斑块和狭窄的分类　按斑块性质分为动脉钙化斑块、溃疡型斑块、斑块内出血和斑块附壁血栓；根据狭窄程度分为轻（＜ 50%）、中（50%～ 69%）和重度狭窄（≥ 70%）。

3．头颈部动脉粥样硬化的诊断分类

（1）颅外动脉粥样硬化：①颈动脉内 - 中膜增厚；②颈动脉斑块；③动脉狭窄或闭塞。

（2）颅内动脉粥样硬化：动脉狭窄或闭塞。

（3）多发性头颈部动脉粥样硬化。

【治疗】

1．IMT 增厚　对于无缺血性卒中症状者，仅须控制危险因素；当血脂水平在正常范围时，不建议他汀类药物治疗；如近期发生脑卒中，则予以他汀类药物治疗。

2．颈动脉斑块　对于无缺血性卒中症状者，仅须控制危险因素；对于伴有易损斑块或狭窄率＞ 50%或者如近期发生脑卒中者，则予以他汀类药物治疗。

3．颅外动脉（颈动脉、椎动脉、锁骨下动脉或头臂动脉）狭窄　对于无症状者，仅须控制危险因素；有症状者，可予以药物治疗、CEA［颈动脉（狭窄率≥ 70%）、锁骨下动脉或头臂动脉（狭窄率＞ 70%）］或 CAS 治疗［(颈动脉（狭窄率≥ 70%）、椎动脉（狭窄率≥ 50%）、锁骨下动脉或头臂动脉（狭窄率＞ 70%）］。

4．颅内动脉狭窄　无症状者仅须控制危险因素；有症状者可予以药物治疗；对于介入手术风险较低者可采用血管内治疗[52]。

第八节　颅内动脉瘤

颅内动脉瘤（intracranial aneurysm）是颅内动脉血管由于先天

异常或后天损伤等因素导致局部的血管壁损害，在血流动力学负荷和其他因素作用下，逐渐扩张形成的异常膨出。颅内动脉瘤好发于颅底动脉 Willis 环，以前循环系统受累为主。作为临床常见的脑血管疾病，该病是引起 SAH 最常见的原因。

【临床表现】

1．发病年龄多在常见于 40 ～ 60 岁，女性多于男性，亚洲人群中颅内动脉瘤患病率为 2.5% ～ 3.0% [53]。

2．眶周疼痛　是最常见的首发症状，查体可见动眼神经麻痹、三叉神经麻痹、眼球突出、视野缺损、颅内血管杂音（病变侧收缩期吹风样杂音）。

3．颅内出血（intracranial haemorrhage）　主要表现为 SAH，但少数为脑（实质）出血或硬膜下血肿 [54]。

【诊断】

既往无明确高血压病史，突发自发性 SAH 时（具体诊断步骤见本章第五节），应首先怀疑颅内动脉瘤病因；进一步追问病史（如动眼神经麻痹），并及时进行血管影像学（头颅 CTA、MRA 或 DSA）检查，即可确诊。

【治疗】

1．内科治疗　详见本章第五节。

2．手术治疗　适用于破裂颅内动脉瘤的紧急开颅处理，包括锁孔入路或神经内镜下动脉瘤夹闭术。对于症状性未破裂动脉瘤，目前认为不论大小如何，只要引起相关神经系统症状和体征均应积极手术治疗 [55]。

3．介入治疗　可通过单纯弹簧圈栓塞、支架辅助弹簧圈、血流导向装置等技术 [56]。

第九节　颅内血管畸形

脑血管畸形被认为是脑血管发育异常，约占出生后异常的 4%，由不同病理类型组成，因此临床及影像学表现也不一样。按病理学分类主要将其分为脑动静脉畸形（包括动静脉瘘）、海绵状血管瘤（cavernous hemangioma，CH），静脉血管瘤、毛细血管扩张症（capillary telangiectases）四种不同类型。此外，亦包括 Sturge-Weber 综合征（Sturge-Weber syndrome，SWS，亦称脑面血管瘤病）、颈内动脉海绵窦瘘（internal carotid-cavernous sinus fistulas）等疾病。

【临床表现】

一、脑动静脉畸形

1．脑动静脉畸形（brain artenovenous malformation，BAVM）是颅内的动脉和静脉通过瘘管直接连接并且缠绕交错形成的异常血管团。

2．发病高峰年龄 20 ～ 40 岁，男女比例无明显差异。

3．多数患者表现颅内出血、癫痫发作和局灶性神经功能缺损。

4．部分患者可有一侧头痛、认知功能障碍 [57]。

二、硬脑膜动静脉瘘

1．硬脑膜动静脉瘘（dural arteriovenous fistula，DAVF）是指发生于硬脑膜动脉与硬脑膜静脉、脑静脉窦及皮质静脉间的异常动静脉吻合 [58]。

2．全身表现　头晕、头痛、智能减退，查体示球结膜充血和眼球突出，可闻及颅内血管杂音。

3．局灶性神经功能缺损症状和体征　癫痫、视物模糊，视野缩小、失语、肢体无力及二便失禁等 [59]。

三、海绵状血管瘤

1．颅内 CH 多见于 30 岁以下男性和 30 ～ 60 岁女性，女性发病明显多于男性。

2．最常见的临床表现　头痛、癫痫发作、颅内出血和无近期出血放射学证据的局灶性神经功能缺损 [60]。

四、静脉性血管畸形

1．静脉性血管畸形（即静脉畸形），亦称脑发育性静脉异常（developmental venous anomaly，DVA），包括静脉血管瘤、大脑大静脉畸形和静脉曲张，其中以静脉血管瘤最为常见。常为单发，可发生在任何年龄段，男性略多于女性，病变的部位最常见于额叶(40%)，尤其是侧脑室额角旁。

2．半数以上患者无明显症状，部分患者可有轻微的症状，包括头痛、抽搐、少量出血和局灶性神经功能缺损表现[61]。

五、毛细血管扩张症

1．该病非常少见，患者往往无任何临床症状。

2．有症状者多以血管性头痛为主要症状，或伴有血管杂音、脑实质出血或 SAH 等。可与海绵状血管瘤伴发[61]。

六、Sturge-Weber 综合征

1．Sturge-Weber 综合征（Sturge-Weber syndrome，SWS）患者多为儿童，常为单侧发病，无性别差异，

2．患者多为散发病例，部分呈家族性发病特点。

3．临床上主要表现为沿面部三叉神经区分布的毛细血管畸形、癫痫、对侧偏瘫、智力减退及青光眼等，部分患者伴隐睾、脊柱裂、卵圆孔未闭、口腔症状等[62]。

七、颈内动脉海绵窦瘘

1．颈内动脉海绵窦瘘是指颈内动脉海绵窦段或其分支破裂，与海绵窦之间形成异常的动静脉沟通。

2．多因外伤引起，称为外伤性颈动脉海绵窦瘘，其余无外伤史者称为自发性颈动脉海绵窦瘘。

3．主要的临床表现 ①搏动性突眼；②眼球震颤和杂音，触诊眼球有震颤感，于眼球、额眶部及颞部可闻及杂音，与脉搏一致，压迫病变侧颈总动脉可使杂音减弱或消失。③眼外肌麻痹，表现为复视、眼球固定；④进行性视力障碍[63]。

【诊断】

1．根据患者病史、临床表现，并结合影像学检查（CT/CTA 或 MRI/MRA）、脑血管造影做出诊断。

2．影像学检查 需要观察血管畸形的供血动脉、引流静脉（包括静脉窦是否增粗）、畸形血管本身，也就是畸形血管团、血管内有无血栓，还要观察血流的循环速度（即循环时间的改变）、脑组织内

是否有出血、钙化，以及邻近脑组织内出现的缺血、水肿乃至萎缩等慢性变化。

3．DSA　可显示畸形血管形态、病变血管的循环时间等详细资料，以利于手术方法的选择，是目前血管畸形诊断中的金标准。

【治疗】

1．动静脉畸形的治疗　非手术治疗、手术切除、血管内介入治疗和立体定向放疗（stereotatic radiotherapy，SRT），应根据Spetzler-Martin分级选择适宜治疗方案。其中A类（即原Ⅰ、Ⅱ级）的bAVM患者应积极行（显微外科）手术切除，B类（即原Ⅲ级）的bAVM患者应该采取个体化综合治疗（血管内栓塞、SRT、手术切除或多方式联合治疗）方案，而C类（原Ⅳ、Ⅴ级）患者采取非手术治疗[64]。

2．DAVF的治疗　非手术治疗、介入治疗、手术治疗等，其中介入栓塞治疗目前已成为治疗该病的首选方法。

3．CH的治疗　目前主张对无症状、偶发的颅内CH患者行非手术治疗[65]；对于出现癫痫者，除了常规使用抗痫药物外，应早期给予外科手术切除[66]，而立体定向放射外科手术可作为一种备选的方法[67]。

4．DVA的治疗　依据不同情况采用不同的治疗手段，如产生机械性压迫时，主要脑室引流、脑室脑池造瘘、血管神经减压术及非手术治疗；当DVA引流受阻产生了静脉窦血栓类似改变时，抗凝治疗为其首选；如DVA引流量的增加促进了出血风险，则主要采用手术、放疗及血管内栓塞治疗[68]。

5．毛细血管扩张症的治疗　大多数患者无症状，无须治疗。有症状者可给予对症治疗，若出现破裂出血，则根据血肿的大小及部位采用非手术治疗或手术治疗[69]。

6．SWS的治疗　目前SWS尚无有效根治方案，一般对各系统症状采取对症治疗：①面部血管畸形的治疗，激光治疗或药物（如糖皮质激素）封闭治疗；②神经系统症状的治疗：SWS伴发癫痫首选药物治疗，对于药物难治性癫痫或症状严重者可考虑手术治疗，常用术式有局灶皮质切除术、低功率双极电凝热灼术、半球切除术、胼胝体切断术等；③眼部症状的治疗：青光眼或脉络膜弥漫性血管畸形采用相应的眼科治疗[62]。

7．颈内动脉海绵窦瘘的治疗　血管内治疗目前已成为治疗的首选方法，包括可脱式球囊栓塞术、微弹簧圈栓塞术、微弹簧圈联合Onyx胶栓塞术、覆膜支架置入术。外科手术现已很少采用[70]。

第十节　中枢神经系统血管炎

一、原发性中枢神经系统血管炎

原发性中枢神经系统血管炎（primary angiitis of the central nervous system，PACNS）是一种主要累及脑实质、脊髓和软脑膜中小血管的炎性疾病，动脉和静脉均可受累。临床上罕见，年患病率估计为2.4例/100万人[71]。

【临床表现】

1．可发生于任何年龄，50岁是发病高峰，儿童偶见[72]，男性多于女性。

2．起病形式多样，可呈急性、进展性、慢性或隐袭起病，亚急性最常见，主要表现为进行性加重的精神症状和认知功能减退[72]。

3．其他症状　头痛、癫痫发作、局灶性神经功能缺损和脊髓病变，少数患者可有视神经炎[73,74]，但无系统性血管炎的表现（周围神经病、发热、体重减轻、皮疹等）。

【诊断】

1．依据临床表现、影像学和病理学检查做出PACNS的诊断，确诊PACNS须经脑活检，为诊断PACNS的“金标准”[76]，而血清学和CSF检查则无特异性[78,79]。

2．影像学检查

（1）头颅CT：1/3以上患者可显示不同程度的异常低密度病变，少数有出血，也可见及深部白质钙化。

（2）MRI：头颅MRI表现为多发的皮质、皮质下梗死，有时呈融合性的白质病变，在DWI上呈现高信号。部分患者表现为脑实质内血肿、脑实质多发微出血。轧增强后脑实质呈现多发小的强化病变、单发或多发大块强化病变，可伴水肿、小血管强化[75]，少数患者示软脑膜强化。脊髓MRI多表现为胸段受累，矢状位上可见及多发小片状的均匀强化。少数 PACNS 早期 MRI 表现正常。

（3）血管造影：当受累血管管径＜ 2 mm 时，脑血管造影常为阴性；当大血管受累时，常表现为双侧大脑半球多发的血管节段性狭窄和狭窄后的扩张，可呈现串珠样改变、向心或偏心性管腔狭窄、边缘锐利的多发性闭塞；有时可见及脊髓或脑血管的多发微动脉瘤。

3．脑组织活检　主要采用皮质下联合软脑膜的组织活检，典型改变包括原发性血管壁透壁损害和血管破坏性炎性反应。根据其病理表现可分为以下四型。

（1）肉芽肿性血管炎：最为常见，主要特征是以血管为中心的单核细胞浸润伴肉芽肿形成，肉芽肿可见于管壁全层，主要以淋巴细胞、巨噬细胞和浆细胞浸润为主，也可见朗格汉斯细胞（Langerhans cell）和巨细胞浸润。

（2）淋巴细胞学血管炎：次常见，突出表现是血管周围大量淋巴细胞及少量浆细胞浸润，后期可出现血管壁的扭曲和破坏，脑实质内炎性反应不明显。

（3）坏死性血管炎：主要累及小肌性动脉，表现为血管壁急性炎性反应，透壁样血管坏死和内弹力层破坏，多伴有 SAH。

（4）β 淀粉样蛋白相关性血管炎（Aβ-related angitis，ABRA）：占活检阳性 PACNS 的 1/4，常为软脑膜、皮质小血管周围巨细胞、淋巴细胞浸润性炎性反应，淀粉样蛋白沉积，可伴肉芽肿形成，也可见及局灶出血、纤维素样坏死、栓塞及再通[77]。

【鉴别诊断】

1．RCVS　表现为突发、剧烈雷击样头痛，迅速达高峰，通常持续 1 ～ 3 个月后自行恢复正常，血管成像或 DSA 显示颅内血管弥漫性节段性收缩狭窄，呈“串珠样”改变，可资鉴别。

2．脑肿瘤　PACNS 在影像学上可表现为团块样病变，需要与中枢神经系统（central nervous system，CNS）淋巴瘤、胶质瘤鉴别，脑活检有助于确诊。

3．遗传性内皮细胞病伴视网膜病变、肾病和卒中（hereditary endotheliopathy with retinopathy，nephropathy and stroke，HERNS）为常染色体显性遗传，以中小动脉病变为主，尤其累及视网膜、肾和脑血管，主要表现为进行性病程，反复脑卒中发作，可伴有痴呆、偏头痛、癫痫发作及精神症状。遗传史及基因检测有助于鉴别。

4．可逆性后部脑病综合征　病因多样，可因恶性高血压、子痫、肾衰竭或应用某些细胞毒性药物诱发，头颅 MRI 表现为双侧顶枕叶为主的血管源性水肿，多数患者可完全恢复，影像学病变基本消失，可资鉴别。

5．Susac 综合征　是一种罕见的自身免疫性血管病，累及脑、内耳、视网膜的小动脉，临床表现为亚急性脑病、听力受损和视网膜分支动脉阻塞"三联症"，神经影像学显示脑灰白质小病变，软脑膜强化，可与 PACNS 相鉴别。

【治疗】

1．急性发病时首选口服泼尼松［1 mg/(kg·d)］或静脉注射甲基泼尼松龙冲击治疗（1 g/d，持续 3 ~ 5 d），如效果不明显（2 周内），可加用环磷酰胺［口服，2 mg/(kg·d) 或静脉注射（1 g/m^2 体表面积，每个月 1 次)］治疗 3 ~ 6 个月，而后可口服吗替麦考酚酯、硫唑嘌呤、甲氨蝶呤等药物维持，多不超过 12 ~ 18 个月[78,79]。

2．肿瘤坏死因子 -α 拮抗药（如英夫利昔单抗）或利妥昔单抗在以下情况时可考虑使用　①上述治疗均无效或不耐受；②神经功能缺损持续不缓解或继续进展并经 MRI 证实；③使用足量激素及免疫抑制药治疗仍复发 2 次以上；④激素一旦减至 7.5 mg/d 时即复发[79,80]。

二、继发性中枢神经系统血管炎

继发性中枢神经系统血管炎（secondary angiitis of the central nervous system，SACNS）是一种由已知病因引起的 CNS 血管炎，发生于感染、系统性血管炎、自身免疫病（如结缔组织病）等疾病基础上，亦与肿瘤和药物等相关[81,82]。

【临床表现】

SACNS 的临床表现复杂多样，与 PACNS 相比周围神经系统受累更为多见（表 9-7）[83]。

表 9-7 继发性中枢神经系统血管炎的相关病因及其临床特征

疾病种类	主要表现
系统性血管炎	
Behcet 综合征	累及所有大小的动脉和静脉；口腔溃疡，眼部症状；CNS 受累占 10%～20%
结节性多动脉炎	累及中小动脉的坏死性血管炎，ANCA（−）。主要表现为系统性血管炎和慢性周围神经病，周围神经受累远多于 CNS
ANCA 相关性血管炎	周围神经系统远多于 CNS；Wegener 肉芽肿病：累及肺、肾；Churg-Strauss 综合征：哮喘、外周嗜酸性粒细胞增多、血管炎、鼻旁窦炎
巨细胞动脉炎	易累及眼动脉和颈内动脉、颈外动脉或椎动脉，多伴有风湿性多肌痛，发病年龄多＞50 岁，头痛起病
大动脉炎（Takayasu 动脉炎）	颈动脉狭窄、锁骨下动脉狭窄、椎动脉狭窄
冷球蛋白血症	血管炎或高黏滞综合征导致的 CNS 功能障碍
感染	
梅毒螺旋体	可累及脑、脊髓、脑（脊）膜，小动脉纤维化，易累及基底动脉和大脑中动脉的远端分支。多数梗死灶位于豆纹动脉供血区、血清 FTA-ABS 或梅毒免疫试验，脑脊液 VRDL（+）；脑脊液细胞数升高、蛋白升高、IgG 鞘内合成增加、寡克隆区带（±）
结核杆菌	蛛网膜下隙内凝胶状的渗出物，多位于颅底 / 脑桥前池。脑膜炎、局灶性血管炎症
带状疱疹病毒或巨细胞病毒	免疫功能正常者：累及大血管、三叉神经分布区皮疹；免疫功能缺陷者：累及小血管，多发血管狭窄、梗死、局灶性神经功能缺损
乙肝病毒或丙肝病毒	结节性多动脉炎和冷球蛋白血症
HIV	血管病 ± 血管炎。CNS 血管病、机会性感染或淋巴组织增殖性疾病
钩端螺旋体	肝炎和无菌性脑膜炎致炎性血管破裂导致蛛网膜下腔出血或脑出血
结缔组织病	
系统性红斑狼疮	典型的小血管病，导致微梗死
干燥综合征	眼干、口干、淋巴外浸润，周围神经受累远多于 CNS

续表

疾病种类	主要表现
类风湿性关节炎	血管炎和硬脑膜炎，周围神经受累远多于 CNS
硬皮病	肌病、三叉神经病
其他	
恶性疾病	霍奇金病和非霍奇金淋巴瘤、毛细胞白血病、血管内皮瘤病、恶变前的淋巴瘤样肉芽肿
副肿瘤综合征	周围神经损害，合并小细胞肺癌和淋巴瘤，可伴抗 -Hu 抗体（+）
药物	更易发生 RCVS；可卡因、安非他命、苯丙胺、大麻酚类、阿片类药物、继发诸如干燥综合征和白细胞破碎性血管炎（周围神经受累远多于 CNS）
Cogan 综合征	视力减退（角膜基质炎）、耳蜗前庭功能失调伴有系统性血管炎
Susac 综合征	视网膜病 / 视网膜分支动脉闭塞、听力丧失、脑病；血管病→多发微梗死
炎症	抗磷脂抗体综合征、神经结节病、炎性肠病、移植物抗宿主病

ANCA：抗中性粒细胞胞浆抗体；CNS：中枢神经系统；FTA-ABS：荧光密螺旋体抗体吸附实验；VRDL：性病研究实验室（即梅毒血清试验）；RCVS：可逆性脑血管收缩综合征；HIV：人类免疫缺陷病毒

【治疗】

1．治疗原发疾病

2．血管炎的治疗 以激素、环磷酰胺为主，方法同 PACNS。此外，生物制剂可用于不同病因者，如利妥昔单抗治疗抗中性粒细胞浆抗体相关性血管炎（anti-neutrophil cytoplasm antibody-associated vasculitis，AAV）]，肿瘤坏死因子 -α 拮抗药或托珠单抗（Tocilizumab）治疗神经 Behcet 综合征。如为感染相关的血管炎，则应首先考虑抗生素治疗，辅以免疫抑制药时须谨慎使用[82,84]。

第十一节　其他脑血管疾病

一、脑底异常血管网症（烟雾病）

烟雾病（moyamoya disease）是一种病因不明的、以双侧颈内动脉末端及ACA、MCA起始部慢性进行性狭窄或闭塞为特征，并继发颅底异常血管网形成的一种脑血管疾病[85]。烟雾综合征（moyamoya syndrome）是指由明确病因所致典型烟雾病特征的一类疾病总称，包括动脉粥样硬化、自身免疫性疾病、脑膜炎、多发性神经纤维瘤病、颅内肿瘤、唐氏综合征、头部外伤、放射性损伤、甲状腺功能亢进、Prader-Willi综合征、马方综合征、结节性硬化症、先天性巨结肠、Ⅰ型糖原贮积症、肾母细胞瘤、草酸盐沉积症、镰状细胞性贫血、球形细胞增多症、嗜酸细胞肉芽肿、Ⅱ型纤维蛋白原缺乏症、钩端螺旋体病、丙酮酸激酶缺乏症、肌纤维发育不良、成骨不全症、多囊肾、口服避孕药及药物中毒等[86]。

【临床表现】

1．烟雾病好发于东亚地区人群，发病年龄高峰在儿童和青壮年期，日本和韩国人群中女性多于男性，少数患者存在家族史[86]。

2．烟雾病和烟雾综合征的临床表现复杂多样，分为梗死型、出血型、TIA型、频发TIA型、癫痫型、头痛型和无症状型[87]。儿童和成年患者均以脑缺血（TIA或脑梗死）为主，而颅内出血多见于成年患者。

3．脑缺血症状最常见，如TIA、脑梗死，主要表现为运动神经功能障碍、感觉异常、癫痫发作等，情绪激动、哭闹会诱导TIA发作。脑梗死部位多位于皮质及皮质下区，常发生于额叶、颞叶、枕顶叶及边缘叶。

4．脑出血多见于成人烟雾病患者，脑出血部位为脑室、丘脑、纹状体等，少数可累及脑叶及蛛网膜下隙。

5．其他临床表现包括认知功能障碍、癫痫、不随意运动或头痛等。

【诊断】

（一）烟雾病的诊断

根据患者病史、临床表现，并结合辅助检查（头颅 MRI/MRA、DSA 等）做出诊断，其中 DSA 是诊断烟雾病和烟雾综合征的“金标准”。

（二）辅助检查

1．DSA 表现　①ICA 末端和（或）ACA 和（或）MCA 起始段狭窄或闭塞；②动脉相出现颅底异常血管网；③上述表现为双侧性，但双侧的病变分期可能不同（Suzuki 标准）[88]。

2．MRI 和 MRA 表现　①ICA 末端和（或）ACA 和（或）MCA 起始段狭窄或闭塞；②基底节区出现异常血管网（在 1 个扫描层面上发现基底节区有 2 个以上明显的血管流空影时，提示存在异常血管网）；③上述表现为双侧性，但双侧的病变分期可能不同[89]。

3．确诊烟雾病需排除的合并疾病　同前述。

4．对诊断有指导意义的病理学表现　①在 ICA 末端及其附近发现内膜增厚并引起管腔狭窄或闭塞，通常双侧均有；增生的内膜内偶见脂质沉积。②构成 Willis 动脉环的主要分支血管均可见由内膜增厚所致程度不等的管腔狭窄或闭塞；内弹力层不规则变厚或变薄断裂以及中膜变薄。③ Willis 动脉环可发现大量的小血管（开放的穿通支及自发吻合血管）。④软脑膜处可发现小血管网状聚集。

（三）诊断标准[85]

1．烟雾病的诊断标准　①成人患者具备上述诊断依据中的 1 或 2 + 3 可做出确切诊断。②儿童患者单侧脑血管病变 + 3 可做出确切诊断。③无脑血管造影的尸检病例可参考诊断依据中的 4。

* 值得注意的是，由于影像学技术的限制，使用 MRI/MRA 做出烟雾病的诊断只推荐应用于儿童及其他无法配合进行脑血管造影检查者，在评估自发代偿及制定手术方案等方面更应慎重。

2．烟雾综合征的诊断标准　单侧或双侧病变（可同时或单纯累及 PCA)，伴发上述诊断依据中所列的合并疾病者为烟雾综合征，或称为类烟雾病。

【治疗】

1．一般治疗　建议对基础疾病或合并疾病进行积极的药物治疗，对脑卒中的危险因素进行有效的控制和管理，如血管扩张药、抗血小板聚集及抗凝药物等，但需要警惕药物的不良作用。

2．手术治疗　颅内外血管重建手术是治疗烟雾病和烟雾综合征的主要方法，适应证包括：① Suzuki 分期≥Ⅱ期（Ⅴ～Ⅵ期患者，存在尚未建立自发代偿的颈外动脉分支者)；②有与疾病相关的脑缺血临床表现，或陈旧性脑梗死、微出血、脑白质变性及脑萎缩等缺血相关的脑实质损害；③与疾病相关的颅内出血，排除其他原因；④存在脑血流动力学损害的证据；⑤排除其他手术禁忌证。

3．对症治疗　癫痫发作时可合理使用 AED（如卡马西平)；头痛时可选择钙通道阻滞药（calcium channel blocker，CCB)。

二、可逆性脑血管收缩综合征

RCVS 是以霹雳样头痛（thunderclap headache）和脑动脉可逆性节段性收缩为特征的一组综合征，其发病可能系多种诱发因素（产后状态、偏头痛史、贫血、肾衰竭、卟啉症）参与的脑血管张力改变所致。

【临床表现】

1．好发于 20～50 岁女性患者，成年女性比男性多见，多为良性自限性病程，少数遗留永久性神经功能缺损。性生活、劳累、情绪激动、沐浴、Valsalva 动作、咳嗽时等可诱发。

2．临床上表现为突发头痛，程度剧烈，雷击样，1 min 内达高峰，通常于发病后 1～3 个月内自行恢复正常，可伴有畏光畏声、恶心呕吐、复视、血压升高。

3．部分患者出现局灶性神经功能缺损，包括偏瘫、感觉障碍、偏盲、皮质盲、失语、构音障碍、共济失调等。

4．少数患者有癫痫发作（多为全面性强直 - 阵挛发作)、SAH 以及可逆性脑水肿，类似于可逆性后部脑病综合征（posterior reversible encephalopathy syndrome，PRES）[90]。

【诊断】

（一）RCVS 诊断

根据患者病史、诱因、临床表现，并结合辅助检查（头颅 MRI/MRA、DSA 等）做出 RCVS 诊断，其中 DSA 是诊断该病的“金标准”。

（二）辅助检查

1．头颅 CT/CTA 早期通常无显著异常，发病 10 d 内的霹雳样头痛患者，首次 CTA 检查约 1/3 结果为阳性，特征性表现为颅内血管弥漫性节段性收缩狭窄，呈“串珠样”改变，一般在 3 个月内恢复正常。

2．头颅 MRI/MRA 在突发严重头痛数小时后即可显示皮质孤立性血管源性水肿和高信号血管征，MRA 所示与 CTA 类似。

3．DSA 是诊断的“金标准”，具有较高的灵敏度及分辨率，对 RCVS 早期诊断具有重要意义。

4．TCD 操作简单，多作为 RCVS 患者的初筛和随访工具。

（三）诊断标准 [91]

1．RCVS 的确诊标准

（1）任何新发头痛符合标准（3）。

（2）RCVS 已确诊。

（3）符合下列 2 项中的 1 项或 2 项，以证明存在因果关系：①头痛，伴有或不伴局灶性神经功能缺损和（或）癫痫发作，已行血管造影（表现为串珠样表现）；②头痛至少符合下列中的一项：霹雳样发作起始；由性行为、用力、Valsalva 动作、情绪变化、盆浴和（或）淋浴诱发；在发病 1 个月内持续存在或反复发作，在发病 1 个月后无新发明显头痛。

（4）具有以下 2 项之一：①头痛在发病 3 个月内缓解；②头痛未缓解但病程未超过 3 个月。

（5）不能用 ICHD -3 的其他诊断更好地解释。

2．很可能 RCVS 的诊断标准

（1）任何新发头痛符合标准（3）。

（2）疑诊 RCVS，但大脑血管造影正常。

（3）根据下列各项证据证实存在很可能的因果关系：①1个月内至少2次头痛，并伴下列所有3项：霹雳样发作，且在1 min内达到高峰；重度头痛；持续时间≥5 min。②至少有1次霹雳样头痛是由下列一项诱发：性行为（将要高潮或高潮时）；用力；Valsalva动作；情绪变化；盆浴和（或）淋浴诱发；弯腰。③发病1个月后，不再出现新发霹雳样头痛或其他明显头痛。

（4）具有以下2项之一：①头痛在发病3个月内缓解；②头痛未缓解但病程未超过3个月；

（5）不能用ICHD-3的其他诊断更好地解释。

【治疗】

避免诱因，予以解除脑血管痉挛治疗（尼莫地平或糖皮质激素）、对症处理（癫痫发作、高血压、脑卒中），并注意休息。

三、肌纤维发育不良

FMD是一种非动脉粥样硬化、非炎症性、特发性、节段性的血管性疾病，临床上少见。本病以动脉壁纤维及平滑肌细胞异常增生、弹力纤维破坏为病理特征，可累及全身中、小动脉。目前病因不明，可能与遗传、雌激素、自身免疫、感染、供应血管壁的血管缺陷致动脉壁缺血等因素有关，推测本病在先天性遗传缺陷基础上，在多种后天因素（雌激素、自身免疫、感染、供应血管功能缺陷）的作用下诱发。

【临床表现】

1．可发生于任何年龄，以青、中年人多，好发年龄20～60岁，女性居多。

2．临床表现多样，以血管狭窄为基础者可见肾动脉高压、脑梗死等；以动脉瘤为基础者可表现为SAH。

3．早期无明显症状或有不典型表现，如头痛、眩晕、耳鸣等[92]。

【诊断】

1．根据患者病史（如高血压、青年女性）、临床表现（脑卒中），并结合影像学检查（MRI/MRA、DSA等）做出诊断。

2．影像学检查是目前诊断本病的主要依据，将FMD分为三型，其中内膜型显示环状或狭管状狭窄，中膜型呈典型的血管串珠样改变，外膜型为血管瘤样改变[93]。

【治疗】

目前无特异性治疗方案，无症状者须定期复查，以脑梗死为表现者可予抗栓治疗，血管严重狭窄或动脉瘤者可行介入治疗，以出血为表现者按出血治疗。

四、脑淀粉样血管病

CAA是一种以皮质和软脑膜血管壁内β淀粉样蛋白沉积（amyloid-beta，Aβ）为特征，常见于老年人的脑小血管疾病，主要累及中小动脉，很少累及静脉。CAA分为散发型和遗传型两种形式。

【临床表现】

1．散发型CAA主要见于血压正常的老年人，发病年龄多为70～90岁；遗传型CAA是一种罕见的常染色体显性遗传疾病，发病年龄通常为30～70岁。

2．散发型CAA临床上以反复的自发性脑叶出血（颞顶枕叶为主，额叶次之）、进行性认知功能下降和痴呆、短暂性神经功能障碍为主要表现，经常伴急性凸面SAH或皮质表面含铁血黄素沉积（cortical superficial siderosis，CSS）[94]。遗传型CAA多在中年起病，以痴呆、复发性脑叶出血和白质脑病为特征[95]。

3．CAA相关炎症（CAA-related inflammation） 表现为亚急性病程，有头痛、癫痫、亚急性认知功能减退。

【诊断】

（一）CAA诊断

1．对于年龄大于55岁的反复性、自发性脑叶出血患者，首先应考虑CAA的可能，结合辅助检查（尸检或活检、影像学）做出诊断。

2．影像学 表现为脑微出血、脑白质疏松、凸面SAH、CSS、较小的皮质或皮质下梗死和半卵圆中心扩大的血管周围间隙等改变。头颅 CT 是检查脑叶出血的首选方法，MRI T_2 加权像（weighted imaging，WI）和磁敏感加权成像（susceptibility-weighted imaging，SWI）可检测出微出血和 CSS，DWI 则可测及急性或亚急性脑梗死。

3．病理学　以嗜酸性透明物质（eosinophilic hyaline material）-Aβ（$A\beta_{40}$ 成分）在血管壁、脑实质内的沉积为特征，可见及血管壁增厚、管腔狭窄、平滑肌细胞丢失、微动脉瘤形成、微出血、血液分解产物在血管周围间隙的沉积等[96]。

（二）CAA 诊断标准

依据 2010 年波士顿 CAA 标准[97]。

1．尸检确诊的 CAA　尸检病理证实为脑叶、皮质或皮质 - 皮质下出血和严重血管 Aβ 沉积，没有其他疾病的病理改变。

2．经组织病理学证实很可能的（probable）CAA　临床资料和病理组织（清除的血肿或皮质活检标本）证实为脑叶、皮质或皮质 - 皮质下的特征性出血和仅有某种程度的血管 Aβ 沉积，没有其他疾病的病理改变。

3．很可能的（probable）CAA　年龄≥ 55 岁，临床资料、MRI 或 CT 显示局限于脑叶、皮质或皮质 - 皮质下的多发出血（包括小脑），或单个脑叶、皮质或皮质 - 皮质下出血和局灶性或弥漫性脑表面含铁血黄素沉着（superficial siderosis，SS），没有其他原因引起的出血。

4．可能的 CAA　年龄≥ 55 岁，临床资料、MRI 或 CT 扫描显示单个脑叶、皮质、皮质 - 皮质下出血，或局限性或弥漫性 SS，没有其他原因引起的出血。

【治疗】

迄今尚无特异性治疗，主要围绕反复性脑出血和痴呆进行相应的处理，如血肿清除术[95]、尽量避免抗栓治疗[94]等。

五、伴有皮质下梗死及白质脑病的常染色体显性遗传性脑动脉病

CADASIL 是一种好发于中年人的、合并有皮质下梗死和脑白质变性的常染色体显性遗传性脑动脉病。该病系由 *NOTCH3* 基因突变所致，此基因突变干扰了受体的表达，影响血管平滑肌细胞的产生，进而造成该其退行性变。

【临床表现】

1．多数患者在中年发病，多无高血压史、糖尿病，常有家族史。

2．典型症状包括有先兆的偏头痛、脑缺血、血管性痴呆和精神症状。通常于早期出现偏头痛，之后出现反复发作的 TIA 或缺血性卒中（多为腔隙性脑梗死），随着病情进展出现步态异常、二便失禁和假性球麻痹，后期出现皮质下痴呆，伴有双相情感障碍、焦虑、抑郁等精神异常[98]。

3．部分患者可有癫痫发作、脊髓受损、帕金森病[99]等表现。

【诊断】

1．根据患者家族史、临床表现，并结合影像学、病理学检查、基因检测结果做出诊断。

2．头颅 MRI　皮质下脑白质内弥漫、对称性的长 T_1 长 T_2 异常信号，以外囊、前颞极、胼胝体为主，其中颞极和外囊白质病变被认为是此病的特征性改变[100]。

3．组织病理学　神经、肌肉、皮肤内小动脉管壁增厚、Notch3 胞外域（extracellular domain，ECD）染色阳性、血管平滑肌细胞基底膜颗粒状嗜锇物质（granular osmiophilic material，GOM）沉积，其中 GOM 沉积和退行性变的血管平滑肌细胞为该病的经典特征。

4．基因检测　主要测及 *NOTCH3* 基因的第 3、4 外显子突变。

【治疗】

目前尚无特异性的治疗方法，主要是对症状治疗。

六、伴有皮质下梗死及白质脑病的常染色体隐性遗传性脑动脉病

CARASIL 是一种青年期发病的罕见遗传性脑小血管病，*HTRA1* 基因突变是其直接的遗传学病因，该突变导致 HTRA1 蛋白酶活性丧失，不能抑制转化生长因子（transforming growth factors，TGF）-β 家族信号转导，进而引起脑小血管病变。

【临床表现】

1．病例报道多来自东亚地区（日本及中国）人群，男性多于女性，多于 20 ~ 40 岁起病[101]。

2．临床主要表现为反复发作的卒中、进行性运动和认知功能下降，并伴有秃发和腰痛等特征性症状，多无血管危险因素。

3．部分患者有情绪变化（冷漠和烦躁）、假性球麻痹、腱反射亢进、病理征、水平性眼球震颤、癫痫等改变。

【诊断】

1．当存在以下情况时应怀疑该病　①早发性白质脑病，出现锥体系和锥体外系症状，CT 或 MRI 证实存在广泛白质病变；②青少年期出现脱发；③早年出现急性复发性腰痛，腰椎 MRI 或 X 线检查显示脊柱僵直和椎间盘病变；④具有符合常染色体隐性遗传特点的家族史。进一步确诊该病还需进行 *HARAl* 基因检测[102]。

2．影像学检查　头颅 CT 或 MRI 显示多发腔隙性梗死，弥漫性双侧对称性脑室周围白质异常；亦可有颈椎和腰椎退行性改变。

3．组织病理学　缺乏特异性改变，主要累及脑白质和脑基底节的小动脉，可见到小动脉内膜增厚、中膜平滑肌细胞缺失和玻璃样变。

4．基因检测　可测及 *HTRA1* 基因突变。

【治疗】

目前尚无特异性的治疗方法，主要是对症状治疗。

七、头颈部动脉夹层

CAD 是指颈部动脉内膜撕裂导致血液流入其管壁内形成壁内血肿，继而引起动脉狭窄、闭塞或动脉瘤样改变，主要分为颈内动脉夹层（internal carotid artery dissection，ICAD）和椎动脉夹层（vertebral artery dissection，VAD）。CAD 年患病率为 2.6 ~ 3.0/10 万人，其中 ICAD 为 2.5 ~ 3.0/10 万人，VAD 发生率为 1.0 ~ 1.5/10 万人，13% ~ 16%患者为多发部位的动脉夹层。病因大多为自发性，少数患者有某些诱因，如骑马、咳嗽、擤鼻涕、打喷嚏、颈部按摩、举重、羽毛球、高尔夫球、网球、瑜伽及快速转颈等[103]。有观点认为，患者可能由于先天性的血管壁发育异常，使得其在正常的颈部活动或轻微外伤后易发生夹层病变。

【临床表现】

1．CAD 多发生于中青年，男女基本均等。

2．临床表现多样，多呈动脉瘤样改变，神经功能缺损通常较重，易发生 SAH。颈内动脉颅外段夹层是颈动脉夹层中最常见类型，倾向于血管狭窄或闭塞，易发生脑梗死。无管腔狭窄的夹层动脉瘤多以不全霍纳征和脑神经麻痹等局灶症状和体征为主，亦有少数 CAD 患者无临床症状。

3．ICAD 典型者表现为“三联症”：①一侧面部、头部或颈部疼痛，疼痛形式多样，为抽痛或刺痛样，单侧或双侧，如继发 SAH，则头痛更剧烈；②不全霍纳征，ICAD 患者表现为不全霍纳综合征，瞳孔缩小、眼睑下垂及眼球轻度内陷，但不出现面部无汗症状；③脑梗死，半数以上 ICAD 患者数小时或数天后出现脑或视网膜缺血症状。

4．VAD 好发于双侧椎动脉与基底动脉的交汇处，临床表现为：① SAH；②缺血症状，常见脑干梗死和 TIA（眩晕、耳鸣、吞咽困难、瘫痪等），偶可见颈段脊髓缺血症状；③疼痛：枕部或后颈部疼痛，少数患者还可表现病变侧上肢疼痛。

【诊断】

1．根据患者病史、临床表现、辅助检查（头颅 MRI/MRA、DSA 等）做出诊断，其中 DSA 是诊断头颈部动脉夹层的“金标准”。

2．辅助检查

（1）超声检查：①颈动脉超声，直接征象包括血管双腔改变（真腔与假腔形成）、血管壁间无回声的血肿信号以及动脉管腔中漂浮的内膜等；间接征象则包括血管狭窄、闭塞、血流速度减慢或升高、动脉搏动指数升高或降低、出现侧支血流及反向血流等；② TCD，可通过动脉血流速度测定和微栓子监测，间接获得 CAD 形成的信息。

（2）MRI/MRA：轴位 MRI 可在一定程度上观察血管壁或管腔的情况，压脂像可显示血管壁间的血肿，多偏心分布，呈曲线形、新月形，导致动脉血管外径增加，管腔偏心狭窄。MRA（尤其注射造影剂时）示血管夹层改变特征，如线样征、双腔征、动脉瘤样扩张、假性动脉瘤及血管狭窄闭塞。高分辨 MRI 可清楚显示血管壁横断面和管腔结构，有利于鉴别血管内血栓与血管壁血肿 [104]。

（3）CTA：可发现动脉血管壁改变、狭窄、闭塞、假性动脉瘤、内膜瓣、线样征及双腔征等征象。

（4）DSA：通常表现为血管串珠样狭窄或血管闭塞、血管变细（典型表现为鼠尾征、线样征）、假性动脉瘤、内膜瓣（内膜从动脉壁上撕裂）。

【治疗】

1．在 CAD 导致或伴发不同的临床病变（脑神经病变、脑梗死或 SAH 等）时，处理方案参照上述疾病的治疗原则。

2．在 CAD 形成的急性期，使用抗血小板或抗凝治疗，通常维持 3 ～ 6 个月。疗程结束时，如仍存在动脉夹层，则给予长期抗血小板药物治疗；对伴有结缔组织病、CAD 复发或有 CAD 家族史者，亦可长期抗血小板治疗 [103]。

3．抗血小板 / 抗凝治疗的选择

（1）血小板治疗：当存在卒中病情重（NIHSS 评分≥ 15 分）、伴有 ICAD、局部压迫症状不伴卒中 /TIA、伴有高出血风险的疾病及颅内侧支循环差时。

（2）抗凝治疗：当在抗血小板治疗时仍出现 TCD 短暂高信号（high intensity transient signals，HITS）、动脉闭塞 / 假性闭塞、同一血管支配区多发 TIA 或卒中及漂浮血栓时 [105]。

4．溶栓治疗　在 CAD 所致急性脑梗死发病 4.5 h 内可予以静脉注射 r-tPA 治疗 [106,107]。

5．血管内治疗或手术治疗　在积极药物治疗情况下仍有缺血事件发生时，可考虑血管内治疗 / 手术治疗 [108-110]。当 CAD 形成动脉瘤破裂引起 SAH 时，可予以血管内介入治疗（如夹层动脉近端闭塞、动脉瘤栓塞）和手术治疗（动脉瘤夹闭）。不鼓励血管内治疗 / 手术治疗无症状 CAD。

第十二节 无急性局灶性神经功能缺损症状的脑血管病

一、无症状性脑梗死

1．定义 亦称静止性脑梗死（silent cerebral infarction，SCI）或隐匿性脑梗死（silent brain infarction，SBI），是指患者没有明确的脑卒中或 TIA 既往病史，但在头颅 CT 或 MRI 检查时发现有与脑血管分布一致的脑梗死灶或脑软化灶，而临床上没有与病灶相关的神经功能缺损症状和体征。

2．患病率 在总体老年人中 SBI 的患病率为 8% ~ 28%，且随着年龄增长而增加。

3．危险因素 包括年龄、高血压、同型半胱氨酸、糖尿病、高脂血症、心血管疾病、慢性肾病等。

4．影像学 在 CT 或 MRI 上，SBI 病变的直径 > 13 mm，CT 表现为低密度影，MRI/T_2WI 和 FLAIR 上呈高信号，T_1WI 上为低信号。如为新近脑梗死，在 DWI 上呈高信号，慢性期则呈低信号。

5．诊断 具有卒中危险因素的中老年人，脑 CT 或 MRI 发现脑内软化灶，且无相关的临床表现者，既往亦无脑梗死或 TIA 病史时，应考虑为 SBI[111]。

6．转归 SBI 易发生症状性脑梗死、认知功能障碍及精神障碍、步态障碍[112]。

7．治疗 ①控制危险因素；②对于不伴有血管危险因素的单纯腔隙性梗死者，可随访观察；③对于伴有血管危险因素的 SBI 者，可酌情给予个体化的抗栓治疗，并予随访[1]。

二、脑微出血

1．定义 CMB 是指从脑小血管漏出的含铁血黄素在小血管周围的沉积，提示易出血的病理状态。其发病机制尚未完全明确，可能与高血压性血管损害及 CAA 相关，以上两种机制均会破坏血 - 脑屏障（blood-brain barrier，BBB）和神经血管单元，引起血液漏出和含铁血黄素沉积，最终形成 CMB。

2．流行病学 普通健康人群的 CMB 检出率为 4.7% ~ 23.5%，

CMB 检出率随年龄增长逐渐增加，60 ~ 69 岁为 17.8%，年龄≥ 80 岁的高龄老人为 38.8%；缺血性卒中患者的 CMB 检出率为 35% ~ 71 %，出血性卒中患者为 50 % ~ 80%，而在既往无任何脑血管病史的患者中，则约为 5% [113]。

3．危险因素　年龄增长、高血压、淀粉样变性、内皮细胞功能障碍、AF、药物（他汀类药物、抗栓药物）、基因多态性等 [114]。

4．临床表现　CMB 早期缺乏明显的临床症状。随着 CMB 的负担加重，可逐渐引起认知功能障碍、精神障碍 [115]。

5．影像学　T_2 梯度回波（gradient-recalled echo，GRE）或 SWI 序列显示小的、圆形或卵圆形、大小均一、直径＜ 10 mm 的低信号病变。

6．诊断　主要依据：① T_2 GRE（或 SWI）扫描所显示圆形或卵圆形低信号；②常规 T_1WI、T_2WI 上无高信号表现；③至少半数的低信号分布于脑实质；④除外其他可能相似的影像学表现，如钙化或铁沉积、骨结构、血管流空影等；⑤临床病史除外外伤所致的弥漫性轴索损伤 [116]。

7．转归　SBI 易发生脑出血。

8．治疗　主要控制其危险因素。

第十三节　脑小血管病

脑小血管病（cerebral small vessel disease，CSVD）是指颅内小血管病变所致临床、影像学和病理异常表现的综合征，主要累及颅内小的穿支动脉和微动脉（直径 40 ~ 200 μm）、毛细血管及小静脉 [117]。

【病因学分类】

1．小动脉硬化（arteriolosclerosis）　纤维素样坏死、脂质玻璃样变、微动脉粥样硬化、微动脉瘤、节段性动脉结构破坏。

2．散发性或遗传性脑淀粉样血管病。

3．遗传性或不同于脑淀粉样血管病的遗传性脑小血管疾病如 CADASIL、CARASIL、瑞典型遗传性多发梗死痴呆（hereditary multi-infarct dementia of the Swedish type）、遗传性脑视网膜血管病、遗传性内皮细胞病伴视网膜病变、肾病和卒中（hereditary endotheliopathy with retinopathy，nephropathy，and stroke，HERNS）、线粒体脑肌病伴乳酸血症和卒中样发作（mitochondrial encephalomyopathy，lactic acidosis and stroke-like episodes，MELAS）、Fabry 病、*COL4A1* 突变所致脑小血管病等。

4．炎症或免疫介导的小血管病　如 Wegener 肉芽肿、显微镜下多动脉炎、皮肤白细胞碎裂性血管炎（cutaneous leukocytoclastic angiitis）、冷球蛋白血症性血管炎（cryoglobulinaemic vasculitis）、过敏性紫癜（Henoch-Schönlein purpura）、Sneddon 综合征、Churg-Strauss 综合征、原发性中枢神经系统血管炎、继发于感染的神经系统血管炎、伴结缔组织病（系统性红斑狼疮、类风湿性血管炎、干燥综合征、硬皮病、皮肌炎）的神经系统血管炎等。

5．静脉胶原病　静脉胶原系统的脑小血管病。

6．其他小血管疾病　如放射后血管炎、阿尔茨海默病中非淀粉样微血管病等 [118]。

【临床表现】

1．认知功能下降和精神情感异常　最为常见，主要表现为注意力下降和执行功能障碍，包括信息处理速度降低、有效而持续的注意力减退、语言流利程度下降、延迟回忆能力下降等；相应的行为症状包括淡漠、抑郁、情绪不稳等 [119]。

2．缺血性或出血性卒中　以急性腔隙性梗死为主，表现为纯运动性轻偏瘫、纯感觉障碍、感觉 - 运动性卒中、构音障碍 - 手笨拙综合征、共济失调性轻偏瘫等。

3．步态异常和排尿障碍　步速减慢、拖地、两侧步长不等和步基增宽等，但无明显强直和震颤 [120]，排尿反应亢进（夜尿增多）、尿失禁。

【诊断】

1．临床诊断目前尚无统一标准，一般依据临床和影像学表现，并结合实验室检查综合评估后做出诊断，必要时可行病理学检查协助确诊。

2．影像学检查 [121,122]

（1）新发小的皮质下梗死（recent small subcortical infarct）：MRI 上表现为近期位于穿支动脉分布区的小梗死，即 T_1WI 低信号，

T_2WI、DWI 和 FLAIR 呈高信号，轴位切面显示急性期梗死直径 ≤ 20 mm。

（2）血管起源的白质高信号（white matter hyperintensity，WMH）：在 MRI 表现为脑白质中病变范围大小不等的异常信号，以 T_2 或 FLAIR 像高信号为其影像学特征。

（3）血管起源的腔隙性梗死（lacunar infarct，LI）：MRI 特征为 T_1WI 低信号，T_2WI 高信号；FLAIR 多表现为中心低信号，边缘常绕以高信号，部分病例可整个腔隙呈均匀高信号；直径在 3 ~ 15mm，多位于穿支动脉供血区，与既往急性皮质下小梗死或出血相关。

（4）脑微出血（cerebral microbleed）：在 MRI 上，T_2*GRE 或 SWI 序列中可见的圆形或卵圆形低信号病变（通常直径 2 ~ 5 mm，最大不超过 10 mm），好发于皮质、皮质下白质、基底节、丘脑、脑干和小脑。

（5）血管周围间隙（perivascular space）：表现为包绕血管、沿着血管走行的间隙，在平行于血管走行时呈线样，垂直于血管走行时，呈现圆形或卵圆形，直径通常 ≤ 2 ~ 3 mm，在 MRI 上病变呈 T_1 低信号、T_2 高信号和 FLAIR 低信号，类似于 CSF。

（6）脑萎缩：脑体积减小，但不包括脑梗死所致的局部体积减小。

3．实验室检查　各类病因相关的指标，如血清抗核抗体、抗双链 DNA 抗体、抗干燥综合征抗体（SSA、SSB）、抗中性粒细胞胞浆抗体（antineutrophil cytoplasmic antibody，ANCA）等；*NOTCH3*、*HTRA1*、*ApoE* 基因检测等。

4．病理学检查

（1）小动脉硬化（arteriolosclerosis）：最常见的病理改变包括微动脉粥样硬化（microatheroma）、脂质透明变性、纤维素样坏死及微动脉瘤。脑深部白质出血、微血管迂曲、毛细血管密度减少。

（2）其他：CAA、CADASIL 或其他单基因遗传性 CSVD、炎性血管病、线粒体脑肌病和 Fabry 病等各有不同的病理特征。

（3）脑组织的病理改变：①腔隙，常为多个病变（2 ~ 5 个），主要分布在豆状核、丘脑、额叶脑白质、脑桥、基底节、内囊和尾状核。②脑白质病变，肉眼下显示为局灶或融合成片的轻微脱色或软化；显微镜下病变区域存在多种改变，包括局灶性脑白质脱髓鞘、多灶性脑白质区微梗死（平均直径 0. 2 ~ 2. 9 mm）等。③脑微出血，血管周围可见新鲜红细胞、含铁血黄素颗粒沉积或吞噬含铁血黄素的巨噬细胞。④血管周围间隙扩大[123-126]。

【治疗】

1．病因治疗　针对各类病因（如 SLE、干燥综合征）予以相应治疗。

2．CSVD 引起的缺血性卒中　急性期治疗应以静脉溶栓、支持治疗和抗血小板聚集药物治疗为主，但需注意 CMB 和中重度 WMH 引起出血转化的风险[127,128]。

3．CSVD 的脑卒中二级预防　尚无可靠临床证据，新发症状性皮质下小梗死可考虑选用抗血小板单药治疗（阿司匹林、氯吡格雷或西洛他唑），不主张双抗[129,130]。

4．降压治疗　新发皮质下小梗死患者的血压应降至 130 mmHg 以下，但须注意不能过低[131,132]，可试用 CCB。

5．降脂治疗　目前尚存在争议，可试用小剂量他汀治疗。

6．认知和情感障碍的治疗　给予胆碱酯酶抑制药（多奈哌齐、卡巴拉汀、加兰他敏）[133-136]，亦可试用美金刚[137,138]。

（傅　瑜　刘广志　袁　鹏　范承哲　杨新建
高天理　刘日霞　钱怡宁）

参考文献

[1] 中华医学会神经病学分会，中华医学会神经病学分会脑血管病学组．中国脑血管疾病分类 2015 [J]．中华神经科杂志，2017，50（3）：168-171.

[2] Easton JD，Saver JL，Albers GW. Definition and evaluation of transient ischemic attack：a scientific statement for healthcare professionals from the American Heart Association/American Stroke Association Stroke Council；Council on Cardiovascular Surgery and Anesthesia；Council on Cardiovascular Radiology and Intervention；Council on Cardiovascular Nursing；and the Interdisciplinary Council on Peripheral Vascular Disease. The American Academy of Neurology affirms the value of this statement

as an educational tool for neurologists. Stroke, 2009, 40 (6): 2276-2293.

[3] Albers GW, Caplan LR, Easton JD, et al. Transient ischemic attack—proposal for a new definition. N Engl J Med, 2002, 347 (21): 1713-1716.

[4] 短暂性脑缺血发作中国专家共识组.短暂性脑缺血发作的中国专家共识更新版（2011 年）[J]. 中华内科杂志, 2011, 50 (6): 530-533.

[5] Feigin VL, Shishkin SV, Tzirkin GM, et al. A population-based study of transient ischemic attack incidence in Novosibirsk, Russia, 1987-1988 and 1996-1997. Stroke, 2000, 31 (1): 9-13.

[6] Brown RD Jr, Petty GW, O' Fallon WM, et al. Incidence of transient ischemic attack in Rochester, Minnesota, 1985-1989. Stroke, 1998, 29 (10): 2109-13.

[7] Coutts SB. Diagnosis and Management of Transient Ischemic Attack. Continuum (Minneap Minn). 2017, 23 (1, Cerebrovascular Disease): 82-92.

[8] Johnston SC, Rothwell PM, Nguyen-Huynh MN, et al. Validation and refinement of scores to predict very early stroke risk after transient ischaemic attack. Lancet, 2007, 369 (9558): 283-292.

[9] 中华医学会神经病学分会, 中华医学会神经病学分会脑血管病学组.中国缺血性脑卒中和短暂性脑缺血发作二级预防指南（2014）[J]. 中华神经科杂志, 2015, 48 (4): 258-273.

[10] Wang W, Jiang B, Sun H, et al. Prevalence, Incidence, and Mortality of Stroke in China: Results from a Nationwide Population-Based Survey of 480 687 Adults. Circulation, 2017, 135 (8): 759-771.

[11] Wang D, Liu J, Liu M, et al. Patterns of Stroke Between University Hospitals and Nonuniversity Hospitals in Mainland China: Prospective Multicenter Hospital-Based Registry Study. World Neurosurg, 2017, 98: 258-265.

[12] 王陇德.中国脑卒中防治报告（2018）[M]. 北京: 人民卫生出版社, 2018: 1-2.

[13] 孙吉山, 宿英英.基底动脉尖综合征 [J]. 临床神经病学杂志,

2000，13（6）：373-374.
[14] 崔丽英 . 神经内科诊疗常规［M］. 北京：人民卫生出版社，2004：92-137.
[15] 刘广志，脑卒中［M］. // 朱继红 . 急诊医学 . 北京：北京大学医学出版社，2015：240-245.
[16] Jamesf Toole.Cerebrovascular disorder［M］. 5th edtion. Philadelphia：Lippincott Williams& Wilkins，1998：129-160.
[17] 中华医学会神经病学分会，中华医学会神经病学分会脑血管病学组 . 中国急性缺血性脑卒中诊治指南 2018［J］. 中华神经科杂志，2018，51（9）：666-682.
[18] Adams HP Jr，Bendixen BH，Kappelle LJ，et al. Classification of subtype of acute ischemic stroke. Definitions for use in a multicenter clinical trial. TOAST. Trial of Org 10172 in Acute Stroke Treatment. Stroke，1993，24（1）：35-41.
[19] Caplan LR.Lacunar infarction and small vessel disease：pathology and pathophysiology. J Stroke，2015，17（1）：2-6.
[20] 中华医学会神经病学分会，中华医学会神经病学分会脑血管病学组 . 中国脑血管病一级预防指南 2019[J]. 中华神经科杂志，2019，52（9）：684-709.
[21] Hasan TF，Rabinstein AA，Middlebrooks EH，et al. Diagnosis and Management of Acute Ischemic Stroke. Mayo Clin Proc，2018，93（4）：523-538.
[22] Powers WJ，Rabinstein AA，Ackerson T，et al.Guidelines for the Early Management of Patients With Acute Ischemic Stroke：2019 Update to the 2018 Guidelines for the Early Management of Acute Ischemic Stroke：A Guideline for Healthcare Professionals From the American Heart Association/American Stroke Association. Stroke，2019，50（12）：e344-e418.
[23] Wang Y，Xu J，Zhao X，et al.Association of hypertension with stroke recurrence depends on ischemic stroke subtype. Stroke，2013，44（5）：1232-1237.
[24] 中华医学会神经病学分会脑血管病学组缺血性脑卒中二级预防指南撰写组 . 中国缺血性脑卒中和短暂性脑缺血发作二级预防指南（2010）［J］. 中华神经科杂志，2010，43（2）：154-160.

[25] Williams B，Mancia G，Spiering W，et al. 2018 ESC/ESH Guidelines for the management of arterial hypertension. Eur Heart J，2018，39（33）：3021-3104.
[26] Johnston SC，Easton JD，Farrant M，et al. Clopidogrel and Aspirin in Acute Ischemic Stroke and High-Risk TIA. N Engl J Med，2018，379（3）：215-225.
[27] Kirchhof P，Benussi S，Kotecha D，et al. 2016 ESC Guidelines for the management of atrial fibrillation developed in collaboration with EACTS. Eur J Cardiothorac Surg，2016，50（5）：e1-e88.
[28] Barnes GD，Kurtz B. Direct oral anticoagulants：unique properties and practical approaches to management. Heart，2016，102（20）：1620-1626.
[29] Hindricks G，Potpara T，Dagres N，et al. 2020 ESC Guidelines for the diagnosis and management of atrial fibrillation developed in collaboration with the European Association of Cardio-Thoracic Surgery（EACTS）. Eur Heart J，2020 Aug 29：ehaa612. doi：10.1093/eurheartj/ehaa612. Online ahead of print.
[30] January CT，Wann LS，Calkins H，et al. 2019 AHA/ACC/HRS Focused Update of the 2014 AHA/ACC/HRS Guideline for the Management of Patients With Atrial Fibrillation：A Report of the American College of Cardiology/American Heart Association Task Force on Clinical Practice Guidelines and the Heart Rhythm Society. J Am Coll Cardiol，2019，74（1）：104-132.
[31] 中华医学会神经病学分会，中华医学会神经病学分会神经康复学组，中华医学会神经病学分会脑血管病学组 . 中国脑卒中早期康复治疗指南 [J]. 中华神经科杂志，2017，50（6）：405-412.
[32] 张通，赵军，白玉龙，等 . 中国脑血管病临床管理指南（节选版）——卒中康复管理 [J]. 中国卒中杂志，2019，14（8）：823-831.
[33] 中华医学会神经病学分会，中华医学会神经病学分会脑血管病学组 . 中国脑出血诊治指南（2019）[J]. 中华神经科杂志，2019，52（12）：994-1005.
[34] 顾锋 . 垂体危象及垂体卒中 [J]. 国外医学（内分泌学分册），2005，25（6）：433-435.

[35] Hemphill JC 3rd，Greenberg SM，Anderson CS，et al. Guidelines for the Management of Spontaneous Intracerebral Hemorrhage：A Guideline for Healthcare Professionals From the American Heart Association/American Stroke Association. Stroke，2015，46（7）：2032-2060.

[36] January CT，Wann LS，Calkins H，et al. 2019 AHA/ACC/HRS Focused Update of the 2014 AHA/ACC/HRS Guideline for the Management of Patients With Atrial Fibrillation：A Report of the American College of Cardiology/American Heart Association Task Force on Clinical Practice Guidelines and the Heart Rhythm Society in Collaboration with the Society of Thoracic Surgeons. Circulation，2019，140（2）：e125-e151.

[37] Kim JY，Bae HJ. Spontaneous Intracerebral Hemorrhage：Management. J Stroke，2017，19（1）：28-39.

[38] 中华医学会神经病学分会，中华医学会神经病学分会脑血管病学组，中华医学会神经病学分会神经血管介入协作组．中国蛛网膜下腔出血诊治指南2019［J］．中华神经科杂志，2019，52（12）：1006-1021.

[39] 张伟平，屈洪党．蛛网膜下腔出血的诊断与治疗．中华全科医学，2019；17（3）：345-346.

[40] Beitzke M，Gattringer T，Enzinger C，et al. Clinical presentation，etiology，and long-Term prognosis in patients with nontraumatic convexal subarachnoid hemorrhage［J］．Stroke，2011，42（11）：3055-3060.

[41] 姜睿璇，张娟，边立衡．2013年欧洲卒中组织关于颅内动脉瘤及蛛网膜下腔出血的管理指南（第二部分）［J］．中国卒中杂志，2014，（7）：605-612.

[42] Guo Z C，Song L，Chang S Z，et al.Digital subtraction CT angiography for the detection of posterior inferior cerebellar artery aneurysms：comparison with digital subtraction angiography. Eur Radiol，2017，27（9）：3744-3751.

[43] SadahiroH，ShiraoS，YonedaH，et al. Decreased flow velocity with transcranial color-coded Duplex sonography correlates with delayed cerebral ischemia due to peripheral vasospasm of themiddle

cerebral artery.J Stroke Cerebrovasc Dis，2016，25（10）：2352-2359.

[44] 中华医学会神经病学分会，中华医学会神经病学分会脑血管病学组．中国蛛网膜下腔出血诊治指南2015 [J]．中华神经科杂志，2016，49（3）：182-191.

[45] 中华医学会神经病学分会，中华医学会神经病学分会脑血管病学组．中国颅内静脉系统血栓形成诊断和治疗指南2015 [J]．中华神经科杂志，2015，48（10）：819-829.

[46] Coutinho JM，Zuurbier SM，Aramideh M，et al. The incidence of cerebral venous thrombosis：a cross-sectional study. Stroke，2012，43（12）：3375-3377.

[47] Devasagayam S，Wyatt B，Leyden J，et al. Cerebral Venous Sinus Thrombosis Incidence Is Higher Than Previously Thought：A Retrospective Population-Based Study. Stroke，2016，47（9）：2180-2.

[48] Behrouzi R，Punter M. Diagnosis and management of cerebral venous thrombosis. Clin Med（Lond），2018，18（1）：75-79.

[49] 静脉和静脉窦血栓形成诊治的多中心专家共识组．颅内静脉和静脉窦血栓形成诊治的中国专家共识 [J]．中华内科杂志，2013，52（12）：1088-1091.

[50] Misra UK，Kalita J，Chandra S，et al. Low molecular weight heparin versus unfractionated heparin in cerebral venous sinus thrombosis：a randomized controlled trial. Eur J Neurol，2012，19（7）：1030-1036.

[51] Luo Y，Tian X，Wang X. Diagnosis and Treatment of Cerebral Venous Thrombosis：A Review. Front Aging Neurosci，2018，10：2.

[52] 中华医学会神经病学分会，中华医学会神经病学分会脑血管病学组．中国头颈部动脉粥样硬化诊治共识 [J]．中华神经科杂志，2017，50（8）：572-578.

[53] Uiiie H，Sato K，Onda H，et a1.Clinical analysis of incidentally discovered unruptured aneurysms. Stroke，1993，24（12）：1850-1856.

[54] 崔丽英．神经内科诊疗常规 [M]．北京：人民卫生出版社，2004：123-126.

[55] 中华医学会神经外科学分会神经介入学组．颅内动脉瘤血管内介入治疗中国专家共识（2013）[J]．中华医学杂志，2013，93（39）：3093-3103.
[56] 黄永旺．颅内动脉瘤的治疗新进展[J]．中外医疗，2019，38(18)：192-195.
[57] 冷冰，高超．颅内动-静脉畸形治疗面临的困境与挑战[J]．中国现代神经疾病杂志，2016，16（12）：818-821.
[58] Newton TH，Cronqfig S.Involvement of dural arteries in intracranial arteriovenous malformations. Radiology，1969，93(5)：1071-1078.
[59] 王聪，李丹，臧卫周，等．硬脑膜动静脉瘘致快速进展性认知障碍一例报道[J]．中华神经医学杂志，2018，17（4）：412-414.
[60] 王林，姚远．颅内海绵状血管瘤的临床进展[J]．浙江医学，2018，40（13）：1419-1423.
[61] 戴建平，朱明旺．颅内血管畸形[J]．中国医学计算机成像杂志，2000，6（1）：44.
[62] 王璐颖，霍然．Sturge-Weber 综合征特点及诊断治疗研究进展[J]．中国美容整形外科杂志，2016，27（6）：329-333.
[63] 郝晓光．颈动脉海绵窦瘘[J]．山东医药，2006，46（15）：77-78.
[64] Spetzler RF，Ponce FA. A 3-tier classification of cerebral arteriovenous malformations. Clinical article. J Neurosurg，2011，114（3）：842-849.
[65] Dalyai RT，Ghobrial G，Awad I，et al. Management of incidental cavernous malformations：a review.Neurosurg Focus，2011，31（6）：E5.
[66] Rosenow F，Alonso-Vanegas MA，Baumgartner C，et al. Cavernoma-related epilepsy：review and recommendations for management--report of the Surgical Task Force of the ILAE Commission on Therapeutic Strategies. Epilepsia，2013，54（12）：2025-2035.
[67] Sager O，Beyzadeoglu M，Dincoglan F，et al. Evaluation of linear accelerator（LINAC）-based stereotactic radiosurgery（SRS）for cerebral cavernous malformations：a 15-year single-center

experience. Ann Saudi Med，2014，34（1）：54-58.

[68] 李克，刘永晟，王峰．脑发育性静脉异常的研究进展 [J]．中国脑血管病杂志，2010，7（5）：270-273.

[69] 黄小钦，樊春秋，贾建平．大脑半球毛细血管扩张症临床特点分析 [J]．神经疾病与精神卫生，2010，10（3）：269-271.

[70] 赵浩，潘文龙，沈春森，等．自发性颈内动脉海绵窦瘘临床诊治研究进展 [J]．中华神经创伤外科电子杂志，2018，4（1）：50-52.

[71] Berlit P，Kraemer M. Cerebral vasculitis in adults：what are the steps in order to establish the diagnosis? Red flags and pitfalls. Clin Exp Immunol，2014，175（3）：419-424.

[72] Giannini C，Salvarani C，Hunder G，et al. Primary central nervous system vasculitis：pathology and mechanisms. Acta Neuropathol，2012，123（6）：759-772.

[73] Salvarani C，Brown RD Jr，Christianson T，et al. An update of the Mayo clinic cohort of patients with adult primary central nervous system vasculitis：description of 163 patients. Medicine (Baltimore)，2015，94（21）：e738.

[74] de boysson H，Zuber M，Naggara O，et al. Primary angiitis of the central nervous system：description of the first fifty-two adults enrolled in the French cohort of patients with primary vasculitis of the central nervous system. Arthristis Rheumatol，2014，66（5）：1315-1326.

[75] Boulouis G，de Boysson H，Zuber M，et al. Primary angiitis of the central nervous system：Magnetic resonance imaging spectrum of parenchymal，meningeal，and vascular lesions at baseline. Stroke，2017；48（5）：1248-1255.

[76] Salvarani C，Brown RD Jr，Calamia KT，et al. Primary central nervous system vasculitis：Analysis of 101 patients. Ann Neurol，2007，62（5）：442-451.

[77] Tamargo Rj，Connolly ES jr，McKhann GM，et al. Clinicopathological review：primary angiitis of the central nervous system in association with cerebral amyloid angiopathy. Neurosurgery，2003；53（1）：136-143.

[78] Jacob S. Primary angiitis of the central nervous system（PACNS）- a rare and serious, but treatable entity. Neurol India, 2019, 67（3）: 942-944.

[79] 原发性中枢神经系统血管炎诊断和治疗中国专家共识．中国神经免疫学和神经病学杂志，2017，24：229-239.

[80] Recommendations of the Italian Society of Rheumatology for the treatment of the primary large-vessel vasculitis with biological agents.Pipitone N，Olivieri I，Salvarani C；Italian Society of Rheumatology.Clin Exp Rheumatol，2012，30（1 Suppl 70）：S139-S161.

[81] Hajj-Ali RA，Calabrese LH.Diagnosis and classification of central nervous system vasculitis. J Autoimmun，2014，48-49：149-152.

[82] Wan C，Su H.A Closer Look at Angiitis of the central nervous system. Neurosciences（Riyadh），2017，22（4）：247-254.

[83] Westover MB, DeCroos EC, Awad K, et al. Pocket Neurology［M］. 2nd edition. China：Wolters Kluwer，2016：186-187.

[84] Salvarani C1，Pipitone N，Hunder GG. Management of primary and secondary central nervous system vasculitis.Curr Opin Rheumatol，2016，28（1）：21-28.

[85] 烟雾病和烟雾综合征诊断与治疗中国专家共识编写组，国家卫生计生委脑卒中防治专家委员会缺血性卒中外科专业委员会．烟雾病和烟雾综合征诊断与治疗中国专家共识（2017）[J]．中华神经外科杂志，2017，33（6）：541-547.

[86] 付雄洁，曾翰海，芦晓阳，等．烟雾病和烟雾综合征［J］．浙江医学，2017，39（23）：2175-2178.

[87] Research Committee on the Pathology and Treatment of Spontaneous Occlusion of the Circle of Willis．Health Labour Sciences Research G rant for Research on Measures for Intractable Diseases Guidelines for diagnosis and treatment of moyamoya disease（spontaneous occlusion of the circle of Willis）．Neurol Med Chir（Tokyo），2012，52（5）：245-266.

[88] Suzuki J，Takaku A．Cerebrovascular "moyamoya disease". Disease showing abnormal net-like vessels in base of brain.Arch Neuro1，1969，20（3）：288-299.

[89] KikutaK，Takagi Y，Nozaki K，et a1.The presence of multiple microbleeds as a predictor of subsequent cerebral hemorrhage in patients with moyamoya disease.Neurosurgery，2008，62（1）：104-111.

[90] 陈越，周仁兰．可逆性脑血管收缩综合征的诊治进展 [J]．中风与神经疾病杂志，2019，36（5）：460-463.

[91] Headache Classification Committee of the International Headache Society（IHS）. The International Classification of Headache Disorders. 3rd edition. Cephalalgia，2018，38（1）：1-211.

[92] 邹达良，廖洪通，李华文．单侧颈内动脉肌纤维发育不良 1 例 [J]．实用老年医学，2019，33（4）：410-411.

[93] Olin JW，Froehlich J，Gu X，et al. The United States Registry for Fibromuscular Dysplasia：results in the first 447 patients. Circulation，2012，125（25）：3182-90.

[94] Charidimou A，Boulouis G，Gurol ME，et al. Emerging concepts in sporadic cerebral amyloid angiopathy. Brain，2017，140（7）：1829-1850.

[95] 辛浩琳．脑淀粉样血管病的研究进展 [J]．医学理论与实践，2019，32（7）：970-972.

[96] Love S，Chalmers K，Ince P，et al. Development，appraisal，validation and implementation of a consensus protocol for the assessment of cerebral amyloid angiopathy in post-mortem brain tissue. Am J Neurodegener Dis，2014，3（1）：19-32.

[97] Linn J，Halpin A，Demaerel P，et al. Prevalence of superficial siderosis in patients with cerebral amyloid angiopathy. Neurology，2010，74（17）：1346-1350.

[98] 田晶，李培芳，李桐，等．伴有皮质下梗死和白质脑病的常染色体显性遗传性脑动脉病的研究进展[J]．脑与神经疾病杂志，2019，27（2）：129-132.

[99] 任志霞，陈帅，时英英，等．表现为秃头、腰痛及帕金森症状的伴皮质下梗死和白质脑病的常染色体显性遗传性脑动脉病 [J]．中华医学遗传学杂志，2017，34（6）：821-825.

[100] Stojanov D，Vojinovic S，Arackitrenkic A，et al. Imaging characteristics of cerebral autosomal dominant arteriopathy with

subcortical infarcts and leucoencephalopathy (CADASIL). Bosnian J Basic Med, 2015, 15 (1): 1-8.

[101] 刘楠，李佳，陈加俊 . 伴有皮质下梗死和白质脑病的常染色体隐性遗传性脑动脉病 1 例报告并文献回顾 [J]. 中风与神经疾病杂志，2018，35（10）：942-944.

[102] 刘燕，李常新，吴晓巍，等 . 伴皮质下梗死和白质脑病的常染色体隐性遗传脑动脉病 [J]. 国际脑血管病杂志，2017，25（9）：834-838.

[103] 中华医学会神经病学分会，中华医学会神经病学分会脑血管病学组 . 中国颈部动脉夹层诊治指南 2015. 中华神经科杂志，2015，48（8）：644-651.

[104] Naggara O, Louillet F, Touze E, et a1.Added value of highresolution MR imaging in the diagnosis of vertebral artery dissection. AJNR Am J Neuroradiol, 2010, 31 (9): 1707-1712.

[105] Engeher ST, Brandt T, Debette S, et a1.Antiplatelets versus anticoagulation in cervical artery dissection. Stroke, 2007, 38(9): 2605-2611.

[106] Heldner MR, Nedelcheva M, Yan X, et al. Dynamic changes of intramural hematoma in patients with acute spontaneous internal carotid artery dissection.Int J stroke, 2015, 10 (6): 887-892.

[107] Zinkstok SM, Vergouwen MD, Engelter ST, et a1.Safety and functional outcome of thrombolysis in dissection-related ischemic stroke: a meta analysis of individual patient data.Stroke, 2011, 42 (9): 2515-2520.

[108] Berkhemer OA, Fransen PSS, Beumer D, et a1.A randomized trial of intraarterial treatment for acute ischemic stroke.N Engl JMed, 2015, 372 (1): 11-20,

[109] Goyal M.Demchuk AM, Menon BK, et al.Randomized assessment of rapid endovascular treatment of ischemic stroke.N Engl J Med, 2015, 372 (11): 1019-1030.

[110] Campbell BC, Mitchell PJ, Kleinig TJ, et a1.Endovascular therapy for ischemic stroke with perfusion-imaging selection. N Engl J Med, 2015, 372 (11): 1009-1018.

[111] 中华医学会神经病学分会，中华医学会神经病学分会脑血管病学组．中国无症状脑梗死诊治共识 [J]．中华神经科杂志，2018，51（9）：692-698.

[112] 于青云，丁晶，汪昕．无症状性脑梗死研究进展 [J]．临床内科杂志，2019，36（3）：211-213.

[113] 王田，杜卫，刘辉．脑微出血及其与抗栓治疗临床研究进展 [J]．中华老年心脑血管病杂志，2019，21（5）：557-560.

[114] Wu Y，Chen T. An up-to-date review on cerebral microbleeds. J Stroke Cerebrovasc Dis，2016，25（6）：1301-1306.

[115] 王爱梅，殷梅．脑微出血的研究进展 [J]．山东医药，2018，58（38）：103-106.

[116] Greenberg SM，Vernooij MW，Cordonnier C，et al. Cerebral microbleeds：a guide to detection and interpretation. Lancet Neurol，2009，8（2）：165-174.

[117] Wardlaw JM，Smith C. Dichgans M. Mechanisms of sporadic cerebral small vessel disease：insights from neuroimaging.Lancet Neurol，2013，12（6）：483-497.

[118] Pantoni L. Cerebral small vessel disease：from pathogenesis and clinical characteristics to therapeutic challenges. Lancet Neurol，2010，9（7）：689-701.

[119] Jellinger KA. Pathology and pathogenesis of vascular cognitive impairment-a critical update. Front Aging Neurosci，2013，5：17.

[120] Piccini P，Pavese N，Canapicchi R，et al. White matter hyperintensities in Parkinson's disease. Clinical correlations. Arch Neurol，1995，52（2）：191-194.

[121] Wardlaw JM，Smith EE，Biessels GJ，et al. Standards for Reporting vascular changes on neuroimaging（STRIVE v1）. Neuroimaging standards for research into small vessel disease and its contribution to ageing and neurodegeneration. Lancet Neurol，2013，12（8）：822-838.

[122] 脑小血管病诊治专家共识组．脑小血管病诊治专家共识 [J]．中华内科杂志，2013，52（10）：893-896.

[123] Wardlaw JM，Smith C，Dichgans M. Mechanisms of sporadic cerebral small vessel disease：insights from neuroimaging.Lancet

Neurol，2013，12（5）：483-497.

[124] Pantoni L.Cerebral small vessel disease：from pathogenesis and clinical characteristics to therapeutic challenges. Lancet Neurol，2010，9（7）：689-701.

[125] Moran C，Phan TG，Srikanth VK. Cerebral small vessel disease：a review of clinical，radiological，and histopathological phenotypes. Int J Stroke，2012，7（1）：36-46.

[126] Bailey EL，Smith C，Sudlow CL，et a1. Pathology of lacunar ischemicPathology of lacunar ischemic stroke in humans a systematic review. Brain Pathol，2012，22（5）：583-591.

[127] 2018 Guidelines forthe Early Management of Patients With Acute Ischemic Stroke：A Guideline for Healthcare Professionals From the American Heart Association/American Stroke Association. Stroke，2018，49（3）：e46-e110.

[128] Werring DJ. Cerebral microbleeds and thrombolysis-associated intracerebral hemorrhage：Cause for concern，or just a distraction? Stroke，2015，46（9）：2403-2405.

[129] Benavente OR，Hart RG，McClure LA，et al. SPS3 Investigators. Effects of clopidogrel added to aspirin in patients with recent lacunar stroke. N Engl J Med，2012，367（9）：817-825.

[130] Bouasquevisque DS. Antiplatelet Therapy in Cerebral Small Vessel Disease.Curr Neurol Neurosci Rep，2019，19（9）：61.

[131] Furie KL，Kasner SE，Adams RJ，et al. American Heart Association Stroke Council，Council on Cardiovascular Nursing，Council on Clinical Cardiology，and Interdisciplinary Council on Quality of Care and Outcomes Research. Guidelines for the prevention of stroke in patients with stroke or transient ischemic attack：a guideline for healthcare professionals from the american heart association/american stroke association. Stroke，2011，42（1）：227-276.

[132] Sabayan B，Westendorp RG. Blood pressure control and cognitive impairment—why low is not always better［J］. JAMA Intern Med，2015，175（4）：586-587.

[133] Chen YD，Zhang J，Wang Y，et al. Efficacy of cholinesterase inhibitors in vascular dementia：an updated Meta-analysis .Eur Neurol，2016，75（3-4）：132-141.

[134] Wilkinson D，Doody R，Helme R，et al. Donepezilin vascular dementia：a randomized，placebo-controlled study.Neurology，2003，61（4）：479-486.

[135] Erkinjuntti T，Kurz A，Gauthier S，et al. Efficacy of galantamine in probable vascular dementia and Alzheimer's disease combined with cerebrovascular disease：a randomised trial.Lancet，2002，359（9314）：1283-1290.

[136] Moretti R，Torre P，Antonello RM，et al. Rivastigmine in subcortical vascular dementia：an open 22-month study.J Neurol Sci，2002，203-204：141-146.

[137] Orgogozo JM，Rigaud AS，Stöffler A，et al. Efficacy and safety of memantine in patients with mild to moderate vascular dementia：a randomized，placebo-controlled trial（MMM 300）. Stroke，2002，33（7）：1834-1839.

[138] Wilcock G，Möbius HJ，Stöffler A，et al. A double-blind，placebo-controlled multicentre study of memantine in mild to moderate vascular dementia（MMM500）. Int Clin Psychopharmacol，2002，17（6）：297-305.

10

痴　呆

第一节　痴呆和轻度认知功能障碍的诊断和治疗

痴呆（dementia）是一种以获得性认知功能损害为核心症状，致使患者日常生活、学习能力、社会交往和工作能力明显减退的综合征，常伴有精神行为和人格异常。据其病程可分为慢性痴呆（从数月到数年）和快速进展性痴呆（rapidly progressive dementia，RPD）。快速进展性痴呆是指一类急性起病（数天或数周）或亚急性起病（数周到数月）且进展迅速的痴呆综合征。在引起痴呆的各种病因中，散发性阿尔茨海默病（Alzheimer disease，AD）最为常见，占全部痴呆的 50%～70%（表 10-1）[1-3]。

轻度认知功能障碍（mild cognitive impairment，MCI）是指记忆力或其他认知功能进行性减退，但不影响日常生活能力，且未达到痴呆的诊断标准。根据国际工作组（International Working Group，IWG）标准（2004）[4]，将 MCI 分为单认知域遗忘型 MCI、多认知域遗忘型 MCI、单认知域非遗忘型 MCI 和多认知域非遗忘型 MCI 四个亚型。在病因方面，AD、脑小血管病、路易体痴呆、额颞叶变性等均可引起 MCI[5]。

表 10-1 痴呆的病因

特发性和迟发性	**感染**
AD、路易体痴呆、帕金森病痴呆、进行性核上性麻痹、皮质基底节变性、额颞叶痴呆、朊蛋白病	病毒性脑炎、朊蛋白病、艾滋病、神经梅毒、神经系统布氏杆菌病、莱姆病、PML
家族性	**炎症**
成年起病：家族性 AD、家族性额颞叶痴呆、锥体外系疾病（如家族性帕金森病，亨廷顿舞蹈病，肝 - 豆状核变性）、朊蛋白病、唐氏综合征、Kufs 病	中枢神经系统血管炎、多发性硬化、副肿瘤综合征、桥本脑病、狼疮性脑病、急性播散性脑脊髓炎
	肿瘤
	脑胶质瘤病、脑转移瘤、原发性中枢神经系统淋巴瘤
儿童起病：神经元蜡样脂褐质沉积症、糖原累积病、肾上腺脑白质营养不良	**血管病**
中毒	多发梗死性痴呆、关键部位梗死性痴呆（丘脑或胼胝体等）、脑淀粉样血管病、皮质下动脉硬化性脑病（Binswanger 病）、出血性痴呆（脑实质出血、SAH 等）、动静脉畸形、静脉窦血栓形成
乙醇、金属（如重金属、铝中毒 / 透析性痴呆）、一氧化碳、药物、毒品、辐射诱导	
代谢	**外伤**
维生素缺乏（如 B_1、B_{12}、烟酸）、内分泌疾病（甲状腺功能减退、肾上腺功能不全、甲状旁腺疾病）、慢性代谢紊乱（慢性肾病、慢性肝病、电解质紊乱、慢性缺氧状态、线粒体疾病）	慢性硬膜下血肿、慢性创伤性脑部病变（拳击手痴呆）
	其他
	反复发作的非痉挛性癫痫、慢性难治性癫痫、 正常压力性脑积水

AD：阿尔茨海默病；PML：进行性多灶性白质脑病；SAH：蛛网膜下腔出血

【临床表现】

主要表现为获得性的学习和记忆、语言、复杂注意、执行功能、知觉 - 运动功能（perceptual -motor function）或社交认知等认知域明显受损，损害程度足以影响患者日常生活的独立性。临床病程多样不一，如神经变性性痴呆（AD 等）隐匿起病并逐渐进展[2,6]。

【痴呆的诊断】

痴呆的诊断按照以下三个步骤进行（图 10-1）：①确定是否为痴呆；②明确痴呆的病因；③评估痴呆的严重程度[7]。

1．患者或其家属提供详细的病史，从以下方面考虑。

（1）起病特点：急性、亚急性或慢性起病，病程是进展性、波动性还是阶梯性。

（2）认知：记忆、语言、时间和地点定向、执行、视空间功能、理解和判断力、计算力、失用或失认。

（3）精神行为：情绪症状如抑郁、焦虑、易怒等，精神病样症状如幻觉、妄想、淡漠、易激惹、攻击、人格改变、行为异常等。

（4）日常和社会功能：社会功能、工具性日常生活活动能力、基本的日常生活能力。

（5）其他神经系统症状：肢体功能异常、不自主运动、跌倒、共济失调、意识丧失、睡眠行为异常等。

（6）全身症状：如发热、心肺功能、皮疹及伴随疾病情况等。

（7）既往史：详细询问患者的既往病史，尤其要注意询问可能导致认知障碍或痴呆的疾病，能够提示潜在的病因。

（9）药物服用史。

（10）个人史：可有所提示，如吸烟致血管性痴呆 / 慢性肺病，酒精滥用致乙醇中毒或营养缺乏相关痴呆，多个性伴侣致艾滋病或梅毒等。

（11）家族史；注意询问有无痴呆、有无精神行为异常的家族史。

2．完善一般体格检查、神经系统查体和神经心理评估　神经心理评估常使用简易精神状态检查（mini-mental state examination，MMSE）、蒙特利尔认知评估（Montreal cognitive assessment，MoCA）量表[8]和日常生活能力量表（activity of daily living scale，ADL）作为筛查量表进行初步筛查。筛查阳性者针对实际情况选择不同认知域的认知评价量表，或者评价焦虑、抑郁情绪、精神行为症状的量表。

3．辅助检查

（1）实验室检查：①血液检查，血常规、肝肾功能、血脂、血糖、凝血分析、电解质、红细胞沉降率、C 反应蛋白、糖化血红蛋白、甲状腺功能及抗甲状腺抗体、叶酸和维生素 B_{12}、梅毒及 HIV 血清学检测，伯氏疏螺旋体、副肿瘤综合征抗体、风湿和血管炎相关指标、重金属、药物、毒物筛查等；②脑脊液（cerebrospinal fluid，CSF）检查，经腰椎穿刺（lumbar puncture，LP）检测压力，并行 CSF 分析，包括细胞数、蛋白、葡萄糖、IgG 指数、寡克隆区带（oligoclonal band，OCB）、β 淀粉样蛋白（amyloid β，Aβ）、tau 蛋白（总 Tau 蛋白、磷酸化 Tau 蛋白）、14-3-3 蛋白、自身免疫性脑

炎抗体、副肿瘤综合征抗体、病原体检测等[9]

（2）神经影像学：①结构影像，对认知障碍患者尽可能进行MRI检查，扫描序列应包括T_1加权像（weighted imaging，WI）、T_2WI、液体衰减反转恢复（fluid attenuated inversion recovery，FLAIR）、弥散加权像（diffusion weighted imaging，DWI）、冠状位海马像等。若条件限制（如置入心脏起搏器），可选择CT扫描。②血管影像，CTA血管成像（CT angiography，CTA）/磁共振血管成像（MR angiography，MRA）[10]。③功能和分子影像，磁共振波谱分析（magnetic resonance spectroscopy，MRS）、单光子发射计算机断层扫描（single photon emission computed tomography，SPECT）、正电子发射计算机断层显像（positron emission computed tomography，PET）[11]等。SPECT和PET可检测痴呆患者脑血流、葡萄糖代谢改变及β-淀粉样蛋白、Tau蛋白、多巴胺转运蛋白等在脑内的活性，对痴呆的诊断和鉴别诊断有重要价值。

（3）基因检测：早发性家族性AD可有*淀粉样前体蛋白*（amyloid precursor protein，*APP*）、*早老素*（presenilin，*PS*）-1或-2基因突变；额颞叶痴呆可有*微管相关蛋白Tau蛋白*（microtubule-associated protein tau，*MAPT*）基因突变、*颗粒体蛋白*（Granulins，*GRN*）基因突变或*C9orf72*基因重复扩增突变；朊蛋白病有相关*PRNP*基因突变；常染色体显性遗传病合并皮质下梗死和白质脑病（cerebral autosomal dominant arteriopathy with subcortical infarcts and leukoencephalopathy，CADASIL）可有*NOTCH3*基因突变。散发性AD的易感基因位于19号染色体上载脂蛋白E（apolipoprotein E，*ApoE*）ε4等位基因。

（4）其他检查：脑组织活检、脑电图（electroencephalogram，EEG）、多导睡眠监测（polysomnography，PSG）、肌电图（electromyography，EMG）、脑血管造影等。

三、MCI的诊断

根据IWG制订（2004）MCI的诊断标准[4]。

1．患者或知情者报告，或有经验的临床医师发现认知的损害。

2．存在一个或多个认知功能域损害的客观证据（来自认知测验）。

3．复杂的工具性日常能力可有轻微损害，但保持独立的日常生活能力。

4．尚未达到痴呆的诊断。

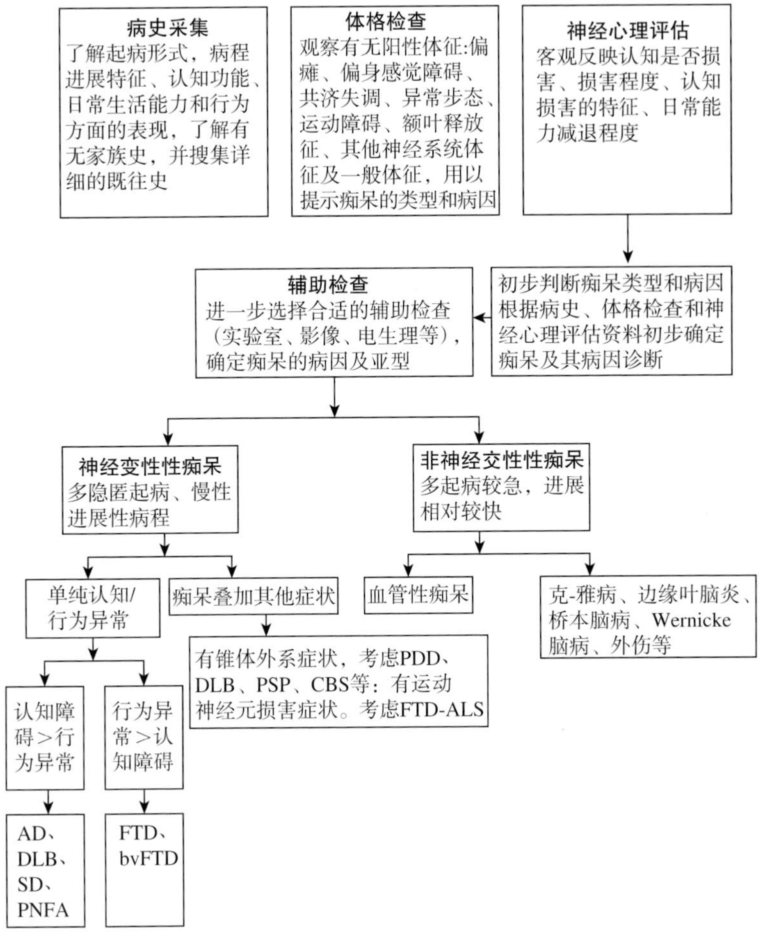

图 10-1　痴呆的诊断流程

AD：阿尔茨海默病；DLB：路易体痴呆；SD：语义性痴呆；PNFA：进行性非流利性失语；FTD：额颞叶痴呆；bvFTD：行为变异型额颞叶痴呆；PDD：帕金森病痴呆；PSP：进行性核上性麻痹；CBS：皮质基底节综合征；FTD-ALS：额颞叶痴呆 - 肌萎缩侧索硬化

【治疗】

1．控制危险因素　包括戒烟，限酒，合理饮食，控制体重、血脂和血糖[12]，避免或停用影响认知的药物（如镇静药、毒品、抗胆碱能药物等）。

2．对症治疗

（1）胆碱酯酶抑制药：包括多奈哌齐（Donepezil）、卡巴拉汀

（Rivastigmine）和加兰他敏（Galanthamine）等，用于 AD、血管性痴呆和 DLB 的治疗。

（2）N- 甲基 -D- 天冬氨酸（N-methyl-D-aspartic acid，NMDA）受体拮抗药：如美金刚（Memantine），用于中、重度 AD 治疗，可改善认知功能、生活能力、总体印象及阳性精神行为症状。

（3）抗抑郁、焦虑治疗[13]：优先选用选择性 5- 羟色胺再摄取抑制剂（selective serotonin reuptake inhibitors，SSRIs）。

（4）控制精神行为症状：对经胆碱酯酶抑制药、美金刚治疗后仍有严重精神行为症状的痴呆患者，首选小剂量的非典型抗精神病药治疗，目前常用的有利培酮、奥氮平、喹硫平等。亦可考虑典型抗精神病药，如氟哌啶醇、奋乃静、氯丙嗪等，但不良反应大，往往加重认知功能损害，产生锥体外系反应、过度镇静及外周抗胆碱能不良反应等。

（5）心境稳定药：抗癫痫药物（antiepileptic drug，AED）。

（6）B 族维生素：如维生素 B_{12} 含量低时，予以补充。

3. 认知训练 认知康复。

4．心理治疗。

第二节　阿尔茨海默病

AD 是一种老年人常见的中枢神经系统（central nervous system，CNS）退行性疾病。绝大多数 AD 为散发性（> 65 岁），少数（< 1%）为家族性、早发性（65 岁前发病），呈常染色体显性遗传，致病基因包括 *APP*、*PS1*、*PS2* 以及 *21 号染色体三体型*[14]。此外，根据 IWG-2 标准，将 AD 分为典型和不典型两大类，后者包括后部变异型 AD（后皮质萎缩）、少词变异型 AD（logopenic 失语）、额叶变异型 AD 与 Down 综合征变异型 AD[15]。AD 病因迄今未明，目前多认为主要与脑内 Aβ 的异常沉积和过度磷酸化的 tau 蛋白导致神经原纤维缠结形成有关[16,17]。

【临床表现】

1．大多数散发性 AD 在 65 岁以后起病，女性略多于男性[18]，其患病率随着年龄增长而升高，65 岁以上老年人群 AD 的患病率为 4% ~ 7%[19]。

2．记忆减退　AD 起病隐匿，首发症状为记忆障碍，尤其是情景记忆（有关生活情景的实况记忆）障碍[20]。早期常以近记忆力受损为主，也可伴有远记忆力障碍；随着疾病的发展，记忆障碍会逐渐加重，严重影响患者的日常生活能力及社会交往能力[21]。

3．语言　早期表现为找词困难、命名障碍与流畅性下降，而复述和发音无损害[22]，随后出现语言空洞、理解力轻度受损、书写障碍，晚期出现语言刻板，甚至缄默。

4．注意/执行功能　早期存在复杂注意与注意资源分配、注意转移与脱离受损，晚期出现注意维持与集中的缺失[21]。执行功能障碍表现为日常工作和学习能力下降，组织、计划和管理能力减退。

5．视空间和结构能力　表现为不能临摹立体图形，不能按照图示组装积木，无法判断物品的准确位置[21]。

6．运用　在无理解和运动障碍的情况下，不能准确执行其所了解的有目的动作（如物品命名、手势判断、穿衣）。

7．精神行为症状　表现多样，包括：①情感症状，包括抑郁、焦虑、易怒等；②精神病性症状，包括淡漠、幻觉、妄想等；③脱抑制症状，包括欣快、脱抑制等；④活动过度症状，包括易激惹、激越、行为异常、攻击性等[23]。

8．日常生活能力改变　是痴呆的核心症状之一，表现为不同程度基本日常生活能力（如穿衣、吃饭等）、工具性日常生活能力（打电话、做饭、做家务等）和社会功能（如出访、工作、交际等）的减退。

【诊断】

1．AD 的诊断需要根据详细的病史、一般及神经系统体格检查、神经心理评估、实验室和影像学检查结果综合分析后做出。

2．临床 AD 诊断可依据 1984 年美国神经病学、语言障碍和卒中 - 老年痴呆和相关疾病学会工作组（National Institute of Neurological and Communicative Disorders and Stroke-Alzheimer Disease and Related Disorders Association，NINCDS-ADRDA）标准（表 10-1）[24] 或 2011 版美国国立老化研究院和阿尔茨海默病协会（National Institute on Aging-Alzheimer's Association，NIA-AA）标准提出的可能或很可能 AD 诊断标准进行诊断[25]（表 10-2）。有条件可结合 AD 分子影像检查和 CSF 检测，依据 2011 版 NIA-AA[26] 或

2014 版 IWG-2 标准[15]进行 AD 的诊断。

表 10-1　NINCDS-ADRDA 的阿尔茨海默病（Alzheimer disease，AD）诊断标准（1984）

1. 很可能 AD 标准
(1) 临床检查有痴呆，并由神经心理检查确定
(2) 两个或两个以上认知功能缺损，且呈进行性恶化
(3) 无意识障碍
(4) 40 ～ 90 岁起病，多见于 65 岁以后
(5) 排除其他引起进行性记忆和认知功能损害的系统性疾病和脑部疾病
2. 确定 AD 标准　临床符合很可能老年性痴呆标准，且有病理学证据
3. 支持可能诊断标准
(1) 特殊的认知功能如言语（失语症）、运动技能（失用症）、知觉（失认症）的进行性损害
(2) 日常生活功能损害或行为方式的改变
(3) 家庭中有类似疾病史，特别是有神经病理学或实验室证据者
(4) 实验室检查：腰椎穿刺压力正常；脑电图正常或无特殊性的改变（如慢波增加）；CT 或 MRI 证实有脑萎缩，且随诊检查有进行性加重
4. 怀疑标准
(1) 发病或病程中缺乏足以解释痴呆的神经、精神及全身性疾病
(2) 痴呆合并全身或脑部损害，但不能把这些损害解释为造成痴呆的病因
(3) 无明显病因的单项认知功能进行性损害
5. 排除 AD 的标准
(1) 突然起病或卒中样发作
(2) 早期有局灶性神经系统体征，如偏瘫、感觉丧失、视野缺损、共济失调
(3) 起病或疾病早期有癫痫发作或步态异常

表 10-2 NIA-AA 阿尔茨海默病（Alzheimer disease，AD）源性痴呆诊断标准（2011）

1. 痴呆核心临床标准
当有如下认知或行为（神经精神的）症状时即可诊断痴呆
（1）患者的症状影响到日常工作和生活
（2）较起病前的认知水平和功能下降
（3）排除谵妄和其他精神疾病（如抑郁症等）
（4）通过联合以下两者来检测和诊断患者的认知损害（基于病史和客观的认知检查，判断患者存在认知损害）：①来自患者和知情人的病史采集；②客观的认知评价 - 简易的精神状态检查或神经心理学测验
当常规的病史和简易精神状态检查不足以形成一个确凿的诊断时，应进行全面的神经心理学测验
（5）以下认知域和精神症状至少有 2 项损害：①学习和记忆新信息的能力；②执行功能；③视空间能力；④语言功能；⑤存在人格、行为异常等精神症状
2. 很可能的 AD 痴呆核心临床标准
符合下述核心临床标准可诊断为很可能的 AD
符合上述痴呆的诊断标准，并具有以下特点：①起病隐袭，症状在数月至数年内逐渐出现；②患者主观报告或知情者观察得到明确的认知损害病史；③病史和查体中，起始和最突出的认知域受损常为记忆障碍，此外还应有一个认知域受损；④当有脑血管病、路易体痴呆、额颞叶痴呆等其他疾病的证据时，不应诊断很可能的 AD 痴呆
3. 可能的 AD 痴呆核心临床标准
有以下情况之一时，即诊断为可能的 AD
（1）病程不典型，符合上述核心临床标准中的（1）和（4）条，但认知障碍可呈突然发作、病史不够详细或客观认知下降的证据不充分
（2）病因不确定，满足上述 AD 核心临床标准的（1）～（4）条，但具有脑血管病、路易体痴呆等其他疾病的证据

AD：阿尔茨海默病

3．不典型 AD 的诊断 须结合排除标准，并符合“特异性临床表型”中的任何 1 条 +“体内 AD 病理改变”证据中的任何 1 条（表 10-3）方可确诊[15]。

表 10-3 不典型阿尔茨海默病（Alzheimer disease，AD）诊断要点和排除标准

1. 特异性临床表型（下述之一）

（1）后部变异型 AD：①枕颞叶变异型，早期出现对目标、符号、单词、面孔的进行性视觉理解障碍或视觉识别障碍；②双侧顶叶变异型，早期出现以 Gerstmann 综合征、Balint 综合征、肢体失用或忽视为特征的进行性视空间障碍

（2）少词变异型 AD：早期出现进行性单词提取障碍和句子复述障碍，语义、句法和运动言语能力保留

（3）额叶变异型 AD：早期出现原发性淡漠或行为脱抑制等进行性的行为改变或执行功能障碍

（4）Down 综合征变异型 AD：出现以早期行为改变和执行功能障碍为特征的痴呆

2. 体内 AD 病理改变的证据（下述之一）

（1）脑脊液 $A\beta_{1-42}$ 水平下降伴 T-tau 或 P-tau 水平升高

（2）淀粉样蛋白 PET 示踪剂滞留增加

（3）存在 AD 常染色体显性遗传突变（*PS-l*、*PS-2* 或 *APP* 基因）

排除标准

1．病史

（1）突然起病

（2）早期普遍的情景性记忆障碍

2．足以引起相关症状的其他疾病

（1）抑郁症

（2）脑血管病

（3）中毒、炎症或代谢障碍

Aβ：β 淀粉样蛋白；APP：淀粉样前体蛋白；PS-l：早老素 -1；PS-2：早老素 -2；PET：正电子发射计算机断层显像

4．辅助检查

（1）CT 和 MRI 常规扫描：可见皮质萎缩和脑室扩大，伴脑沟、裂增宽。最小颞中叶厚度、双额指数、颞角宽度及海马高度等指标可为 AD 的诊断提供依据。

（2）功能影像学：包括 SPECT 和 PET，可显示大脑局部血流及代谢活动的改变，有助于 AD 的早期诊断。

（3）分子影像学：Aβ PET 和 tau PET 成像能反映活体脑内 Aβ 和神经元纤维缠结的改变，协助 AD 分子病理学诊断。

（4）CSF：作为生物标志物，CSF 中 $A\beta_{1-40}$、$A\beta_{1-42}$、P-tau 和 T-tau 水平的检测，可协助临床前期 AD 的诊断[18]。

（5）神经病理学检查：脑组织活检是痴呆诊断过程中最后的选

择方法，然而目前脑组织活检的确诊率不高，且可能存在着严重并发症（包括麻醉意外、出血、感染等）。因此，决定脑组织活检取决于对临床风险和获益的综合评估，并须经患者家属同意后方可进行。

【鉴别诊断】

1．血管性痴呆　符合痴呆的标准，但有明确的脑血管病变证据，痴呆和脑血管病之间有明确的因果关系。

2．额颞叶痴呆　以进行性精神行为异常、执行功能障碍和语言损害为主要特征的痴呆症候群，有别于 AD 以情景记忆损害为主。脑部 CT 或 MRI 显示特征性额叶和颞叶萎缩。

【治疗】

AD 的治疗以改善认知障碍为主，但目前尚无能逆转 AD 进展的疾病修正治疗（disease-modifying treatments，DMT）。

1．胆碱酯酶抑制药　是治疗轻 - 中度 AD 的一线药物，主要包括多奈哌齐、卡巴拉汀和加兰他敏，可改善 AD 患者认知功能、日常生活能力及总体印象，对 AD 的精神行为异常（特别是淡漠）也有一定效果[21]。

2．兴奋性氨基酸受体拮抗药　对中至重度 AD 疗效确切，主要是美金刚，耐受性好[22]，可以改善认知功能、生活能力、总体印象及阳性精神行为症状。

3．控制精神症状　常用选择性 5- 羟色胺再摄取抑制药（如氟西汀、帕罗西汀、西酞普兰、舍曲林等）和非典型抗精神病药（如奥氮平、利培酮、喹硫平等）。

4．其他　认知刺激和康复治疗有助于改善认知和日常生活能力，职业治疗可以改善患者日常活动功能，减轻照料者负担。

第三节　血管性痴呆

血管性痴呆（vascular dementia，VaD）是仅次于 AD 的常见痴呆类型[27]。自 1993 年 Hachinski 等提出了血管性认知功能障碍（vascular cognitive impairment，VCI）的新概念之后，已按认知障碍的严重程度分为轻度 VCI（mild VCI）和重度 VCI（major VCI），其中重度 VCI 则视同作 VaD[27]。VaD 病因众多，包括脑白质疏松症

（动脉粥样硬化、高血压病、糖尿病等引起）、缺血性（大血管性、小血管性、低灌注性）、出血性、其他脑血管病性（如颅内静脉和静脉窦血栓、脑动静脉畸形）、脑血管病合并 AD 等[28,29]。

【临床表现】

1．多见于老年人，65 岁以上老年人群中，VaD 的患病率为 1.5%[30]，且随着年龄而增加[31]。

2．起病形式可为：①急性或突然起病，如多发梗死性、关键部位梗死性或颅内出血所致的认知障碍。认知障碍的发生在时间上与 1 个或多个脑血管事件相关，并随着多次类似脑血管事件的发生而表现为阶梯式进展或波动性，且认知障碍在脑血管事件发生后 3 个月仍持续存在。②慢性或隐袭起病，如脑小血管病所致认知障碍。

3．如无卒中事件史，受损的认知域主要涉及信息处理速度、复杂注意力和（或）额叶执行功能，可表现为早期出现的步态异常（行走不平衡感或反复的跌倒）、泌尿系症状（如尿频、尿急）、人格或情绪改变（如意志力丧失、抑郁或情绪失控）。

4．临床表现复杂多变，视受损部位而有所不同，如小血管疾病所导致的皮质下梗死，常见于丘脑、尾状核、内囊、侧脑室旁及深部脑白质等，出现执行功能紊乱、情感淡漠、注意缺失和人格改变等；而大血管疾病所导致的关键部位皮质梗死，常见于大脑额叶、海马、基底前脑、角回、顶叶等区域，表现为失语、失用、失读、失写、淡漠、健忘和视空间障碍等。

【诊断】

1．诊断标准　目前 VaD 的诊断标准众多，包括中国 VCI 诊断标准（2011）[32]、血管性行为认知障碍（vascular behavioral and cognitive disorder，Vas-Cog）诊断标准（2014）[33] 等，尽管尚未统一，但主要涵盖了以下内容。

（1）首先符合痴呆的标准。

（2）有脑血管病变的证据。

（3）痴呆和脑血管病之间有因果关系。

2．辅助检查

（1）神经影像学检查：包括脑 CT 或 MRI 扫描，后者相对更为敏感，可提供支持 VaD 的病变证据：脑萎缩、脑白质高信号、脑梗死灶（数量、大小及位置）、脑出血（位置、数量及大小）、其他（如占位性病变、动静脉畸形等）[34]，亦可协助 VaD 的分型和鉴别诊断[35]。

（2）神经心理检查：用于评估认知功能损害，常用量表有 MMSE、MoCA、画钟测验、霍普金斯语言学习测试、波士顿命名测试（第 2 版）、连线测验 A、连线测验 B、工具性日常生活活动能力量表、神经精神问卷等[27]。

（3）基因检测：如伴有 CADASIL 和伴有皮质下梗死及白质脑病的常染色体隐性遗传性脑动脉病（cerebral autosomal recessive arteriopathy with subcortical infarcts and leukoencephalopathy，CARASIL）分别可测及 *NOTCH3* 和 *HTRA1* 基因突变。

（4）神经病理学检查：尚无统一的病理学分期和诊断标准[36]。

【鉴别诊断】

1．AD　VaD 与 AD 都是老年期常见的痴呆，临床表现有不少类似之处，但二者的认知功能障碍有所区别。AD 以记忆障碍为主，VaD 以执行功能障碍为主，脑血管病病史、局灶性神经系统定位体征和神经影像学改变可帮助诊断 VaD。

2．正常颅压脑积水　VaD 影像学上表现脑室明显扩大，常需与正常颅压脑积水鉴别，后者表现为进行性智力减退、共济失调步态、尿失禁等三大主征。发病比较隐匿，无脑卒中病史，影像学缺乏脑血管病证据。

【治疗】

1．控制危险因素　防治血管病危险因素（肥胖、高血压、糖尿病、高胆固醇血症、抽烟、低教育水平和心血管病等），加强锻炼、健康饮食、戒烟和提高受教育程度可能降低 VCI 的风险。

2．药物治疗　对于 VCI，尤其是合并 AD 的混合性痴呆患者，可选择胆碱酯酶抑制药与美金刚；亦可试用丁苯酞、尼莫地平、银杏叶提取物、脑活素、小牛血清去蛋白提取物等[27]。

第四节　额颞叶痴呆

额颞叶痴呆（frontotemporal dementia，FTD）是一组以进行性

精神行为异常、执行功能障碍和语言损害为主要特征的痴呆症候群，其临床表现和病理学特征具有明显的异质性。FTD包括行为变异型FTD（behavioural variant FTD，bvFTD）和原发性进行性失语（primary progressive aphasia，PPA）两大类，后者又可进一步分为进行性非流利性失语（progressive nonfluent aphasia，PNFA）和语义性痴呆（semantic dementia，SD）。此外，FTD可与帕金森病或运动神经元病等神经变性病共存，作为FTD的特殊类型。FFD的病理特征为选择性的额叶和（或）颞叶萎缩，即额颞叶变性（frontotemporal lobar degeneration，FTLD），根据病变内不同蛋白（TDP-43、tau、FUS）的异常积累，构成了FTD谱系疾病（FTD spectrum disorders）[37,38]。

【临床表现】

1．FTD常中年起病，整体患病率为1.6/10万人，多数病例为散发性，少数（10%～30%）则呈常染色体显性遗传，约40%患者有痴呆或其他神经变性病的家族史[37,38]。

2．bvFTD　是FTD最常见的临床表型（约占70%）[39]，临床表现为进行性加重的行为异常（如脱抑制、行为动力缺失、强迫性行为、仪式性行为、刻板运动和口欲亢进）、人际沟通能力或执行能力下降，伴情感反应缺失、自主性受损等。

3．PNFA　也称非流畅性或语法错乱性变异型，通常表现为言语吃力或不流利，语言生成中的语法缺失，伴有发音错误，对语法较复杂的句子存在理解障碍。

4．SD　典型表现为进行性语义障碍，患者言语流畅，但内容空洞、缺乏词汇，不能理解单词含义，伴阅读障碍（可按发音读词，但不能阅读拼写不规则词）和书写障碍。命名性失语是其特异性表现。重症和晚期患者视觉信息处理受损（面孔失认和物体失认）或其他非语言功能受损。

【诊断】

1．根据典型的临床表现和影像学改变，结合基因检测，可做出FTD诊断，组织病理学检查可协助确诊。bvFTD的诊断使用国际bvFTD诊断联盟（international behavioural variant FTD criteria consortium，FTDC）基础上修订的诊断标准（2011）（表10-4）[40]；PNFA和SD使用Gorno-Tempini等制订的诊断标准（2011）（表

10-5 和 10-6）[89]。

2．辅助检查

（1）影像学检查：①头颅 CT 或 MRI。bvFTD 可见额叶和（或）颞叶前部萎缩，颞叶不对称性萎缩常见于 PNFA 和 SD，以前部为著，SD 常在颞叶前部出现刀刃样萎缩[40]。② SPECT 或 PET。SPECT 或 PET 多显示为不对称性额、颞叶低灌注或低代谢。

（2）基因检测：部分患者可有 *C9ORF72* 内含子区六核苷酸（GGGGCC）重复片段拷贝数的异常扩增，以及 *GRN*、*MAPT* 基因突变。

（3）组织病理学检查：40% ~ 50%的尸检病例可见神经组织中细胞内异常聚集蛋白的沉积，成分包括反式激活应答 DNA 结合蛋白 -43（transactive response DNA-binding protein 43，TDP-43）、高度磷酸化的 MAPT，少数可见融合癌基因蛋白（fusion oncogene proteins）沉积[38]。

表 10-4 PNFA 的诊断标准（2011）

1. PNFA 的临床诊断

至少具有下列核心特征之一：

（1）语言生成中的语法缺失

（2）说话费力、断断续续，带有不一致的语音错误和失真（言语失用）

至少具有下列其他特征中的 2 个及以上：

（1）对语法较复杂句子的理解障碍

（2）对词汇的理解保留

（3）对客体的语义知识保留

2. 有影像学检查支持的 PNFA 的诊断，应具有下列两项标准：

（1）符合 PNFA 的诊断

（2）影像学检查必须至少具有以下结果中的 1 个及以上：① MRI 显示明显的左侧额叶后部和岛叶萎缩；② SPECT 或 PET 显示明显的左侧额叶后部和岛叶低灌注或代谢低下

3. 具有明确病理证据的 PNFA，应符合临床诊断标准［下列标准（1）］以及标准（2）或（3）

（1）符合 PNFA 的临床诊断

（2）特定的神经退行性病变的病理组织学证据（如 FTLD-tau、FTLD-TDP、AD 相关的病理改变）

（3）存在已知的致病基因突变

AD：阿尔茨海默病；FTLD：额颞叶变性；PPA：原发性进行性失语

表 10-5 SD 的诊断标准（2011）

1. SD 的临床诊断
必须同时具有下列核心特征：
（1）命名障碍
（2）词汇的理解障碍
必须同时具有下列其他诊断特征中的至少 3 项：①客体的语义知识障碍（低频率或低熟悉度的物品尤为明显）；②表层失读或失写；③复述功能保留；④言语生成（语法或口语）功能保留
2. 有影像学结果支持的 SD，其诊断必须同时具有下列核心特征：
（1）SD 的临床诊断
（2）影像学检查显示以下结果中的至少一项：①显著的前颞叶萎缩；② SPECT 或 PET 显示有显著的前颞叶低灌注或代谢低下
3. 具有明确病理证据的 SD，应符合临床诊断标准［下列标准（1）］以及标准（2）或（3）
（1）SD 的临床诊断
（2）特定的神经退行性病变的病理组织学证据（例如，FTLD-tau、FTLD-TDP、AD 或其他相关的病理改变）
（3）存在已知的致病基因突变

AD：阿尔茨海默病；FTLD：额颞叶变性；PPA：原发性进行性失语症

表 10-6 bvFTD 的国际统一标准（2011）

Ⅰ神经系统退行性病变
必须存在行为和（或）认知功能进行性恶化才符合 bvFTD 的标准。

Ⅱ疑似 bvFTD
必须存在以下行为 / 认知表现（A ~ F）中的至少 3 项，且为持续性或复发性，而非单一或罕见事件
A. * 早期脱抑制行为（至少存在下列 A1 ~ A3 中的 1 个）
A1 不恰当的社会行为
A2 缺乏礼仪或社会尊严感缺失
A3 冲动鲁莽或粗心大意
B. * 早期出现冷漠和（或）迟钝
C. * 早期出现缺乏同情 / 移情（至少存在下列 C1 ~ C2 中的 1 个）
C1 对他人的需求和感觉缺乏反应
C2 缺乏兴趣、人际关系或个人情感
D. * 早期出现持续性 / 强迫性 / 刻板性行为（至少存在下列 D1 ~ D3 中的 1 个）
D1 简单重复的动作
D2 复杂强迫性 / 刻板性行为
D3 刻板语言
E. 口欲亢进和饮食改变（至少存在下列 E1 ~ E3 中的 1 个）
E1 饮食好恶改变

续表

E2 饮食过量、烟酒摄入量增加 E3 异食癖 F. 神经心理表现：执行障碍合并相对较轻的记忆及视觉功能障碍（至少存在下列 F1 ~ F3 中的 1 个） F1 执行功能障碍 F2 相对较轻的情景记忆障碍 F3 相对较轻的视觉功能障碍
Ⅲ 可能为 bvFTD 必须存在下列所有症状（A ~ C）才符合标准 A. 符合疑似 bvFTD 的标准 B. 生活或社会功能受损（照料者证据、临床痴呆评定量表或功能性活动问卷评分的证据） C. 影像学结果符合 bvFTD（至少存在下列 C1 ~ C2 中的 1 个） C1 CT 或 MRI 显示额叶和（或）前颞叶萎缩 C2 PET 或 SPECT 显示额叶和（或）前颞叶低灌注或低代谢
Ⅳ病理确诊为 bvFTD 必须存在 A 标准和 B 或 C 标准的 1 项 A. 符合疑似 bvFTD 或可能的 bvFTD B. 活检或尸检有 FTLD 的组织病理学证据 C. 存在已知的致病基因突变
Ⅴ bvFTD 的排除标准 诊断 bvFTD 时标准 A、B、C 均必须为否定结果；疑诊 bvFTD 时，标准 C 可为肯定结果 A. 缺陷状态更有可能由其他神经系统非退行性疾病或内科疾病引起 B. 行为异常更符合精神病学诊断 C. 生物标志物强烈提示 AD 或其他神经退行性病变

* 作为一般指南，“早期”指症状出现后的 3 年内。AD：阿尔茨海默病；FTLD：额颞叶变性

【鉴别诊断】

1. AD 发病隐匿，进展缓慢，早期表现为遗忘、视空间定向力和计算力受损等，社交能力和个人礼节相对保留，FTD 早期则有人格改变、言语障碍和行为异常，空间定向力和记忆力保存较好，晚期才出现智能障碍、遗忘等。头颅 MRI 示 AD 患者可见广泛性脑萎缩，额颞叶痴呆则为额和（或）颞叶萎缩，可资鉴别。

2. 精神分裂症 FTD 表现为人格、社会行为异常，但缺乏幻觉、妄想等精神分裂症的症状，后期的痴呆症状和影像学改变可与之鉴别。

【治疗】

不建议常规使用胆碱酯酶抑制药，可能会引起意识混乱、激越或不安风险。盐酸美金刚可用于治疗中重度 bvFTD 患者神经精神症状。针对行为症状，选择性 5- 羟色胺再摄取抑制药、曲唑酮有中度疗效，可试用低剂量利培酮、喹硫平[38,41]。

第五节 路易体痴呆

路易体痴呆（dementia with Lewy body，DLB）是一种以进行性痴呆合并波动性认知功能障碍、帕金森样症状及形象生动的视幻觉为突出表现的神经变性病（neurodegenerative disease），其主要病理学特征为广泛分布于大脑皮质及脑干的路易体（Lewy body，LB）。DLB 病因目前尚不明确，现认为可能与神经系统内 α- 突触核蛋白（α-synuclein）的异常聚集有关[42,43]。

【临床表现】

1．DLB 多见于老年人群，发病仅次于 AD，男性较女性多见，总体患病率为 0.3% ～ 24%[44]。

2．进行性痴呆 是 DLB 早期最主要的症状，在早期出现明显的视空间障碍，近期记忆功能受损较轻，但其他认知功能较 AD 衰退更明显[45]。

3．波动性认知障碍 是该病早期主要的临床表现，见于大部分患者，症状波动可发生在 1 d 内，也可在数天或数周内出现。

4．反复发作的视幻觉 可见于 70%以上的 DLB 患者，视幻觉内容形象、具体、生动，常为人或动物，反复出现。亦可出现错觉，可能导致攻击或激惹等行为异常，部分患者合并幻听[46]。

5．帕金森病样症状 可见于 70%以上的患者，表现为肌张力增高、运动迟缓、姿势步态异常，而静止性震颤则相对少见；面具脸、语音低沉、易跌倒也相对常见[47]。

6．对神经安定药物高度敏感 见于部分患者，表现为帕金森样症状急性加重，伴意识状态改变、恶性高热等。

7．快速动眼期睡眠行为障碍（rapid eye movement sleep behavior disorder，RBD） 常表现为经历生动而恐怖的梦境，并伴呓语、剧烈运动，醒后通常不能回忆[48]。

8．自主神经功能异常　直立性低血压、过度出汗、泌尿系（尿频、尿急、尿失禁）和胃肠道症状（如便秘、肠麻痹）[49]。

【诊断】

1．DLB 的诊断依据临床表现、辅助检查等做出，诊断标准采用国际 DLB 工作组 2017 年制订的共识标准（即 DLBC-4）（表 10-7）[50]。

2．辅助检查

（1）神经心理学测验：近期记忆障碍较轻，但视空间功能障碍明显。

（2）影像学检查：头颅 CT 或 MRI 示 DLB 患者海马和颞叶中部结构较 AD 相对保留；^{123}I-FP-CIT- SPECT/PET 显示 DLB 患者尾状核多巴转运体（dopamine transporter，DAT）摄取减低，壳核更低[51]。^{18}F-FDG-PET 检查发现 DLB 患者枕叶低灌注较 AD 更显著，甚至可出现典型的“扣带回岛征”。在精确性方面，SPECT 优于 PET[52]。

（3）心肌核素扫描 ^{123}I-MIGB 成像：DLB 患者摄取率下降，且和心脏交感神经残留的神经轴突有关[53]。

表 10-7　路易体痴呆的共识诊断标准

必要条件
诊断 DLB 的必要条件是出现痴呆，即出现进行性认知功能减退，且其严重程度足以影响患者正常的社会和职业功能及日常生活活动能力。在早期阶段并不一定出现显著或持续的记忆功能障碍，但随着疾病进展会变得明显。注意力、执行功能和视觉功能的损害可能早期出现。
核心临床特征（前 3 者可能早期出现且持续整个疾病病程）
①波动性认知功能障碍，伴有注意力和警觉性显著变化；②反复出现的视幻觉，通常非常详细且生动；③ RBD，可能在认知功能下降之前出现；④出现帕金森病核心症状的一种或多种，包括运动迟缓、静止性震颤或肌强直。
支持性临床特征
①对抗精神病药物高度敏感；②姿势不稳；③反复摔倒；④晕厥或其他短暂性意识丧失；⑤严重自主神经功能障碍（包括便秘、直立性低血压、尿失禁）；⑥嗜睡；⑦嗅觉减退；⑧其他类型的幻觉；⑨系统化妄想；⑩淡漠；⑪ 焦虑和抑郁。
提示性生物标志物
（1）通过 SPECT/PET 显示的基底节区多巴胺转运体摄取下降。 （2）^{123}I-MIBG 心肌扫描成像异常（摄取减低）。 （3）多导睡眠图证实快速眼动期肌肉弛缓消失。

续表

支持性生物标志物 ① CT/MRI 扫描显示内侧颞叶结构相对保留；② SPECT/PET 灌注成像 / 代谢扫描显示普遍低灌注或低代谢；FDG-PET 成像显示枕叶活性下降，伴或不伴有扣带回岛征（指后扣带回活性异常增高）；③ EEG 出现显著的后部慢波，且出现前 α 波和 θ 波之间周期性波动。
很可能的 DLB 诊断标准 A．出现 2 项或 2 项以上 DLB 的核心临床特征，伴或不伴有提示性生物标志物阳性；或者 B．仅出现 1 项 DLB 核心临床特征，但伴有 1 项或 1 项以上的提示性生物标志物阳性。
可能的 DLB 诊断标准 A．仅出现 1 项 DLB 的核心临床特征，不伴有提示性生物标志物阳性；或者 B．出现 1 项或多项提示性生物标志物，但缺乏核心的临床特征。
DLB 可能性较小 A．出现其他任何躯体疾病或脑部疾病，足以部分或全部解释患者的临床症状。在这种情况下，即使不能完全排除 DLB 诊断，也需要考虑混合性或多发性病变的可能性，或者 B．在严重的痴呆患者中，其核心临床特征仅有帕金森综合征的症状，并且是作为首发症状出现。
DLB 与 PDD DLB 是指痴呆在帕金森病之前或与之同时出现，而 PDD 是指在已有帕金森病的患者中出现的痴呆。在需要对 DLB 和 PDD 进行严格区分的临床研究中，痴呆和帕金森病症状出现的 1 年原则仍然推荐使用。在实际临床中，也可以采用路易体病这一通用术语来描述两者。

DLB：路易体痴呆；EEG：脑电图；MIBG：间碘苄胍；PDD：帕金森病痴呆；RBD：快速动眼期睡眠障碍

【鉴别诊断】

1．AD　主要表现为进行性认知功能减退，精神症状包括淡漠、幻觉、妄想，常因遗忘、虚构使幻觉描绘含糊不清，中晚期患者可有锥体外系症状，不易与 DLB 区分。DLB 认知障碍表现为波动性，视幻觉内容形象、具体、生动，锥体外系表现较早出现，头颅 MRI 示 DLB 患者海马和颞叶中部结构较 AD 相对保留，可进一步鉴别。

2．帕金森病　部分帕金森病患者晚期可出现痴呆，药物治疗中可产生视幻觉，与 DLB 表现类似，但其痴呆症状多在发病数年后出现，运动障碍突出。DLB 患者早期有波动性认知障碍，运动障碍表现为强直、少动，很少有静止性震颤，对左旋多巴的治疗反应通常较差，可资鉴别。

【治疗】

1．支持对症治疗

（1）帕金森样症状：可给予小剂量左旋多巴单药治疗。

（2）认知障碍：可用胆碱酯酶抑制药物（如多奈哌齐、卡巴拉汀和加兰他敏）和美金刚。

（3）直立性低血压：使用米多君、氟氢可的松（fludrocortisone）等。

（4）RBD：可试用普拉克索、褪黑素等[48]。

（5）视幻觉：奥氮平、利培酮等药物。

2．生活护理指导及康复训练。

第六节　快速进展性痴呆

快速进展性痴呆（rapidly progressive dementia，RPD）是指在数周或数月内出现的进行性恶化的认知功能障碍（＜2年），病因主要包括感染、自身免疫性、血管性、中毒、代谢性、神经变性、肿瘤等[54,55]。

【临床表现】

RPD病因众多，临床表现复杂多样，通常表现为痴呆症状在出现后的数天或数月内快速进展，或进展速度明显快于常见的慢性变性病，常有感染、内环境紊乱等诱因（具体表现见各章节相关疾病）[56]。常见的RPD按病因分述如下。

1．血管病相关的RPD　脑梗死［大面积梗死、关键部位梗死（如丘脑）或多发梗死］、血栓性血小板减少性紫癜（thrombotic thrombocytopenic purpura，TTP）、脑静脉血栓形成、硬脑膜动静脉瘘、淀粉样脑血管病、CADASIL等（详见本章第三节）。

2．自身免疫相关的RPD　包括副肿瘤综合征（paraneoplastic syndromes，PNS）、非副肿瘤性自身免疫性脑病［桥本脑病（Hashimoto’s encephalopathy，HE）、钾离子电压门控性通道（voltage-gated potassium channel，VGKC）相关性脑病、狼疮性脑炎（lupus cerebritis）、CNS血管炎、神经结节病、Susac综合征、乳糜泻（celiac disease）等。

3．感染相关的RPD　克-雅病、病毒性脑炎、艾滋病毒相关痴呆、进行性多灶性白质脑病（progressive multifocal leukoencephalopathy，PML）、亚急性硬化性全脑炎（subacute sclerosing panencephalitis，SSPE）、神经梅毒、真菌/寄生虫/阿米巴感染、Whipple病。

4．中毒相关的RPD　铅、一氧化碳、铋、汞、砷、甲苯、氰化物。

5．肿瘤相关的RPD　非自身免疫性PNS、脑膜瘤（额叶）、原发性中枢神经系统淋巴瘤、血管内淋巴瘤、胶质瘤、淋巴瘤样肉芽肿（lymphomatoid granulomatosis，LG）、大脑胶质瘤病（gliomatosis cerebri）。

6．代谢性因素相关的RPD　电解质紊乱、尿毒症、缺血缺氧性脑病（hypoxic-ischemic encephalopathy）、肝豆状核变性、线粒体脑病、血卟啉病、获得性肝脑变性综合征（acquired hepatocerebral degeneration syndrome）、溶酶体贮积病（lysosomal storage disorders）、脑白质营养不良、甲基丙二酸血症（methylmalonic acidemia，MMA）。

7．外伤相关的RPD　脑震荡后或慢性外伤性脑病（chronic traumatic encephalopathy，CTE）、弥漫性轴索损伤（diffuse axonal injury）、慢性硬膜下血肿（subdural hematoma，SDH）等。

8．神经变性病相关的RPD　AD、DLB、FTD、皮质基底节变性、多系统萎缩、进行性核上性麻痹、亨廷顿病、肌萎缩侧索硬化-额颞叶痴呆-帕金森综合征。

9．医源性相关的RPD　药物副作用、神经外科手术、放/化疗、射频消融（radiofrequency ablation）治疗、慢性乙醇中毒、海洛因吸入性的白质脑病（leukoencephalopathy from inhaled heroin）、摇头丸（即MDMA）、甲醇。

10．其他疾病相关的RPD　甲状腺/甲状旁腺/肾上腺病变、可逆性后部脑病综合征（posterior reversible encephalopathy syndrome，PRES）、癫痫、正常压力性脑积水、脑下垂综合征（sagging brain syndrome）、睡眠剥夺、阻塞性睡眠呼吸暂停低通气综合征（obstructive sleep apnea-hypopnea syndrome，OSAHS）等[55,56]。

【诊断】

对RPD患者应结合病史和临床表现，尽量完善影像学、实验室检查、EEG等，以明确病因[56]。

【治疗】

主要是对症治疗和病因治疗。

（许保磊　曹　莉　刘　丽　武力勇）

参考文献

[1] Hugo J，Ganguli M. Dementia and cognitive impairment：epidemiology，diagnosis，and treatment. Clin Geriatr Med，2014，30（3）：421-442.

[2] Association AP. Diagnostic and statistical manual of mental disorders.5th edition. Arlington（VA），Ameican Psychiatric Association，2013.

[3] Alzheimer's Association. 2015 Alzheimer's disease facts and figures. Alzheimers Dement，2015，11（3）：332-384.

[4] Winblad B，Palmer K，Kivipeho M，et al. Mild cognitive impairment-beyond controversies，towards a consensus：report of the International Working Group on Mild Cognitive Impairment . J Intem Med，2004，256（3）：240-246.

[5] 中国痴呆与认知障碍诊治指南写作组，中国医师协会神经内科医师分会认知障碍疾病专业委员会.2018 中国痴呆与认知障碍诊治指南（五）：轻度认知障碍的诊断与治疗．中华医学杂志，2018，98（17）：1294-1301.

[6] Sachdev PS，Blacker D，Blazer DG，et al. Classifying neurocognitive disorders：the DSM-5 approach. Nat Rev Neurol，2014，10（11）：634-642.

[7] 贾建平.中国痴呆与认知障碍诊治指南.北京：人民卫生出版社，2015.

[8] Kang JM，Cho YS，Park S. Montreal cognitive assessment reflects cognitive reserve. BMC Geriatr，2018，18（1）：261.

[9] Molinuevo JL，Blennow K，Dubois B. The clinical use of cerebrospinal fluid biomarker testing for Alzheimer's disease diagnosis：a consensus paper from the Alzheimer's Biomarkers Standardization Initiative. Alzheimers Dement，2014，10（6）：808-817.

[10] Appel J，Potter E，Shen Q. A comparative analysis of structural

brain MRI in the diagnosis of Alzheimer's disease. Behav Neurol, 2009, 21 (1): 13-19.

[11] Bohnen NI, Djang DS, Herholz K.Effectiveness and safety of 18F-FDG PET in the evaluation of dementia: a review of the recent literature. J Nucl Med, 2012, 53 (1): 59-71.

[12] 中国痴呆与认知障碍诊治指南写作组，中国医师协会神经内科医师分会认知障碍疾病专业委员会.2018 中国痴呆与认知障碍诊治指南（七）：阿尔茨海默病的危险因素及其干预. 中华医学杂志，2018，98（19）：1461-1466.

[13] Gao LB, Yu XF, Chen Q. Alzheimer's Disease therapeutics: current and future therapies.Minerva Med, 2016, 107 (2): 108-113.

[14] Cacace R, Sleegers K, Van Broeckhoven C. Molecular genetics of early-onset Alzheimer's disease revisited. Alzheimers Dement, 2016, 12: 733-748.

[15] Dubois B, Feldman HH, Jacova C, et al. Advancing research diagnostic criteria for Alzheimer's disease: the IWG2 criteria. Lancet Neurol, 2014, 13 (6): 614-629.

[16] Hardy J. The amyloid hypothesis for Alzheimer's disease: a critical reappraisal. J Neurochem, 2009, 110 (4): 1129-1134.

[17] Oboudiyat C, Glazer H, Seifan A.Alzheimer's disease. Semin Neurol, 2013, 33 (4): 313-329.

[18] 中国痴呆与认知障碍诊治指南写作组. 2018 中国痴呆与认知障碍诊治指南（七）：阿尔茨海默病的危险因素及其干预. 中华医学杂志，2018，98（19）：1461-1466.

[19] Ferri CP, Prince M, Brayne C. Global prevalence of dementia: a Delphi consensus study. Alzheimer's Disease International. Lancet, 2005, 366 (9503): 2112-2117.

[20] Vasquez BP, Zakzanis KK. The neuropsychological profile of vascular cognitive impairment not demented: a meta-analysis. J Neuropsychol, 2015, 9 (1): 109-136.

[21] 贾建平. 中国痴呆与认知障碍诊治指南. 北京：人民卫生出版社，2015.

[22] Weiner MF, Neubecker KE, Bret ME. Language in Alzheimer's disease. J Clin Psychiatry, 2008, 69 (8): 1223-1227.

[23] Kales HC, Gitlin LN, Lyketsos CG. Assessment and management of behavioral and psychological symptoms of dementia. BMJ, 2015, 350: h369.
[24] McKhann G, Drachman D, Folstein M. Clinical diagnosis of Alzheimer's disease: report of the NINCDS-ADRDA Work Group under the auspices of Department of Health and Human Services Task Force on Alzheimer's Disease.Neurology, 1984, 34 (7): 939-944.
[25] Khachaturian ZS. Revised criteria for diagnosis of Alzheimer's disease: National Institute on Aging-Alzheimer's Association diagnostic guidelines for Alzheimer's disease. Alzheimers Dement, 2011, 7 (3): 253-256.
[26] Sperling RA, Aisen PS, Beckett LA, et al. Toward defining the preclinical stages of Alzheimer's disease: recommendations from the National Institute on Aging-Alzheimer's Association workgroups on diagnostic guidelines for Alzheimer's disease. Alzheimers Dement, 2011, 7 (3): 280-292.
[27] 中国医师协会神经内科分会认知障碍专业委员会,《中国血管性认知障碍诊治指南》编写组 .2019 年中国血管性认知障碍诊治指南. 中华医学杂志, 2019, 99 (35): 2737-2744.
[28] Smith EE. Clinical presentations and epidemiology of vascular dementia. Clin Sci (Lond), 2017, 131 (11): 1059-1068.
[29] O'Brien JT, Thomas A.Vascular dementia. Lancet, 2015, 386 (10004): 1698-1706.
[30] Jia J, Wang F, Wei C, et a1. The prevalence of dementia in urban and rural areas of China. Alzheimers Dement, 2014, 10 (1): 1-9
[31] Plassman BL, Langa KM, Fisher GG, et al. Prevalence of dementia in the United States: the aging, demographics, and memory study. Neuroepidemiology, 2007, 29 (1-2): 125-132.
[32] 中华医学会神经病学分会痴呆与认知障碍学组写作组 . 血管性认知障碍诊治指南 . 中华神经科杂志, 2011, 44 (2): 142-147.
[33] Sachdev P, Kalaria R, O'Brien J. Diagnostic criteria for vascular cognitive disorders: a VASCOG statement. Alzheimer Dis Assoc Disord, 2014, 28 (3): 206-218.
[34] Wardlaw JM, Smith EE, Biessels GJ, et a1. Neuroimaging

standards for research into small vessel disease and its contribution to ageing and neurodegeneration. Lancet Neurol，2013，12（8）：822-838.

[35] Gorelick PB，Counts SE，Nyenhuis D. Vascular cognitive impairment and dementia. Biochim Biophys Acta，2016，1862（5）：860-868.

[36] O'Brien JT，Thomas A. Vascular dementia. Lancet，2015，386（10004）：1698-1706.

[37] Sirkis DW，Geier EG，Bonham LW，et al. Recent advances in the genetics of frontotemporal dementia. Curr Genet Med Rep，2019，7（1）：41-52.

[38] Sivasathiaseelan H，Marshall CR，Agustus JL，et al. Frontotemporal Dementia：A Clinical Review. Semin Neurol，2019，39（2）：251-263.

[39] Gorno-Tempini ML，Hillis AE，Weintraub S. Classification of primary progressive aphasia and its variants. Neurology，2011，76（11）：1006-1014.

[40] Rascovsky K，Hodges JR，Knopman D. Sensitivity of revised diagnostic criteria for the behavioural variant of frontotemporal dementia. Brain，2011，134（Pt 9）：2456 -2477.

[41] Liu MN，Lau CI，Lin CP. Precision Medicine for Frontotemporal Dementia. Front Psychiatry，2019，10：75.

[42] 中国微循环学会神经变性病专业委员会. 路易体痴呆诊治中国专家共识. 中华老年医学杂志，2015，34（4）：339-344.

[43] Mayo MC，Bordelon Y. Dementia with Lewy bodies. Semin Neurol，2014，34（2）：182-188.

[44] Lopez OL，Kuller LH. Epidemiology of aging and associated cognitive disorders：Prevalence and incidence of Alzheimer's disease and other dementias. Handb Clin Neurol，2019，PMID：31753130 Review.

[45] Genier MD，Posluma RB，Escudier F，et a1. How does dementia with Lewy bodies start? Prodromal cognitive changes in REM sleep behavior disorder. Ann Neuml，2018，83（5）：1016-1026.

[46] 岳伟，王蒙蒙，石志鸿，等. 43 例路易体痴呆患者的临床及影

像学特点分析. 中华老年医学杂志，2016，35（5）：462-466.

[47] Gomperts SN. Lewy Body Dementias：Dementia With Lewy Bodies and Parkinson Disease Dementia.Continuum（Minneap Minn），2016，22（2 Dementia）：435-463.

[48] Munechika T，Fujishim H，0kuda M，et al. Rapid eye movement sleep wilhout atonia may help diagnose Lewy body disease in middleaged and older patients with somatic symptom disorder. Psychogeriatrics，2017，17（1）：6l-69.

[49] Taylor JP，McKeith IG，Burn DJ，et al. New evidence on the management of Lewy body dementia. Lancet Neurol，2020，19(2)：157-169.

[50] McKeith IG，Boeve BF，Dickson DW，et al. Diagnosis and management of dementia with Lewy bodies：Fourth consensus report of the DLB Consortium. Neurology，2017，89（1）：88-100.

[51] Bohnen NI，Müller MLTM，Frey KA. Molecular Imaging and Updated Diagnostic Criteria in Lewy Body Dementias. Curr Neurol Neurosci Rep，2017，17（10）：73.

[52] 刘春艳，邢岩，李延峰．路易体痴呆的诊断和治疗．中华老年医学杂志，2017，36（4）：367-370.

[53] Takahashi M，Ikemura M，Oka T，et a1. Quantitative correlation between cardiac MIBG uptake and remaining axons In the cardiac sympathetic nerve in Lewy body disease. J Neurol Neurosurg Psychiatry，2015，86（9）：939- 944.

[54] 周玲，张厚亮，蒋雨平．迅速进展性痴呆．中国临床神经科学，2007，15（1）：76-81.

[55] M. Brandon Westover，Emily Choi DeCroos，Karim Awad，Matt T. Bianchi.Pocket Neurology（2nd edition）. China：Wolters Kluwer 2016：103-111.

[56] 中国痴呆与认知障碍诊治指南写作组，中国医师协会神经内科医师分会认知障碍疾病专业委员会. 2018 中国痴呆与认知障碍诊治指南（八）：快速进展性痴呆的诊断．中华医学杂志，2018，98（21）：1650-1652.

11

癫　痫

作为最常见的神经系统疾病之一，癫痫（epilepsy）是一种有着不同病因基础、临床表现各异，但以反复癫痫发作为共同特征的慢性脑部疾病状态[1]。癫痫可见于任何年龄，其合并年患病率（pooled incidence rate）和粗终生患病率（overall lifetime prevalence）分别为61.4/10万人和7.6‰，且在低中收入国家中高于高收入国家[1]。究其病理生理学机制系由于脑神经元过度放电致使反复性、发作性和短暂性的中枢神经系统（central nervous system，CNS）功能失常

第一节　癫痫的基本概念及病因

一、癫痫的基本概念

1．痫性发作（epileptic seizure）　痫性发作是指脑神经元异常过度、同步化放电活动所造成的一过性临床表现，但出现痫性发作者并不一定患有癫痫。

2．诱发性发作（provoked seizure）　最常见于CNS疾病（感染、脑卒中等）或全身系统性疾病（血糖异常、电解质紊乱、中毒、发热等）的急性期，是一种急性症状性发作（acute symptomatic seizure）。这种发作仅代表疾病急性期的一种症状，不意味着急性期过后一定复发出现癫痫。

3．非诱发性发作（unprovoked seizure）　找不到明确急性诱因的发作，如脑炎后多年出现的癫痫发作。

4．癫痫综合征（epilepsy syndrome）　指由一组特定的临床表现和脑电图（electroencephalogram，EEG）改变组成的癫痫疾患（即脑电临床综合征）（表11-1）（https：//www.epilepsydiagnosis.org）。

表 11-1 癫痫综合征分类

综合征分组	特殊综合征
新生儿和婴儿	自限性新生儿痫性发作与自限性家族性新生儿癫痫
	自限性家族性和非家族性婴儿癫痫
	早发性肌阵挛性脑病
	大田原（Ohtahara）综合征
	West 综合征
	Dravet 综合征（婴儿严重肌阵挛癫痫）
	婴儿期肌阵挛性癫痫
	婴儿癫痫伴游走性局灶性发作
	非进行性脑病中的肌阵挛脑病
	热性惊厥附加症，遗传性癫痫伴热性惊厥附加症
儿童期	肌阵挛 - 失张力癫痫
	眼睑肌阵挛癫痫
	Lennox-Gastaut 综合征
	儿童期失神癫痫
	肌阵挛性失神性癫痫
	Panayiotopoulos 综合征
	儿童期枕叶癫痫（Gastaut 型）
	光敏性枕叶癫痫
	儿童期癫痫伴中央颞叶棘波
	不典型儿童期癫痫伴中央颞叶棘波
	癫痫性脑病伴睡眠期持续棘慢波
	Landau-Kleffner 综合征
	常染色体显性遗传夜间额叶癫痫
青春期 / 成人	青少年失神癫痫
	青少年肌阵挛癫痫
	仅有全面性强直 - 阵挛发作的癫痫
	有听觉症状的常染色体显性遗传癫痫
	其他家族性颞叶癫痫
任何年龄	不同病灶的家族性局灶性癫痫
	反射性癫痫
	进行性肌阵挛癫痫

5．癫痫性脑病（epileptic encephalopathy） 指由频繁癫痫发作和（或）癫痫样放电造成的进行性神经精神功能障碍或退化，如认知、语言、感觉、运动及行为等方面。损伤可为全面性或具有选择性，且可表现出不同严重程度癫痫性脑病。是一组癫痫疾患的总称[2,3]，包括大田原（Ohtahara）综合征、West 综合征、Dravet 综合征、

Lennox-Gastaut 综合征、Landau-Kleffner 综合征[4]、自身免疫性脑病（如 NMDA 受体脑炎、GABAA 受体脑炎）等[5]。

二、癫痫的病因

癫痫的发生是内在遗传因素和外界环境因素在个体内相互作用的结果。每个癫痫患者的病因学均包括这两种因素，只不过各自所占的比例不同。病因与年龄的关系较为密切，不同的癫痫年龄组往往有不同的病因（表 11-2）[6]。

表 11-2 不同年龄人群癫痫的病因

新生儿及婴儿期
先天及围生期因素（缺氧、窒息、头颅产伤）、遗传代谢性疾病、皮质发育畸形等
儿童及青春期
特发性（与遗传因素有关）、先天及围生期因素（缺氧、窒息、头颅产伤）、CNS 感染、脑发育异常等
成人期
海马硬化、颅脑外伤、脑肿瘤、CNS 感染、CNS 脱髓鞘疾病（如多发性硬化）等
老年期
脑血管意外、脑肿瘤、代谢性疾病、变性病等

CNS：中枢神经系统

2017 年国际抗癫痫联盟（International League Against Epilepsy，ILAE）分类工作组建议将癫痫病因分为六大类，包括遗传性、结构性、代谢性、免疫性、感染性和病因不明，替换既往的特发性、症状性及隐源性癫痫病因分类[7]。

第二节 癫痫的临床表现

癫痫病因众多，临床发作表现亦复杂多样，具有多种分类方式，2017 年 ILAE 提出了癫痫的新分类（表 11-3）[7]，在 1981 年分类的基础上做了如下修订。

1．“部分性（partial）”改为“局灶性（focal）”。

2．癫痫发作类型可以是局灶性、全面性或未知起源。

3．未知起源的癫痫具有可被分类的特征。

4．意识被用作局灶性癫痫的分类标准。

5．认知障碍、简单部分性发作、复杂部分性发作、心因性发作、继发全面性发作被剔除。

6．新的局灶性发作类型包括自动症、自主神经性，行为终止、认知性、情绪性、过度运动、感觉性发作及局灶性进展为双侧强直阵挛性。

7．新的全面性发作类型包括肌阵挛失神发作、眼睑肌阵挛发作、肌阵挛 - 强直 - 阵挛、肌阵挛 - 失张力和癫痫样痉挛发作。

表 11-3　癫痫的最新分类（ILAE 2017 版癫痫发作分类）[7]

局灶性起源	全面性起源	未知起源
1．意识清楚（即单纯性）/ 意识受损（即复杂性）	1．运动性	1．运动性
	强直 - 阵挛发作	强直 - 阵挛发作
	阵挛发作	癫痫样痉挛发作
（1）运动性	强直发作	2．非运动性（失神）
自动症	肌阵挛发作	行为终止
失张力发作	失张力发作	3．不能归类
阵挛发作	肌阵挛 - 强直 - 阵挛发作	
癫痫样痉挛发作	肌阵挛 - 失张力发作	
过度运动发作	癫痫样痉挛发作	
肌阵挛发作	2．非运动性（失神）	
强直发作	典型发作	
（2）非运动性	不典型发作	
自主神经性发作	肌阵挛失神发作	
行为终止	眼睑肌阵挛发作	
认知性发作		
情绪性发作		
感觉性发作		
2．局灶性进展为双侧强直 - 阵挛性		

一、不同癫痫发作的临床表现 [6,7]

（一）全面性起源（generalized onset）

1．强直 - 阵挛发作及其变异型（tonic-clonic seizure and variants）发生于意识丧失的个体中，表现为双侧对称性全面运动性癫痫，强直 - 阵挛性发作包括一个强直（双侧肌张力增高，持续数秒到数分钟）和阵挛（双侧持续性节律性抽搐）阶段，通常按此顺序进行，但也可能出现阵挛 - 强直 - 阵挛和肌阵挛 - 强直 - 阵挛的变异型。

2．阵挛发作（clonic seizures） 是一种表现为双侧的持续节律性抽搐和意识丧失的发作。

3．强直发作（tonic seizures） 表现为双侧肢体张力增高，通常持续数秒至 1 min，经常在睡眠中发生，伴有不同程度的肢体强直性僵硬，整个发作过程中患者并不自知。在发作之初，随着更强烈的肢体僵硬，患者可能发出呼气声。常发生在智力受损的个体中。

4．肌阵挛发作（myoclonic seizures） 表现为一次或连续的抽搐（短暂的肌肉收缩）。每次通常持续数毫秒。肌阵挛癫痫持续状态的特点是持续（> 30 min）不规则抽搐，通常意识部分保留。

5．失张力发作（atonic seizures） 表现为肌张力的突然丧失或减弱，无明显的肌阵挛或强直特征，发作持续非常短暂（< 2 s），可累及头部、躯干或四肢。常发生在智力受损的个体中。

6．癫痫性痉挛（epileptic spasms） 表现为近端肌肉和躯干肌肉突然屈曲、伸展或混合性屈伸，持续 1 ~ 2 s，常在觉醒后成串发作。轻微形式可出现下巴运动，做鬼脸或点头。可为双侧对称、不对称或单侧发作，取决于其是全面性发作还是局灶性发作。

7．失神发作（absence seizure）

（1）典型失神：既往被称为“小发作”，表现为突然发生的意识障碍，其严重程度不等，通常对发作期间的事件记忆受损，尽管发作期间意识可以部分保留（尤其是青少年），可伴有眼睑、头部、眉毛、下巴、口周等部位的阵挛运动（典型为 3 Hz），而肢体肌阵挛则很少发生。口腔和手指的自动症很常见。

（2）不典型失神：与典型失神发作相比，非典型失神发作的发作起始和结束均较典型失神缓慢，意识障碍程度相对较轻，通常伴随其他症状，如头部、躯干或四肢肌张力的丧失（通常是逐渐衰退）和轻微的肌阵挛抽搐，非典型失神发作常发生在智力低下的个体中，当患者持续活动时，意识丧失可能很轻微，仅出现速度较慢或错误。

（3）肌阵挛失神：表现为肩部和手臂的节律性肌阵挛抽搐，伴有强直性外展，导致发作时手臂逐渐抬起。肌阵挛抽搐通常为双侧，也单侧或不对称，可出现口周肌阵挛和头、下肢的节律性抽搐。通常每日都有发作，每次持续 10 ~ 60 s，意识障碍从完全丧失到保留不等。

（4）失神伴眼睑肌阵挛：失神发作伴有眼睑短暂的、重复的、（经常）节奏性、快速的（4 ~ 6 Hz）肌阵挛抽搐，同时伴有眼球向上偏斜，头部伸展。每日反复多次发作，每次非常短暂（持续时间 < 6 s），多数情况下意识保留。

（二）局灶性起源（focal onset）

1．运动性起源（motor onset） 包括运动活动度（动作），可由于单块肌肉或肌肉群收缩的增加或减少所致。根据所涉及肌肉群及其累及方式的不同，运动性起源癫痫可能是简单或复杂性发作。

（1）局灶性阵挛发作：表现为持续的节律性肢体抽搐，可涉及远端肢体、一侧上（下）肢或偏身。

（2）局灶强直性发作：肌张力增高，通常持续数秒至数分钟。

（3）伴有肌张力障碍的局灶性运动性癫痫：收缩肌和拮抗肌的持续收缩引起手足徐动或扭转运动，从而产生异常姿势。

（4）局灶性肌阵挛发作：一个单块或短串的短暂性肌肉收缩（抽搐），每次抽搐通常持续毫秒。

（5）局灶性失张力性发作：肌张力突然丧失或减弱，无明显的肌阵挛或强直，通常持续时间 > 500 ms，但 < 2 s，可能累及头部、躯干、下颌或四肢肌肉组织。

（6）局灶性运动性癫痫伴轻瘫 / 瘫痪：表现为单块肌肉或肌肉群无力或完全瘫痪。

（7）局灶性癫痫样痉挛：近端和躯干肌突然屈曲、伸展或混合屈伸，每次持续 1 ~ 2 s，通常呈成串发作。

（8）局灶性过度运动性发作：涉及近肢或中轴肌的运动，产生不规则的大幅度运动，如蹬踏、骨盆推挤、跳跃、挥鞭和（或）摇摆运动。

（9）局灶性自动症发作：自动症是一种协调、重复性的运动活动，类似随意运动，但并不受意志控制，伴或不伴意识障碍，表现为以下形式。

1）口面部：咂嘴、噘嘴、咀嚼、吞咽、咔嚓声、眨眼。

2）手指：单或双手做摸索、轻敲、操纵或探索性的动作。

3）脚蹬（动作）：脚 / 腿的双侧或单侧运动，包括步行或跑步，在幅度上类似正常运动。

4）行为持续重复：表现为不适当地继续发作前的运动。

5）发音：发出单一或重复的声音，如尖叫或咕噜声。

6）词语：发出单个或重复的单词、短语或短句。

7）性：性行为。

8）其他：自动动作包括点头、脱衣服和其他一系列自动动作。

（10）伴有构音障碍/构音不能的局灶性运动性癫痫：表现为发音困难，系参与语音发声的肌肉协调性受损所致。语言的接受和表达功能完整，但言语表达不清晰，不易被理解。

（11）局灶性运动性癫痫伴负性肌阵挛：表现为正常张力肌肉活动的突然中断，每次持续≤ 500 ms，无先前肌阵挛的证据。

（12）局灶性运动性癫痫伴侧视：表现为持续的、强迫性眼、头部和（或）躯干旋转或偏离中线。

（13）局灶性双侧运动性癫痫：发作开始于一侧半球，但在发作时迅速累及双侧肌肉群。

2．非运动性起源（non-motor onset） 发作时有不同程度的意识障碍，可伴有一种或多种简单部分性发作的内容。

（1）局灶性感觉性发作：是指在发作开始时所体验的一种感觉，而观察者未见及明显的癫痫发作的客观临床证据，包括以下表现：

1）局灶性体感发作：包括刺痛、麻木、电击感、疼痛、运动感或移动欲望。这些发作涉及感觉运动皮质。

2）局部感觉性视觉发作：以视幻觉为特征，如闪烁摇曳的灯光或颜色或其他形状、简单图案、暗点或黑矇。亦可有更复杂的视幻觉，如看到成形的图像。见于枕叶病变。

3）局灶性感觉听觉发作：以听觉现象为特征，包括嗡嗡声、铃声、鼓声或单音。亦可有更复杂的幻听（如声音），被认为是一种局灶性认知性发作。见于上颞叶外侧的听皮质病变。

4）局部感觉嗅觉发作：以嗅觉现象为特征，通常是一种令人不快的气味。见于颞叶内侧或眶额区病变。

5）局灶性感觉味觉发作：以味觉现象为特征，包括酸、苦、咸、甜或金属味。见于顶叶盖部和岛叶。

6）局灶性前庭感觉性发作：以头晕、旋转、眩晕或旋转感为特征，见于顶叶皮质、颞顶枕交界处或顶颞皮质病变。

7）局灶性感觉癫痫伴热-冷：以先热后冷的感觉为特征。

8）头部感觉的局灶性感觉性发作：以头部感觉为特征，如头晕或头痛。

（2）局灶性认知发作：表现为认知功能的改变，可为缺损或亢进现象，如强迫思维，包括以下表现。

1）伴有表达性语言障碍或失语的局灶性认知性发作：患者主诉意识到自己想说什么，但却无法表达。

2）伴有命名的局灶性认知发作：命名日常物品时困难。

3）伴有接受性语言障碍 / 失语的局灶性认知癫痫：发作时在无意识模糊的情况下，无法理解语言。见于优势半球顶颞叶区病变。

4）伴有听觉失认的局灶性认知发作：表现为无法识别或区分声音或单词，或者将其与其意义联系起来，如患者能听到铃声，但却无法将其与声音来自电话铃声的概念联系起来。

5）伴有传导性语言障碍或失语的局灶性认知发作：由于未能编码语音信息，即使在完整的听觉理解（完全理解所听及的内容）和流利的言语产生的情况下，无法重复听到的言语。

6）伴有诵读困难或失读症的局灶性认知性发作：表现为阅读障碍，见于优势半球顶颞叶区病变。

7）伴有记忆障碍的局灶性认知性发作：发作时无法对发作期间发生的事件保留记忆，而其他认知功能和意识则仍保留。

8）具有似曾相识或似曾相识的局灶性认知发作：以熟悉感（似曾相识）和不熟悉（不曾相识）等现象为特征。

9）伴有幻觉的局灶性认知性发作：其特征是在没有外部感官刺激的情况下产生复合知觉，这些知觉可能是视觉（如形成的图像）、听觉（如听到的声音）或涉及其他感官形式，而无意识障碍。

10）伴有错觉的局灶性认知发作：其特征是实际知觉的改变，包括视觉、听觉、体感、嗅觉和（或）味觉现象，通常无意识障碍。

11）具有分离的局灶性认知发作：特征是与自我或环境分离，尽管自身能意识到。

12）具有强迫思维的局灶性认知发作：特征是发作时出现侵入性思维、想法或思维拥挤。这是一种罕见的发作类型，见于顶叶内侧、海马旁回后部和额叶病变。

13）伴有计算障碍或失算的局灶性认知发作：以难以完成或理解数学计算为特征，见于优势半球顶颞叶区病变。

14）伴有书写困难或失写的局灶性认知发作：以书写困难为特征，见于优势半球顶颞叶区病变。

15）伴有左右侧失认的局灶性认知性发作：特征是发作时无法

区分身体左右侧，见于优势半球顶颞叶区病变。

16）伴有忽视的局灶性认知性发作：以一侧身体不能报告、反应或定向对侧的刺激为特征。

（3）局灶性自主神经性发作，包括以下表现。

1）伴有心悸、心动过速、心动过缓或停搏的局灶性自主神经性发作。

2）伴有上腹部感觉或恶心/呕吐的局灶性自主神经性发作：表现为上腹部不适、空虚、紧绷、翻腾、饥饿感，可上升至胸部或喉咙，见于颞叶内侧病变。

3）伴有苍白/潮红的局灶性自主神经性发作。

4）伴有低通气、过度通气或呼吸改变的局灶性自主神经性发作。

5）伴有立毛的局灶性自主神经性发作。

6）伴有勃起的局灶性自主神经性发作。

7）伴有排尿或排便急的局灶性自主神经性发作。

8）伴有流泪的局灶性自主神经性发作。

9）伴有瞳孔扩张或收缩的局灶性自主神经性发作。

（4）局灶性情绪性发作，包括以下表现。

1）伴有恐惧、焦虑或恐慌的局灶性情绪性发作：在发作时表现为恐惧、担忧、焦虑或恐慌。患者也可能对癫痫发作有预期焦虑。

2）伴有痴笑（gelastic）的局灶性情绪性发作：突然大笑或咯咯笑，通常无相应的幸福感。见于下丘脑病变（如下丘脑错构瘤），也见于额叶或颞叶病变。

3）伴有哭泣的局灶情绪性发作：以刻板的哭泣为特征，可能伴有流泪、悲伤面容和哽咽，悲伤的主观情绪可存在或不存在。这些发作通常伴随下丘脑错构瘤所致的痴笑，亦也可发生在源于额叶或颞叶的癫痫中。

4）伴随着愉悦的局灶性情绪性发作：较为罕见，特征是积极的情绪体验伴随着快乐、幸福、提高的个人幸福感与自我意识、狂喜。见于岛叶前部皮质病变。

5）伴有愤怒的局灶性情绪性发作：较为罕见，以愤怒的存在为特征，可能伴之以攻击性行为，见于颞叶内侧或前额叶区病变。

（5）局灶性行为终止发作：特征是发作期间持续运动活动的振幅和（或）速率降低或停止。在整个发作过程中，症状必须呈持续性，并占主导地位。

3．局灶性进展为双侧强直阵挛性（focal to bilateral tonic-clonic）发作　既往称为继发全面性发作，继发于其他局灶性发作后，如局灶性运动性发作、局灶性认知性发作、局灶性感觉性发作或局灶性意识障碍性发作，可有意识受损，其运动成分包括强直和阵挛特征。

（三）未知起源（unknown onset）

可分为运动、非运动性和未能分类型，后者系由于资料不足或无法归入其他类别所致。

二、常见的癫痫综合征和癫痫性脑病

癫痫综合征（可参考 https：//www.epilepsydiagnosis.org）和癫痫性脑病的分类[6]如下。

1．自限性新生儿痫性发作与自限性家族性新生儿癫痫　两者有相似的临床和电学特征，可根据家族病史予以区分，新发突变是导致自限性新生儿癫痫缺乏的原因。发作始于新生儿出生后第 4 天到第 7 天，通常单侧阵挛，反复发作，可能会交替发作，持续数小时到数天，癫痫发作在 4 ～ 6 个月大时缓解。患儿发育正常。

2．自限性家族性和非家族性婴儿癫痫　既往称良性家族性（和非家族性）新生儿癫痫，家族性病例呈常染色体显性遗传，主要特征是正常足月新生儿出生后不久（多数在 7 d 内）出现强直、阵挛性发作，常合并自主神经症状和运动性自动症，发作频繁、短暂。发作间期患儿一般状态良好，除家族中有类似发作史和 EEG 非特异性改变之外，其他病史和检查均正常。预后良好，发作多于 1 年内缓解。

3．早期肌阵挛脑病（early myoclonic encephalopathy）　特征为生后头 2 个月出现节段性、游走性肌阵挛，以后有频繁的局灶性发作，部分患者有明显的肌阵挛和强直痉挛性发作。EEG 表现为暴发抑制图形。病因多不清楚，预后差。

4．大田原综合征（Ohtahara syndrome）　亦称婴儿早期癫痫性脑病（early infantile epileptic encephalopathy），主要表现为婴儿出生后 1 ～ 3 个月出现强直发作，伴 EEG 暴发抑制改变和严重的精神运动障碍，部分病例有脑部结构性病变。本病发作多难以控制，预后差。存活者常演变为 West 综合征和 Lennox-Gastaut 综合征。

5．婴儿痉挛症（infantile spasms）　亦称 West 综合征，为临床最常见的癫痫性脑病，通常起病于 1 岁内，病因复杂多样，可分为症状性、隐源性和特发性，特征性表现为癫痫性痉挛发作、EEG 高度失律和精神运动发育障碍“三联症”，预后不良。

6．Dravet 综合征　既往称婴儿严重肌阵挛癫痫（severe myoclonic epilepsy in infancy），临床特点为 1 岁以内起病，首次发作多表现为热性惊厥，1 岁以内主要表现为发热诱发的持续时间较长的全面性或半侧阵挛抽搐，1 岁后逐渐出现多种形式的无热抽搐，包括全面性或半侧阵挛或强直阵挛发作、肌阵挛发作、不典型失神、局灶性发作，发作常具有热敏感性。早期发育正常，1 岁后逐渐出现智力运动发育落后或倒退，可出现共济失调和锥体束征。EEG 在 1 岁以前常无异常，1 岁以后出现广泛性棘慢波、多棘慢波或局灶性、多灶性痫样放电。约 70%的患儿可发现钠离子通道 *SCN1A* 基因突变。多数患儿对抗癫痫药物（antiepileptic drug，AED）疗效差，预后不良。

7．婴儿肌阵挛性癫痫（myoclonic epilepsy in infancy）　临床少见，主要特征是 6 个月至 2 岁（3 岁以前）时出现肌阵挛发作，可能是由光刺激引起，也可能是由突然的噪音或触摸引起，约 10%的患者可出现罕见的热性惊厥。癫痫发作在发病后 6 个月至 5 年内缓解。

8．婴儿癫痫伴游走性局灶性发作　主要特点是在出生后第 1 年出现顽固性局灶性发作，并伴有严重的脑病。局灶性发作在两侧半球独立发生，可从一个皮质区随机游走至另一皮质区，但在同一次发作中是连续的。癫痫发作常伴有癫痫持续状态。预后较差。

9．非进行性脑病中的肌阵挛脑病　主要特点是反复发作的肌阵挛癫痫持续状态，发生时间长（≥ 1 d）。大多数患者有致病性的染色体异常，其他患者有发育或获得性脑结构异常，1/5 的患者病因不明。

10．热性惊厥附加症，遗传性癫痫伴热性惊厥附加症（genetic epilepsy with febrile seizures plus，GEFS+）　既往称为全面性癫痫伴热性惊厥附加症（generalized epilepsy with febrile seizures plus，GEFS+），发病年龄主要在儿童期和青少年期。家系成员的临床表型具有异质性，最常见的表型为热性惊厥（FS）和热性惊厥附加症（FS+），其次为 FS/FS+ 伴肌阵挛发作、FS/FS+ 伴失神发作、FS/FS+ 伴失张力发作、FS/FS+ 伴局灶性发作。GEFS+ 家系成员总体预后良好，青春期后不再发作。

11．肌阵挛 - 失张力癫痫　亦称 Doose 综合征、肌阵挛 - 站立不能性癫痫（epilepsy with myoclonic astatic seizures）。临床少见，发

作时间在6个月至6岁（高峰2～4岁），特征为肌阵挛和失张力发作。发育和智力通常正常。

12．眼睑肌阵挛癫痫　既往称Jeavons综合征，发作时间为2～14年（高峰为6～8年），主要特点是每日的眼睑肌阵挛，伴有或不伴有由闭眼和视觉刺激引起的失神，见于其他正常儿童。发育和智力通常正常。

13．Lennox-Gastaut 综合征（Lennox-Gastaut syndrome，LGS）是一种临床常见的年龄相关性癫痫性脑病，多发生于1～7岁儿童，部分病例由West综合征和大田原综合征演变而来。主要特征为多种癫痫发作类型、EEG呈现广泛性慢的（1.5～2.5Hz）棘-慢综合波和精神智能发育迟滞“三联症”，最常见的发作类型有强直、不典型失神及失张力发作。通常发作频繁，药物难以控制，预后不良。

14．儿童期失神癫痫（childhood absence epilepsy）一般起病于2～12岁（高峰5～6岁）。临床表现为频繁典型失神发作，并伴有2.5～3.5 Hz的全面性癫痫发作，过度换气会引起失神发作。患儿智能发育正常，常在12岁前缓解，预后良好。

15．肌阵挛性失神性癫痫　主要特点是1～12岁（高峰7岁）发作，表现为肌阵挛性失神，伴有其他类型的癫痫发作（全面性强直-阵挛和失张力性发作）。半数以上病例有学习障碍。

16．Panayiotopoulos综合征　既往又称早发性儿童良性枕叶癫痫（Panayiotopoulos型），发病于1～14岁（多数在3～6岁）儿童，主要临床特征为呕吐为主的自主神经性发作及发作持续状态，多数患儿EEG显示枕区高振幅的多灶性棘波，也可为其他脑区棘波发放。癫痫发作具有自限性，通常在发病后数年内缓解。

17．儿童期枕叶癫痫（Gastaut型）既往称晚发性儿童枕叶癫痫，是一种自限性儿童癫痫，发病于儿童晚期（高峰8～9岁），主要临床特征为以视觉异常等枕叶癫痫发作为主，有时伴偏身或全身性抽搐发作，EEG示枕叶阵发性放电。发作后2～4年内缓解。

18．光敏性枕叶癫痫　起病于4～12岁儿童期，以视觉诱发的枕叶局灶性癫痫为特征。部分患者有发育迟缓和学习困难。

19．儿童期癫痫伴中央颞叶棘波　既往称儿童良性癫痫伴中央颞区棘波（benign childhood epilepsy with centrotemporal spikes，BECTS）或良性Rolandic癫痫，是儿童期（高峰8～9岁）最常见的癫痫综合征。主要特点是面部和口咽部局灶性运动性和感觉性发作。大多数病例仅在睡眠中发作，通常发作不频繁。预后良好，几乎所有病例在 13 岁前缓解。EEG 特征为中央颞区棘波，在睡眠中发放明显增多。

20．不典型儿童期癫痫伴中央颞叶棘波　是具有中央 - 颞棘波的儿童癫痫之非典型演变，主要特点是多种类型的频繁发作，包括夜间局灶性运动和额顶叶岛盖发作，白天局灶性运动性发作伴负性肌阵挛和非典型失神发作。EEG 可见中央颞部尖波。可出现神经心理缺陷和运动障碍。该类型具有自限性。

21．Landau-Kleffner 综合征（Landau-Kleffner syndrome，LKS）又称获得性癫痫性失语（acquired epileptic aphasia），在儿童期（高峰 5 ～ 7 岁）发病，病因不清。临床主要表现为获得性失语、癫痫发作、EEG 异常和行为心理障碍（如注意缺陷多动障碍、攻击性），常随着年龄增加而缓解。EEG 以慢波睡眠期连续出现的棘慢综合波为特征。

22．癫痫性脑病伴睡眠期持续棘慢波（epileptic encephalopathy with continuous spike and waves during sleep）　主要特点是儿童期（高峰 4 ～ 5 岁）发病，发作 1 ～ 2 年后，癫痫性脑病在睡眠中持续发作和波动，包括多种类型癫痫发作、神经心理和运动行为障碍。EEG 示睡眠期持续性棘波发放。该类型与 LKS 有重叠，两者是否为各自独立的综合征尚有争议。

23．常染色体显性遗传夜间额叶癫痫　是一种家族性癫痫，最常见于儿童期（从婴儿期到 6 岁），主要特点是夜间局灶性癫痫发作，伴有运动过多、强直或肌张力失调，小剂量卡马西平治疗有效。发作间期 EEG 通常正常，但可表现为额叶前部痫波，尤其是在睡眠时。

24．青少年失神癫痫（juvenile absence epilepsy，JAE）　发病年龄多在 8 ～ 20 岁（高峰 9 ～ 13 岁），主要临床特征为典型失神发作，多伴有全面性强直 - 阵挛发作，通常需要终生治疗。

25．青少年肌阵挛癫痫　是最常见的遗传性或特发性全面发作性癫痫之一，其主要特征是肌阵挛和全身强直阵挛性癫痫发作。EEG 表现为广泛的棘慢波和多棘慢波。光敏性很常见。发育和智能正常。

26．仅有全面性强直 - 阵挛发作的癫痫　发病年龄 5 ～ 40 岁（峰值 11 ～ 23 岁），表现为全面性强直 - 阵挛发作，经常由睡眠不足诱发。发育和智能正常。

27．有听觉症状的常染色体显性遗传癫痫　是一种遗传性局灶性癫痫，发生在青春期或成年早期（4 ~ 40 岁），表现为症状轻微的局灶性感觉性（听觉）发作，发作不频繁，对发育或智能没有影响。家族成员中亦可见及类似症状。

28．其他家族性颞叶癫痫　通常见于青少年或成人（10 岁），有类似的家族史，表现为颞叶受累的局灶性发作，症状轻微，发作不频繁，对发育或智能没有影响。

29．不同病灶的家族性局灶性癫痫　是一种遗传性癫痫，癫痫发作的年龄变化大（从婴儿期到成年期，平均 13 岁），主要表现为局灶性癫痫发作，有类似发作的家族史。对发育或智能没有影响。

30．反射性癫痫　发作具有特殊的外源性或内源性促发因素，即每次发作均为某种特定感觉刺激所促发，并且发作与促发因素之间有密切的锁时关系，促发因素包括视觉刺激（如闪光、图像）、思考、音乐、阅读、进食、操作、惊愕（startle）等非病理性因素。发热、乙醇或药物戒断等病理性情况下诱发的发作，则不属于反射性癫痫。

31．进行性肌阵挛癫痫　是一组由遗传性或者代谢性病因导致的具有肌阵挛发作的慢性进行性疾病，其共同临床特点为肌阵挛发作、进行性运动功能障碍及精神智能衰退，伴或不伴全面性强直-阵挛性发作。病情呈进展性，进展情况与病因有关，多数预后不良。常见的疾病包括 Lafora 病、神经元蜡样褐脂质沉积病、肌阵挛癫痫伴破碎红纤维及 Unverricht-Lundborg 病等。

32．Rasmussen 综合征　又称 Rasmussen 脑炎，主要在儿童期发病，病因和发病机制均不清楚，病理特征为一侧大脑半球慢性局限性炎症。临床表现为药物难治性部分运动性癫痫发作，常发展成局灶性癫痫发作持续状态、进行性偏身力弱和智力障碍。脑结构影像学显示一侧脑皮质进行性萎缩。本病对药物治疗反应差，预后不良。手术可有效控制癫痫发作。

第三节　癫痫的诊断与治疗

【诊断】

一、诊断方法

1．病史资料

（1）现病史。

1）首次发作年龄。

2）发作前状态或促发因素（觉醒、清醒、睡眠、饮酒、少眠、过度疲劳、心理压力、精神刺激、发热、体位、运动、前驱症状及与月经的关系等）。

3）发作最初时的症状/体征（先兆、运动性表现等）。

4）发作时表现（睁眼、闭眼、姿势、肌张力、运动症状、自主神经症状、自动症、意识状态、舌咬伤、尿失禁等）。

5）发作演变过程。

6）发作持续时间。

7）发作后表现（清醒、烦躁、嗜睡、朦胧状态、Todd 麻痹、失语、遗忘、头痛、肌肉酸痛等）。

8）发作频率和严重程度（包括持续状态史）。

9）EEG 检查情况。

10）其他辅助检查（血压、血糖、电解质、心电图、头部影像学等）。

11）其他发作形式（如有，应按上述要点询问发作细节）。

12）AED 使用情况（种类、剂量、疗程、疗效、不良反应、依从性等）。

13）发作间期状态（精神症状、记忆力、焦虑、抑郁等）。

14）发病后精神运动发育情况。

（2）既往史和家族史

1）围产史（早产、难产、缺氧窒息、产伤、颅内出血等）。

2）CNS 其他病史（感染、外伤、脑卒中、遗传代谢疾病等）。

3）生长发育史（精神运动发育迟滞、倒退）。

4）有无新生儿惊厥及热惊厥史（简单型、复杂型）。

（3）家族史（癫痫、热惊厥、偏头痛、睡眠障碍、遗传代谢疾病等）。

（4）疾病的影响（求学困难、失业、不能驾车、被过度保护、活动受限、心理压力等）。

2．体格检查　重点应放在神经系统查体，包括意识状态、精神状态、局灶体征（如偏瘫、偏盲）、各种反射及病理征等。注意观察头颅形状和大小、外貌、身体畸形及排查某些神经皮肤综合征。

3．辅助检查

（1）EEG：是诊断癫痫发作、确定发作和癫痫的类型最重要的辅助手段。

（2）神经影像学检查：头颅 MRI 对于发现脑部结构性异常有很高的价值，而头颅 CT 检查在显示钙化性或出血性病变时较 MRI 有优势。需注意的是，影像学结果阳性并不代表该病灶与癫痫发作之间存在必然的因果关系。

（3）其他：可根据患者具体情况选择以下检查。

1）血液检查：包括血常规、血糖、电解质、肝肾功能、血气分析、丙酮酸、乳酸等；怀疑中毒时，应进行毒物筛查。已经服用 AED 者，可酌情进行药物浓度监测。

2）尿液检查：包括尿常规及遗传代谢病的筛查。

3）脑脊液（cerebrospinal fluid，CSF）分析：主要为排除颅内感染性疾病、自身免疫性脑炎（如 NMDA 受体脑炎），对某些遗传代谢病的诊断也有帮助。

4）心电图检查：有助于发现易误诊为癫痫的心源性发作（如心源性晕厥），以及心律失常（如长 QT 综合征、Brugada 综合征和传导阻滞等）。

5）基因检测：不作为常规病因筛查手段，在高度临床怀疑某种疾病时进行。

二、诊断原则

癫痫的诊断分以下 5 个步骤。

1．确定发作性事件是否为癫痫发作

（1）临床出现 2 次（间隔至少 24 h）非诱发性癫痫发作时即可诊断癫痫。

（2）对于只有 1 次癫痫发作，2014 年 ILAE 指出，只要满足以下任何一种条件，临床也可诊断为癫痫：①至少 2 次相隔时间＞24 h 的非诱发或非反射的癫痫发作；②一次非诱发或非反射性的痫性发作，且在未来 10 年再发风险与 2 次非诱发性发作后的再发风险相当，至少大于 60%；③诊断为某种癫痫综合征[6,8]。

当出现① EEG 提示癫痫样异常；②头颅影像学检查示结构性损害；③先前的脑损伤；④夜间发作，均提示癫痫发作概率增加[6,8]。

“癫痫被认为临床治愈”指任何年龄依赖性癫痫综合征但已过适应年龄，或保持无发作至少 10 年，并停用 AED 至少 5 年[9]。

2．确定癫痫发作的类型　按照 ILAE 癫痫发作分类来确定。

3．确定癫痫及癫痫综合征的类型　按照 ILAE 癫痫及癫痫综合征分类系统来确定。

4．确定病因。

5．确定残疾程度和共患病。

【鉴别诊断】

1. 晕厥（syncope）　发作前多有精神紧张、疼痛刺激等因素，在站立或坐位时多见，发作时皮肤苍白，突发短暂的意识丧失，伴有出汗等自主神经症状，但无尿失禁、咬舌，发作间期 EEG 多正常，可资鉴别。

2．心因性非癫痫发作（psychogenic nonepileptic seizures，PNES）多见于中青年女性，常在精神刺激后出现，发病相对缓慢，发作形式多样多变，不停喊叫和抽动，强烈自我表现，动作夸张，而少有摔伤、舌咬伤或尿失禁，持续时间可达数小时，需安慰或暗示后缓解，EEG 正常，可与之鉴别。

3. 偏头痛　发作前可有视觉先兆症状，主要表现为剧烈头痛，常伴恶心、呕吐，意识障碍很少见，发作持续数小时至数天，EEG 表现为非特异性慢波，可资鉴别。

4．短暂性脑缺血发作（transient ischemic attacks，TIA）　多见于有脑血管病危险因素的中老年人，临床表现为短暂性的神经功能缺失症状，如偏瘫、偏盲、偏身感觉减退等，微栓子监测多呈阳性，而 EEG 多无异常，可与之鉴别。

5．发作性运动诱发的运动障碍（paroxysmal kinesigenic dyskinesia，PKD）　在儿童期或青少年期发病，由突然的运动诱发（如从坐位站起、受惊吓），表现为姿势性肌张力不全或舞蹈手足徐动症，每次持续数秒至 1 min，发作时意识清楚，发作间期神经系统查体无异常，EEG 正常，可资鉴别。

6．抽动症　多在 5 ~ 10 岁发病，表现为一组或多组肌肉突发、重复和刻板性不随意抽动，通常是非节律性，多见于面、颈、肩和上肢，睡眠症状时减轻或消失，伴随注意力缺陷、学习困难、强迫行为或秽语，EEG 示正常或与抽动无关的背景慢波，可与之鉴别。

【治疗】

一、癫痫发作的即刻处理

1．明确癫痫发作的诊断

2．严密观察意识、瞳孔及生命体征变化

3．注意保护，防止意外伤害 尤其是在全面性（强直、阵挛或强直 - 阵挛）发作过程中，应保持患者头部向一侧偏斜，维持呼吸道通畅，避免窒息及误吸，避免舌咬伤。

4．积极寻找原因 要询问患者及家属是否按时服药，有无诱发因素。

二、药物治疗

药物治疗通常癫痫的首选治疗，目前现有的 AED 均用于控制癫痫发作（表 11-4），故对于仅为 EEG 异常而无癫痫发作者应当慎用[10-12]（图 11-1）。

（一）AED 的治疗原则

1．根据发作类型和综合征分类选择药物是治疗癫痫的基本原则，同时还需要考虑共患病、共用药、患者的年龄及其患者或监护人的意愿等采用个体化方案。

2．如果合理使用一线 AED 仍有发作，需严格评估癫痫的诊断。

3．由于不同 AED 制剂在生物利用度和药代动力学方面有差异，为了避免疗效降低或不良反应增加，应推荐患者固定使用同一生产厂家的药品。

4．尽可能单药治疗。

5．如果选用的第一种 AED 因为不良反应或仍有发作而治疗失败，应试用另一种药物，并加量至足够剂量后，将第一种用药缓慢地减量。

6．如果第二种用药仍无效，在开始另一个药物前，应根据相对疗效、不良反应和药物耐受性将第一或第二个药物缓慢撤药。

7．仅在单药治疗没有达到无发作时才推荐联合治疗。

8．如果联合治疗未使得患者获益，治疗应回到原来患者最能接

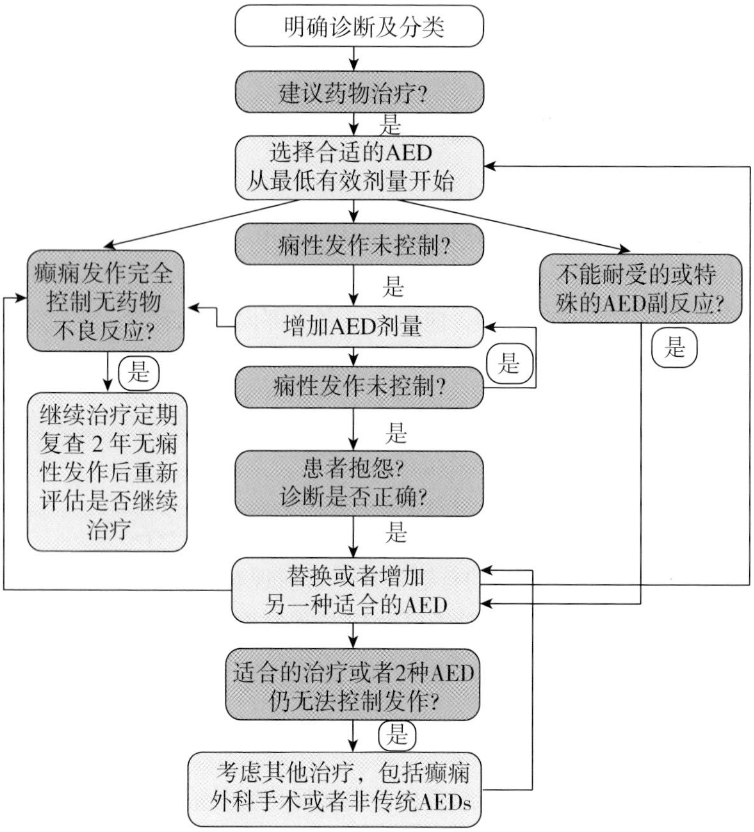

图 11-1 癫痫的药物治疗流程

AED：抗癫痫药物

受的方案（单药治疗或联合治疗），以取得疗效和不良反应耐受方面的最佳平衡。

9．对于儿童、妇女等特殊人群用药需要考虑患者特点。

10．对治疗困难的癫痫综合征及难治性癫痫，建议转诊至癫痫专科医生诊治。

（二）开始药物治疗的原则

1．当癫痫诊断明确时应开始 AED 治疗，除非一些特殊情况需与患者或监护人进行讨论并达成一致。

（1）AED 治疗的起始决定需要与患者或其监护人进行充分的讨论，衡量风险和收益后决定，讨论时要考虑到癫痫综合征的类型及预后。

（2）通常情况下，第二次癫痫发作后推荐开始用 AED 治疗。

（3）虽然已有两次发作，但发作间隔期在一年以上，可以暂时推迟药物治疗。

（4）以下情况 AED 治疗在第一次无诱因发作后开始，并与患者或监护人进行商议：①患者有脑功能缺陷；② EEG 提示明确的痫样放电；③患者或监护人认为不能承受再发一次的风险；④头颅影像学检查示脑结构损害。

2．应尽可能依据癫痫综合征类型选择 AED，如果癫痫综合征诊断不明确，应根据癫痫发作类型做出决定[11-13]。

（三）停药原则

通常情况下，如果持续无癫痫发作达 2 年以上，即存在减停药的可能性，须综合考虑患者的癫痫类型（病因、发作类型、综合征分类）、既往治疗反应以及患者个人情况，仔细评估停药复发风险，确定减停药。撤停药物时的注意事项如下。

1．EEG 对减停 AED 有参考价值，减药前须复查 EEG，停药前最好再次复查 EEG。多数癫痫综合征需要 EEG 完全无癫痫样放电再考虑减停药物，而且减药过程中需要定期（每 3 ～ 6 个月）复查长程 EEG，如果撤停药过程中再次出现癫痫样放电，需要停止减量。

2．少数年龄相关性癫痫综合征（如 BECTS），超过患病年龄，并不完全要求撤停药前复查 EEG 正常。存在脑结构性异常者或一些特殊综合征（如 JME）应当延长到 3 ～ 5 年无发作。

3．单药治疗时减药过程应当不少于 6 个月；多药治疗时每种 AED 减停时间不少于 3 个月，一次只撤停一种药。

4．在撤停苯二氮䓬类药物与巴比妥类药物时，可能出现的药物撤停相关性综合征和（或）再次出现癫痫发作，撤停时间应当不低于 6 个月。

5．如撤药过程中再次出现癫痫发作，应当将药物恢复至减量前一次的剂量并给予医疗建议。

6．停药后短期内出现癫痫复发，应恢复既往药物治疗并随访；在停药 1 年后出现有诱因的发作可以观察，注意避免诱发因素，可以暂不应用 AED；如有每年 2 次以上的发作，应再次评估确定治疗方案。

（四）AED 的选择

1．全面性强直 - 阵挛发作　丙戊酸（valproic acid）是新诊断的全面性强直阵挛发作患者的一线用药。如果丙戊酸不适用，则使用拉莫三嗪（lamotrigine）、左乙拉西坦（levetiracetam）或苯巴比妥（phenobarbital）。如果患者也有肌阵挛发作或疑诊青少年肌阵挛癫痫，拉莫三嗪可能会加重肌阵挛发作。卡马西平（carbamazepine）和奥卡西平（oxcarbazepine）可用于仅有全面性强直 - 阵挛发作的患者。当一线药物治疗无效或不能耐受时，拉莫三嗪、氯巴占（clobazam）、左乙拉西坦、丙戊酸、托吡酯（topiramate）或苯巴比妥可作为添加治疗。如果患者同时有失神或肌阵挛发作或者怀疑青少年肌阵挛癫痫时，不能使用卡马西平、奥卡西平、加巴喷丁（gabapentin）、苯妥英钠（phenytoin sodium）、普瑞巴林（pregabalin）、替加宾（tiagabine）或氨己烯酸（vigabatrin）。

2．强直或失张力发作　丙戊酸是强直或失张力发作患者的一线药物治疗。如果丙戊酸无效或不能耐受，可选拉莫三嗪添加治疗。如果添加治疗仍然无效或者不能耐受，可考虑托吡酯。不建议应用卡马西平、奥卡西平、加巴喷丁、普瑞巴林、替加宾或氨己烯酸。

3．失神发作　乙琥胺（ethosuximide）或丙戊酸是治疗失神发作的一线用药。如果出现全面性强直 - 阵挛发作的风险高，如无禁忌证，应优先考虑丙戊酸。当乙琥胺和丙戊酸不适用、无效或不能耐受时，可考虑拉莫三嗪。如果两个一线 AED 无效，可考虑乙琥胺、丙戊酸和拉莫三嗪三种药中的两药联合使用。如果联合治疗无效或不能耐受，可考虑选用氯硝西泮（clonazepam）、氯巴占、左乙拉西坦、托吡酯或唑尼沙胺（zonisamide）。不能选用卡马西平、加巴喷丁、奥卡西平、苯妥英钠、普瑞巴林、替加宾或氨己烯酸。

4．肌阵挛发作　丙戊酸是新诊断肌阵挛发作患者的一线用药。如果丙戊酸不适用或不耐受，可考虑使用左乙拉西坦或托吡酯。当一线治疗无效或无法耐受，左乙拉西坦、丙戊酸或托吡酯可作为添加用药。如果添加用药无效或无法耐受，可考虑选用氯巴占、氯硝西泮或唑尼沙胺。不能使用卡马西平、加巴喷丁、奥卡西平、苯妥英钠、普瑞巴林、替加宾或氨己烯酸。

5．局灶性发作　卡马西平、拉莫三嗪或左乙拉西坦作为一线用药用于新诊断局灶性发作的患者。奥卡西平也可作为一线用药用于儿童患者的治疗。如果卡马西平、奥卡西平、拉莫三嗪或左乙拉西坦不合适或不耐受，可考虑丙戊酸。如果以上五个 AED 中的第一个药物无效，可从中选择另一种药物。如果第二个耐受性好的 AED 无效可考虑联合治疗。当一线治疗无效或不能耐受时，卡马西平、奥卡西平、拉莫三嗪、左乙拉西坦、丙戊酸、托吡酯、氯巴占、加巴喷丁、唑尼沙胺均可作为添加用药。如果添加治疗无效或不能耐受时，可考虑苯巴比妥、苯妥英钠。

6．特殊脑病的用药　①大麻二酚，仅用于 Lennox-Gastaut 综合征和 Dravet 综合征。②依维莫司，仅用于结节性硬化症；③非尔氨酯，仅用于 Lennox-Gastaut 疾病谱；④卢非酰胺，仅用于 Lennox-Gastaut 疾病谱；⑤司替戊醇，仅用于 Dravet 综合征[14]。

（五）AED 的用量及不良反应

见表 11-4。

三、外科治疗

（一）手术切除

对于一些对 AED 无效的难治性局灶性癫痫患者，手术切除或切断大脑的某些区域，可以达到控制癫痫发作或终止致残的痫性发作。

（二）神经调控

1．迷走神经刺激（vagus nerve stimulation，VNS）。

2．反应性神经刺激（responsive neurostimulation，RNS）。

3．丘脑前核的 DBS。

四、生酮饮食

生酮饮食是一个高脂、低糖类和适当蛋白质的饮食，用于治疗儿童难治性癫痫。

1．适应证

（1）难治性儿童癫痫：适用于儿童各年龄段的各种发作类型的难治性癫痫患者。

（2）葡萄糖转运体Ⅰ缺陷症：由于葡萄糖不能进入脑内，导致癫痫发作、发育迟缓和复杂的运动障碍。

表 11-4　常用抗癫痫药物的用法用量、血药浓度及主要不良反应

药物名称	用法用量	有效血药浓度	主要不良反应
卡马西平	成人起始剂量 100 ～ 200 mg/d，分 2 ～ 3 次口服，逐渐增加剂量，维持剂量为 400 ～ 1200 mg/d，最大剂量不超过 1600 mg/d；小于 6 岁儿童按照 5 mg/(kg·d) 起始，每 5 ～ 7 d 增加一次剂量，维持剂量为 10 ～ 20 mg/(kg·d)，最大剂量不超过 400 mg。6 ～ 12 岁儿童每 2 周增加 1 次 100 mg/d，维持剂量为 400 ～ 800 mg，最大不超过 1000 m，用法同成人	4 ～ 12 μg/ml	①头晕、复视眼震、共济失调、皮疹，偶见剥脱性皮炎；②食欲减退、恶心呕吐等胃肠道反应，肝损害罕见；③血液系统损害：粒细胞减少、再障贫血、血小板减少等
氯硝西泮	成人起始剂量 1.5 mg/d，分 2 ～ 3 次口服，0.5 ～ 1 mg/3 d 增加，维持剂量为 4 ～ 8 mg/d，最大剂量不超过 120 mg/d。10 岁以下或体重小于 30 kg 儿童按照 0.01 ～ 0.03 mg/(kg·d) 起始，0.05 ～ 0.3 mg/3 d 增加，维持剂量为 0.1 ～ 0.2 mg/(kg·d)	20 ～ 80 μg/L	①常见嗜睡、头晕、头痛、兴奋、不安、乏力、言语不清、行为障碍等；②长期服药可致体重增加、抑郁状态、性功能异常等
苯巴比妥	成人 90 mg/d，分 1 ～ 3 次口服，最大剂量为 250 mg/ 次，500 mg/d，每日 1 ～ 3 次。儿童维持剂量为 3 ～ 5 mg/(kg·d)，用法同成人	10 ～ 40 μg/ml	①镇静嗜睡最常见，行为、认知功能受损；②眼震、构音障碍、共济失调；③巨幼贫血、粒细胞减少、再障过敏、皮疹、剥脱性皮炎
苯妥英钠	成人起始剂量 200 mg/d，分 2 ～ 3 次口服，逐渐增加剂量，维持剂量为 250 ～ 300 mg/d。儿童起始剂量 5 mg/(kg·d)，逐渐增加剂量 4 ～ 8 mg/(kg·d)，最大剂量不超过 250 mg，用法同成人	10 ～ 20 μg/ml	①急性毒副作用：嗜睡、共济失调、复视、头痛，严重出现中毒性脑病；②慢性毒副作用：齿龈增生、皮疹、毛发增生、面容粗糙、感觉性多发性神经病、巨幼贫血、认知障碍

续表

药物名称	用法用量	有效血药浓度	主要不良反应
扑痫酮	成人起始剂量 50 mg/d，每晚 1 次，逐渐增加剂量，维持剂量为 750 mg/d，最大剂量 1500 mg/d，分 3 次口服。8 岁以下儿童按照 5 mg/(kg·d)，逐渐增量，维持剂量为 10 ~ 25 mg/(kg·d) 或 375 ~ 700 mg/d，用法同成人。8 岁以上剂量用法同成人	5 ~ 12 μg/ml	头晕、嗜睡、性格改变、贫血（叶酸缺乏）
加巴喷丁	成人起始剂量 300 mg/d，按照 300 mg/d 加量，维持剂量为 900 ~ 1800 mg/d，最大量不超过 2400 ~ 3600 mg/d，分 3 次口服。12 岁以下儿童目前剂量未定，12 ~ 18 岁剂量同成年人，老年患者首次剂量由肌酐清除率决定	4 ~ 8.5 mg/ml	恶心呕吐、嗜睡头晕、共济失调、眼震
拉莫三嗪	①单药治疗时：成人起始剂量为 50 mg/d，以 25mg/ 周剂量增加，维持剂量为 100 ~ 200 mg/d，最大剂量 500 mg/d，分 2 次口服。儿童起始剂量 0.3mg/(kg·d)，0.3mg/(kg·d) 逐渐加量，维持剂量为 2 ~ 10 mg/(kg·d)，用法同成人 ②肝酶诱导类的 AED 合用时：成人起始剂量为 50 mg/d，以 50 mg/2 周剂量增加，维持剂量为 100 ~ 200 mg/d。儿童起始剂量 0.6 mg/(kg·d)，0.6 mg/(kg·d) 逐渐加量，维持剂量为 5 ~ 15 mg/(kg·d)，用法同上 ③与丙戊酸钠类药物合用：成人起始剂量为 12.5 mg/d，以 12.5 mg/2 周剂量增加，维持剂量为 100~200 mg/d，分 2 次口服。儿童起始剂量 0.15 mg/(kg·d)，逐渐加量，维持剂量为 1 ~ 5 mg/(kg·d)，用法同成人	1 ~ 8 μg/ml	头晕、头痛、共济失调、复视、恶心、嗜睡

续表

药物名称	用法用量	有效血药浓度	主要不良反应
丙戊酸钠	成人起始剂量 5 ~ 10 mg/(kg·d)，分 2 ~ 3 次口服，逐渐增加，维持量为 600 ~ 1200 mg/d，最大剂量 1800 mg/d。儿童起始剂量 15 mg/(kg·d)，逐渐加量，维持剂量为 20 ~ 30 mg/(kg·d)，用法同成人	50 ~ 100 μg/ml	食欲减退、恶心呕吐、消化不良、转氨酶增高、肝损害、震颤、血小板减少等
左乙拉西坦	成人起始剂量为 1000 mg/d，分 2 次口服，以 500 ~ 1000 mg/2 周剂量增加，维持剂量为 1000 ~ 4000 mg/d。儿童起始剂量 10 ~ 20 mg/(kg·d)，逐渐加量，维持剂量为 20 ~ 60 mg/(kg·d)，用法同成人	—	嗜睡、疲乏、头晕
奥卡西平	成人起始剂量为 300 mg/d，以 300 mg/ 周剂量增加，维持剂量为 600 ~ 1200 mg/d，最大剂量 2400 mg/d，分 2 次口服。儿童起始剂量 8 ~ 10 mg/(kg·d)，10 mg/kg 周逐渐加量，维持剂量为 20 ~ 30 mg/(kg·d)，最大剂量 45 mg/(kg·d)，用法同成人	—	低钠血症、疲乏嗜睡、头晕头痛，偶有皮疹
托吡酯	成人起始剂量为 25 mg/d，夜间口服，以 25 mg/ 周剂量增加，维持剂量为 100 ~ 200 mg/d，分 2 次口服。儿童起始剂量 0.5 ~ 1 mg/(kg·d)，夜间口服，0.5 ~ 1 mg/(kg·d) 逐渐加量，维持剂量为 3 ~ 6 mg/(kg·d)，分 2 次口服	—	嗜睡、精神运动迟滞、头晕、厌食、体重下降、感觉异常、焦虑抑郁、胃肠道反应
唑尼沙胺	成人起始剂量为 100 ~ 200 mg/d，以每 1 ~ 2 周 100 mg 周剂量增加，维持剂量为 200 ~ 400 mg/d，分 2 次口服。儿童起始剂量 2 ~ 4 mg/(kg·d)，2 ~ 4 mg/kg/ 周逐渐加量，维持剂量为 4 ~ 8 mg/(kg·d)，用法同成人	—	困倦、恶心、眩晕、健忘、食欲缺乏、厌食

续表

药物名称	用法用量	有效血药浓度	主要不良反应
氨己烯酸	成人开始剂量为每天 2 g，分 2 次或单次口服，必要时增加 0.5~1 g，最大剂量 4 g/d。儿童开始 40 mg/（kg·d），分 2 次口服，必要时逐渐增加到 80 ~ 100 mg/(kg·d)。体重大于 50 kg 者可给予成人剂量	—	镇静嗜睡、疲乏头痛、头晕、激惹、体重增加、视野缺损
拉考沙胺	成人起始剂量为 100 mg/d，分 2 次口服，以 100 mg/ 周剂量增加，维持剂量为 200 ~ 400 mg/d	—	头晕、恶心、复视、皮疹、体重改变、肝酶异常、PR 间期延长等

AED：抗癫痫药物

（3）丙酮酸脱氢酶缺乏症：丙酮酸盐不能代谢或乙酰辅酶 A 导致严重的发育障碍和乳酸酸中毒。

2．禁忌证　患有脂肪酸转运和氧化障碍的疾病者。

3．治疗原则

（1）治疗前全面临床和营养状况评价：在开始生酮饮食前，需要详细的病史和检查，特别是患儿的饮食习惯，给予记录存档，以评价发作类型、排除生酮饮食的禁忌证；估计易导致并发症的危险因素；完善相关检查。

（2）选择合理食物开始治疗：首先禁食 24 ～ 48 h，监测生命体征及微量血糖、血酮、尿酮，若血糖低于 2.2 mmol/L 或血酮大于 3.0 mmol/L，开始予生酮饮食。食谱中摄入食物中的脂肪 /（蛋白质 + 糖类）比例为 4∶1。

（3）正确处理治疗初期常见问题：早期常见的副作用包括低血糖、过分酮症、酮症不足、恶心 / 呕吐、困倦或嗜睡、癫痫发作增加或无效等，需要对症处理。

（4）随访：在开始阶段应与家属保持较密切的联系，稳定后 3 ～ 6 个月随访 1 次。随访的项目包括对患儿营养状况的评估，根据身高、体重和年龄调整食物热量和成分，检测副作用，进行必要的实验室检查。

（5）停止生酮饮食：如果无效，应逐渐降低生酮饮食的比例，所有摄入食物中的脂肪 /(蛋白质 + 糖类）比例由 4∶1 至 3∶1 至 2∶1，直到酮症消失。如果有效，可维持生酮饮食 2 ～ 3 年。对于葡萄糖载体缺乏症、丙酮酸脱氢酶缺乏症和结节性硬化的患者应延长治疗时间。对于发作完全控制的患者，80%的人在停止生酮饮食后仍可保持无发作。

第四节　癫痫持续状态

【定义及分类】

1．定义　传统上认为癫痫持续状态（status epiiepticus，SE）系一次癫痫发作持续 30 min 以上，或频繁发作且间歇期意识未能恢复。2015 年 ILAE 新指南将 SE 定义为终止癫痫发作的机制失效或新的致痫机制导致了异常持久（t1）的痫性发作，且可能造成长期损伤

(t2)，引起包括神经元损害甚至死亡、神经网络结构改变等较严重的后果。

> 不同类型癫痫发作的 t1 及 t2 时间概念：①强直 - 阵挛发作 t1 为 5 min，t2 为 30 min；②伴意识障碍的局灶性发作 t1 为 10 min，t2 为＞ 60 min；③失神发作 t1 为 10 ～ 15 min，t2 未确定。

2．分类　依据发作类型不同，可将 SE 分为以下 4 类。

（1）惊厥性癫痫持续状态（convulsive status epilepticus，CSE）：在所有癫痫持续状态发作类型中最急最重，表现为持续的肢体强直、阵挛或强直 - 阵挛，并伴有意识障碍（包括意识模糊、嗜睡、昏睡、昏迷）。

（2）微小发作持续状态（subtle status epilepticus，SSE）：是非惊厥性癫痫持续状态（non-convulsive status epilepticus，NCSE）的一种类型，常发生于 CSE 发作后期，表现为不同程度意识障碍伴或不伴微小面肌、眼肌、肢体远端肌肉的节律性抽动，EEG 显示持续性痫性放电活动。

（3）难治性癫痫持续状态（refractory status epileptieus，RSE）：当足够剂量的一线抗 SE 药物（如苯二氮䓬类药物）后续另一种 AED 治疗仍无法终止惊厥发作和 EEG 痫性放电时，将之称为 RSE。

（4）超级难治性癫痫持续状态（super-refractory status epilepticus，super RSE）：当麻醉药物治疗 SE 超过 24 h（包括麻醉药维持或减量过程），临床惊厥发作或 EEG 痫性放电仍无法终止或复发时，将之称为超级 RSE。

3．按照癫痫发作类型分类

（1）惊厥性 SE（convulsive SE，CSE）：根据惊厥发作类型进一步分为全面性及局灶性。

（2）非惊厥性 SE（non-convulsive SE，NCSE）：NCSE 是指持续性脑电发作导致的非惊厥性临床症状，通常定义为＞ 30 min。诊断 NCSE 必须结合临床和 EEG，需满足：①明确和持久的（＞ 30 min）行为、意识状态或感知觉改变；②通过临床或神经心理检查证实上述改变；③ EEG 呈持续或接近持续的阵发性放电；④不伴持续性的惊厥症状如肌肉强直、阵挛等。

【治疗】

一、对于 SE 的病因学评估建议

1．新发生的 SE 查血电解质、头颅影像学；如临床怀疑相关疾病行血 / 尿毒物检测、遗传代谢相关检查；如伴有发热，查血常规、CSF。

2．癫痫患者发生 SE 查 AED 血药浓度、血电解质、血糖；根据情况复查头颅影像学；如伴有发热，查血常规、CSF。

二、CSE 的治疗

1．治疗原则

（1）尽早治疗，遵循 SE 处理流程，尽快终止发作。

（2）查找 SE 病因，如有可能进行对因治疗。

（3）支持治疗，维持患者呼吸、循环及水电解质平衡。

2．院前治疗（out-of-hospital managements）

（1）无静脉通路：首选苯二氮䓬类。

1）地西泮（diazepam）：0.3 ～ 0.5 mg/kg 直肠给药。

2）咪达唑仑（midazolam）：0.2 mg/kg 肌内注射、鼻腔黏膜或口腔黏膜（* 目前国内尚无鼻腔黏膜剂型）。

3．院内治疗一线药物——苯二氮䓬类

1）静脉通路未建立：①地西泮：0.3 ～ 0.5 mg/kg，直肠给药；②咪达唑仑：0.2 mg/kg，肌内注射、鼻腔或口腔。

2）静脉通路已建立：①劳拉西泮：0.1 mg/kg（最大 5mg），缓慢静脉注射＞ 1 min；②地西泮：0.2 ～ 0.3 mg/kg（最大 10 mg），缓慢静脉注射；③给药后观察，15 min 后可重复给药。

4．院内治疗二线药物

（1）苯妥英钠：15 ～ 20 mg/kg，静脉注射［1 mg/（kg·min），最大 50 mg/min］。

（2）磷苯妥英（fosphenytoin）：15 ～ 18 mg/kg，静脉注射［3 mg/(kg·min)，最大 150 mg/min］，须注意心血管不良反应，监测血药浓度。

（3）苯巴比妥：15 ～ 20 mg/kg，静脉注射［2 mg/（kg·min），最大 60 ～ 100 mg/min］，新生儿作为一线，儿童常用。

（4）丙戊酸钠：丙戊酸钠注射液 20 ～ 40 mg/kg，静脉注射后（> 10 min），以 1 mg/(kg·h）速度静脉滴注维持。

（5）左乙拉西坦（国内暂无静脉剂型）：40 mg/kg，静脉注射[5 mg/(kg·min)，> 15 min]。

5．院内治疗三线药物

（1）咪达唑仑：0.2 mg/kg，静脉注射，继之 0.05～3 mg/(kg·h）维持，须注意低血压、心脏呼吸抑制以及耐药风险。

（2）戊巴比妥：3～5 mg/kg 负荷剂量，继之 0.3～3 mg/(kg·h)。

（3）硫喷妥钠（thiopental sodium）：2 ～ 3 mg/kg 负荷剂量，继之 3 ～ 5 mg/(kg·h)，须注意蓄积效应和药物相互作用、低血压、心脏呼吸抑制、胰腺及肝毒性。

（4）丙泊酚（propofol）：1 ～ 2 mg/kg 负荷剂量，5 min 后仍有发作可重复，最大累积 10 mg/kg，继之 2 ～ 10 mg/(kg·h）[如持续输注> 48 h，须注意丙泊酚输注综合征，尤其是儿童，合用激素及儿茶酚时，最大速度< 5 mg/(kg·h)]。

6．院内治疗——其他治疗（针对超难治性 RSE） 目前尚缺乏公认的有效手段，积极寻找病因，可尝试免疫治疗（甲基泼尼松龙、大剂量静脉免疫球蛋白、血浆置换等），硫酸镁、生酮饮食治疗、利多卡因、低温治疗；亦可尝试外科治疗。

三、非惊厥癫痫持续状态的治疗

病因治疗至关重要，视频脑电（video EEG，vEEG）监测对于 NCSE 患者的判断及治疗相当必要，需个体化治疗。主要处理原则如下。

1．积极寻找病因，进行病因治疗（如病毒性脑炎、代谢性或中毒性脑病）。

2．可临时应用苯二氮䓬类药物，如不典型失神持续状态、失张力持续状态等可临时应用安定类药物，并进行口服 AED 的调整。

3．对于危重患者 CSE 后的 NCSE，应使用 CSE 三线药物（麻醉药），并在 EEG 监测下进行治疗，治疗原则同 CSE。

4．对于缺氧后脑损伤患者 NCSE，尤其伴有低血压者，对麻醉药不能很好耐受，治疗可相对保守[14-19]。

（张 华 王 群）

参考文献

[1] Beghi E.The Epidemiology of Epilepsy.Neuroepidemiology，2020，54（2）：185-191.

[2] Fisher R，Acevedo C，Arzimanoglou A，et al. A practical clinical definition of epilepsy. Epilepsia，2014，55（4）：475-482.

[3] 梁锦平 . 国际抗癫痫联盟新修订发作类型操作性分类的特征及解读. 中华神经科杂志，2019，52（1）：71-78.

[4] Khan S，Al Baradie R.Epileptic encephalopathies：an overview. Epilepsy Res Treat，2012，2012：403592.

[5] Germain B，Maria BL.Epileptic Encephalopathies：Clinical Aspects，Molecular Features and Pathogenesis，Therapeutic Targets and Translational Opportunities，and Future Research Directions.J Child Neurol，2018，33（1）：7-40.

[6] 中国抗癫痫协会 . 临床诊疗指南癫痫病分册(2015 修订版). 北京：人民卫生出版社，2015：21-23.

[7] Fisher RS，Cross JH，French JA，et al. Operational classification of seizure types by the International League of the epilepsy：postion paper of the ILAE Commission for Classification and Terminolgy. Epilepsia，2017，58（4）：522-530.

[8] Fisher R，Acevedo C，Arzimanoglou A，et al. A practical clinical definition of epilepsy. Epilepsia，2014，55（4）：475-482.

[9] Fisher RS，Acevedo C，Arzimanoglou A，et al. ILAE official report：a practical clinical definition of epilepsy. Epilepsia，2014，55（4）：475-82.

[10] Perucca P，Scheffer IE，Kiley M.The management of epilepsy in children and adults.Med J Aust，2018，208（5）：226-233.

[11] Krumholz A，Shinnar S，French J，et al. Evidence-based guideline：Management of an unprovoked first seizure in adults：Report of the Guideline Development Subcommittee of the American Academy of Neurology and the American Epilepsy Society. Neurology，2015，85（17）：1526-1527.

[12] Tao JX，Davis AM. Management of an unprovoked first seizure in adults. JAMA，2016，316（15）：1590-1591.

[13] Tracy G, Shlomo S, David G, et al. Evidence-based guideline: treatment of convulsive status epilepticus in children and adults: Report of the Guideline Committee of the American Epilepsy Society. Epilepsy Currents, 2016, 16 (1): 48-61.

[14] Kwan P, Arzimanoglou A, Berg AT, et al. Definition of drug resistant epilepsy: consensus proposal by the ad hoc Task Force of the ILAE Commission on Therapeutic Strategies. Epilepsia. 2010, 51 (6): 1069-1077.

[15] Joshi SM, Singh RK, Shellhaas RA. Advanced treatments for childhood epilepsy: beyond antiseizure medications. JAMA Pediatr, 2013, 167 (1): 76-83.

[16] Panayiotopoulos CP. The epilepsies: seizure, syndromes and management. Oxfordshire: Bladon medical publishing, 2005.

[17] Kerr MP, Mensah S, Besag F, et al. International consensus clinical practice statements for the treatment of neuropsychiatric condition associated with epilepsy. Epilepsia, 2011, 52 (11): 2133-2138.

[18] Rai S, Drislane FW. Treatment of Refractory and Super-refractory Status Epilepticus. Neurotherapeutics, 2018, 15 (3): 697-712.

[19] Betjemann JP, Lowenstein DH. Status epilepticus in adults. Lancet Neurol, 2015, 14 (6): 615-624.

12

运动障碍疾病

第一节　运动障碍疾病概述

运动障碍疾病（movement disorders），以往称为锥体外系综合征，是一组具有异质性的涵盖运动减少和运动过多性障碍的神经系统疾病症候群，前者以动作缓慢和缺乏为特征，后者则表现为过多、异常的不自主动作和姿势，究其病理生理学机制系皮质 - 丘脑 - 基底节和小脑网络的功能失调所致[1]。

根据国际帕金森和运动障碍学会［The International Parkinson and Movement Disorder Society，（MDS）］的规定（https：//www.movementdisorders.org/MDS/About.htm），运动障碍疾病至少包括以下病种（图 12-1）。

1．帕金森病（Parkinson's disease）和帕金森综合征（Parkinsonism）

2．肌张力障碍（dystonia）

3．舞蹈症（chorea）、亨廷顿病（Huntington's disease）

4．共济失调（ataxia）

5．震颤（tremor）和原发性震颤（essential tremor）

6．肌阵挛（myoclonus）和惊吓（startle）

7．抽搐（tics）和 Tourette 综合征（Tourette syndrome）

8．不宁腿综合征（restless leg syndrome，RLS）

9．僵人综合征（stiff person syndrome）

10．步态障碍（gait disorders）

11．痉挛（spasticity）

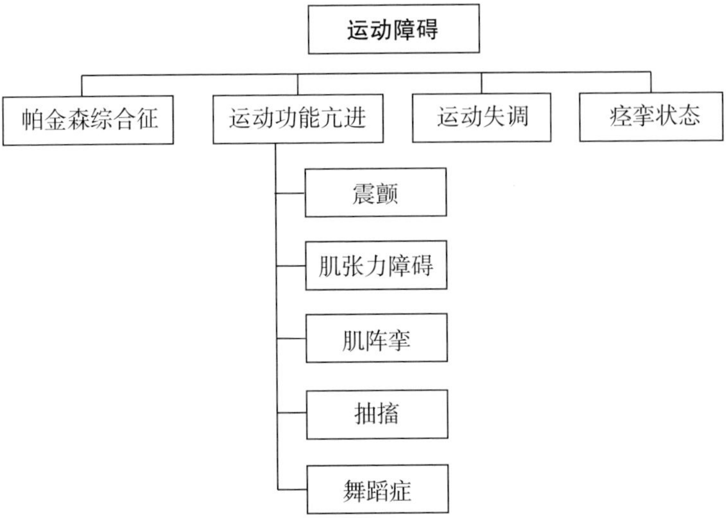

图 12-1 运动障碍的简化分类

其中，帕金森综合征是指在某些临床特征上与帕金森病（Parkinson's disease，PD）类似的一组疾病，主要包括特发性（idiopathic parkinsonism，即 PD）、继发性（secondary parkinsonism）、叠加综合征（parkinsonism plus syndromes）和异质变性（heredodegenerative parkinsonism）四大类（表 12-1）[2,3]。

表 12-1 帕金森综合征的分类

特发性 帕金森病	**叠加综合征** 多系统萎缩 进行性核上性麻痹 皮质基底节变性 路易体痴呆
继发性 药物诱导性：利舍平、锂剂、止吐药、抗精神病药物、桂利嗪、氟桂利嗪 中毒诱导性：MPTP、一氧化碳、锰、汞、二硫化碳、甲醇 血管性 （头）外伤后 脑炎后 其他：偏侧帕金森 - 偏侧萎缩综合征、脑积水（高颅压或正常压力性）、甲状腺功能低下、甲状旁腺功能低下	**异质变性** 脊髓小脑性共济失调 肝豆状核变性 脑组织铁沉积神经变性病 亨廷顿病 家族性基底节钙化

MPTP：1- 甲基 -4- 苯基 -1，2，3，6- 四氢吡啶

第二节 帕金森病

PD是一种常见的神经系统退行性疾病，在发达国家总人口中患病率为0.3%，在60岁以上人群中则升至1%。PD大部分为散发性疾病，少数则为早发家族性（50岁以下），呈常染色体显性或隐性遗传，与*α-突触核蛋白*（*PARK1*）、*Parkin*（*PARK2*）、*DJ-1*（*PARK7*）和*PINK1*（*PARK6*）等基因突变有关[4]。病理学检查可见黑质致密部多巴胺能神经元的丢失、路易小体形成（富含α-突触核蛋白）等典型改变[5]，进而可导致运动和非运动症状。

【临床表现】

1．多见于60以上人群，罕见于50岁以下，男性多于女性，年发病率为8～18/10万人。

2．根据PD的病理改变和临床表现可分为三个发病阶段：①临床前期，仅有病理改变而无任何相关症状；②前驱期，出现非运动症状，乃至轻微运动症状，但还不符合临床诊断标准；③临床期，存在运动症状，达到临床诊断标准[6]。

3．运动症状　以前三者为主要特征。

（1）运动迟缓：患者连续多次重复同一动作时（如拇指和示指的轻敲动作、握拳张开交替动作）速度缓慢、移动幅度进行性下降（运动功能减退）。

（2）肌强直：患者关节（如肘、腕）做被动运动时检查者感受到无意识的、与速度无关的阻力，包括或不包括齿轮样强直。

（3）静止性震颤：肢体完全静止不动时发生的震颤，震颤频率为4～6 Hz，肢体向外伸展时暂时消失，之后会重新出现（重现震颤），运动状态下不存在。

（4）姿势异常：影响患者改变或保持姿势（如步行或站立）能力的平衡障碍；帕金森病晚期的典型特征。

4．非运动症状

（1）嗅觉丧失：嗅觉减弱或消失（嗅觉减退）。

（2）睡眠障碍：快速动眼睡眠行为障碍症状、日间嗜睡、保持睡眠障碍性失眠。

（3）自主神经功能障碍：便秘、胃排空障碍、尿频和尿急、勃起功能障碍、直立性低血压、血压变异性。

（4）精神障碍：抑郁、焦虑、情感淡漠、精神疾病。

（5）认知障碍（cognative impairment）：轻度认知障碍或痴呆症，最初常会影响注意力、执行力和视空间功能。

（6）其他：疲劳、发声过弱（声音减弱）、流涎、吞咽困难[5]。

【诊断】

1．PD 主要依据病史、临床表现［核心症状包括运动迟缓、静止性震颤和（或）肌强直］、辅助检查以及对多巴胺能药物反应做出诊断（图 12-2），并须结合绝对排除标准和警示征象（red flag）（表 12-2）[5]，确诊需要尸检病理结果。

2. 辅助检查

（1）嗅觉检查：存在嗅觉减退或丧失。

（2）头颅超声：显示黑质异常高回声（> 20 mm^2）。

（3）心脏间碘苯甲胍（^{123}I- metaiodobenzylguanidine，MIBG）闪烁显像法（scintigraphy）：MIBG 作为示踪剂可显示心脏交感神经的功能，PD 患者总 MIBG 摄取量减少。

（4）多巴胺转运体（dopamine transporter，DAT）PET-CT：^{11}C-2β- 甲氧甲酰 -33-（4- 氟苯基）托烷［2-β-carbomethoxy-3-β-（4-fluorophenyl）tropane，CFT］PET-CT 示尾状核、壳核的 DAT 结合率下降。

（5）基因检测：家族性 PD 可见 *α- 突触核蛋白*（*PARK1*）、*Parkin*（*PARK2*）、*DJ-1*（*PARK7*）和 *PINK1*（*PARK6*）等基因突变。

【鉴别诊断】

1．路易体痴呆（dementia with Lewy bodies，DLB） 以痴呆、幻觉、帕金森综合征运动障碍为临床特征，痴呆可在帕金森综合征之前出现，进展迅速，对左旋多巴反应不佳，可资鉴别。

2．进行性核上麻痹（progressive supranuclear palsy，PSP） 特征性地表现为垂直性核上性眼肌麻痹、姿势不稳、易跌倒，轴性肌强直＞四肢肌强直，常伴有构音障碍、吞咽困难；MRI 矢状位中脑呈“蜂鸟状”，可与之鉴别。

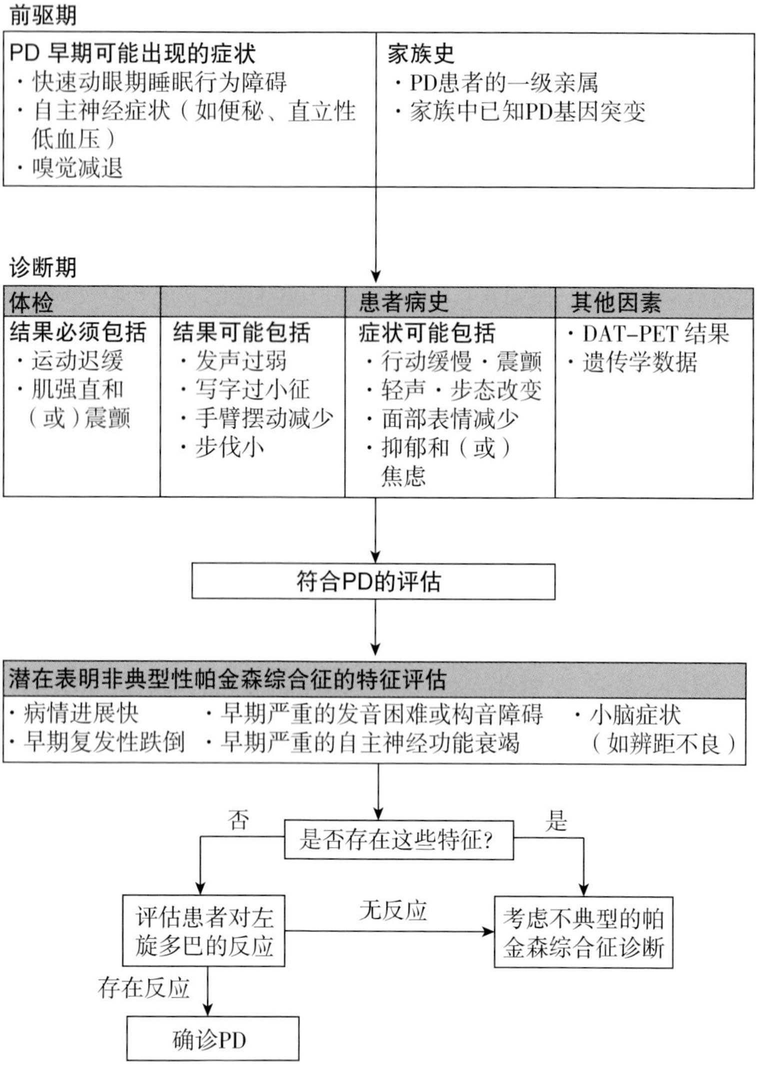

图 12-2　帕金森病（Parkinson's disease，PD）的诊断流程

DAT-PET：多巴胺转运体单光子发射计算机断层成像

表 12-2 帕金森病（Parkinson's disease，PD）的绝对排除标准和警示征象

绝对排除标准	警示征象
存在明确的小脑性共济失调，或者小脑性眼动异常（持续的凝视诱发的眼震、巨大方波跳动、超节律扫视）	发病后 5 年内出现快速进展的步态障碍，以至于需要经常使用轮椅
出现向下的垂直性核上性凝视麻痹，或者向下的垂直性扫视选择性减慢	运动症状或体征在发病后 5 年内或 5 年以上完全不进展，除非这种病情的稳定是与治疗相关
在发病后 5 年内，患者被诊断为高度怀疑的行为变异型额颞叶痴呆或原发性进行性失语	发病后 5 年内出现球麻痹症状，表现为严重的发音困难、构音障碍或吞咽困难（需进食较软的食物，或通过鼻胃管、胃造瘘进食）
发病 3 年后仍局限于下肢的帕金森样症状	发病后 5 年内出现吸气性呼吸功能障碍，即在白天或夜间出现吸气性喘鸣或者频繁的吸气性叹息
多巴胺受体阻滞药或多巴胺耗竭药治疗诱导的帕金森综合征，其剂量和时程与药物性帕金森综合征相一致	发病后 5 年内出现严重的自主神经功能障碍，包括：①直立性低血压，即在站起后 3 min 内，收缩压下降至少 30 mmHg 或舒张压下降至少 20 mmHg，并排除脱水、药物或其他可能解释自主神经功能障碍的疾病；②发病后 5 年内出现严重的尿潴留或尿失禁（不包括女性长期存在的低容量压力性尿失禁），且不是简单的功能性尿失禁（如不能及时如厕）。对于男性患者，尿潴留必须不是由前列腺疾病所致，且伴发勃起障碍
尽管病情为中等严重程度（即根据 MDS-UPDRS，评定肌强直或运动迟缓的计分大于 2 分），但患者对高剂量（不少于 600 mg/d）左旋多巴治疗缺乏显著的治疗应答	发病后 3 年内由于平衡障碍导致反复（> 1 次 / 年）跌倒

续表

绝对排除标准	警示征象
存在明确的皮质复合感觉丧失（如在主要感觉器官完整的情况下出现皮肤书写觉和实体辨别觉损害），以及存在明确的肢体观念运动性失用或进行性失语	发病后 10 年内出现不成比例的颈部前倾或手足挛缩
分子神经影像学检查突触前多巴胺能系统功能正常	发病后 5 年内不出现任何一种常见的非运动症状，包括嗅觉减退、睡眠障碍（睡眠维持性失眠、日间过度嗜睡、快速动眼期睡眠行为障碍）、自主神经功能障碍（便秘、日间尿急、症状性直立性低血压）、精神障碍（抑郁、焦虑、幻觉）
存在明确可导致帕金森综合征或疑似与患者症状相关的其他疾病，或者基于全面诊断评估，由专业医师判断其可能为其他综合征，而非帕金森病	出现其他原因不能解释的锥体束征
	起病或病程中表现为双侧对称性的帕金森综合征症状，没有任何侧别优势，且客观体检亦未观察到明显的侧别性

3．皮质基底节变性（corticobasal degeneration，CBD） 表现为进行性、不对称性帕金森综合征，以及高级皮质症状（运动性失用症、异己肢、皮质感觉缺失），MRI 中晚期可出现不对称额叶后部和顶叶皮质萎缩，脑干结构相对保留，可资鉴别。

【治疗】

一、药物治疗

应坚持“剂量滴定”以避免产生药物的急性副作用，尽可能以小剂量达到满意临床效果，以避免或降低运动并发症，即症状波动（剂末恶化、开 - 关现象）和异动症（剂峰异动症、双相异动症和肌张力障碍）[7]（图 12-3）。

（一）运动症状的治疗

（1）复方左旋多巴：包括苄丝肼左旋多巴、卡比多巴左旋多巴，初始用量为 62.5 ~ 125 mg，每日 2 ~ 3 次，根据病情逐渐增加剂量至疗效满意和不出现副作用的适宜剂量维持，餐前 1 h 或餐后 1.5 h 服药。但须注意其有增加异动症发生的风险[5,8]。

（2）多巴胺受体（dopamine receptor，DR）激动药：分为麦角类和非麦角类两大类，其中麦角类以溴隐亭（有效剂量 3.75 ~ 15 mg/d，分 3 次口服）为代表；非麦角类则包括普拉克索（常释剂型有效剂量 0.5 ~ 0.75 mg，每日 3 次）、罗匹尼罗（有效剂量 3 ~ 9 mg/d，分 3 次口服）、吡贝地尔（有效剂量为 150 mg/d，分 3 次口服）、罗替戈汀（有效剂量：早期患者为 6 ~ 8 mg/d，中晚期患者为 8 ~ 16 mg/d）和阿扑吗啡，发生异动症的风险较低[5]，当发生症状波动时可给予皮下注射阿扑吗啡。用法：自小剂量开始增加，逐渐增加剂量至获得满意疗效且不出现副作用为止，其中吡贝地尔：普拉克索：罗匹尼罗：溴隐亭 = 100：1：5：10。

（3）B 型单胺氧化酶（monoamine oxidase type B，MAO-B）抑制药：包括雷沙吉兰（rasagiline）、司来吉兰（selegiline），可作为左旋多巴的辅助用药。用法：①司来吉兰（常释剂型）2.5 ~ 5 mg，每日 2 次，在早晨、中午服用；②雷沙吉兰 1 mg，每日 1 次，早晨服用。胃溃疡者慎用，禁与选择性 5- 羟色胺再摄取抑制药（selective serotonin reuptake inhibitors，SSRI）合用。

（4）儿茶酚-O-甲基转移酶（catechol-Omethyl transferase，COMT）抑制药：恩他卡朋（entacapone），可延长左旋多巴的药效，每次100～200 mg，服用次数与复方左旋多巴相同。

（5）抗胆碱能药物：苯海索（trihexyphenidyl），可减少震颤，因影响认知功能，故60岁以上老年人慎用，口服1～2 mg，每日3次。

（6）金刚烷胺：对少动、强直、震颤均有改善作用，且对改善异动症有帮助，口服50～100 mg，每日2～3次[7]。

（二）非运动症状的治疗

1．抗精神类药物　包括喹硫平、氯氮平和匹莫范色林（Pimavanserin），适用于PD伴发的精神症状（幻觉、妄想）[5]。

2．抗抑郁药　包括SSRI、5-羟色胺与去甲肾上腺素再摄取抑制药（selective serotonin norepinephrine reuptake inhibitor，SSNRI）和三环类抗抑郁药（tricyclic antidepressant，TCA）。

3．认知障碍　包括多奈哌齐、加兰他敏，而美金刚治疗MCI的证据不足[5]。

4．便秘　促胃动力药（多潘立酮、莫沙必利）或轻泻药（如乳果糖、番泻叶）[5]。

5．泌尿障碍　尿频、尿急和急迫性尿失禁可采用奥昔布宁、溴丙胺太林、托特罗定和莨菪碱等；而对逼尿肌无反射者则给予胆碱能制剂，但需慎用，因会加重PD的运动症状，若出现尿潴留，应采取间歇性清洁导尿[5]。

6．体位性低血压　选择米多君（midodrine）、氟氢可的松（fludrocortisone）、屈昔多巴（Droxidopa）[5]。

7．睡眠障碍　RBD可使用褪黑素、氯硝西泮，不宁腿综合征可服用普拉克索[5]。

二、手术治疗

适用于长期治疗的疗效明显减退，出现严重的运动波动及异动症，或者顽固性震颤者，手术方法主要包括神经核毁损术和DBS，手术靶点包括苍白球内侧部（globus pallidus interna，GPi）、丘脑腹中间核（ventralis intermedius nucleus，VIM）和丘脑底核（subthalamic nucleus，STN）[5]。

运动并发症的处理

症状波动：可选择增加复方左旋多巴次数、换用左旋多巴控释剂、加用 DR 激动药或 COMT 抑制药、换用左旋多巴水溶剂等，如上述方法无效，则采用脑深部电刺激（deep brain stimulation，DBS）。

异动症：可选择减量复方左旋多巴并增加服用次数、减量复方左旋多巴并加用 DR 激动药或 COMT 抑制药、加用金刚烷胺或非典型神经安定药（如氯氮平）、DBS[5]。

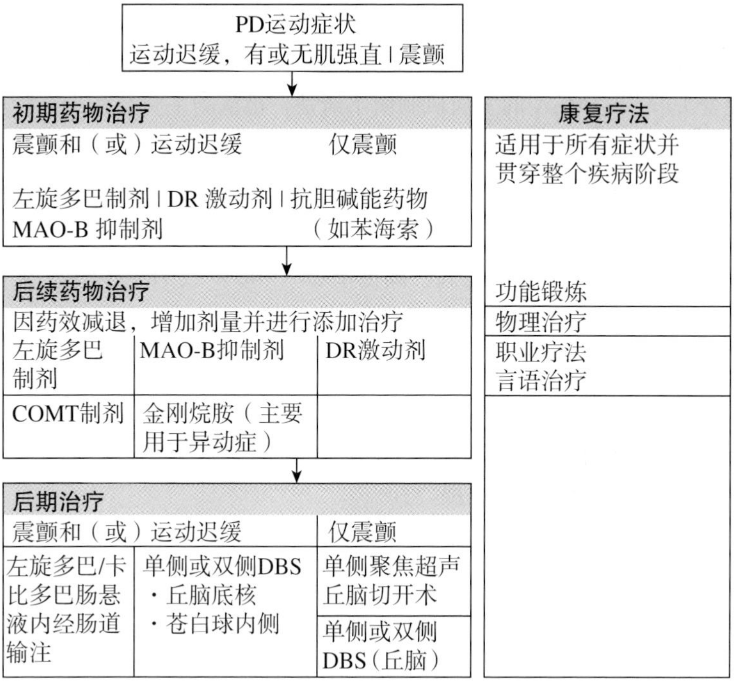

图 12-3 帕金森病（Parkinson's disease，PD）的治疗流程

DR：多巴胺受体；MAO-B：单胺氧化酶 B；COMT：儿茶酚 -O- 甲基转移酶；DBS：脑深部电刺激

三、康复和运动疗法

应开展个体化、针对性康复治疗。

四、心理疏导

包括有效的心理疏导和抗抑郁药物治疗。

五、照料护理

给予患者科学的护理，防止误吸或跌倒。

第三节 多系统萎缩

多系统萎缩（multiple system atrophy，MSA）是一种中老年人起病并持续进展的神经变性病，据其受累部位（黑质纹状体和橄榄桥小脑系统）不同，分为MSA-P型（帕金森症状为主）与MSA-C型（小脑性共济失调为主）两种亚型[9,10]。目前普遍认为该病是一种散发性疾病，但亦有少数家族性病例的报道，并发现与*COQ2*基因突变关联[11]。MSA的发病机制尚不清楚，被认为主要与在少突胶质细胞内α-突触核蛋白的异常积累有关[12]。

【临床表现】

1．多在60岁左右发病，偶见于30～40岁或75岁以上，无性别差异，平均患病率为0.6～0.7/10万人[13]。

2. 运动症状

（1）MSA-P亚型：以帕金森症状为突出表现，主要表现为运动迟缓，伴肌强直、震颤或姿势不稳，"搓丸样"震颤少见，但可有不规则的姿势性或动作性震颤。

（2）MSA-C亚型：以小脑性共济失调症状为突出表现，主要表现为步态共济失调，伴小脑性构音障碍、肢体共济失调或小脑性眼动障碍，晚期可出现自发性诱发性眼震。

（3）部分患者伴有姿势异常（脊柱弯曲、严重的颈部前屈、手足肌张力障碍等）、流涎及吞咽障碍等。

3．自主神经功能障碍　最常累及泌尿生殖系统和心血管系统，前者主要表现为尿频、尿急、尿失禁、夜尿频多、膀胱排空障碍和性功能障碍等；后者主要表现为直立性低血压，反复发作的晕厥、头晕、恶心、无力、"衣架痛（coat hanger pain，即直立位时颈肩痛）"等[10]。此外，还可出现便秘、瞳孔运动异常、泌汗及皮肤调节功能异常等[9]。

4. 其他症状

（1）睡眠障碍：是MSA早期出现的特征性症状，主要包括RBD、睡眠呼吸暂停、白天过度嗜睡及不宁腿综合征。

（2）呼吸系统功能障碍：半数患者出现白天或夜间吸气性喘鸣，尤其是在疾病晚期。夜间吸气性喘鸣常合并睡眠呼吸暂停。

（3）认知功能障碍及精神症状：MSA 通常不伴有痴呆，但部分患者存在认知功能损害，表现为轻度的额叶执行功能障碍，伴注意力缺陷，情绪失控及抑郁、焦虑、惊恐发作等行为异常亦存在[9]。

（4）周围神经病：部分患者表现为感觉运动轴索性神经病。

（5）锥体束损害：部分患者腱反射亢进，巴宾斯基征阳性[10]。

5．与 PD 相比，MSA 通常对左旋多巴反应较差，仅部分患者在发病早期有短暂疗效[10]。

【诊断】

1．MSA 诊断　主要依据病史、临床表现（自主神经功能障碍、帕金森综合征、小脑功能障碍和锥体束损害）、辅助检查做出“可能（possible）”或“很可能（probable）”的诊断，确诊则需要脑组织尸检病理学检查（表 12-3）[9,13,14]。

2．辅助检查

（1）神经影像学检查

1）结构影像学：头颅 MRI 主要表现为壳核、小脑、脑桥萎缩。T_2 加权像（weighted imaging，WI）脑桥十字形增高影（即“十字征”）、壳核尾部低信号伴外侧缘裂隙状高信号（即“裂隙征”），为 MSA 相对特异的影像学表现。

2）功能影像学：① ^{18}F- 脱氧葡萄糖 PET（^{18}F-fluorodeoxyglueose-positron emission tomography，FDG-PET）检查可显示壳核、脑干或小脑的低代谢，有助于诊断；②单光子发射计算机断层成像术（single photon emission computed tomography，SPECT）检查可发现突触前黑质纹状体多巴胺能失神经改变。

（2）自主神经功能检查

1）膀胱功能评价：尿动力学检查可发现膀胱逼尿肌过度活跃、逼尿肌 - 括约肌协同失调、膀胱松弛；膀胱超声检测残余尿量有助于膀胱排空障碍的诊断。

2）卧 - 立位血压检测与直立倾斜试验：有助于评价患者的直立性低血压。

3）呼吸功能评价：睡眠下电子喉镜检查有助于早期发现患者的夜间喘鸣。

表 12-3 多系统萎缩的诊断标准

可能 MSA	很可能 MSA	确诊 MSA
散发、进展性，成年（30 岁以上）起病，并具备以下特征 1．具有下面两项之一 （1）左旋多巴反应不良性帕金森综合征（运动迟缓，伴肌强直、震颤或姿势不稳） （2）小脑功能障碍（步态共济失调，伴小脑性构音障碍、肢体共济失调或小脑性眼动障碍） 2．至少有下列 1 项自主神经功能不全的表现 （1）无其他病因可以解释的尿急、尿频或膀胱排空障碍、勃起功能障碍（男性） （2）体位性低血压（但未达到“很可能 MSA”的诊断标准） 3．至少有 1 项下列表现 （1）可能的 MSA-P 或 MSA-C：①巴宾斯基征阳性，伴腱反射活跃；②喘鸣 （2）可能的 MSA-P：①进展迅速的帕金森症状；②对左旋多巴不敏感；③运动症状发作 3 年内出现姿势不稳；④小脑功能障碍；⑤运动症状发作 5 年内出现吞咽困难；⑥ MRI 表现为壳核、小脑中脚、脑桥或小脑萎缩；⑦ ^{18}F-FDG-PET 表现为壳核、脑干或小脑低代谢 （3）可能的 MSA-C：①帕金森症状；② MRI 表现为壳核、小脑中脚或脑桥萎缩；③ ^{18}F-FDG-PET 表现为壳核、脑干或小脑低代谢；④ SPECT 或 PET 表现为黑质纹状体突触前多巴胺能纤维去神经改变	散发、进展性，成年（30 岁以上）起病，并具备以下特征 1. 具有下面两项之一 （1）左旋多巴反应不良性帕金森综合征（运动迟缓，伴肌强直、震颤或姿势不稳） （2）小脑功能障碍（步态共济失调，伴小脑性构音障碍、肢体共济失调或小脑性眼动障碍） 2．至少有 1 项以下自主神经功能障碍的表现 （1）尿失禁（不能控制膀胱排尿，男性合并勃起功能障碍） （2）直立性低血压（站立 3 min 收缩压下降 ≥ 30 mmHg 和（或）舒张压下降 ≥ 15 mmHg）	经脑组织尸检病理学证实

MSA：多系统萎缩

4）多导睡眠监测（polysomnography，PSG）：有助于睡眠障碍的诊断。

5）肛门括约肌肌电图（external anal sphincter electromyography，EAS-EMG）：常出现不同程度的肛门括约肌神经源性损害，支持MSA诊断。

6）发汗实验：有助于发现患者的排汗功能丧失、泌汗神经轴。

7）反射定量检测：显示皮肤节后交感神经纤维保留。

（3）基因检测：*SNCA* 基因、*GOQ2* 基因突变可增加MSA的发病风险。

（4）脑组织尸检病理学：少突胶质细胞胞浆内存在以α-突触核蛋白为主要成分的胶质细胞胞浆内包涵体（glial cytoplasmic inclusions，GCIs），并伴有橄榄脑桥小脑萎缩或黑质纹状体变性[12]。

【鉴别诊断】

1．进行性核上性眼肌麻痹（progressive supranuclear palsy，PSP） PSP可出现核上性眼球活动障碍、假性球麻痹和中轴躯干性肌强直等，且一般无自主神经功能障碍，可资鉴别。

2．皮质基底节变性（corticobasal degeneration，CBD） CBD可出现严重的认知功能障碍，并有异己手（肢）综合征、失用、皮质感觉障碍、不对称性肌强直、刺激敏感的肌阵挛，可与MSA鉴别。

【治疗】

尚无特效治疗，主要为对症处理，如帕金森综合征可服用美多巴（最大剂量1000 mg/d）或金刚烷胺；直立性低血压可给予氟氢可的松或米多君；阳萎可服用西地那非[10,12]。

第四节 进行性核上性麻痹

进行性核上性麻痹（progressive supranuclear palsy，PSP）是一种散发、成人起病的神经变性病，其临床表型多种不一，具有高度异质性，其中以理查森综合征（Richardson’s syndromes，RS）表型最为常见（即PSP-RS）。以往认为该病系帕金森叠加综合征之一，现已确定其为一种由4个重复区的tau蛋白（4R tau）异常聚集导致的原发性tau蛋白病（tauopathy）[15]。

【临床表现】

1．在40岁以上发病，进展性病程，最新研究表明PSP在所有人群中的患病率高达18/10万[16]。

2．帕金森综合征　早期姿势不稳，呈宽基步态，易向后跌倒。发生在疾病早期。运动迟缓，轴性肌强直＞四肢肌（与PD不同），伴伸颈（retrocollis），出现冻结步态。少数伴有“搓丸样”静止性震颤[17]。

3．眼球运动异常　初期垂直扫视减慢，进展为垂直性核上性凝视麻痹，上下凝视范围受限，呈“吃惊性面容（surprised look）”。

4．假性球麻痹　表现为痉挛性构音障碍，吞咽困难。

5．认知功能损害和行为改变　额叶执行功能障碍、语言流利程度降低、言语失用。情感淡漠、注意力不集中、对周围事物无兴趣。有“鼓掌征（applause sign，即重复的持续鼓掌）”和“岩石征（rocket sign，骤然从椅子上站起，有跌倒危险）”[18]。

6．其他　锥体束征、局限性肌张力障碍，如睁眼失用（apraxia of eyelids opening）。

【诊断】

1．PSP诊断　按照2017年国际运动障碍学会PSP协作组组织专家制订的诊断标准，主要依据病史（即基本特征）、临床表现（即核心特征）、辅助检查，结合支持特征和排除其他疾病后做出（表12-4），包括“可能（possible）”“很可能（probable）”或“提示性（suggestive）”的诊断，并进一步进行临床分型（表12-5）。确诊则需要脑组织尸检病理学证据[19]。PSP诊断流程见图12-4。

表12-4　进行性核上性麻痹的诊断要素

基本特征
散发性
年龄≥40岁首发
逐渐进展
核心特征
眼球运动障碍
姿势不稳
运动障碍
认知功能障碍
支持特征
临床线索：左旋多巴抵抗；运动减少性和痉挛性构音障碍；吞咽障碍；畏光
影像学表现：显著中脑萎缩或葡萄糖低代谢；突触后纹状体多巴胺能功能降低

表 12-5 进行性核上性麻痹的临床表型

表型	缩写	描述 / 主要特征
PSP 理查森型	PSP-RS	眼球垂直运动障碍、早发姿势不稳和跌倒
PSP 眼球运动型	PSP-OM	以眼球运动障碍为主
PSP 姿势不稳型	PSP-PI	以姿势不稳为主
PSP 帕金森病型	PSP-P	类似帕金森病的临床表型（PSP-RS 症状的后期发展）
PSP 额颞叶型	PSP-F	行为或额颞叶认知表现（类似于行为异常型额颞叶痴呆）
PSP 进行性步态冻结型	PSP-PGF	表现为孤立的步态障碍、起步犹豫、步态进行性冻结
PSP 皮质基底节综合征型	PSP-CBS	皮质基底节综合征（1 个运动障碍体征、1 个皮质体征）
PSP 语言障碍型	PSP-SL	进行性言语失用症和（或）非流利性 / 语法缺失性原发性进行性失语症
PSP 原发性侧索硬化型 [a]	PSP-PLS	原发性侧索硬化
PSP 小脑性共济失调型 [a]	PSP-C	小脑性共济失调为首发和主要症状

[a] 由于 PSP 特异性较低，新的诊断标准不包括这些表型
PSP：进行性核上性麻痹

2．辅助检查

（1）头颅 MRI：表现为中脑萎缩和小脑上脚萎缩：呈现特征性的“蜂鸟征”和“牵牛花征”。

（2）FDG-PET：显示额叶、尾状核、中脑和丘脑葡萄糖呈低代谢。

（3）多巴胺影像：包括 ^{123}I-IZBM SPECT 或 ^{18}F-DMFP-PET 检查，可见突触后纹状体多巴胺能功能降低。

（4）病理学：属于 4R tau 蛋白病，可见及脑干、丘脑底核和基底节等部位的神经元丢失、胶质增生、tau 蛋白沉积 [15,18]。

【鉴别诊断】

1．帕金森病　PSP 早期与其难以鉴别，但病程后期很少出现药物诱导的异动症、自主神经功能障碍和视幻觉，可资鉴别。

2. 多系统萎缩　以帕金森症状为突出表现，也可以小脑性共济失调症状为突出表现，伴自主神经功能障碍时常表现为直立性低血压，对左旋多巴反应较差。

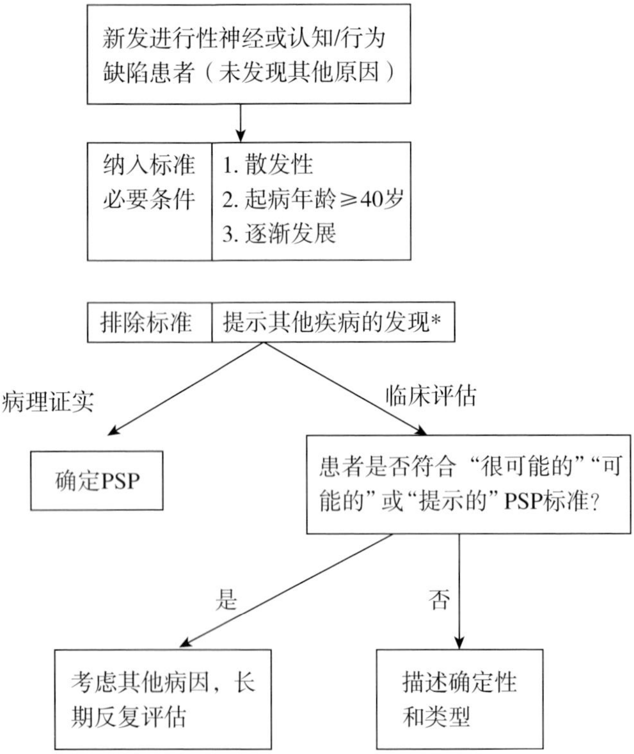

图 12-4 进行性核上性麻痹（progressive supranuclear palsy，PSP）诊断流程

3．僵人综合征 以波动性的四肢近端和中轴部位的肌肉强直和痛性痉挛为特征，并伴有其他自身免疫病或自身抗体，如谷氨酸脱羧酶（glutamic acid decarboxylase，GAD）抗体或两性蛋白抗体，可资鉴别。

【治疗】

尚无特效治疗，主要为对症和支持处理，应用左旋多巴类药物可使部分患者帕金森症状得到短期、中度的缓解，而金刚烷胺疗效有限。肉毒毒素（botulinum toxin，BoNT）注射可用于睁眼失用。物理治疗可能有潜在疗效[19]。

第五节 皮质基底节变性

作为一种原发性 4R tau 蛋白病，皮质基底节变性（corticobasal

degeneration，CBD）是一种用于定义神经变性病的神经病理学术语，而皮质基底节综合征（corticobasal syndrome，CBS）则是指与CBD病理学相关的临床综合征之一[20]。CBD具有临床异质性，通常分为CBS、额叶行为空间综合征（frontal-behavioral-spatil，FBS）、非流利型或语法缺失型原发性进行性失语（nonfluent/agrammatic variant of primary progressive aphasia，naPPA）和进行性核上性麻痹综合征（progressive supranuclear palsy syndrome，PSPS）四种表型，其中以CBS最为常见[21]。CBD的病因尚不清楚，现认为与tau蛋白的功能失调有关[20]。

【临床表现】

1．通常发病年龄为60岁，起病隐匿，无性别差异，多为散发性，常无家族史。

2．运动症状　表现为进行性、非对称性起病的左旋多巴抵抗为特点的帕金森综合征（运动迟缓、肌强直、震颤表现为静止性、姿势性及动作性震颤的混合）、肌张力障碍（肢体、颈部肌张力障碍及眼睑痉挛）和肌阵挛（局部肌阵挛、刺激敏感性肌阵挛或运动性肌阵挛）。多伴姿势步态障碍、步伐过短和曳行步态。构音障碍，吞咽困难。

3．高级皮质症状

（1）失用：主要表现为观念运动性失用症，肢体运动性失用、口部失用和睁眼失用次之。

（2）异己肢（alien limb）：肢体在患者无意识的情况下自行移动，妨碍随意运动，肢体抓住物体不松开。

（3）皮质感觉缺失：表现为麻木或刺痛，关节位置觉、两点辨别觉与实体感觉障碍，也可出现视觉忽视。

（4）认知功能损害和精神症状：主要表现为执行功能、言语、视空间功能障碍，而记忆功能相对保留；但也可出现遗忘型认知障碍、FBS（行为障碍及执行功能障碍）。精神症状常表现为情感淡漠、抑郁或易怒等。

（5）言语障碍：典型症状为非流利性失语，言语失用（apraxia of speech，AOS）可单独出现也可与失语同时出现。

4．其他　部分患者可有水平扫视困难、核上性眼肌麻痹、腱反射活跃或亢进等[20,22]。

【诊断】

1．CBD 诊断主要依据病史、临床表现，结合辅助检查做出，按照2013年Armstrong等提出的诊断标准将CBD分为“很可能CBD”及“可能CBD”（表12-6），并进一步根据临床特征识别其临床表型（表12-7），确诊则需要脑组织尸检病理学证据。

表12-6　皮质基底节变性的诊断标准

	很可能CBD	可能CBD
起病特点	隐袭起病，逐渐进展	隐袭起病，逐渐进展
症状持续时间	至少1年	至少1年
起病年龄	≥50岁	无
家族史（2个或以上亲属）	排除	允许
可能的表型	①很可能CBS；或②FBS或naPPA加上至少1条CBS特征（a～f）*	①可能CBS；或②FBS或naPPA；或③PSPS加上至少1条CBS特征（b～f）*
tau蛋白相关基因突变（如*MAPT*）	排除	允许
# 不支持诊断的特点	有	有

CBD：皮质基底节变性；CBS：皮质基底节综合征；FBS：额叶行为空间综合征；naPPA：非流利型或语法缺失型原发性进行性失语；PSPS：进行性核上性麻痹综合征；MAPT：微管相关蛋白tau

* a．肌强直或运动迟缓；b．肢体肌张力障碍；c．肢体肌阵挛；d．口或肢体失用；e．皮质感觉障碍；f．异己肢

不支持诊断的特点：①路易小体病证据，典型的4～6 Hz静止性震颤，持续的左旋多巴反应或幻觉。②MSA证据，自主神经系统障碍或小脑症状突出。③肌萎缩侧索硬化证据，上下运动神经元同时受累表现；④语义性痴呆或音韵失调型原发性进行性失语；⑤提示系局部性原因引起的结构性病变；⑥*颗粒体蛋白*基因突变或血浆颗粒素蛋白前体（progranulin）水平降低；*TDP-43*基因突变、*FUS*突变；⑦AD相关证据

表 12-7 皮质基底节变性的临床表型及特征

临床表型	临床表现
很可能 CBS	非对称性，并满足以下 a ~ c 中的 2 个运动症状和 d ~ f 中的 2 个皮质症状：a. 肌强直或运动迟缓；b. 肢体肌张力障碍；c. 肢体肌阵挛；d. 口或肢体失用；e. 皮质感觉障碍；f. 异己肢
可能 CBS	可以为对称性，并满足以下 a ~ c 中 1 个运动症状和 d ~ f 中 1 个皮质症状：a. 肌强直或行动迟缓；b. 肢体肌张力障碍；c. 肢体肌阵挛；d. 口或肢体失用；e 皮质感觉障碍；f. 异己肢
FBS	满足以下 2 个症状：a. 执行功能障碍；b. 行为或人格改变；c. 视空间功能障碍
naPPA	语法错误加以下 1 个症状：a. 语法或句子理解障碍而单个词语理解相对保留；b. 言语产生困难（言语失用症）
PSPS	满足以下 3 个症状：a. 轴性或对称性肌强直或运动障碍；b. 姿势不稳或跌倒；c. 尿失禁；d. 行为改变；e. 核上性垂直凝视麻痹或垂直扫视速度下降

CBS：皮质基底节综合征；FBS：额叶行为空间综合征；naPPA：非流利型或语法缺失型原发性进行性失语；PSPS：进行性核上性麻痹综合征

2．辅助检查

（1）神经影像学检查

1）结构影像学：CBD 影像学多表现为大脑额叶后部、顶叶、运动前区、基底节不对称皮质萎缩，脑干结构相对保留，苍白球区呈 T_2 高信号。弥散张量成像（diffusion tensor imaging，DTI）可显示胼胝体及皮质脊髓束白质纤维异常。

2）功能影像学：SPECT 和 PET 检查显示不对称性额顶叶、基底节和丘脑葡萄糖代谢及灌注减低。DAT 成像检查可发现 CBD 患者不对称性尾状核和壳核基底节区 DAT 活性下降 [20]。

3）经颅超声（transcranial sonography，TCS）检查：可能显示双侧黑质强回声 [22]。

（2）基因检测：可测及*微管相关蛋白 tau 基因*（microtubule associated protein tau，*MAPT*）突变 [22]。

（3）病理学检查：表现为上额叶和顶叶矢状窦旁局限和非对称性的皮质萎缩，皮质及黑质神经元丢失，皮质、基底节区及脑干的神经元和胶质细胞中存在广泛分布之过度磷酸化的 tau 蛋白沉积[22]。

【鉴别诊断】

1．帕金森病　皮质基底节变性运动症状表现为进行性、非对称性起病的左旋多巴抵抗为特点的帕金森综合征需与帕金森病鉴别。但帕金森病左旋多巴有效，无明显皮质损害症状，可资鉴别。

2．进行性核上性麻痹（progressive supranuclear palsy，PSP）　PSP 可出现核上性眼球活动障碍、假性球麻痹和中轴躯干性肌强直等；皮质基底节变性可出现严重的认知功能障碍，并有异己手（肢）综合征、失用、皮质感觉障碍、不对称性肌强直、刺激敏感的肌阵挛，可与之鉴别。

3．阿尔茨海默病　起病隐袭，主要表现为进行性的智能衰退，无缓解。病程晚期才逐渐出现帕金森病样表现，可与之鉴别。

【治疗】

尚无特效治疗，主要为对症和支持处理，应用左旋多巴类药物轻度有效，而金刚烷胺疗效有限；BoNT 注射可用于肌张力障碍；肌阵挛常用左乙拉西坦或苯二氮䓬类（尤其氯硝西泮）药物治疗；重复经颅磁刺激（repetitive transcranial magnetic stimulation，rTMS）可能改善 CBD 患者的生活质量[20,22]。

第六节　僵人综合征

僵人综合征（stiff person syndrome，SPS）是一种罕见的自身免疫性疾病，以波动性的四肢近端和中轴部位的肌肉强直和痛性痉挛为临床特征[23,24]，多合并恶性贫血、白癜风、甲状腺疾病、Ⅰ型糖尿病及类风湿性关节炎、结节病、系统性红斑狼疮等。现已发现，除了 SPS，亦存在僵肢综合征（stiff limb syndrome，SLS）、进展性脑脊髓炎伴强直和肌阵挛（progressive encephalomyelitis with rigidity and myoclonus，PERM）等变异型，故有学者提出了僵人谱系疾病（stiff person spectrum disorders，SPSD）的概念。其发病机制可能与 GAD 抗体、副肿瘤综合征两性蛋白（amphiphysin）抗体、甘氨酸受体（glycine receptor，GlyR）抗体、二肽基肽酶样蛋白 -6（dipeptidyl-peptidase-like protein-6，DPPX）抗体等相关[25]。

【临床表现】

1．SPS 多见于 20 ～ 50 岁，隐匿起病，女性多于男性，患病率不超过 0.1/10 万人[23]。

2．肌肉僵硬 表现为胸腰段脊旁肌或腹肌为主的僵硬，可延及四肢近端，应激状态时症状加重，睡眠后缓解，查体常发现肌肉触诊呈木板样，伴肌张力增高、语调增强，感觉一般不受累。

3．肌肉痛性痉挛 表现为波动性的肌肉痛性痉挛，情绪压力、突然的外部刺激（噪声和触觉刺激）可诱发。

4．对地西泮、巴氯芬等药物反应明显。

5．SPS 变异型

（1）SLS：表现为一侧肢体肌肉僵硬或强直，但脊柱正常，常伴有糖尿病，属于局部型 SPS。

（2）PERM：亚急性起病，表现为四肢和躯干强直、肌肉痉挛、脑干受累（眼睑下垂、水平凝视麻痹、周围性面瘫等）及过度惊跳（hyperekplexia），多有 GAD 抗体、两性蛋白抗体或 GlyR 抗体[26]。

【诊断】

1．主要依据病史、临床表现 辅助检查[肌电图（electromyography，EMG）、抗体检测] 等做出[27]。

2．辅助检查

（1）EMG：主动肌和拮抗肌出现连续运动单位活动（continuous motor unit potential，CMUA），用苯二氮䓬类药物后可减少。对皮神经或混合神经予以次有害（subnoxious）刺激时，可引起源自刺激部位的不同程度反射和痉挛的扩散[23]。

（2）血清抗体检测：可测及血清 GAD、GlyR、两性蛋白或 DPPX 抗体。

【治疗】

1．外科治疗 对于伴肿瘤（如胸腺瘤）者，可首选手术切除。

2．免疫治疗 一线治疗包括糖皮质激素、血浆置换、静脉免疫球蛋白（intravenous immunoglobulins，IVIg）；二线治疗包括环磷酰胺、利妥昔单抗、吗替麦考酚酯（mycophenolate mofetil，MMF）等。

3．对症治疗 苯二氮䓬类（氯硝西泮、地西泮）、巴氯芬、替扎尼定或抗癫痫药物（antiepileptic drug，AED）（加巴喷丁、普瑞巴林、丙戊酸），应从低剂量起，缓慢加量，以避免或减少药物副作用；BoNT 注射可治疗局部肌肉痉挛或僵硬[25]。

第七节　原发性震颤

震颤（tremor）是指某一身体部位的节律性、无意识节律性摆动动作[28]，可原发和继发于神经系统或全身疾病[29]。其中，原发性震颤（essential tremor，ET）最为常见，约累及全世界人群的 1%[30]，ET 的病理生理学机制尚不明确，可能涉及小脑功能失调[29]。

【临床表现】

1．各年龄均可发病，以 20 岁和 60 岁居多，无性别差异，大多数患者有家族史，呈常染色体显性遗传[30]。

2．震颤　表现为 4 ～ 12Hz 的姿势性或动作性震颤，多发生于手和前臂，也可累及头部、下肢和喉（声音）等。书写、倒水、进食等可加重震颤，多在饮酒后减轻[31]。

3．其他　轻度共济失调、可疑的肢体异常姿势或记忆损害[30]。

【诊断】

1．ET　主要依据病史、典型的临床表现、实验室检查，并排除其他病因做出诊断。如还伴有其他神经系统体征或静止性震颤，则应诊断为 ET 叠加（essential tremor plus）（表 12-8）。诊断时必须考虑导致震颤的继发性因素，包括代谢紊乱（甲状腺功能亢进、甲状旁腺功能亢进、低血糖）；电解质异常（镁、钙或钠）；停药（如乙醇、可卡因）。

2．实验室检查　血电解质、肝肾与甲状腺功能。

【鉴别诊断】

1．帕金森病　主要为静止性震颤，可合并动作性震颤，手部“搓丸样”震颤和下肢静止性震颤是帕金森病的典型表现，常伴有动作迟缓、肌强直、姿势步态异常，可与 ET 鉴别。

表 12-8 国际帕金森和运动障碍学会制订的原发性震颤与原发性震颤叠加的标准（2017）

原发性震颤
• 孤立的震颤综合征，以双上肢动作性震颤为特征
• 病程≥ 3 年
• 有或无其他部位的震颤（如头部、声音或下肢）
• 缺少其他神经系统体征，如肌张力障碍、共济失调或帕金森综合征
原发性震颤叠加
• 具有特征性的震颤和附加的临床意义未明的神经系统体征，如直线行走障碍、可疑的肌张力障碍性姿势、记忆损害或其他的轻度神经系统体征，不足以做出附加的综合征分类或诊断
• 原发性震颤附加静止性震颤时应归类为原发性震颤叠加

2．小脑性震颤　主要为上肢和下肢的意向性震颤，常伴有小脑的其他体征（如共济失调、轮替运动异常、辨距不良），而 ET 患者通常不伴有小脑症状，可资鉴别。

3．精神心理性震颤　多在有精神因素（焦虑、紧张、恐惧）时出现，与 ET 相比，其频率较快（8 ~ 12 Hz）但幅度较小，有相应的心理学特点，去除促发因素症状即可消失，可与之鉴别。

【治疗】

1．药物治疗　首选普萘洛尔或扑米酮，亦可使用托吡酯、阿普唑仑、加巴喷丁以及其他 β- 受体阻滞药（阿替洛尔、纳多洛尔和索他洛尔）等药物。

2．外科治疗　对于药物顽固性 ET，可予以 DBS（单侧和双侧）或丘脑切除术（单侧），针对丘脑腹内侧（thalamic nucleus ventralis intermedius，VIM）核，后者相对不良反应较多。亦可考虑丘脑热消融术（thalamic thermoablation）[32]。

3．BoNT 多点肌内注射　可能对头部或声音震颤患者有效[31]。

第八节　肌张力障碍

肌张力障碍（dystonia）是一种以持续或间歇性肌肉收缩导致的运动障碍，常为重复样的异常运动和（或）姿势。肌张力障碍运动典型表现为固定模式和扭转样，也可以是震颤样，经常被随意运动诱发或加重，且伴有肌肉过度活化[33]。

【分类】

一、临床特点

1．起病年龄

（1）婴儿期：出生～2岁。

（2）儿童期：3～12岁。

（3）青春期：13～20岁。

（4）成人早期：21～40岁。

（5）成人晚期：＞40岁。

2．发病部位

（1）局限性：影响单一身体部位，如眼睑痉挛、口下颌肌张力障碍、书写痉挛、颈部肌张力障碍、喉肌张力障碍。

（2）节段性：累及至少2个相邻身体部位，如Meige综合征（眼睑痉挛＋口下颌肌张力障碍）。

（3）多灶性：累及至少2个不相邻部位。

（4）偏侧肌张力障碍（hemidystonia）：累及一侧身体部位，如由对侧大脑半球获得性的脑病变所致。

（5）全身性：累及躯干和至少2个其他部位，如扭转痉挛。

3．病程

（1）持续性（persistent）：整天几乎同样程度持续的肌张力障碍。

（2）动作特异性（action-specific）：仅在执行特定活动或任务时发生的肌张力障碍。

（3）每日波动性（diurnal fluctuations）：肌张力障碍每日波动，在发生、严重程度和现象学（phenomenology）方面呈规律性变化。

（4）发作性（paroxysmal）：突发并自限的肌张力障碍发作。

4．伴随特点

（1）孤立性肌张力障碍（isolated dystonia）：肌张力障碍是唯一的运动障碍症状（震颤除外）。

（2）复合性肌张力障碍（combined dystonia）：肌张力障碍合并其他的运动障碍疾病（如肌阵挛、帕金森综合征等），如多巴胺反应性肌张力障碍、肝豆状核变性。

肌张力障碍综合征

- 早期起病的全身性、孤立性肌张力障碍
- 成人期起病的局限性或节段性肌张力障碍
- 肌阵挛肌张力障碍
- 肌张力障碍 - 帕金森综合征

二、病因

见表 12-9[34]。

1．遗传性（证实源自遗传的肌张力障碍形式）

（1）常染色体显性。

（2）常染色体隐性。

（3）X 染色体隐性。

（4）线粒体。

2．获得性（已知特定原因引起的肌张力障碍）

（1）围生期脑损伤。

（2）感染。

（3）药物。

（4）毒物。

（5）血管病。

（6）肿瘤。

（7）脑手术与外伤。

（8）心因性（psychogenic）（功能性）。

3．特发性

（1）散发性。

（2）家族性。

（3）许多在成人期起病、局限或节段性的孤立性肌张力障碍属于该范畴。

【临床表现】

肌张力障碍临床表现各异，但有以下特征性表现。

1．不自主运动的速度可快可慢，可以不规则或有节律，但在收缩的顶峰状态有短时持续，呈现为一种奇特动作或特殊姿势。

2．不自主动作易累及头颈部肌肉（如眼轮匝肌、口轮匝肌、胸

表 12-9　肌张力障碍的病因

疾病类型	病因	主要表型
特发性肌张力障碍		
病因不明，以肌张力障碍为唯一特征	散发孤立性肌张力障碍	孤立性肌张力障碍，具有特定的发病年龄和身体分布部位
遗传定义的疾病（genetically defined disorders）		
基因转录和神经元回路发育异常调节障碍	*TOR1A*、*THAP1*、*GNAL* 或 *ANO3* 突变引起的肌张力障碍	孤立性肌张力障碍
	TAF1、*SGCE*、*KMT2B*、*PRKRA* 或 *ADCY5* 突变引起的肌张力障碍	混合性肌张力障碍
多巴胺通路紊乱	早发性帕金森病（尤其由 *PRKN* 突变引起）	肌张力障碍 - 帕金森综合征，有时表现为成年早期的孤立运动引起的足部肌张力障碍
	GCH1 突变	多巴反应性肌张力障碍伴昼夜波动，有时合并帕金森综合征和锥体束征；在儿童期发作
	TH 突变	肌张力障碍 - 帕金森综合征、动眼危象、自主神经功能紊乱、震颤和肌阵挛，在婴儿期发病
	其他多巴胺合成途径紊乱，如 *SPR*、*DDC*、*PTS* 和 *DNAJC12* 突变引起	混合性肌张力障碍，伴轴向肌张力减退和眼动危象，在婴儿期发病
	SLC6A 3 突变	混合性肌张力障碍 - 帕金森综合征，伴轴向肌张力减退、易怒、运动发育迟缓，在婴儿期发病

续表

疾病类型	病因	主要表型
基底神经节金属沉积紊乱	肝豆状核变性（由 *ATP7B* 突变引起的肝豆状核变伴铜累积）	混合性肌张力障碍，伴震颤、帕金森综合征、小脑和神经精神学或认知症状，在青春期或成年早期发病
	神经元铁沉积综合征（如由 *PANK2*、*PLA2G6*、*WDR45* 和 *IPPK* 突变引起）	混合性肌张力障碍，伴帕金森综合征、神经病、小脑、认知和（或）神经精神病学症状，在儿童期或成年早期发病
	锰转运体病（由 *SLC30A10* 或 *SLC39A14* 突变引起）	混合性肌张力障碍 - 帕金森综合征，在儿童期发病
代谢紊乱	氨基酸血症（如由 *GCDH* 突变引起的戊二酸尿症 I 型）	混合性肌张力障碍，在婴儿期发病，伴间断性代谢失代偿与脑病发作
	GM1（由 *GLB1* 突变引起）和 GM2 神经节苷脂沉积症（由 *HEXA*、*HEXB* 或 *GM2A* 突变引起）	混合性肌张力障碍，伴帕金森综合征、共济失调、锥体束征、神经病、认知功能下降，在婴儿期发病
	C 型尼曼 - 匹克病（由 *NPC1* 或 *NPC2* 突变引起）	混合性肌张力障碍，伴垂直凝视麻痹、耳聋、共济失调、帕金森综合征和认知功能下降
	生物素硫胺素反应性基底神经节病（由 *SLC19A3* 突变引起）	混合性肌张力障碍 - 帕金森综合征，伴脑病发作

续表

疾病类型	病因	主要表型
突触病和转运体病	由 *PRRT2* 突变引起的阵发性运动障碍	由突然运动引起的短暂肌张力障碍性姿势阵发性发作
	由于 *SLC2A1* 突变引起的运动诱发肌张力障碍	肢体长期运动后逐渐出现肌张力障碍，其他表现包括小脑共济失调、癫痫、痉挛、小头畸形和智力障碍
	ATP1A3 谱系障碍	快速发作的肌张力障碍 - 帕金森综合征和儿童交替性偏瘫，伴肌张力障碍发作和眼动危象
其他疾病	线粒体病（由于核基因或线粒体突变影响线粒体功能）	肌张力障碍，合并共济失调、帕金森综合征和（或）癫痫
	DNA 修复障碍，如共济失调毛细血管扩张症（由 ATM 突变引起）或共济失调合并眼动失用症（由 *APTX*、*SETX* 或 *PNKP* 突变引起）	混合性肌张力障碍 - 共济失调综合征，伴有或不伴有其他神经系统或全身症状
	脊髓小脑性共济失调［各种基因突变导致，如离子通道病、多谷氨酰胺疾病和（或）区域特异性细胞死亡）］	混合性肌张力障碍 - 共济失调或肌张力障碍伴帕金森综合征、锥体束征或神经病
散发神经退化疾病	特发性帕金森病	特发性帕金森病之前或随之出现肌张力障碍（如足部或颈部）
	非典型帕金森综合征	局灶性肌张力障碍是晚发性帕金森综合征的特征之一（如进行性核上性麻痹的眼睑痉挛，多系统萎缩的前斜颈或皮质基底节综合征的手部肌张力障碍）

续表

疾病类型	病因	主要表型
获得性肌张力障碍		
中毒性疾病	锰过量（如由滥用麻黄酮、慢性肝病或全肠外营养引起）	混合性肌张力障碍 - 帕金森综合征，伴高锰血症
	一氧化碳、甲醇、双硫仑或氰化物中毒	混合性肌张力障碍 - 帕金森综合征延迟发作
	黄蜂蜇伤所致脑病	黄蜂蜇伤后急性肌张力障碍综合征伴苍白球纹状体坏死
病变	基底神经节损伤，尤其是壳核内的病变，如由脑卒中引起的	对侧肌张力障碍
	围生期缺氧	作为脑瘫表现之一的全身性肌张力障碍
感染	引起基底神经节损伤的传染病，如弓形体病、隐球菌病和脓肿	症状性肌张力障碍，对侧病变
	日本乙型脑炎	肌张力障碍或其他运动障碍，表现为病毒性脑炎并伴有明显的基底神经节感染
自身免疫性疾病	自身免疫性脑炎（如由抗 -LGI1、-NMDAR 抗体或 -Ma2 抗体引起的）	肌张力障碍性姿势，常伴有其他脑病征兆

NMDAR：N- 甲基 -D- 天冬氨酸受体

锁乳突肌、头颈夹肌等）、躯干肌，以及肢体的旋前肌、指腕屈肌、趾伸肌和跖屈肌等，有“姿势拮抗”（geste antagoniste）。

3．发作间歇时间不定，但异常运动的方向及模式几乎不变，受累的肌群较为恒定，肌力不受影响。

4．不自主动作在随意运动时加重，在休息睡眠时减轻或消失，呈现进行性加重，晚期症状持续，受累肌群广泛，可呈固定扭曲痉挛畸形。

5．肢体症状可被触觉刺激（如患者触摸病变侧部位或邻近部位）所抑制，而意外使症状改善，被称为姿势拮抗（geste antagoniste）或“感觉诡计（sensory trick）”。

6．症状常因精神紧张、生气、疲劳而加重[34,35]。

7．非运动症状，可有感觉异常（如经常先于或伴随肌张力障碍的疼痛）、精神症状或认知障碍[36]。

【诊断】

1．主要依据病史、临床表现、辅助检查明确是否为肌张力障碍，是遗传、获得还是特发性？而后明确病因（图 12-5）。

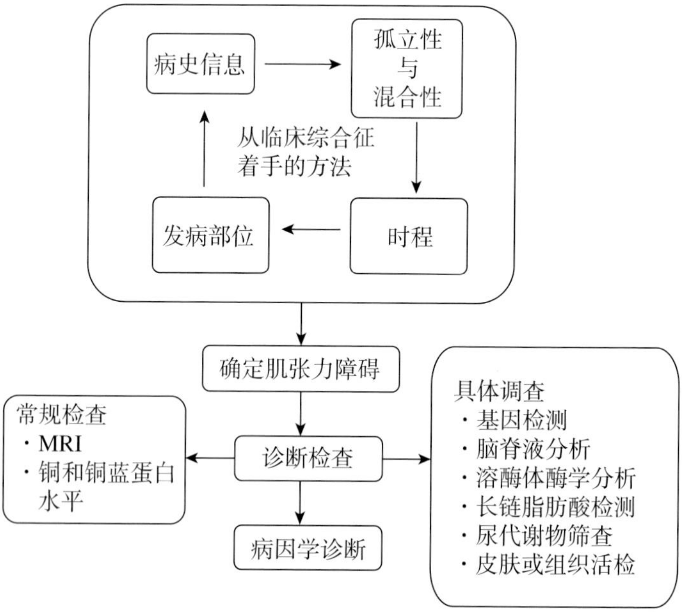

图 12-5　肌张力障碍的诊断流程

2．辅助检查

（1）脑 MRI：排除其他类似疾病。

（2）体液检查：如血清铜离子、铜蓝蛋白、溶酶体、极长链脂肪酸、尿代谢物、脑脊液（cerebrospinal fluid，CSF）代谢物葡萄糖等，以协助诊断。

（3）基因检测：对于遗传性肌张力障碍可经 DYTn 命名系统（DYTn nomenclature system）进行筛查[33]。单纯性肌张力障碍相关基因包括 *TORlA*、*THAPl*、*ANO3*、*GNAL*、*TUBB4A*、*HPCA*、*COL6A3*；复合性肌张力障碍中，肌张力障碍合并肌阵挛相关基因包括 *SGCE*、*CACNAlB*、*KCTDl7*、*三磷酸鸟苷环化水解酶 1*（guanosine triphosphate cyclohydrolase I，*GCH1*）、*酪氨酸羟化酶*（tyrosine hydroxylase，*TH*）基因突变也可表现为肌张力障碍合并肌阵挛；肌张力障碍合并帕金森症状相关基因主要包括 *TAFl*、*GCHl*、*TH*、*ATPlA3*、*PRKRA*[37]。

【鉴别诊断】

1．颞下颌关节病变　是指由于颞颌关节功能紊乱或结构损伤而引起的疼痛、活动障碍等症状的综合征。有关节弹响，关节疼痛，下颌运动异常，以及吞咽困难、咀嚼肌酸胀不适等。多可通过局部热敷等物理治疗改善症状。

2．僵人综合征　患者中轴肌持续僵硬并强直；姿势异常，腰脊柱常过度前凹，突发痛性痉挛，EMG 静息电位可有正常动作电位发放，发作时肌电发放增强。

3．脊髓空洞症　缓慢进展的节段性分离性感觉障碍，局部肌无力和萎缩，皮肤和关节营养障碍和畸形，MRI 发现脊髓空洞可以明确诊断。

【治疗】

1．病因治疗

2．一般支持治疗　包括物理治疗、再训练治疗（retraining therapy）、重复经颅磁刺激（repetitive transcranial magnetic stimulation，rTMS）或经颅直电流刺激（transcranial directcurrent stimulation，tDCS）、生物反馈治疗等。

3．药物治疗

（1）BoNT 局部注射：可用于局限性或节段性肌张力障碍。

（2）抗胆碱能药物：包括苯海索、普罗吩胺、苯扎托品等，其中苯海索可用于全身和节段性肌张力障碍。

（3）左旋多巴类药物：包括左旋多巴、DR 激动药。

（4）抗多巴胺能药物：囊泡单胺转运蛋白 2（vesicular monoamine 2 transporter，VMAT2）抑制药，包括丁苯那嗪（tetrabenazine）、deutetrabenazine 和 valbenazine 等；因有迟发性运动障碍的副作用，不推荐使用氟哌啶醇（haloperidol）或哌咪清（pimozide）。

（5）肌肉松弛药：口服巴氯芬对口下颌肌张力障碍有效；鞘内或脑室内注射可用于复合全身性肌张力障碍。环苯扎林（cyclobenzaprine）、卡立普多（Carisoprodol）、氯唑沙宗（chlorzoxazone）等可治疗节段性或全身性肌张力障碍。

（6）AED：苯二氮䓬类药物（氯硝西泮、劳拉西泮、地西泮等）适用于孤立性肌张力障碍；唑尼沙胺（Zonisamide）对肌阵挛 - 肌张力障碍有效；加巴喷丁治疗眼睑痉挛。

4．外科治疗 DBS 适用于药物顽固性、全身性肌张力障碍，或者病情严重的局限性或节段性肌张力障碍，靶点为 Gpi 和 STN[34,35]。

第九节　亨廷顿病

亨廷顿病（Huntington’s disease，HD）是一种常染色体显性遗传的神经系统变性病，由位于 4 号染色体 4p16.3 区域的*亨廷顿蛋白*（huntingtin，*HTT*）基因内 CAG 三核苷酸重复序列异常扩增所致。HD 发病机制尚未完全明确，目前认为系由于突变亨廷顿蛋白的神经毒性造成纹状体、丘脑、小脑、脑干和皮质等结构的功能障碍或细胞死亡所致[38,39]。

【临床表现】

1．本病见于各种族人群，其中以白种人最多见，平均发病年龄为 40 岁，青少年（< 20 岁）和老年（> 60 岁）也有发病，无性别差异。

2．运动障碍　包括舞蹈样症状（通常始自四肢远端延及近端）、眼球扫视运动障碍、共济失调、肌张力障碍（持续的异常姿势或扭曲动作）、运动迟缓和肌强直。

3．认知障碍　早期累及注意力、短时记忆、多重任务执行、新技能学习，为任务执行困难，短时记忆受损、知觉歪曲、智力迟钝。患者常对自身的认知减退缺乏自知，随着疾病进展，可发展为痴呆，表现以思维加工缓慢，执行功能退化，但情景记忆相对保留。

4．精神障碍　抑郁最常见，亦可出现躁狂、强迫症状、焦虑、冲动、淡漠，幻觉罕见；自杀者不在少数。

5．非特异性症状　主要涉及睡眠 - 觉醒周期紊乱和体重减轻（但无食欲减退）。

6．青少年起病 HD（juvenile-onset HD）与成人起病者不同，该类 HD 舞蹈样症状缺乏，运动症状多为运动迟缓、肌强直，可发生癫痫。认知减退出现早而严重，行为障碍显著，预后较差[40,41]。

【诊断】

1．HD 根据阳性家族史、临床表现，结合基因检测结果做出诊断。

2．基因检测　检测 *HTT* 基因 CAG 重复次数，当 CAG 重复次数≥ 40 复次时，具有 99%以上的敏感度和 100%的特异度[41]。

【治疗】

目前尚无特效药物，主要为对症治疗。舞蹈样症状可用氟哌啶醇、丁苯那嗪、金刚烷胺、deutetrabenazine 等；焦虑抑郁、强迫症状等精神症状可予以 SSRIs；躁狂常用心境稳定药（丙戊酸盐或卡马西平）；认知障碍可试用美金刚、多奈哌齐、卡巴拉汀[39-41]。

第十节　肌 阵 挛

肌阵挛是指突然、短暂、闪电样的不自主肌肉收缩，其发生来自收缩活动的增高（阳性的抽动，即正性肌阵挛）或抑制（肌张力的短暂丧失，即负性肌阵挛）[42]。肌阵挛可累及身体的不同部位，呈局限性、节段性、全身或多灶性分布，病理生理学机制亦随着发生部位（皮质、皮质下、脑干或脊髓）的不同而迥异[43]。

【分类】

一、病理生理学和神经电生理学分类[42]

1．皮质性　短暂性（< 50 ms）的 EMG 发放，且 EEG 局灶性异常与肌阵挛相关。

2．皮质 - 皮质下性　在肌阵挛时有广泛的痫样波发放，最常见形式为 EEG 上广泛的棘波发放。

3．皮质下 - 非节段性（subcortical–nonsegmental）　两种模式中任一种，①自脑干或脊髓起始，伴之以同步的头端和尾端 EMG 募集；②多灶性的 EMG 肌阵挛放电。以上两种模式均示 > 100 ms 的 EMG 放电。

4．节段性　低频节律性的肌阵挛 EMG 发放，几乎持续进行，且存在限于少数邻近肌节的 EMG 放电（> 100 ms）。

5．周围性　高度变化的 EMG 肌阵挛放电，且限于特定的神经根、神经丛或周围神经。

二、病因学分类

见表 12-10[42]。

【诊断】

1．肌阵挛主要依据病史、临床表现、辅助检查做出诊断。

2．辅助检查

（1）EEG。

（2）脑影像学：如 CT、MRI、功能影像学检查等。

（3）血液检查：电解质、葡萄糖、肝肾功能。

（4）药物和毒物筛查。

（5）其他：必要时可行基因检测、CSF 分析、抗体测定等[42]。

【治疗】

1．病因治疗

2．控制诱因 避免诱发或加重肌阵挛的药物，如精神药物（TCA、SSRI、单胺氧化酶抑制剂、锂剂、抗精神病药）、抗生素（青霉素、碳青霉烯类）、吗啡、芬太尼、利多卡因、咪达唑仑、钙

表 12-10　肌阵挛的病因学分类

1. 生理性肌阵挛（健康人群）
- A．睡眠痉挛（如入睡抽动）
- B．焦虑诱发
- C．运动诱发
- D．打嗝（呃逆）
- E．婴儿良性喂食肌阵挛

2. 原发性肌阵挛（主要症状，非进行性病史）
- A．遗传性（常染色体显性）
  - a. 肌痉挛 - 肌张力综合征（包括 ε- 肌聚糖蛋白突变）
  - b. 其他
- B．散发性

3. 癫痫性肌阵挛（以癫痫为主，部分为慢性癫痫）
- A．癫痫成分
  - a．孤立性肌阵挛性癫痫
  - b．局灶性运动性癫痫（包括持续性部分性癫痫）
  - c．特发性刺激敏感性肌阵挛
  - d．光敏性肌阵挛
  - e．肌阵挛失神小发作
- B．儿童肌阵挛性癫痫

- F．代谢性
  - a．甲状腺功能亢进
  - b．肝衰竭
  - c．肾衰竭
  - d．透析综合征
  - e．低钠血症
  - f．低血糖症
  - g．非酮症性高血糖
  - h．多种羧化酶缺乏症
  - i．生物素缺乏症
  - j．线粒体功能障碍
  - k．缺氧
  - l．代谢性碱中毒
  - m．维生素 E 缺乏症
- G．中毒和药物
  - a．毒素
    - i．铋
    - ii．重金属
    - iii．溴甲烷
    - iv．二氯二苯二氯乙烷
    - v．有机化合物

续表

a．婴儿痉挛症

b．Lennox-Gastaut 综合征

c．隐源性肌阵挛性癫痫（Aicardi 综合征）

d．青少年肌阵挛性癫痫

C．进行性肌阵挛性癫痫：波罗的海肌阵挛（Unverricht-Lundborg 病）

4. 症状性肌阵挛（以继发性、进行性或静止性脑病为主）

A．贮积病

a．Lafora 小体病

b．GM2 神经节苷脂贮积病（婴儿期、幼年期晚期）

c．黑矇性家族性痴愚

d．戈谢病（非婴儿神经病）

e．Krabbe 脑白质营养不良

f．神经元蜡样质脂褐质沉积病（Batten 病）

g．唾液酸贮积症（樱桃红斑）（1 型和 2 型）

B．脊髓小脑变性

a．带状疱疹膝状神经节综合征（Ramsay-Hunt 综合征）

b．Friedreich 型共济失调

b．精神类药物［如三环类抗抑郁药、选择性 5- 羟色胺再摄取抑制药、单胺氧化酶抑制药、锂剂、迟发性运动障碍（抗精神病药所致）］

c．抗感染药物

d．阿片类药物

e．抗癫痫药物

f．麻醉药

g．造影剂

h．心脏病用药（如钙通道阻滞药、抗心律失常药物）

i．停药

j．其他药物

H．物理因素所致脑病

a．缺氧后（Lance-Adams 综合征）

b．创伤后

c．中暑

d．触电

e．减压性损伤

I．局灶性神经系统损害

a．血管（缺血性、血肿等）

续表

c．毛细血管扩张性共济失调综合征
d．其他脊髓小脑变性

C．基底神经节退行性变
a．肝豆状核变性
b．扭转肌张力障碍
c．苍白球黑质红核色素变性
d．进行性核上性麻痹
e．亨廷顿舞蹈病
f．帕金森病
g．多系统萎缩
h．皮质基底节变性
i．齿状核红核苍白球路易体萎缩

D．痴呆
a．克 - 雅病
b．阿尔茨海默病
c．路易体痴呆
d．额颞叶痴呆（包括 Tau 等基因突变）
e．Rett 综合征

E．传染性和感染后

b．丘脑切开术后
c．肿瘤
d．创伤
e．炎症（如多发性硬化）
f．发育不良
g．周围神经系统

J．吸收不良
a．乳糜泻
b．Whipple 病

K．嗜酸性粒细胞增多 - 肌痛综合征

L．炎性和癌性脑病
a．斜视眼阵挛 - 肌阵挛综合征
i．特发性
ii．副肿瘤性（抗 -Hu 或 -Ri 抗体）
iii．传染性
iv．其他
b．电压门控性钾通道抗体综合征
c．NMDAR 脑炎
d．甲状腺过氧化物酶抗体综合征

续表

a．亚急性硬化性全脑炎	e．Ophelia 综合征
b．昏睡性脑炎	
c．虫媒病毒性脑炎	M．过度惊吓综合征
d．单纯疱疹病毒性脑炎	a．遗传性
e．人类嗜 T 淋巴细胞病毒Ⅰ型	b．散发性
f．艾滋病	
g．感染后脑炎	N．桥本脑病
h．其他细菌（链球菌、梭状芽孢杆菌、其他）	
i．疟疾	O．多系统变性
j．梅毒	a．Allgrove 综合征
k．隐球菌	b．DiGeorge 综合征
l．莱姆病	c．膜性脂营养不良
m．进行性多灶性白质脑病	
	P．不明或“特发性”（家族性或散发性）

NMDAR：N- 甲基 -D- 天冬氨酸受体；TPO：甲状腺过氧化物酶

通道阻滞药、胺碘酮、AED（苯妥英钠、丙戊酸）等。

3．对症治疗 根据其生理学分类进行。

（1）药物治疗：①皮质性肌阵挛，首选左乙拉西坦，如无效可选择氯硝西泮、丙戊酸钠，羟丁酸钠口服液（sodium oxybate）或吡仑帕奈（perampanel）对部分患者有效；②皮质 - 皮质下肌阵挛，首选丙戊酸钠，无效时可选择左乙拉西坦或拉莫三嗪；③皮质下 - 非节段性肌阵挛，首选氯硝西泮，次选唑尼沙胺、抗胆碱能类药物；④节段性肌阵挛，氯硝西泮、AED，BoNT 局部注射可用于软腭肌阵挛或脊髓性肌阵挛；⑤周围性肌阵挛，BoNT 局部注射、AED（如卡马西平）。

（2）外科治疗：DBS 可用于肌阵挛 - 肌张力障碍综合征，可试用于皮质性肌阵挛[42]。

第十一节 图雷特综合征

图雷特综合征（Tourette syndrome，TS），亦称 Gilles de la Tourette 综合征或图雷特障碍（Tourette disorder），是一种复杂的、儿童期起病的神经精神疾病，以多种运动或发声抽动障碍为临床特征。TS 的发病机制尚未阐明，可能系涉及运动活性及其相关神经递质特定回路（如皮质 - 基底节 - 丘脑皮质回路）的功能障碍所致[44,45]。

【临床表现】

1．TS 发病 5 ～ 7 岁多见，男性多于女性，患病率为 0.3 ～ 1.0%[45]。

2．抽动 表现为突发的、快速的、反复性、无节律性运动或发音[46]，起病时单纯性运动抽动（motor tics）最为常见，包括眨眼、做鬼脸、耸鼻；单纯性发声抽动（vocal tics）则包括咳嗽声、呼噜声、呃逆、吸鼻声、发出的尖锐声，通常晚于运动抽动数年出现，随着年龄增长，上述症状渐转变为复杂性，如累及多组肌群或发出多音节字或句子，通常头面部先累及，逐渐发展到四肢和躯干，最后累及发音。少数患儿会出现猥亵言语、模仿言语，抽动症状可在短时间受意志控制，在应激、疲劳、兴奋、焦虑、感冒发热时加重，放松或睡眠时减轻或消失。神经系统检查无阳性体征。

3．共病（comorbidity）

（1）注意力缺陷/多动障碍（attention deficit hyperactivity disorder，ADHD）：患者易被其他无关事情干扰，难以长时间专注于相关事情上，常造成学习困难。除注意缺陷外，可伴有多动冲动症状。

（2）强迫症（obsessive-compulsive disorder，OCD）：表现为反复出现不切实际的想法、冲动或重复行为（如不停地洗手、计数、默诵，脑海中反复出现某一观念或概念），且自身无法摆脱。

（3）其他：包括焦虑、抑郁、破坏性行为、学习困难、反社会行为、睡眠障碍（如入睡困难、异睡症）等[44,47]。

4．多数患者在青春早期病情严重程度达高峰，进入青春后期或成人早期后症状趋于缓解，仅遗留轻微症状[47]。

【诊断】

TS 依据 DSM-5 诊断标准做出[46]。

1．出现运动抽动和发音抽动（无须同时存在）。

2．18 岁前起病。

3．尽管存在波动，但有连续超过 1 年的病程。

4．不能被其他原因解释（药物或其他疾病）。

【鉴别诊断】

1．亨廷顿病　30 ~ 40 岁发病，慢性进行性舞蹈样运动、精神症状和痴呆，多有家族史，基因检测协助确诊，可资鉴别。

2．肝豆状核变性　多于 5 ~ 35 岁发病，可表现为震颤、运动不能/肌强直综合征、共济失调和肌张力障碍，多数为几种异常并存，角膜 K-F 环，血清铜蓝蛋白降低和 MRI 表现可协助鉴别。

3．刻板症（stereotypia）　表现为重复、刻板的、无意识动作，如双手紧握、点头、身体摇摆，多发生于自闭症，有节奏性或对称性特征，症状相对更持久，可资鉴别。

【治疗】

TS 综合治疗包括健康教育，心理行为治疗、药物治疗和外科治疗。

1．健康教育　针对（症状轻微）患者、患者父母、学校或工作单位相关人员，进行相关知识的教育。

2．行为学治疗　作为一线治疗方法，包括抽动综合行为学干预（comprehensive behavioral intervention for tics，CBIT）和习惯逆转治疗（habit reversal therapy，HRT）[46]。

3．药物治疗

（1）抽动症状：首选氟哌啶醇、匹莫齐特、利培酮、可乐定、胍法辛；次选阿立哌唑、硫必利、舒必利、托吡酯；亦可选择喹硫平、丁苯那嗪；可试用巴氯芬[48]。BoNT注射可用于局限性抽动（如肢体抽动）、肌张力障碍性运动抽动和发声抽动[45]。

（2）ADHD：哌甲酯、苯丙胺为首选药物，但可引起或恶化抽动症；亦可选择可乐定和胍法辛，副作用少；托莫西汀适合于ADHD共患抽动者。

（3）强迫症：SSRI（氟西汀、氟伏沙明、舍曲林）；当SSRI治疗无效时，可选择TCA（氯丙咪嗪）[44]。

4．外科治疗　对于病情严重、药物或行为学治疗无效者可考虑DBS，但最佳靶点未能确；rTMS亦可试用[45]。

第十二节　肝豆状核变性

肝豆状核变性（hepatolenticular degeneration，HLD），亦称Wilson病（Wilson disease，WD），是一种罕见的、常染色体隐性遗传的铜代谢障碍疾病。HLD致病基因为*ATP7B*，编码一种铜转运P型ATP酶，该基因突变可造成ATP酶功能减弱或丧失，使得血清铜蓝蛋白合成减少及胆道排铜障碍，引起脏器内的病理性铜离子沉积（尤其是肝和脑），从而发病[49,50]。

【临床表现】

1．任何年龄均可发病，多在5～35岁，男比女稍多。

2．肝脏症状　表现为无症状性血清转氨酶增高，急性肝炎（黄疸、腹痛）、肝硬化（代偿或失代偿）、暴发性肝功能衰竭（凝血障碍、黄疸、脑病）、代偿期或失代偿期肝硬化（疲劳、蜘蛛痣、门脉高压、脾大、出血）。

3．神经系统症状　包括运动障碍（震颤、帕金森综合征、肌张力障碍、舞蹈症状、共济失调、投掷症）、构音障碍（锥体外系、肌张力障碍、小脑性或混合性）、吞咽困难、自主神经症状（流涎、直立性低血压）、步态和平衡障碍等。

4．智能损害和精神症状　表现为认知功能障碍、人格改变（反社会、易激惹、去抑制化）、心境障碍（双向障碍、抑郁、试图自杀）、精神病及其他改变（如精神症状、厌食、睡眠障碍）。

5．眼部症状　可见 K-F 环（Kayser-Fleischer ring）、向日葵样白内障（sunflower cataract）。

6．其他　可累及肾（蛋白尿、肾结石）、骨关节（骨质疏松、关节痛）、心脏（心律失常）、皮肤（下肢色素沉着）、血液系统（血小板减少症、溶血性贫血、白细胞减少症）[51]。

【诊断】

1．WD 主要依据病史、临床表现和辅助检查做出 [49]。

2．辅助检查

（1）铜代谢相关的生化检查：①铜蓝蛋白（ceruloplasmin），正常为 200 ~ 500 mg/L，患者 < 200 mg/L，< 80 mg/L 是诊断 WD 的强烈证据；② 24 h 尿铜，正常 < 50 μg/24 h，患者 ≥ 200 ~ 400 μg/24 h；③血清铜离子水平，患者可见降低；④肝铜量，正常 < 40 ~ 55 μg/g（肝干重），患者 > 250 μg/g（肝干重）。

（2）脑 MRI：表现为豆状核、尾状核、中脑和脑桥、丘脑 T_1 低信号和 T_2 高信号，后者可见及“大熊猫脸（face of the giant panda）”（轴位）和“小熊猫（miniature panda）”（冠状位）等征象，还可有皮质下和上脑干等部位不同程度的脑萎缩等。

（3）眼科检查：K-F 环、向日葵样白内障可见于多数患者，甚至是部分症状发生前的患者，可协助诊断。

（4）*ATP7B* 基因检测：可协助诊断 [49,50]。

【治疗】

1．饮食治疗　避免进食含铜量高的食物（豆类、坚果类、蕈类、贝类、动物肝脏和血、巧克力），勿用铜制的食具及用具。

2．药物治疗

（1）络合剂：属于驱铜药物，首选 D- 青霉胺，青霉素皮试阴性方可服用，成人剂量为 750 ~ 1000 mg/d，儿童 20 mg/(kg·d)，每日分 3 次（餐前 1 h 或餐后 3 h 后）服用，但其不良反应较大，长期服药可引起多种自身免疫疾病和血液疾病；如患者不耐受时，可选择曲恩汀，900 ～ 1500 mg/d，每日分 2 ～ 3 次（餐前 1 h 或餐后 3 h 后）服用。治疗过程中应定期监测铜代谢、肝功能、神经系统和精神状态，亦须关注有无反常神经功能恶化（paradoxical neurological deterioration）的不良反应。

（2）阻止铜吸收药物：常用硫酸锌、醋酸锌、葡萄糖酸锌和甘草锌等。用法：成人剂量为 150 mg/d、儿童（< 50 kg）为 75 mg/d（以锌元素计），分 3 次（餐后 1 h）口服。适用于症状前、儿童肝损害为主（只有持续转氨酶增高）、妊娠、不能耐受 D- 青霉胺治疗及维持治疗者。

3．肝移植　适于失代偿期肝硬化或急性肝功能衰竭，且缺乏药物治疗的患者。

4．对症治疗

（1）运动障碍：震颤、肌张力障碍、舞蹈样动作给予对症用药。

（2）精神症状：抑郁可给予 SSRI、SNRI 等药物；精神病症状可使用奥氮平、喹硫平、阿立哌唑等药物。

5．康复及心理治疗 [49,50]

第十三节　脑组织铁沉积神经变性病

脑组织铁沉积神经变性病（neurodegeneration with brain iron accumulation，NBIA）是一组罕见的、异质性的、以脑组织特定部位（白球、黑质、红核、丘脑等）异常铁沉积为病理学特征的神经遗传变性疾病，目前根据其临床表型和基因型分为 10 个亚型。NBIA 发病机制尚不清楚，现认为可能与脂代谢、线粒体功能、溶酶体和自噬体活性异常有关 [52,53]。

【临床表现】

NBIA 具有很高的临床异质性，主要表现为进展性的锥体外系症状（肌张力障碍、帕金森综合征、舞蹈症），有时可伴锥体束征、认知损害或眼部异常（表 12-10）[53,54]。

【诊断】

1．NBIA 根据病史、家族史，全面查体、辅助检查做出诊断。

2．辅助检查

（1）脑 MRI：是目前诊断或排除 NBIA 最有力的手段，选择梯度回波序列（gradient recalled echo，GRE）、磁敏感加权成像（susceptibility-weighted imaging，SWI）等检查，有助于发现铁沉积，特征性的影像学表现有助于诊断（表 12-11）。

（2）眼底检查和视觉电生理检查：有助于诊断。

（3）血液检查：铁蛋白水平对神经铁蛋白病（neuroferritinopathy，NFT）的诊断，铜蓝蛋白水平对血浆铜蓝蛋白缺乏症（aceruloplasminemia，ACP）的诊断均有重要意义。

（4）神经电生理检查：EEG 检查发现额叶部位慢波背景下快节律波对于婴儿神经轴索营养不良（infantile neuroaxonal dystrophy，INAD）的诊断有帮助；EMG 及神经传导速度可找到 INAD 患者周围神经病变的证据。

（5）基因检测：对于临床症状不典型者，应进行基因检测，以确诊或排除其他疾病[53]。

【治疗】

目前缺乏有效的手段，主要是对症和支持治疗。如帕金森样症状左旋多巴治疗可能有效，但早期易出现异动症、幻觉等并发症；对于肌张力障碍可口服苯海索，痉挛可给以巴氯芬、苯二氮䓬类药物。对于顽固性肌张力障碍，可予以 BoNT 注射[53,54]。

表 12-11 脑组织铁沉积神经变性病各亚型的临床、MRI 及遗传学特征

亚型	临床特征	MRI 特征	遗传学特征
PKAN	（1）典型 PKAN：10 岁以前发病，锥体外系症状、认知发育迟滞或倒退、锥体系症状、视网膜色素变性等 （2）不典型 PKAN：发病年龄跨度大，平均 13 ～ 14 岁，语言障碍、神经精神症状及运动障碍	苍白球“虎眼征”	常染色体隐性遗传，*PANK2* 基因突变
PLAN	（1）INAD：婴儿和儿童早期发病，小脑性共济失调、上下运动神经元受累；小脑萎缩、视神经萎缩 （2）不典型 INAD：在儿童期发病，通常在 1.5 ～ 6.5 岁，临床表现多样化、进展相对缓慢 （3）PLAN-DP：多于青少年或成年早期起病，主要表现为帕金森样症状、肌张力障碍、认知减退和精神行为异常	明显的小脑萎缩；全脑萎缩、视神经萎缩、不同程度的白质病变、小脑萎缩在非典型病例可能不明显	常染色体隐性遗传，*LA2G6* 基因突变
MPAN	通常在儿童期发病，认知障碍、构音障碍、视神经萎缩、锥体外系症状、精神行为异常	苍白球铁沉积伴纹状体内侧髓板条状高信号；轻度全脑萎缩	常染色体隐性遗传，*c19orfl2* 基因突变
BPAN	患者多为女性，儿童期表现为全面性的发育延迟，包括运动、语言、认知，患者可有走路不稳、语言表达障碍、学习障碍，可伴有癫痫发作、睡眠障碍，上述表现在发育结束后处于稳定状态。直到 20 ～ 30 岁时，出现以帕金森样、肌张力障碍为主的锥体外系症状，锥体系也可受累	黑质双侧对称性 T_1 高信号，伴或不伴有中间低信号；黑质部位铁沉积早于、重于苍白球，可伴有脑萎缩	X 连锁显性遗传，*WDR45* 基因突变
FAHN	通常在儿童期起病，痉挛性步态、肌张力障碍、小脑性共济失调、构音障碍、吞咽障碍、视神经萎缩致视力障碍，多有不同程度的认知障碍，也可伴有癫痫	胼胝体萎缩、变薄，小脑和脑干进行性萎缩；中重度脑白质病变	*FA2H* 基因突变

续表

亚型	临床特征	MRI 特征	遗传学特征
ACP	多中年起病，表现为神经系统症状（认知障碍、小脑性共济失调、舞蹈症、肌张力障碍、帕金森样症状）、糖尿病、视网膜色素变性“三联症”	广泛的脑内铁沉积；脑白质病变、大脑和小脑萎缩	染色体显性遗传，*FTL* 基因突变
NFT	通常在 40 ～ 55 岁起病，主要表现为舞蹈症、手足徐动症、肌张力障碍、帕金森样症状、认知障碍等，可有共济失调、锥体束征等	广泛的脑内铁沉积部位出现继发的囊性变，呈 T_2 高信号；轻度脑萎缩，中度脑白质病变	常染色体隐性遗传，*CP* 基因突变
KRD	多在青少年期起病，主要表现为多巴胺反应性帕金森综合征，锥体束病变，可伴有眼球运动障碍（核上性凝视麻痹、动眼危象）、认知障碍、神经精神症状，部分患者还有面部 - 咽喉 - 手指轻微肌阵挛和幻视	无特异性改变，可见广泛性脑萎缩	为常染色体隐性遗传 *ATPl3A2* 基因突变
WSS	多见于中东地区，儿童期可出现智能发育迟滞，进而出现少毛征（如秃头、眼睫毛稀少）、性腺功能减退致第二性征发育不全、感音性耳聋、糖尿病，可在成年期出现进行性加重的肌张力障碍，伴或不伴有手足徐动症，锥体束征常不明显	侧脑室周围、深部脑白质融合性病变，呈 T_2 高信号	常染色体隐性遗传，*DCAFl7*（*C2orf37*）基因突变
CoPAN	儿童早期起病，通常存在运动、智能、语言发育缺陷，表现为步态障碍、认知障碍、语言障碍，进展出现痉挛性肌无力、口 - 下颌肌张力障碍、帕金森样肌强直、精神症状及轴索性周围神经病	苍白球铁沉积 T_2 低信号，可伴有内侧高信号，类似“虎眼征”；尾状核、壳核和丘脑肿胀，呈 $_{T2}$ 高信号	常染色体隐性遗传，*COASY* 基因突变

PKAN：泛酸激酶相关性神经变性病；PLAN：非钙依赖型磷脂酶 A2 相关性神经变性病；INAD：婴儿神经轴索营养不良；PLAN-DP：PLA2G6 相关性肌张力障碍 - 帕金森综合征；MPAN：线粒体膜蛋白相关性神经变性病；BPAN：B 螺旋蛋白相关性变性病；FAHN：脂肪酸羟化酶相关性神经变性病；NFT：神经铁蛋白病；ACP：血浆铜蓝蛋白缺乏症；KRD：Kufor-Rakeb 病；WSS：Woodhouse-Sakati 综合征；CoPAN：辅酶 A 合成酶相关性神经变性病；FTL：铁蛋白轻链多肽

（姜霁雯　肖卫忠）

参考文献

[1] Meoni S，Macerollo A，Moro E. Sex differences in movement disorders.Nat Rev Neurol，2020，16（2）：84-96.

[2] Stacy M，Jankovic J. Differential diagnosis of Parkinson's disease and the parkinsonism plus syndromes. Neurol Clin，1992，10（2）：341-359.

[3] Ahlskog JE. Diagnosis and differential diagnosis of Parkinson's disease and parkinsonism.Parkinsonism Relat Disord，2000，7（1）：63-70.

[4] de Lau LM，Breteler MM. Epidemiology of Parkinson's disease. Lancet Neurol，2006，5（6）：525-535.

[5] Armstrong MJ，Okun MS. Diagnosis and Treatment of Parkinson Disease：A Review. JAMA，2020，323（6）：548-560.

[6] 中华医学会神经病学分会帕金森病及运动障碍学组，中国医师协会神经内科医师分会帕金森病及运动障碍病专业委员会．帕金森病前驱期诊断研究标准中国专家共识 [J]．中华老年医学杂志，2019，38（8）：825-831.

[7] 中国帕金森病治疗指南（第三版）．中华神经科杂志，2014，43（6）：428-433.

[8] Hayes MT.Parkinson's Disease and Parkinsonism. Am J Med，2019，132（7）：802-807.

[9] 中华医学会神经病学分会帕金森病及运动障碍学组，唐北沙，陈生弟，中国医师协会帕金森病及运动障碍专业委员会．多系统萎缩诊断标准中国专家共识 [J]．中华老年医学杂志，2017，36（10）：1055-1060.

[10] Fanciulli A，Stankovic I，Krismer F，et al. Multiple system atrophy.Int Rev Neurobiol，2019，149：137-192.

[11] Multiple-System Atrophy Research Collaboration.Mutations in COQ2 in familial and sporadic multiple-system atrophy. N Engl J Med，2013，369（3）：233-244.

[12] Meissner WG，Fernagut PO，Dehay B，et al.Multiple System Atrophy：Recent Developments and Future Perspectives. Mov Disord，2019，34（11）：1629-1642.

[13] Fanciulli A，Wenning GK.Multiple-system atrophy. N Engl J Med，2015，372（3）：249-263.

[14] Gilman S，Wenning GK，Low PA，et al.Second consensus statement on the diagnosis of multiple system atrophy. Neurology，2008，71（9）：670-676.

[15] Armstrong MJ.Progressive Supranuclear Palsy：an Update.Curr Neurol Neurosci Rep，2018，18（3）：12.

[16] Takigawa H，Kitayama M，Wada-Isoe K，et al. Prevalence of progressive supranuclear palsy in Yonago：change throughout a decade.Brain Behav，2016，6（12）：e00557.

[17] Boxer AL，Yu JT，Golbe LI，et al.Advances in progressive supranuclear palsy：new diagnostic criteria，biomarkers，and therapeutic approaches.Lancet Neurol，2017，16（7）：552-563.

[18] Giagkou N，Höglinger GU，Stamelou M.Progressive supranuclear palsy.Int Rev Neurobiol，2019，149：49-86.

[19] Höglinger GU，Respondek G，Stamelou M，et al. Clinical diagnosis of progressive supranuclear palsy：the Movement Disorder Society criteria. Mov Disord，2017，32（6）：853-864.

[20] Saranza GM，Whitwell JL，Kovacs GG，et al.Corticobasal degeneration.Int Rev Neurobiol，2019，149：87-136.

[21] Armstrong MJ，Litvan I，Lang AE，et al.Criteria for the diagnosis of corticobasal degeneration.Neurology，2013，80（5）：496-503.

[22] 中华医学会神经病学分会帕金森病及运动障碍学组，中国医师协会帕金森病及运动障碍专业委员会.皮质基底节变性诊断标准及治疗中国专家共识. 中国神经免疫学和神经病学杂志，2019，26（4）：240-245.

[23] Ciccotto G，Blaya M，Kelley RE.Stiff person syndrome.Neurol Clin，2013，31（1）：319-328.

[24] Balint B，Meinck HM.Pragmatic Treatment of Stiff Person Spectrum Disorders. Mov Disord Clin Pract，2018，5（4）：394-401.

[25] Balint B，Bhatia KP.Stiff person syndrome and other immune-mediated movement disorders-new insights.Curr Opin Neurol，

2016，29（4）：496-506.

[26] Hutchinson M，Waters P，McHugh J，et al.Progressive encephalomyelitis，rigidity，and myoclonus：a novel glycine receptor antibody.Neurology，2008，71（16）：1291-1292.

[27] Dalakas MC.Stiff person syndrome：advances in pathogenesis and therapeutic interventions.Curr Treat Options Neurol，2009，11（2）：102-110.

[28] Puschmann A，Wszolek ZK.Diagnosis and treatment of common forms of tremor.Semin Neurol，2011，31（1）：65-77.

[29] Miskin C，Carvalho KS.Tremors：Essential Tremor and Beyond. Semin Pediatr Neurol，2018，25：34-41.

[30] Haubenberger D，Hallett M.Essential Tremor.N Engl J Med，2018，379（6）：596-597.

[31] 中华医学会神经病学分会帕金森病及运动障碍学组.原发性震颤的诊断和治疗指南 [J]. 中华神经科杂志，2009，42（8）：571-572.

[32] Guidelines for drug treatment of essential tremor.Neurology，2011，77（19）：1752-1755.

[33] Albanese A，Bhatia K，Bressman SB，et al.Phenomenology and classification of dystonia：a consensus update.Mov Disord，2013，28（7）：863-873.

[34] Balint B，Mencacci NE，Valente EM，et al. Dystonia.Nat Rev Dis Primers，2018，4（1）：25.

[35] 中华医学会神经病学分会帕金森病及运动障碍学组.肌张力障碍诊断与治疗指南 [J]. 中华神经科杂志，2008，41（8）：570-573.

[36] Berardelli A，Conte A. Dystonias.Handb Exp Pharmacol. 2019 Dec 10. doi：10.1007/164_2019 _339. [Epub ahead of print]

[37] 马俊，王琳，万新华.肌张力障碍基于临床特征分类的遗传学进展. 中华神经科杂志，2018，51（10）：839-845.

[38] Cepeda C，Tong XP.Huntington's disease：From basic science to therapeutics.CNS Neurosci Ther，2018，24（4）：247-249.

[39] Mestre TA.Recent advances in the therapeutic development for Huntington disease. Parkinsonism Relat Disord，2019，59：125-130.

[40] Dayalu P，Albin RL.Huntington disease：pathogenesis and treatment.Neurol Clin，2015，33（1）：101-114.

[41] 中华医学会神经病学分会帕金森病及运动障碍学组.亨廷顿病的诊断与治疗指南.中华神经科杂志，2011，44（9）：638-641.

[42] Caviness JN. Myoclonus.Continuum（Minneap Minn），2019，25（4）：1055-1080.

[43] Levy A，Chen R.Myoclonus：Pathophysiology and Treatment Options.Curr Treat Options Neurol，2016，18（5）：21.

[44] 中华医学会神经病学分会帕金森病及运动障碍学组.图雷特综合征的诊断与治疗指南.中华神经科杂志，2009，42（9）：635-638.

[45] Singer HS.Tics and Tourette Syndrome.Continuum（Minneap Minn），2019，25（4）：936-958.

[46] American Psychiatric Association（2013）. Neurodevelopmental disorders. //SK Schultz，EA Kuhl. Diagnostic and statistical manual of mental disorders. American Psychiatric Association.

[47] Deeb W，Malaty IA，Mathews CA.Tourette disorder and other tic disorders.Handb Clin Neurol，2019，165：123-153.

[48] Rizzo R，Gulisano M.Treatment options for tic disorders.Expert Rev Neurother，2020，20（1）：55-63.

[49] Członkowska A，Litwin T，Dusek P，et al. Wilson disease.Nat Rev Dis Primers，2018，（1）：21.

[50] 中华医学会神经病学分会帕金森病及运动障碍学组，中华医学会神经病学分会神经遗传病学组.肝豆状核变性的诊断与治疗指南.中华神经科杂志，2008，41（8）：566-569.

[51] Dusek P，Litwin T，Czlonkowska A.Wilson disease and other neurodegenerations with metal accumulations.Neurol Clin，2015，33（1）：175-204.

[52] Levi S，Finazzi D. Neurodegeneration with brain iron accumulation：update on pathogenic mechanisms.Front Pharmacol，2014，5：99.

[53] 中华医学会神经病学分会帕金森病及运动障碍学组，中国医师协会神经内科医师分会帕金森病及运动障碍专业.脑组织铁沉积神经变性病诊治专家共识.中华医学杂志，2016，96（27）：

2126-2133.

[54] Batla A，Gaddipati C.Neurodegeneration with Brain Iron Accumulation.Ann Indian Acad Neurol，2019，22（3）：267-276.

13

中枢神经系统感染性疾病

第一节　单纯疱疹病毒性脑炎

单纯疱疹病毒性脑炎（herpes simplex virus encephalitis，HSE）是一种由单纯疱疹病毒（herpes simplex virus，HSV）感染引起的急性中枢神经系统（central nervous system，CNS）感染性疾病，占全部病毒性脑炎的 50% ~ 75% [1]。作为一种嗜神经 DNA 病毒，HSV 包括 HSV-1 和 HSV-2 两种血清型。在人类，90% 以上的 HSE 系 HSV-1 感染，仅 10% 为 HSV-2 感染。患者和病毒携带者均是传染源，密切接触与性接触为疾病传播途径。约 30% HSE 来自初次感染，其余则归因于病毒再次激活或再感染 [2]。HSV-1 病毒性脑炎的主要病理改变为累及边缘系统的出血坏死性脑炎。

【临床表现】

1．本病可发生于任何年龄，但有儿童（6 个月至 3 岁）和成人（50 岁以上）两个发病高峰，呈散发性，无特征性的季节和地理学分布，年患病率为 2 ~ 4/100 万人 [1]，可有口唇或生殖道疱疹史。

2．HSE 通常急性起病，常有发热、头痛、恶心、呕吐等类似上呼吸道感染的前驱症状，半数患者可出现癫痫发作，精神症状较为常见，包括意识模糊、人格改变与行为异常、定向力障碍、记忆减退等，少数可伴有脑膜炎表现，部分患者出现局灶性神经功能缺损（偏瘫、失语等）[3]。症状可在数小时至数天内进行性加重，出现意识障碍和昏迷，严重可致死亡。

【诊断】

1．HSE 诊断主要依据临床表现、辅助检查 [脑脊液（cerebrospinal

fluid，CSF）、脑电图（electroencephalogram，EEG）、影像学检查］做出，CSF 中 HSV 核酸检测阳性是主要确诊依据。

2．辅助检查

（1）CSF 检查：压力可正常或轻度升高，白细胞增多［(5 ～ 500) × 10^6/L］，以淋巴细胞为主，亦可有红细胞轻度增多，蛋白水平升高，糖含量正常；CSF 病毒核酸检测是主要确诊实验，包括聚合酶链反应（polymerase chain reaction，PCR）检测与 CSF 二代测序[4]。抗 -HSV 特异性 IgG、IgM 抗体（发病 10 ～ 14 d 后）检测也有一定诊断价值。

（2）脑电图（electroencephalogram，EEG）：可见弥漫性高波幅慢波，以单侧或双侧颞、额区异常为主，可出现颞区的尖波及棘波。

（3）影像学检查：CT 可见脑内（典型在颞叶）低密度病变、水肿，且有强化。MRI 显示为单侧或两侧颞叶底面和内侧面、下额叶、岛叶等部位长 T_1 长 T_2 异常信号，占位效应明显，增强扫描呈弥漫性或脑回状强化[5]，亦可见及病变部位出血[2]。

（4）脑组织活检：以往作为“金标准”，现偶尔使用，可见单侧或两侧额叶及邻近边缘系统结构内的炎症、出血和肿胀，神经细胞内可见 HSV 病毒颗粒[2]。

【鉴别诊断】

1．巨细胞病毒性脑炎　常见于免疫缺陷（如艾滋病或长期应用免疫抑制药）患者，有广泛 CMV 感染的证据（如视网膜炎、肺炎、肾上腺炎、脊髓炎、多神经根病），体液检查可找到典型巨细胞，PCR 或者二代测序检测出 CSF 中该病毒核酸，可资鉴别。

2．急性播散性脑脊髓炎（acute disseminated encephalomyelitis，ADEM）　儿童常见，在感染或疫苗接种后急性发病，单相病程，全身症状（发热、头痛、意识模糊）明显，有局灶体征，MRI 示侧脑室周围白质片状多灶性病变，可与之鉴别。

【治疗】

1．抗病毒治疗　首选阿昔洛韦（acyclovir），对 HSV-1 及 HSV-2 均有效，可透过血 - 脑屏障（blood-brain barrier，BBB）。用法：每次 10 mg/kg，静脉滴注，每日 3 次，共给药 14 d（有免疫缺陷者可延至 21 d）；新生儿可每次 20 mg/kg，每日 3 次，连续 21 d 治疗。

注意其骨髓毒性、消化道症状、肾衰竭等不良反应[6]。如有病毒抵抗时，可选择膦甲酸钠作为二线治疗药物[2]。

2. 对症支持治疗　包括控制体温、抗癫痫、镇静和脱水降颅内压治疗。对昏迷患者应保持呼吸道通畅，并维持水电解质平衡，予以营养支持，防止褥疮及下肢静脉血栓等。恢复期可予以功能康复训练[7]。

第二节　亚急性硬化性全脑炎

亚急性硬化性全脑炎（subacute sclerosing panencephalitis，SSPE）是一种由突变的麻疹病毒引起的进展性脑部疾病，病情往往持续恶化，预后差。麻疹病毒感染机体后，能够长期存在，并可进至 CNS 内引起持续的 CNS 感染而致病[8]。

【临床表现】

1．好发于低龄儿童（12 岁左右），男童较女童更多见，起病隐匿，亚急性进展[9]，潜伏期 4 ～ 10 年，全球患病率为 4 ～ 11/10 万例麻疹感染[8,9]。

2．典型临床表现　早期主要表现为认知功能减退和精神症状，包括健忘、注意力不集中、性格和行为异常；渐出现阵发性不自主运动（舞蹈、手足徐动、震颤）、肌阵挛癫痫发作和（或）负性肌阵挛（低头）、行走困难；随病情进展出现无动性缄默、全身痉挛；进一步恶化时呈植物状态、意识障碍，在平均 4 年（45 d 至 12 年）内死亡[令0]（表 13-1）。

3．其他表现　包括眼部异常（视网膜病变、视神经炎、皮质盲等）、锥体束征[8]。

表 13-1　亚急性硬化性全脑炎的临床分期

分期	临床表现	残疾程度
阶段Ⅰ	智能和学习成绩轻微下降	无或轻度残疾，无或轻度行走困难
阶段Ⅱ	周期性肌阵挛和严重智能减退	中度残疾，行走明显困难
阶段Ⅲ	无动性缄默、全身痉挛	完全卧床
阶段Ⅳ	植物状态	意识障碍，丧失自理能力

【诊断】

1．SSPE 主要依据病史、临床表现、CSF麻疹病毒抗体、EEG、神经影像学、脑活检等检查做出诊断，其中脑活检现今已很少做。

2．诊断标准 主要参照Dyken改良标准[11]（表13-2）。

表13-2 Dyken改良的诊断标准

主要条件
1．CSF中有高滴度的麻疹病毒抗体
2．典型或不典型的临床病史
（1）典型：急性（迅速）进展、亚急性进展、慢性进展、慢性复发-缓解病程
（2）不典型：痫性发作、阶段Ⅰ延长、非常见年龄（婴儿、成人）
次要条件
3．特征性脑电图改变（周期性复合波）
4．CSF中IgG增高
5．脑活检
6．特殊检查：识别麻疹病毒突变染色体组的分子学诊断

通常需要两个主要条件和1个次要条件，当SSPE越不典型时，就更需要第5条和第6条。IgG：免疫球蛋白G；CSF：脑脊液

3．辅助检查

（1）CSF：细胞数增多，蛋白含量正常或增高，葡萄糖则正常，IgG水平增高；多数患者寡克隆区带（oligolonal band，OCB）呈阳性；可见高滴度的抗-麻疹病毒IgM和IgG抗体[8,12]，病毒PCR通常为阴性。

（2）EEG：可见特征性的周期性综合波，即固有、双侧对称性的高波幅（100～1000 mV）慢波（1～3 c/s），有时可混杂尖波或棘波[11]。

（3）MRI：早期无明显异常，疾病后期可见双侧、非对称性侧脑室周围、皮质下白质T_2像或液体衰减反转恢复（fluid attenuated inversion recovery，FLAIR）高信号，晚期可见脑萎缩[8]。

（4）脑活检：有助于诊断，尤其是疑诊且CSF检查结果缺乏支持证据时，主要显示病变部位（顶枕叶皮质为主）神经元和神经胶质中有嗜伊红包涵体[8]。

【鉴别诊断】

1．克 - 雅病　由朊蛋白感染而表现为精神障碍、痴呆、帕金森样表现、共济失调、肌阵挛等，呈慢性、进展性病程，EEG 检查可见典型的三相波，可与 SSPE 鉴别。

2．HSE　由 HSV 引起的急性 CNS 感染，病变主要累及颞叶、额叶和边缘叶脑组织。CSF 发现 HSV 抗原及抗体，脑活检发现 HSV 病毒颗粒，可与 SSPE 鉴别。

【治疗】

无特异性治疗，主要采用支持和对症治疗。疫苗接种可减少本病的发生[8,13]。

第三节　进行性多灶性白质脑病

进行性多灶性白质脑病（progessive multifocal leukoencephalopathy，PML）是由乳头多瘤空泡病毒（papovavirus）家族成员 JC 病毒（John Cunningham virus，JCV）感染引起的一种罕见的致死性 CNS 脱髓鞘性疾病[14]。PML 患者具有明显的细胞免疫功能缺陷，多合并艾滋病、恶性血液系统疾病（淋巴瘤、霍奇金病、急性淋巴细胞白血病、慢性淋巴细胞白血病、真性红细胞增多症、多发性骨髓瘤）、器官移植、自身免疫性疾病（系统性红斑狼疮、类风湿性关节炎等），或者接受了免疫抑制药（如他克莫司）或免疫调节药（如那他珠单抗）治疗（表 13-3）[15]。

【临床表现】

1．发病人群主要见于成人，起病隐匿，进行性加重。

2．临床表现　肢体无力、偏身轻瘫、共济失调、步态障碍、视野缺损（视放射受累）、认知功能减退、感觉缺失较为常见，部分患者可出现癫痫发作，视神经病变，脊髓受累则少见[15,16]。

【诊断】

1．PML　诊断主要依据临床表现、影像学和病毒学证据做出“确诊”“很可能”和“可能”诊断（表 13-4）[17]，如遇及不典型病例时，则需要进一步做脑活检确诊[15]。

表 13-3　与进行性多灶性白质脑病（progessive multifocal leukoencephalopathy，PML）相关的药物

治疗		药物
化学药物	烷化剂	卡莫司汀、环磷酰胺、达卡巴嗪
	抗代谢药	咪唑硫嘌呤、克拉屈滨、氟达拉滨、甲氨蝶呤、奈拉滨
	抗肿瘤药	米托蒽醌
	抗生素	
	激酶抑制药	依鲁替尼、帕唑帕尼、帕纳替尼
	其他抗肿瘤药制剂	艾代拉里斯
	植物生物碱	长春新碱
免疫抑制药		贝拉西普、环孢素 A、来氟米特、吗替麦考酚酯、西罗莫司、他克莫司、托珠单抗
口服糖皮质激素		所有类型
自身免疫性疾病和恶性肿瘤的单克隆抗体		阿巴西普、阿达木单抗 阿仑单抗、巴利昔单抗 贝利单抗、贝伐单抗 本妥昔单抗、西妥昔单抗 依法利珠单抗、依那西普 戈利木单抗、替伊莫单抗、 英利昔单抗、莫罗单抗、 纳武单抗、抗 CD20 单抗、 奥法木单抗、派姆单抗、利妥昔单抗、曲妥单抗
多发性硬化治疗药物	单克隆抗体	阿仑单抗、那他珠单抗、奥瑞珠单抗
	其他药物	富马酸二甲酯、芬戈莫德

表 13-4　进行性多灶性白质脑病的诊断标准

PML 诊断确定度	临床特征符合情况	影像学结果符合情况	脑脊液中 JCV 病毒 PCR 结果
确诊	+	+	+
很可能	+	–	+
	–	+	+
可能	+	+	–/ND
	–	–	+
排除 PML	–	–	–
	+	–	–
	–	+	–

ND：未完成或可疑的结果；PCR：聚合酶链反应；JCV：JC 病毒；+：阳性，–：阴性
PML：进行性多灶性白质脑病

2．辅助检查

（1）CSF 检查：细胞数大多正常，偶见增多，蛋白水平可轻度增高，PCR 检查可测及 JCV DNA，有助于确诊。

（2）影像学：头颅 MRI 检查可见及额叶、顶枕叶皮质下白质内 U 型纤维区多发的脱髓鞘病变，大小不一，形状不规则，无占位效应，病变一般不强化[15,18]。

（3）脑活检：显示脱髓鞘病变，病变内可测及 JCV 或其 DNA 表达。

【鉴别诊断】

1．多发性硬化　系一种 CNS 炎性脱髓鞘病变，但病程多呈缓解 - 复发特点，而 PML 主要发生于细胞免疫功能低下者，预后差，CSF 测及 JCV DNA，可资鉴别。

2．脑白质营养不良　有时需与异染性白质脑病、肾上腺脑白质营养不良等疾病鉴别，而 PML 患者多为免疫功能低下、缺乏遗传代谢障碍，可与之鉴别。

【治疗】

目前尚无有效治疗，主要为支持治疗，进行 PML 相关药物的监测[15]。

第四节　脑囊虫病

作为最常见的CNS寄生虫感染，脑囊虫病（neurocysticercosis）是一种由猪带绦虫的幼虫（囊尾蚴）寄生于CNS形成包囊引起的疾病[19]。该病系患者食入被虫卵污染的食物后，虫卵在消化道（胃或十二指肠）孵化并释放六钩蚴随血液进入CNS，分布于不同部位（脑实质、脑室、基底池、脑回、脑沟、脊髓）进而致病[19]。

【临床表现】

1．任何年龄均可发病，在中年达高峰，无性别差异，多数患者病程进展缓慢，临床症状多样，与囊虫数量、大小及病变部位有关，主要分为以下类型（各种类型可同时存在）。

（1）脑实质型：症状与病变的位置有关，以反复发作的癫痫[20]为特征，亦可引起脑梗死（内囊后肢、放射冠或脑干）[20]。还可出现局灶性神经功能缺损，包括偏瘫、感觉障碍、偏盲、失语、肌强直及共济失调等[21]；少数患者在感染初期发生急性弥漫性脑炎（亦称囊虫性脑炎），引起意识障碍、视力减退、头痛、呕吐和视盘水肿，直至昏迷、死亡[22]。

（2）脑膜型：脑膜的包囊破裂或死亡可引起急性或亚急性脑膜刺激症状，也可出现急性或者慢性脑膜炎、交通性脑积水等表现，往往预后不良。

（3）脑室型：Ⅲ、Ⅳ脑室内的包囊可引起梗阻性脑积水，包囊在脑室内移动，产生“球瓣”效应，引起急性症状，表现为发作性头痛、呕吐、意识障碍和跌倒，称为布伦斯征（Bruns’s sign）发作。亦可出现局灶性神经功能缺损[21]。

2．其他表现　可有精神症状、认知损害、脊髓受累（根痛、截瘫、感觉异常及二便失禁）等症状，大多数患者伴有CNS外的表现（肌肉囊虫病、眼囊虫病）[20.21]。

【诊断】

1．脑囊虫诊断主要依据病史、典型临床表现（癫痫、颅内压增高）、影像学、血清特异性抗体或抗原检测做出诊断[23,24]；必要时行脑活检明确诊断。

2．辅助检查

（1）血和 CSF 检查：血常规中可见嗜酸性粒细胞计数升高；腰椎穿刺（lumbar puncture，LP）检查压力有不同程度升高，CSF 细胞数正常或单个核细胞数轻中度增多，也可见嗜酸性粒细胞增多，蛋白含量轻中度升高，葡萄糖则正常或降低。

（2）影像学检查：头颅 CT 可见囊虫钙化结节，有时双侧小腿 X 线片也可发现钙化结节；头颅 MRI 可见脑实质、脑室内边界清楚的囊性病变（蛛网膜下病变显示欠佳）及脑积水、梗阻部位，病变可不强化或呈环形增强[21]。

（3）免疫学检测：通过酶联免疫转移印迹（enzyme-linked immunotransfer blot，EITB）法可测及患者血清中抗 - 正猪带绦虫（T. solium）糖蛋白抗原的抗体，亦可通过 ELISA 法检测 CSF、血清或尿液脑囊虫抗原协助诊断[24]。

（4）CSF 猪带绦虫 DNA 检测：PCR 检测与 CSF 二代测序对该病有一定诊断价值，特别对于确诊困难的病例可以选用。

【鉴别诊断】

1．蛛网膜囊肿　多发于外侧裂、交叉池、大脑及小脑表面，形状不规则，边界平直；影像学上蛛网膜囊肿信号与 CSF 相同，无囊壁和结节，无周围脑组织水肿。血和 CSF 囊虫抗体有助于两者鉴别。

2．脑脓肿　系病原菌进入脑组织引起的炎性改变，可单发或多发，幕上多见，MRI 表现为脓肿腔内呈 T_1 低信号、T_2 高信号，壁光滑，增强后脓肿壁均匀一致强化，多房性脓肿表现为多个大小不一环状强化灶相连，需与单发或多发脑囊虫相鉴别，血与 CSF 囊虫抗体可予以排除。

3．脑转移瘤　多见于中老年，亚急性起病，颅内压增高，偏瘫等局灶体征明显；MRI 显示颅内形状不规则的病变，大小不一、实质或环状强化，周围水肿明显，而脑实质型脑囊虫 MRI 可见多发小病变，形状规则，大小基本相等，呈环状强化，有时可见头节，血和 CSF 囊虫抗体常呈阳性，可与之鉴别。

【治疗】

目前针对不同部位的脑囊虫病，多采用阿苯达唑（albendazole）单药，或者联合吡喹酮（praziquantel）、糖皮质激素（简称激素）及手术治疗[19]。

1．抗寄生虫治疗

（1）阿苯达唑（albendazole）：对于 1 ～ 2 个脑实质病变者，可单药治疗。用法：15 mg/(kg·d)，分 2 次口服，10 ～ 14 d 为 1 个疗程；对于 2 个以上脑实质病变者，联合吡喹酮（praziquantel）治疗；对于脑实质外病变者，可选择阿苯达唑和大剂量激素治疗，视病情可重复用药。

（2）吡喹酮：可联合阿苯达唑治疗，50 mg/(kg·d)，分 3 次口服，10 ～ 14 d 为 1 个疗程。服药后可引起发热、荨麻疹等过敏反应及颅内压增高表现。

2．激素治疗　对于由于虫体大量死亡或抗寄生虫治疗引起的炎症表现（如发热、脑水肿、荨麻疹等），可使用泼尼松或地塞米松治疗。

3．对症治疗　抗癫痫治疗可根据癫痫发作类型选用相应药物，颅内压增高时可选用甘露醇或甘油果糖等药物。

4．外科治疗　根据脑积水原因可选择神经内镜下囊虫摘除术、脑室腹腔 - 引流术[19,24]。

第五节　神经梅毒

梅毒（syphilis）是一种由苍白密螺旋体（treponema pallidum）感染引起的系统性疾病，根据其临床特点可分为一期梅毒（感染部位的溃疡或硬下疳）、二期梅毒（皮肤黏膜病变、淋巴结肿大等）、三期梅毒（心脏梅毒、树胶肿、脊髓痨、麻痹性痴呆等）。神经梅毒（neurosyphilis）系由苍白密螺旋体感染 CNS 所致，可发生于梅毒的各个时期[25]。梅毒的传染源是人，主要通过性传播，亦可经母婴传播、器官移植或输血等方式传播[26]。

【临床表现】

1．本病可见于任何年龄，中国人（2008 年）年患病率为 22/10 万人。

2．临床表现 按临床特点主要分为无症状型神经梅毒、梅毒性脑膜炎、脑膜血管型梅毒、脊髓痨和麻痹型痴呆五种类型。

（1）无症状型神经梅毒：可无任何神经系统症状与体征，CSF（白细胞数增多，蛋白含量升高）、CSF- 性病检查实验（venereal disease research laboratory，VDRL）反应阳性[26]，血清学试验早期可能阴性。

（2）梅毒性脑膜炎：常发生于梅毒感染后数周至数月年内，急性病程，表现为头痛、畏光、脑神经麻痹（视力和听力减退、眩晕）、意识混乱、癫痫发作等症状[27]。

（3）脑膜血管型梅毒（meningovascular syphilis）：在梅毒感染早期或后期发生，表现为缺血性卒中（大脑中动脉区域受累最常见）、脑神经麻痹、进展型脊髓病、排尿异常，脑膜刺激征阳性[26,27]。

（4）麻痹性痴呆（dementia paralytica）：见于梅毒感染后 10 ~ 30 年[25]，主要表现为进行性痴呆、精神病症状、人格改变、震颤、构音障碍，部分患者可见阿 - 罗瞳孔（Argyll Robertson pupil）。

（5）脊髓痨（tabes dorsalis）：见于梅毒感染后 10 ~ 30 年，表现为下肢和躯干的闪电样痛、下肢轻截瘫、括约肌障碍，查体可见深感觉障碍、共济失调步态、Romberg 征阳性。阿 - 罗瞳孔见于大多数患者，亦可出现夏科关节（Charcot joint）。

（6）其他：眼部梅毒可见于梅毒各期，以后葡萄膜炎、全葡萄膜炎为主；耳部梅毒（otologic syphilis）急性或隐匿起病，表现为单侧或双侧听力丧失、前庭功能障碍[26]。

【诊断】

1．神经梅毒根据患者病史（尤其是性接触史）、临床表现、CSF（包括细胞数、蛋白含量）和血清梅毒检查做出诊断。由于无症状神经梅毒缺乏明显的神经系统症状和体征，其临床诊断必须依据血清学检查阳性和CSF 异常。

2．辅助检查

（1）影像学检查：颅脑 CT 或 MRI 无特异性改变，可出现脑萎缩、脑炎、脑膜炎、脑梗死、多发缺血灶等改变，且多种病变可以同时存在[28]。

（2）CSF 检查：可见白细胞数量增多（$> 5\times10^6$/L ~ 10×10^6/L），蛋白含量升高（> 0.45 g/L）。螺旋体检测主要采用 CSF VDRL（敏感性：早期 75%，晚期 30% ~ 70% ；特异性：100%）、CSF 荧光密螺旋体抗体吸附试验（fluorescent treponemal antibody-absorption test，FTA-ABS）（敏感性：早期 100 %，晚期约 99 % ；特异性：50% ~ 70%）[27]。

（3）血清学：非特异性螺旋体检查包括VDRL和快速血浆反应（rapid plasma reagin，RPR）（敏感性：早期100 %，晚期50%～75%；特异性：90%），特异性螺旋体检查则包括FTA-ABS和梅毒螺旋体血凝试验（treponemav pallidum haemagglutination assay，TPHA）（敏感性：早期100%，晚期约96%；特异性：60%）[27]。

【鉴别诊断】

鉴于神经梅毒病程长，临床表现复杂多样，因此应同其他神经系统疾病鉴别，包括其他各种原因的脑膜炎、脑炎、脑血管病、痴呆、脊髓病和周围神经病等鉴别，血清密螺旋体抗体效价增高及CSF密螺旋体抗体阳性具有重要价值。

【治疗】

1．病因治疗　本病的治疗应早期开始。

（1）青霉素G：首选药物，可延缓晚期神经梅毒的进展，1200万～2400万U/d，每4 h一次或2400万U/d，每日1次；静脉滴注，10～14 d为1个疗程。

（2）普鲁卡因青霉素G：肌内注射240万U/d，每日1次和口服丙磺舒（500 mg，每日4次），10～14 d为1个疗程。

（3）头孢曲松：可作为替代药物，肌内注射或静脉注射1～2 g/d，每日1次，连用10～14 d。

（4）其他药物：包括四环素、多西环素，但证据有限。

（5）为防止治疗过程中的赫氏反应（Jarisch-Herxheimer Reaction，JHR）可在青霉素注射24 h前给予口服泼尼松龙（40～60 mg/d，维持3 d）[26,27]。

2．对症治疗。

第六节　神经莱姆病

莱姆病（Lyme disease），又称莱姆疏螺旋体病（Lyme borreliosis），是由硬蜱叮咬传播的一种人兽共患病，其病原体为多种基因型的伯氏疏螺旋体（Borrelia borrelia），其中除了窄义的伯氏疏螺旋体（B. burgdorferi sensu stricto）外，也先后发现了伽氏疏螺旋体（B.garinii）、阿弗西尼疏螺旋体（B. afzelii）[29,30]。伯氏疏螺旋体一旦侵入机体后，可引起多系统多器官损伤，临床表现复杂多样，其中神经系统受累，即神经莱姆病（Lyme neuroborreliosis），通常发生于感染数周后[31]。

【临床表现】

1. 男女各年龄均可发病，多发生在林区、牧区、山野草地等环境[32,33]。

2. 莱姆病根据病程发展可将分为3个阶段[34]。

（1）阶段Ⅰ：为早期局部感染（感染后的数周内），出现皮肤游走性红斑（erythema migrans，EM），呈现为直径≥5 cm、逐渐扩大的红色环状病变。

（2）阶段Ⅱ：为早期弥散阶段（感染后数周到数月内），在成年人中表现为脑膜-神经根神经炎（Garin-Bujadoux-Bannwarth综合征）、脑神经麻痹（单侧或双侧Ⅲ、Ⅳ、Ⅵ、Ⅶ脑神经），脑膜炎，脑炎、脊髓炎、脑部血管炎、周围神经病罕见；儿童主要表现为脑膜炎和面神经麻痹。亦可出现心脏（房室传导阻滞，心肌心内膜炎、心包炎）和关节（滑膜炎）受累。

（3）阶段Ⅲ：为晚期持续阶段（感染后数月到数年内），主要表现为慢性萎缩性肢端皮炎（acrodermatitis chronica atrophicans）、关节炎，神经系统损害（慢性脑膜炎、脑脊髓炎、神经根脊髓炎）则罕见[30,31]。

【诊断】

1. 主要依据病史（对蜱虫的暴露）、临床表现、实验室检查做出诊断。

2. 辅助检查

（1）血清伯氏疏螺旋体抗体待测血清抗体（抗原为OspC、FlaB和VlsE）效价IgM≥1∶64、IgG≥1∶128或双份血清抗体效价有4倍增高者为阳性，通常在感染3～6周后明显。检测方法采取两滴度测试法（2 tier testing），首先采用酶联免疫吸附分析（enzyme-linked immunosorbent assay，ELISA）法作为第一级检测，然后用western印迹法进行第二级检测[29-31]。

（2）培养：患者血液、CSF和皮肤可分离培养出伯氏疏螺旋体，未临床普及。

（3）PCR：针对患者血液、CSF、关节液等标本，当血清学方法不能确诊时，PCR 显示出高度的特异性，可协助诊断。

（4）CSF 分析：可见淋巴细胞增多、蛋白含量轻度增高，葡萄糖则正常。CSF IgG 指数增高、OCB 阳性。可检出 CSF 伯氏疏螺旋体抗体。

【鉴别诊断】

1．特发性面神经炎　多为单侧发病，通常急性起病，表现为口角歪斜、流涎、闭目不全等，伴疱疹病毒感染者可见到耳郭周围皮肤、外耳道皮肤水疱，CSF 分析和脑影像学检查正常，可资鉴别。

2. 多发性硬化　青中年女性多发，以复发 - 缓解病程最为常见，表现为肢体麻木、无力、视力下降、疲劳等症状，影像学上可见及脑白质脱髓鞘病变，CSF 分析示 OCB 阳性，可资鉴别。

【治疗】

主要给予抗生素治疗，口服多西环素和静脉注射头孢曲松对于周围神经病和脑膜炎同样有效，而脑实质受累时则选择注射抗生素治疗，疗程为 3 ～ 4 周（表 13-5）[30]。

表 13-5　目前推荐的治疗药物

药物	成人	儿童（不超过成人剂量）
头孢曲松	2 g/d，静脉给药	50~70 mg/(kg·d)，静脉给药，每日分 3 次给药
头孢噻肟	每次 2 g，静脉给药，每 8 h 1 次	150 ～ 200 mg/(kg·d)，静脉给药，每日分 3 次给药
青霉素	每次 3 ～ 4 MU，静脉给药，每 4 h 1 次	0.2 ～ 0.4 MU/(kg·d)，静脉给药，每日分 6 次给药
或者		
多西环素	100 ～ 200 mg，口服，2 次 / 日	2 mg/(kg·d)，口服，每日分 2 次给药
可能替代的药物		
阿莫西林	500 mg，口服，3 次 / 日	50 mg/(kg·d)，口服，每日分 3 次给药
头孢呋辛	500 mg，口服，2 次 / 日	30 mg/(kg·d)，口服，每日分 3 次给药

第七节 克－雅病

克-雅病（Creutzfeldt-Jakob disease，CJD）是一种进展性的致死性CNS变性疾病，系由一种异常折叠的朊蛋白（prion protein，PrP）异构体——变异朊蛋白PrP^{sc}在神经系统内的积累所致[1]。CJD分为散发性（sporadic CJD，sCJD）、遗传性CJD（genetic CJD，gCJD）或家族型CJD（familial CJD，fCJD）、获得性CJD［包括变异型CJD（variant CJD，vCJD）、医源性CJD（iatrogenic CJD，iCJD）］三大类，其中sCJD最为常见，约占全部CJD病例的85%，根据*PRNP*基因第129密码子多态性和蛋白酶K分解PrP^{Sc}片段的大小，分为六种临床亚型，但其病因尚不明确；gCJD呈常染色体显性遗传，系由约40个位于*PRNP*基因上的八肽插入突变或点突变所致；vCJD可能因为进食牛海绵状脑病（bovine spongiform encephalopathy）污染的牛肉而发病，iCJD多由硬膜移植、生长激素治疗引起，少见于立体定向EEG深度电极的安置、神经外科手术器械感染、角膜移植等[35-37]。

【临床表现】

CJD的表现多种多样（表13-6）[36-38]，主要表现为快速进展性痴呆、共济失调、肌阵挛和视觉症状等，大多在起病1年内死亡。全球的年患病率为1～2/100万人[35]。

【诊断】

1．CJD的临床诊断依靠详细的病史询问、查体，结合头颅MRI、CSF标志物等检查，并排除其他病因后做出，EEG可协助诊断，病理学检查是确诊的金标准（表13-7）[37,39]。

2．辅助检查

（1）影像学检查：MR包括FLAIR、弥散加权像（diffusion weighted imaging，DWI）和表观弥散系数（apparent diffusion coefficient，ADC）像显示双侧对称的大脑皮质（额叶、顶叶、视觉、颞叶、边缘系统和海马皮质）、丘脑/基底节区高信号，其中DWI在疾病早期效果最佳；在多数vCJD患者中，DWI像示丘脑枕征；晚期CJD患者可见脑萎缩。

表 13-6 克 - 雅病（Creutzfeldt-Jakob disease，CJD）的临床表现、影像学和实验室检查

	病理生理学	临床表现	影像学特点	脑电图特点	实验室检查
散发性 CJD					
MM1/MV1 亚型	皮质弥散性受累，包括枕叶、丘脑	平均 70 岁发病，早期快速进展性痴呆、肌阵挛、共济失调，少数有视觉障碍	DWI 和 ADC 像示皮质、尾状核和（或）壳核等部位高信号；FLAIR 像示皮质高信号（皮质“缎带征”），MM2 和 VV1 亚型少见及基底节受累	1 ~ 2 Hz 周期性尖波（常为双相或三相），疾病后期出现复合波，多见于 MM1/ MV1 亚型，VV1 和 VV2 亚型则罕见	CSF 蛋白含量轻度升高；CSF 标志物包括 NSE、t-tau 蛋白和 S100β、14–3-3 蛋白；CSF *PrP*^{Sc} 的 RT-QuIC 扩增
MM2 亚型	丘脑	平均 67 岁发病，失眠、精神躁动、共济失调和认知损害			组织病理学：神经细胞丢失、胶质增生、空泡形成（旧称海绵状改变），PrP^{Sc} 沉积。免疫组化或 Western 印迹检测及蛋白酶抗性 PrP^{Sc}
MM2 亚型	皮质，累及各细胞层	平均 67 岁发病，进展性痴呆			
MV2 亚型		平均 60 岁发病，早期共济失调、缓慢进展的认知衰退			

续表

	病理生理学	临床表现	影像学特点	脑电图特点	实验室检查
VV1 亚型		平均 44 岁发病，进展性痴呆			
VV2 亚型	小脑	平均 65 岁发病，快速进展的共济失调，后期出现痴呆			
遗传性 CJD	常染色体显性遗传，*PRNP* 基因突变	较散发性 CJD 年轻，多见痴呆、共济失调、肌阵挛、帕金森综合征、神经精神症状	DWI 像示皮质、尾状核和（或）壳核等部位高信号	周期性尖波，疾病后期出现复合波	*PRNP* 基因突变；14-3-3 蛋白、NSE 和 t-tau 蛋白水平常增高；CSF 中 *PrP*^{Sc} 的 RT-QuIC 扩增
变异性 CJD	*PRNP* 基因第 129 密码子多态性，蛋氨酸纯合子基因型；可自动物直接传播人类	最初为神经精神症状，进展为共济失调、异常运动和认知衰退	大多数患者 DWI 像示丘脑枕部高信号（即“丘脑枕征”）	周期性尖波复合波少见	脑活检、扁桃体活检；较少见及 14-3-3 蛋白
医源性 CJD	被 PrP^{sc} 污染的医疗器械、移植物（硬膜、生长激素）	年轻人群多见，小脑性共济失调，肌阵挛，后期出现认知损害	DWI 像示皮质、尾状核和壳核等部位高信号	多为广泛慢波，周期性尖波复合波少见	与散发性 CJD 类似

ADC：表观弥散系数；CSF：脑脊液；DWI：弥散加权像；FLAIR：液体衰减反转恢复；NSE：神经元特异性烯醇化酶；PrP^{Sc}：变异朊蛋白；RT-QuIC：实时震动诱导转换

表 13-7 CJD 诊断标准

A	B	C	D
快速进展痴呆	1．肌阵挛	脑电图周期性尖波复合波	常规检查提示不存在其他可能的诊断
	2．视觉或小脑症状		
	3．锥体系或锥体外系体征		
	4．运动不能性缄默	脑脊液 14-3-3 蛋白检测阳性	
	5．VV2 基因型伴优势侧共济失调伴（或）早期肌阵挛		
	6．MV2 基因型伴较长的病程（> 12 个月）和早期阶段出现的优势侧共济失调或早期肌阵挛		
	7.MM2 基因亚型和 MRI 显示发病早（< 50 岁）伴或基底节受累	MRI 弥散加权像或 FLAIR 序列尾状核，和（或）豆状核高信号异常病变	
	8.VV1 基因亚型和青年发病（< 50 岁），疾病进展缓慢和额颞叶痴呆		

FLAIR：液体衰减恢复反转

很可能的 CJD：（A）+（B）1 ~ 4 项中的至少 2 项 +（C）和（D）中至少 1 项
可能的 CJD：（A）+（B）中的至少 2 项 +（C）和（D）无异常
确定的 CJD：依据标准的神经病理学检查，和（或）免疫细胞化学检查，和（或）构象依赖性免疫测定方法证实的 PrP 存在，和（或）实时震动诱导转化检测脑脊液或鼻腔分泌物 PrP 阳性

（2）EEG：典型地表现为周期性尖波复合波（periodic sharp wave complexes，PSWCs），见于大部分sCJD（尤其是1Hz周期性三相尖波复合波）和gCJD患者；vCJD和iCJD患者少有典型的PSWCs，后者多表现为广泛漫波。

（3）CSF标志物：14-3-3和Tau蛋白见于大多数sCJD患者，CSF PrP^{Sc}的实时震动诱导转换（real-time quaking-induced conversion，RT-QuIC）扩增敏感性（80%～90%）低于14-3-3蛋白（92%～96%），但其特异性高达100%[39]。

（4）基因检测：约40个位于*PRNP*基因八肽插入突变或点突变见于gCJD；*PRNP*基因的129密码子多态性与sCJD或iCJD关联；*PRNP*基因第129密码子多态性，尤其蛋氨酸纯合子基因型与vCJD关联[36]。

（5）病理学检查：脑活检或尸检以海绵状改变，伴随神经元丢失和胶质增生，免疫组化示PrP^{Sc}阳性为特征[37]。

【鉴别诊断】

1．阿尔茨海默病　多老年起病，起病缓慢，进行性痴呆，主要表现为近记忆力丧失，继而出现认知障碍，伴有幻觉妄想等精神症状；影像学可见大脑皮质萎缩和脑室扩大，可资鉴别。

2．路易体痴呆　临床表现为波动性的进行性痴呆，帕金森综合征和以视幻觉为突出表现三大症状，确诊依靠病理学，可见大脑皮质及皮质下弥散的Lewy包涵体，可与之鉴别。

3．血管性痴呆　有卒中病史，伴有局灶性神经功能缺损的表现，痴呆在卒中3个月以内发病，多呈阶梯式进展，病程起伏，影像学检查可见局灶性损害，可资鉴别。

【治疗】

尚无有效治疗方法，主要采取对症治疗和支持治疗[37]。

第八节　中枢神经系统结核病

中枢神经系统结核病（central nervous system tuberculosis，CNS TB）是结核病损害最为严重的临床表现之一，病死率高，在所有结核病患者中占1%～5%，在艾滋病相关结核病患者中则高达10%[40]。CNS TB相关的危险因素包括营养不良、酗酒、伴发恶性肿瘤、使用免疫抑制剂药物、艾滋病毒感染、近期的麻疹感染和儿童期麻疹[41]。CNS TB 常并发于肺结核，但在抗结核治疗已数年甚至数十年的患者中亦不少见。

【临床表现】

1．结核性脑膜炎（tuberculous meningitis） 在 CNS TB 中最为常见，多发生于肺结核活动期儿童（尤其是 1 岁以下），发病前 2 ~ 4 周有前驱症状（疲劳、肌痛和发热），起病隐袭或呈暴发性，主要表现为发热、头痛、呕吐、颈强直、畏光、脑神经麻痹（Ⅵ > Ⅲ > Ⅳ > Ⅶ > Ⅷ）、淡漠、意识障碍、局灶性神经功能缺损（轻偏瘫、失语）及低钠血症（脑性耗盐综合征所致），预后差[40]。

2．结核瘤（tuberculoma） 可单发或多发，位于脑部和脊髓的蛛网膜下隙、硬膜下腔或硬膜外腔，表现因病变部位而异，但通常包括头痛、癫痫、局灶性神经功能缺损，以及视盘水肿[42]。

3．结核脓肿（tuberculous abscess） 发生于 10% 以下 CNS TB 患者，可能为结核瘤的晚期出现肉芽肿性改变所致，主要表现为发热、头痛和局灶性神经功能缺损。

4．椎管内结核（intraspinal tuberculosis） 好发于青壮年，无性别差异[43]，主要表现为脊膜、脊髓受累，后者包括髓内结核瘤（intramedullary tuberculoma）、脊髓炎、脊髓空洞，临床症状主要与受累节段与部位有关，以神经根性疼痛、肌肉萎缩，以及受损平面以下感觉、运动及尿便障碍为主[40,44]。

【诊断】

1．主要根据病史、临床表现、影像学检查、CSF 实验室检查、肺外结核病变（肺、泌尿生殖系统、骨）做出诊断[40]。

2．辅助检查

（1）影像学：①结核性脑膜炎，MRI 优于 CT 扫描，多数表现为基底脑膜强化、脑积水、脑梗死，少数可见结核瘤、脑膜脑炎改变（对称皮质和邻近皮质下结构 DWI 高信号）。②结核瘤，直径多 > 1 cm，MRI 病变 T_1 像呈低信号，T_2 像信号随不同发病阶段而变化，若无干酪样坏死时则呈均匀强化，有干酪样坏死时呈环形强化，罕见“靶征（中心钙化）”，可见病变周围水肿。③结核脓肿，通常大于结核瘤，CT 示病变呈低密度，周围可见水肿，有占位征象，呈环形强化；MRI 扫描病变呈 T_1 低信号和 T_2 高信号，有环形强化。④椎管内结核，可表现为脊髓炎、结核瘤、脊髓空洞样改变，脊膜和神经根可见强化[40]。

（2）CSF 检查：LP 示初压常升高，也可因脊膜粘连出现压力正常，甚至降低，压颈试验阳性提示存在椎管阻塞。白细胞轻中度增高（10 ~ 1000 × 10^6/L），随进展逐渐转化为典型淋巴细胞为主，蛋白含量升高（0.5 ~ 2 g/L），葡萄糖和氯化物水平降低；CSF 结核菌抗酸染色和培养（2 ~ 4 周），PCR 较之培养更敏感，自 2013 年起 WHO 批准 XpertMTB/RIF 分析法检测结核菌 DNA 和利福平耐药情况，用于结核性脑膜炎的诊断，该方法敏感性和特异性较高[41]。

3．脑活检　对于孤立强化病变或慢性脑膜炎改变，但培养结果持续阴性者，脑活检可作为一种辅助性的诊断方法，发病早期可见遍及脑部、脊髓和脑膜的小干酪样结节（又称 Rich foci），结核性脑膜炎的特点是胶样纤维性渗出物沉积于颅底、脑小动脉血管炎，造成 CSF 循环受限，脑积水和脑水肿，镜下可见上皮样肉芽肿形成，内含朗格汉斯巨细胞、淋巴细胞及干酪样坏死。结核瘤作为一种肉芽肿病变，其内由上皮样细胞、朗格汉斯巨细胞和淋巴细胞组成，常可出现中心干酪样坏死。结核脓肿常大于结核瘤，与化脓性脑脓肿类似，以中心脓液形成的洞腔为特征；椎管内结核的特点是炎性渗出物引起神经根炎、邻近血管的血管炎和脊髓梗死，CSF 循环受阻进一步导致脊髓空洞[45]。

【治疗】

1．抗结核治疗　一线药物异烟肼［10 mg/(kg·d)］、利福平［15 mg/(kg·d)］、吡嗪酰胺［30 ~ 35 mg/(kg·d)］和乙胺丁醇［15 mg/(kg·d)］或四药联合［乙胺丁醇可用链霉素［肌内注射 1 g/d）替代］，强化治疗 2 个月；异烟肼、利福平巩固 10 个月，在使用异烟肼期间为防治不良反应应给予吡哆醇。二线治疗药物包括卡那霉素、硫酸卷曲霉素或阿米卡星[43]。

2．激素治疗　作为早期的辅助治疗，尤其是结核性脑膜炎，包括地塞米松和泼尼松龙，可给予 6 ~ 8 周逐渐减药。用法：12 ~ 16 mg/d 3 周，随后 3 周渐减量。

3．外科治疗　对非交通性脑积水和治疗效果欠佳的交通性脑积水，行脑室 - 腹腔分流或经内镜下Ⅲ脑室切开术[46-48]。

第九节 新型隐球菌性脑膜炎

新型隐球菌性脑膜炎（cryptococcal meningitis，CM）是一种由新型隐球菌（cryptococcus neoformans）感染导致的 CNS 疾病。作为一种土壤真菌，新型隐球菌主要存在于鸽子及其他禽类粪便中或被禽类粪便污染的土壤中，当机体免疫力降低时，可通过呼吸道经血行播散进入 CNS，或由鼻腔黏膜直接扩散至颅内，引起隐球菌性脑膜炎和脑炎 [49,50]。

【临床表现】

1．多隐匿起病，缓慢进展，可见于激素应用、实体器官移植术后、恶性糖尿病、肝硬化，尤其是艾滋病患者，也可见于免疫功能正常者 [49,51]。

2．主要表现为颅内高压症状（头痛、恶心、呕吐、意识障碍）、脑膜刺激征（如颈项强直）、脑神经损害（视神经、动眼神经、展神经、面神经和前庭蜗神经受累），若累及脑实质则可出现偏瘫、癫痫发作、精神症状、共济失调等。

3．肺部症状 包括发热、寒战、咳嗽、疲劳、盗汗、呼吸困难、体重下降，罕见咯血 [49,51]。

【诊断】

1．主要依据免疫缺陷病史、临床表现、影像学，以及血和 CSF 实验室检查等做出，其中 CSF 培养是诊断的金标准 [50,52]。

2．辅助检查

（1）血液检查：白细胞计数可正常或轻中度升高，中性粒细胞可轻度升高，可出现血红蛋白及红细胞数减少。血清 1,3-β-D 葡聚糖（G 试验）常为阴性，半乳糖甘露聚糖试验（GM 试验）阳性率也很低。在弥散性和（或）CNS 感染者中，隐球菌抗原（cryptococcal antigen，CrAg）滴度可升高 [51]。

（2）CSF 检查：①常规检查，压力增高，外观清晰透明，白细胞轻至中度增多，蛋白含量升高，葡萄糖和氯化物则降低。②细胞涂片，墨汁染色可发现新型隐球菌，但敏感度不高，CSF 离心沉淀后再行细胞涂片可提高阳性检出率。③ CSF 培养，是诊断的

“金标准”，但耗时较长。④特殊染色，迈－格－姬（May-Grunwald Giemsa，MGG）染色或阿利新蓝染色呈阳性，可提高新型隐球菌的阳性检出率。⑤感染免疫检测，通过乳胶凝集（latex agglutination，LA）试验和免疫侧流层析（lateral flow assay，LFA）法检测 CrAg，敏感性和特异性较高，可协助早期治疗。⑥ CSF PCR，可快速、特异性地检测新型隐球菌。

（3）影像学检查：①头部 CT 和 MRI，缺乏特异性表现，CT 可见弥漫性脑膜强化、脑水肿、脑积水、脑实质低密度影等征象，部分患者可无异常；MRI 显示软脑膜强化（最为常见）、脉络膜炎和室管膜炎、脑实质肉芽肿以及脑积水。②胸部 X 线片或 CT，患者显示肺门淋巴结斑片状或粟粒样浸润、空洞或胸膜渗出等 [49,52,53]。

【鉴别诊断】

主要须与结核性脑膜炎相鉴别，新型隐球菌性脑膜炎 CSF 检查压力更高、白细胞计数更低；而结核性脑膜炎患者发热、颈项强直和意识障碍等症状与体征则更为严重，确诊依靠 CSF 病原学检测及影像学检查，可资鉴别。

【治疗】

1．抗真菌治疗　采用两性霉素 B［0.7 ～ 1.0 mg/(kg·d)］、氟胞嘧啶［100 mg/(kg·d)］联合治疗≥ 4 周（如为器官移植者则选择两性霉素 B 脂质体代替两性霉素 B），复查 LP 如 CSF 无菌，则予以氟康唑口服（600 ～ 800 mg/d）巩固≥ 6 周，而后维持治疗（200 mg/d）≥ 1 年（尤其是伴艾滋病者），对氟康唑耐药者，可选择伊曲康唑、伏立康唑、沙康唑和雷夫康唑作为二线维持治疗药物。对于伴艾滋病患者，须注意在抗真菌治疗过程中监测免疫重建炎症综合征（immune reconstitution inflammatory syndrome，IRIS）的发生 [53-55]。

2．对症治疗　针对颅内压增高，可考虑经 LP 行 CSF 引流、脑室造口引流术或侧脑室－腹腔分流术。对于大的脑隐球菌瘤（cerebral cryptococcomas）、有占位效应和脑水肿者，可能需要辅助手术治疗或使用激素 [54]。

第十节 脑弓形体病

弓形体病（toxoplasmosis）是一种由弓形体引起（toxoplasma gondii）的人畜共患性原虫病，多见于免疫功能低下患者（艾滋病、实体器官或造血干细胞移植术后），亦可通过母婴传播。人类感染弓形体是通过摄入卵囊（oocytes）污染的未煮熟食物或猫粪所致，包囊（cyst）侵入骨骼肌、眼部和脑灰白质等部位并持续存在，在潜伏感染被重新激活时，则引起脑弓形体病（cerebral toxoplasmosis）[56,57]。

【临床表现】

1．在健康人群中，大多数弓形体初次感染无症状或症状轻微（发热、疲劳、淋巴肿大），但在女性孕期可损害胎儿，典型表现为脉络膜视网膜炎、脑积水和颅内钙化等改变。

2．在免疫功能低下人群中，通常呈急性起病，出现脑脓肿、弓形体脑炎（toxoplasmaencephalitis，TE）。主要表现为头痛、发热和精神错乱、脑神经损害、局灶性神经功能缺损（肢体运动和感觉障碍）、癫痫。其他部位包括肺（肺弓形虫病）和眼部（脉络膜视网膜炎），但不常见。

【诊断】

1．主要根据患者的免疫缺陷病史、临床表现、影像学、实验室检查做出诊断[58]。

2．影像学检查　MRI 示病变多位于基底节区、丘脑和灰白质交界区，常为多发，也可单发，伴周围水肿，呈环形或靶型强化。

3．实验室检查　血清或 CSF 抗 - 弓形体 IgG 抗体阳性，也可利用 PCR 和可视化分析检测淋巴结、肺泡灌洗液弓形体表达。

4．脑活检　针对 TE 患者，立体定向脑活检可协助诊断，表现为大脑多灶性坏死，病变中心神经元变性坏死消失、周围血管充血，伴淋巴细胞袖套状浸润，病变边缘区可见及弓形体假囊和游离的速殖子，周围正常组织内可查到弓形体包囊[59]。

【鉴别诊断】

1．CNS 淋巴瘤　临床和影像学方面与脑弓形体病炎类似，可通过CSF抗体检测检测，CSF中Epstein-Barr病毒（Epstein–Barr virus，EBV）PCR检测可进一步鉴别。

2．CNS结核　临床表现有相似之处，主要表现为慢性咳嗽、体重减轻、咯血和其他播散性感染症状。CSF PCR、CSF分枝杆菌培养、脑活检抗酸杆菌染色培养、痰涂片培养可呈抗酸杆菌阳性，如有肺部疾病，胸片可显示空洞，据此可鉴别。

【治疗】

1．抗弓形体治疗　磺胺嘧啶与乙胺嘧啶联合治疗，持续至少6周，同时给予亚叶酸（leucovorin）以降低乙胺嘧啶的血液毒性副作用。如患者对磺胺嘧啶过敏或不耐受，可用克林霉素替代。

2．对症治疗　颅内压增高使用激素（如地塞米松）；癫痫发作使用抗惊厥药物[58,60]。

第十一节　巨细胞病毒脑炎

作为疱疹病毒家族成员之一，巨细胞病毒（cytomegalovirus，CMV）是一种双链DNA病毒，可在免疫缺陷患者中引起弥散或局限性的终末器官疾病，多数病变发生于既往感染（即血清学阳性）的人群中，究其原因系潜在的病毒感染被再次激活或由变异病毒感染所致[61]。

【临床表现】

1．多见于移植术后、艾滋病及接受激素治疗的患者[62]。

2．视网膜炎　最为常见，多为单侧进展性发病，可无症状或伴有飞蚊症、暗点或视野缺损，也可出现视力下降。眼底检查可见绒毛样的黄白色视网膜病变，伴或不伴有视网膜内出血，玻璃体罕见及炎性改变。

3．脑室脑炎　起病较急，表现为精神状态改变（嗜睡、精神错乱、定向力损害），运动无力、感觉障碍、有局灶体征（脑神经麻痹或眼球震颤），病情进展迅速，甚至死亡。

4．多发性神经根脊髓病　以尿便潴留、进行性双下肢弛缓性无力为临床特征，通常在数周内进展，亦可发生痉挛性脊髓病和鞍区感觉异常[63]。

【诊断】

1. 神经系统CMV 感染主要根据病史、临床表现、影像学检查、CSF和脑组织中CMV的检测做出诊断，PCR可提高病毒检出率，脑活检有助于确诊。

2. 辅助检查

（1）影像学检查：CT或MRI示侧脑室周围强化征象。

（2）PCR：CSF、脑组织或玻璃体可测及CMV DNA。

（3）脑活检：表现坏死性脑炎，可见增生的上皮细胞或巨噬细胞的胞质或核内出现Cowdry病毒包涵体[64]。

【鉴别诊断】

1. 单纯疱疹病毒性脑炎 临床表现具有类似性，但单纯疱疹病毒脑炎很少合并视网膜炎、脑室脑炎、神经根脊髓病，结合PCR检测CSF中HSV-1或HSV-2 DNA阳性，而CSF中CMV DNA阴性，可资鉴别。

2. PML 多为中年起病，多有机体免疫功能低下（如艾滋病、白血病），亚急性起病，进行性加重，出现偏瘫、失语、视野缺损、皮质盲、共济失调、构音障碍，智能进行性下降至痴呆。MRI显示脑白质内多数长T_1长T_2信号病变，PML很少合并视网膜炎、脑室脑炎，且CSF JCV DNA呈阳性，可与之鉴别。

【治疗】

1. 视网膜炎 抗病毒治疗采取个体化治疗原则，选择静脉注射更昔洛韦、膦甲酸或西多福韦（cidofovir）、口服缬更昔洛韦（valganciclovir）、球内注射更昔洛韦与缬更昔洛韦联合治疗等方案；维持治疗可予以静脉注射更昔洛韦（或膦甲酸）、口服缬更昔洛韦或球内注射治疗，直至视网膜病变稳定不再进展。

2. 脑炎 选择静脉注射更昔洛韦和膦甲酸联合治疗，也可试用单药治疗[61,62]。

（许保磊 刘喷飔 关鸿志）

参考文献

[1] Whitley RJ，Gnann JW. Viral encephalitis：familiar infections and emerging pathogens.Lancet，2002，359（935）：507-513.

[2] Piret J，Boivin G. Immunomodulatory Strategies in Herpes Simplex Virus Encephalitis.Clin Microbiol Rev，2020，33（2）pii：e00105-e00119.

[3] Gnann JW Jr，Whitley RJ. Herpes Simplex Encephalitis：an Update.Curr Infect Dis Rep，2017，19（3）：13.

[4] Guan H，Shen A，Lv X，et al. Detection of virus in CSF from the cases with meningoencephalitis by next-generation sequencing. J Neurovirol，2016，22（2）：240-245.

[5] 张岩岩，李云芳，王杏 . 单纯疱疹病毒性脑炎的 CT 及 MRI 表现. 放射学实践，2014，29（3）：276-278.

[6] Kimberlin DW，Lin CY，Jacobs RF，et al.Safety and efficacy of high-dose intravenous acyclovir in the management of neonatal herpes simplex virus infections.Pediatrics，2001，108（2）：230-238.

[7] 冯绵烨，娄燕 . 病毒性脑炎的诊治研究进展. 中华诊断学电子杂志，2019，7（1）：66-70.

[8] Garg RK，Mahadevan A，Malhotra HS，et al.Subacute sclerosing panencephalitis. Rev Med Virol，2019，29（5）：e2058.

[9] Mekki M，Eley B，Hardie D，et al.Subacute sclerosing panencephalitis：clinical phenotype，epidemiology，and preventive interventions.Dev Med Child Neurol，2019，61（10）：1139-1144.

[10] 刘彩燕，李舜伟，崔丽英 . 发热意识不清四肢抽搐无力 . 中国现代神经疾病杂志，2012，12（1）：93-97.

[11] Gutierrez J，Issacson RS，Koppel BS.Subacute sclerosing panencephalitis：an update.Dev Med Child Neurol，2010，52（10）：901-907.

[12] Manayani DJ，Abraham M，Gnanamuthu C，et al. SSPE - the continuing challenge：a study based on serological evidence from a teritary care centre in India.Indian J Med Microbiol，2002，20（1）：

16-18.

[13] Hausler M，Aksoy A，Alber M. A Multinational Survey on Actual Diagnostics and Treatment of Subacute Sclerosing Panencephalitis. Neuropediatrics，2015，46（6）：377-384.

[14] Castle D，Robertson NP.Treatment of progressive multifocal leukoencephalopathy. J Neurol，2019，266（10）：2587-2589.

[15] Kartau M，Sipilä JO，Auvinen E，et al.Progressive Multifocal Leukoencephalopathy：Current Insights.Degener Neurol Neuromuscul Dis，2019，9：109-121.

[16] Tan CS，Koralnik IJ.Progressive multifocal leukoencephalopathy and other disorders caused by JC virus：clinical features and pathogenesis.Lancet Neurol，2010，9（4）：425-437.

[17] Berger JR，Aksamit AJ，Clifford DB，et al.PML diagnostic criteria：consensus statement from the AAN Neuroinfectious Disease Section. Neurology，2013，80（15）：1430-1438

[18] 钟珊珊，何洋，王昱，等 . 白血病骨髓移植术后进行性多灶性白质脑病 1 例 . 转化医学杂志，2016，（1）：59-61.

[19] Garcia HH. Neurocysticercosis.Neurol Clin，2018，36（4）：851-864.

[20] Fan S，Ren H，Wei Y，et al. Next-generation sequencing of the cerebrospinal fluid in the diagnosis of neurobrucellosis. Int J Infect Dis，2018，67：20-24.

[21] Del Brutto OH. Neurocysticercosis.Continuum（Minneap Minn），2012，18（6 Infectious Disease）：1392-1416.

[22] Del Brutto OH，Campos X.Massive neurocysticercosis：encephalitic versus non-encephalitic.Am J Trop Med Hyg，2012，87（3）：381.

[23] Del Brutto OH，Nash TE，White AC Jr，et al.Revised diagnostic criteria for neurocysticercosis.J Neurol Sci，2017，372：202-210.

[24] White AC Jr，Coyle CM，Rajshekhar V，et al. Diagnosis and Treatment of Neurocysticercosis：2017 Clinical Practice Guidelines by the Infectious Diseases Society of America（IDSA）and the American Society of Tropical Medicine and Hygiene. Am J Trop Med Hyg，2018，98（4）：945-966.

[25] Workowski KA，Bolan GA.Sexually transmitted diseases treatment guidelines，2015. MMWR Recomm Rep，2015，64（RR-03）：1-137.

[26] Gonzalez H，Koralnik IJ，Marra CM.Neurosyphilis.Semin Neurol，2019，39（4）：448-455.

[27] Ropper AH.Neurosyphilis. N Engl J Med，2019，381（14）：1358-1363.

[28] 魏琳，沈桂权，曹笑婉，等．神经梅毒的临床表型与 MRI 表现．实用放射学杂志，2016，32（5）：674-677.

[29] 石冬梅，李丹丹，宋莉．莱姆病的实验室诊断研究进展 [J]．中华劳动卫生职业病杂志，2017，35（6）：479-481.

[30] Halperin JJ. Diagnosis and management of Lyme neuroborreliosis. Expert Rev Anti Infect Ther，2018，16（1）：5-11.

[31] Stanek G，Fingerle V，Hunfeld KP，et al. Lyme borreliosis：Clinical case definitions for diagnosis and management. Europe Clin Microbiol Infect，2011，17（1）：69-79.

[32] 孟艳，张昕，王丹凤，等．北京市首例莱姆病合并斑点热混合感染确诊病例的流行病学调查分析．中国人兽共患病学报，2019，35（1）：81-84.

[33] 周磊．内蒙古林区媒介蜱携带病原体的调查研究．中国人民解放军军事医学科学院，2017：1-64.

[34] Feder HM，Johnson BJ，O'Connell S，et al.A critical appraisal of "chronic Lyme disease". N Engl J Med，2007，357（14）：1422-1430.

[35] Uttley L，Carroll C，Wong R，et al.Creutzfeldt-Jakob disease：a systematic review of global incidence，prevalence，infectivity，and incubation.Lancet Infect Dis，2020，20（1）：e2-e10.

[36] Baldwin KJ，Correll CM.Prion Disease.Semin Neurol，2019，39（4）：428-439.

[37] Wang H，Rhoads DD，Appleby BS.Human prion diseases.Curr Opin Infect Dis，2019，32（3）：272-276.

[38] Kobayashi A，Kitamoto T，Mizusawa H.Iatrogenic Creutzfeldt-Jakob disease.Handb Clin Neurol，2018，153：207-218.

[39] Manix M，Kalakoti P，Henry M，et al.Creutzfeldt-Jakob disease：updated diagnostic criteria，treatment algorithm，and the

utility of brain biopsy.Neurosurg Focus，2015，39（5）：E2.
[40] Schaller MA，Wicke F，Foerch C，et al.Central Nervous System Tuberculosis：Etiology，Clinical Manifestations and Neuroradiological Features.Clin Neuroradiol，2019，29（1）：3-18.
[41] Zunt JR.Tuberculosis of the Central Nervous System.Continuum（Minneap Minn），2018，24（5，Neuroinfectious Disease）：1422-1438.
[42] 关鸿志，周祥琴，陈琳，等.脑多发性结核瘤11例的临床、脑脊液细胞学与病理特点. 中华神经科杂志，2006，39（12）：810-813.
[43] 向凤，张旭，黄德晖，等.椎管内结核诊疗进展. 临床荟萃，2019，34（2）：111-115.
[44] Zheng X，Wu X.Diagnosis and Management of Intraspinal Tuberculoma with Giant Paraspinal Abscesses.World Neurosurg，2019，127：481-484.
[45] 万莉雅.儿童结核性脑膜炎诊断与治疗[J].中国实用儿科杂志，2012，27（12）：892-895.
[46] Thwaites G，Fisher M，Hemingway C，et al.British Infection Society guidelines for the diagnosis and treatment of tuberculosis of the central nervous system in adults and children.J Infect，2009，59（3）：167-187.
[47] Wilkinson RJ，Rohlwink U，Misra UK，et al.Tuberculous meningitis.Nat Rev Neurol，2017，13（10）：581-598.
[48] 段鸿飞.重视结核性脑膜炎的诊断和治疗. 中国防痨杂志，2019，41（1）：14-17.
[49] 常艳宇，胡学强.新型隐球菌性脑膜炎和（或）脑炎诊断与治疗 [J]. 中国现代神经疾病杂志，2014，14（8）：676-679.
[50] Toffel S，Velez L，Trejo-Lopez J，et al.Educational Case：Opportunistic Infections of the Central Nervous System.Acad Pathol，2020，7：2374289520901809.
[51] Zavala S，Baddley JW.Cryptococcosis.Semin Respir Crit Care Med，2020，41（1）：69-79.
[52] 赖锐，邱玉芳，刘惟优.隐球菌感染诊断的研究进展. 赣南医学院学报，2019，39（2）：208-212，216.

[53] 中华医学会感染病学分会.隐球菌性脑膜炎诊治专家共识. 中华传染病杂志，2018，36（4）：193-199.
[54] Giovane RA，Lavender PD.Central Nervous System Infections. Prim Care，2018，45（3）：505-518.
[55] Perfect JR，Dismukes WE，Dromer F，et al.Clinical practice guidelines for the management of cryptococcal disease：2010 update by the infectious diseases society of america.Clin Infect Dis，2010，50（3）：291-322.
[56] Schlüter D，Barragan A.Advances and Challenges in Understanding Cerebral Toxoplasmosis.Front Immunol，2019，10：242.
[57] Toffel S，Velez L，Trejo-Lopez J，et al.Educational Case：Opportunistic Infections of the Central Nervous System.Acad Pathol，2020，7：2374289520901809.
[58] Kaplan JE，Benson C，Holmes KK，et al.Guidelines for prevention and treatment of opportunistic infections in HIV-infected adults and adolescents：recommendations from CDC，the National Institutes of Health，and the HIV Medicine Association of the Infectious Diseases Society of America.MMWR Recomm Rep，2009，58（RR-4）：1-207.
[59] 刘德纯，林清森，Venkataseshan VS. 脑弓形体病 18 例临床与病理学研究. 中华神经精神科杂志，1994，27（5）：277-279.
[60] Konstantinovic N，Guegan H，Stäjner T，et al.Treatment of toxoplasmosis：Current options and future perspectives.Food Waterborne Parasitol，2019，15：e00036.
[61] Kaplan JE，Benson C，Holmes KK，et al.Guidelines for prevention and treatment of opportunistic infections in HIV-infected adults and adolescents：recommendations from CDC，the National Institutes of Health，and the HIV Medicine Association of the Infectious Diseases Society of America.MMWR Recomm Rep，2009，58（RR-4）：1-207.
[62] Tan BH.Cytomegalovirus Treatment.Curr Treat Options Infect Dis，2014，6（3）：256-270.
[63] Toffel S，Velez L，Trejo-Lopez J，et al.Educational Case：

Opportunistic Infections of the Central Nervous System.Acad Pathol，2020，7：2374289520901809.
[64] 吴华成，Durigon M.50例艾滋病尸体解剖材料的病理学分析.上海第二医科大学学报，2002，22（5）：421-423，437.

14

脑膜炎与脑炎

第一节　脑 膜 炎

脑膜炎（meningitis）主要是指累及软脑（脊）膜与蛛网膜的炎症性疾病。按照病程，脑膜炎可分为急性脑膜炎、慢性脑膜炎（> 4 周）以及复发性脑膜炎。按病因主要分为病毒性、细菌性、结核性、真菌性和非感染性[1]。其中，急性脑膜炎以社区获得性细菌（肺炎链球菌为主）和病毒感染为多见，而慢性脑膜炎则以不典型细菌性、真菌性和非感染性因素为主（表 14-1）。累及硬脑膜的硬脑膜炎（pachymeningitis）在病因分类上与脑膜炎相近，也在本章介绍。

【临床表现】

1．病毒性脑膜炎　多呈急性或亚急性起病，少数病毒感染［如单纯疱疹病毒Ⅱ型（herpes simplex virus-2，HSV-2）、淋巴细胞性脉络丛脑膜炎病毒］呈慢性病程，可有季节性、叮咬史、动物或性接触史，主要有头痛、发热、颈部僵硬和意识改变、癫痫和局灶性神经功能缺损，脑膜刺激征呈阳性，有时伴皮肤改变（如 HSV）[2,4]。

2．细菌性脑膜炎　多呈急性或亚急性起病，可有（外）耳道、鼻窦炎及肺炎等，主要有头痛、发热（≥ 38℃）、颈部僵硬和意识改变，少数伴癫痫发作，脑膜刺激征呈阳性。但老年人群可仅表现为倦怠、意识障碍和局灶性神经功能缺损（如轻偏瘫），有时可伴瘀斑状皮疹[2,3]。

3．结核性脑膜炎　多数隐袭起病，进展性加重，早期症状不典型（无力、食欲缺乏、发热、体重减轻及肌肉酸痛），逐渐出现颅内压增高症状（头痛、恶心、呕吐、视盘水肿）、意识障碍、脑神经麻痹（Ⅱ、Ⅲ、Ⅳ、Ⅵ、Ⅷ脑神经）、癫痫、局灶性神经功能缺损（肢

表 14-1　脑膜炎的分类及其病因 [1,2]

疾病类型	病原体 / 病因
病毒性脑膜炎	单纯疱疹病毒、带状疱疹病毒、肠道病毒、HIV、多瘤病毒、淋巴细胞性脉络丛脑膜炎病毒、麻疹病毒、Cache 山谷病毒、沙粒病毒（arenaviruses）、星状病毒（astrovirus）、博尔纳病毒
细菌性脑膜炎	B 族链球菌群、李斯特菌、大肠埃希菌、肺炎链球菌、奈瑟菌、流感嗜血杆菌、A 族β- 溶血性链球菌、金黄色葡萄球菌、凝固酶阴性葡萄球菌、需氧革兰氏阴性杆菌、布鲁氏菌
结核性脑膜炎	结核分枝杆菌
真菌性脑膜炎	新型隐球菌、白念珠菌、组织胞浆菌、芽生菌、毛霉菌、曲霉菌、球孢子菌
其他感染	钩端螺旋体、寄生虫（绦虫、类圆线虫、棘阿米巴、广州管圆线虫、蛔虫、弓形体）
非感染性	药物诱导性：布洛芬、甲氧苄啶、磺胺甲噁唑、拉莫三嗪、卡马西平 炎性或自身免疫性：系统性红斑狼疮、类风湿关节炎、干燥综合征、神经结节病、白塞病、IgG_4 相关疾病、Cogan 综合征、小柳 - 原田综合征、原发性 CNS 血管炎 肿瘤：脑膜癌病，脑膜淋巴瘤、其他脑膜恶性肿瘤

CNS：中枢神经系统

体瘫痪和感觉减退），有脑膜刺激征。晚期出现小脑和锥体束受累、脑积水等 [5,6]。

> 为评估疾病预后，根据英国医学研究学会（British Medical Research Council）标准，按病情严重程度可分为三期：Ⅰ期患者意识清醒，无局灶性神经功能缺损；Ⅱ期患者呈倦怠，有轻度的局灶性神经功能缺损；Ⅲ期患者呈昏睡或昏迷，有严重的局灶性神经功能缺损 [6]。

4．真菌性脑膜炎　亚急性或慢性起病，早期有发热、颅内压增高和全身症状（全身酸痛、贫血、肝大、脾大和全身淋巴结肿大）、脑神经麻痹（Ⅱ、Ⅲ、Ⅳ、Ⅵ、Ⅷ脑神经）、局灶性神经功能缺损、脑膜刺激征等。有时伴肺炎、皮肤黏膜改变（如暗红色鼻分泌物）[1,7]。

5．Mollaret 脑膜炎　见于任何年龄，女性多于男性，以反复发作（数天至数年）的脑膜炎为特征，主要包括头痛、颈强直和发热，发作间歇期无任何阳性症状和体征，病程自限，无后遗症[8,9]。目前认为其发病与 HSV-2 密切相关，多数 Mollaret 脑膜炎病例被证实由 HSV-2 引起。

6．非感染性脑膜炎　多慢性起病，其临床表现复杂多样，除累及脑膜外，其他部位（眼、耳、皮肤等）亦可受累。

【诊断】

脑膜炎的诊断可依据病史、临床表现、实验室和影像学检查（表 14-3）做出。

1．实验室检查　包括脑脊液（cerebrospinal fluid，CSF）（表 14-2）、外周血、尿便和咽部组织检查；病原体检测可通过染色、特异性抗体、聚合酶链反应（polymerase chain reaction，PCR）、培养等方法，CSF 宏基因组二代测序（metagenomic next-generation sequencing）正渐普及；此外，降钙素原水平增高见于细菌性脑膜炎，T-SPOT 技术可用于结核菌性脑膜炎的检测[1,5]。非感染性脑膜炎可检测药物浓度、自身抗体等，脑膜恶性肿瘤可通过 CSF 细胞学发现肿瘤细胞确诊。

2．影像学检查　头颅 CT 或 MRI 扫描显示软脑膜和（或）硬脑膜强化（表 14-3），亦可见及脑实质病变、脑积水等。

表 14-2　各类脑膜炎的脑脊液改变[3,7]

脑膜炎种类	细胞（cells/μl）	中性粒细胞比例	葡萄糖水平	蛋白水平（mg/dl）
化脓性脑膜炎	＞ 500	＞ 80	降低	＞ 100
病毒性脑膜炎	10 ～ 1000	早期＞ 50 晚期＜ 20	正常	＜ 200
结核性脑膜炎	50 ～ 500	＜ 30	降低	＞ 100
真菌性脑膜炎	50 ～ 500	＜ 30	降低	变化不定

表 14-3 各类脑膜炎的 CT/MRI 硬脑膜、软脑膜强化 [1]

硬脑膜强化	软脑膜强化
感染	**感染**
急性化脓性脑膜炎	急性化脓性脑膜炎
结核性脑膜炎	病毒性脑膜炎
梅毒	梅毒
莱姆病	基底部为主：李斯特菌、结核性脑膜炎、真菌、阿米巴性脑膜炎
病毒性脑膜炎（HTLV-Ⅰ、疱疹病毒）	
真菌性脑膜炎（隐球菌、球孢子菌）	
原发性阿米巴性脑膜炎	
自身免疫性 / 炎性	**自身免疫性 / 炎性**
结节病	结节病
类风湿关节炎	白塞综合征
干燥综合征	小柳 - 原田综合征
肉芽肿性多血管炎	IgG_4 相关疾病
小柳 - 原田综合征	组织细胞增生症
IgG_4 相关疾病	GFAP 星形胶质细胞病、抗 -NMDAR 脑炎
组织细胞增生症	
肿瘤	**肿瘤**
肿瘤转移（如乳腺癌、肺癌、黑色素瘤、淋巴瘤）	转移癌（如乳腺癌、肺癌、黑色素瘤）
胶质神经元肿瘤（脑膜血管瘤病、大脑胶质瘤病）	脑膜淋巴瘤 / 白血病
局部强化：脑膜瘤、颅骨肿瘤	
医源性	
腰椎穿刺	
分流术	
颅骨切开术	
鞘内化疗	
其他	
自发性低颅压	
静脉窦血栓形成	
髓外造血	
蛛网膜下腔出血后	
特发性	

HTLV-Ⅰ：人嗜 T 淋巴细胞病毒 -Ⅰ；GFAP：胶质纤维酸性蛋白；NMDAR：N- 甲基 -D- 天冬氨酸受体

【鉴别诊断】

1．蛛网膜下腔出血　突发剧烈头痛，并伴有恶心、呕吐、意识障碍、癫痫、脑膜刺激征阳性，头颅 CT 检查示蛛网膜下隙呈高密度影，可与脑膜炎鉴别。

2．偏头痛　反复发作的中至重度搏动样头痛，头痛多为偏侧，持续 4 ～ 72 h，可伴有恶心、畏光、畏声，日常活动可加重头痛，部分患者有视觉先兆，头颅 MRI 示正常或非特异性改变，可资鉴别。

【治疗】

1．支持疗法　注意休息，给予高蛋白、高热能、多维生素饮食。

2．对症治疗　给予甘露醇、呋塞米等药物降颅压，梗阻性脑积水者可采用脑室穿刺、引流和给药；纠正电解质紊乱（如低钠血症）；高热者可采用物理降温及药物降温；发生惊厥者可采用地西泮、苯巴比妥、咪达唑仑等药物；防治呼吸道、口腔和泌尿道感染、心脏疾患等并发症。

3．病因治疗

（1）病毒性脑膜炎：给予阿昔洛韦、更昔洛韦、干扰素等，膦甲酸钠适用于对阿昔洛韦耐药的 HSV 感染者 [4]。

（2）细菌性脑膜炎：视情形予以氨苄西林、头孢类（头孢噻肟、头孢曲松或头孢吡肟）、庆大霉素、万古霉素、美罗培南等单药或两药联合治疗 [2]。

（3）结核性脑膜炎：予以一线药物利福平（rifampicin）、异烟肼（isoniazid）、吡嗪酰胺（pyrazinamide）和乙胺丁醇（ethambutol）治疗 2 个月后，再用利福平和异烟肼治疗 10 个月；二线药物包括氟喹诺酮类（如氧氟沙星）、乙硫异烟胺、利奈唑胺（Linezolid）等 [5]，当出现多种药物耐受时亦可使用环丝氨酸、Bedaquiline。糖皮质激素（简称激素）如地塞米松可作为辅助治疗用药，但长期疗效不肯定 [10]。

（4）真菌性脑膜炎：酌情选用或合并应用二性霉素 B、5- 氟尿嘧啶静脉和（或）鞘内注射，亦可选用氟康唑、伊曲康唑等 [7]。

（5）Mollaret 脑膜炎：阿昔洛韦对减少复发可能有效 [9,11]。

（6）非感染性脑膜炎：针对各种原发病采取相应治疗。

4．康复治疗　早期给予功能锻炼。

第二节　脑　炎

脑炎（encephalitis）是指发生于脑实质的炎症，伴以神经功能障碍[12]。与脑病（encephalopathy）不同，脑炎以脑实质的直接感染、感染后过程（如急性播散性脑脊髓炎）或者非感染状态［如抗-N-甲基-D-天冬氨酸受体（N-methyl-d-aspartate receptor，NMDAR）脑炎］为特征[13]。

【分类】

目前主要采用基于流行病学线索和危险因素评估制订的脑炎病因学分类标准（表14-4）[12,14]。

表 14-4　脑炎的病因学分类

流行病学或危险因素	病原体或病因
血丙种球蛋白缺乏症	肠道病毒、肺炎支原体
年龄	
新生儿	HSV-2、巨细胞病毒、风疹病毒、单核细胞增生李斯特菌、苍白密螺旋体、刚地弓形虫
婴儿和儿童	东方马脑炎病毒，流行性乙型脑炎病毒，墨累山谷脑炎病毒（婴儿快速），流感病毒、拉克罗斯病毒
老年人	东方马脑炎病毒、圣路易脑炎病毒、西尼罗病毒、散发性CJD、单核细胞增生李斯特菌
动物接触	
蝙蝠	狂犬病病毒、尼帕病毒
鸟[a]	西尼罗病毒、东方马脑炎病毒、西方马脑炎病毒、委内瑞拉马脑炎病毒、圣路易脑炎病毒、墨累山谷脑炎病毒，流行性乙型脑炎病毒、新型隐球菌（鸟粪）
猫	狂犬病病毒、鹦鹉热、刚地弓形虫、贝纳柯克斯体
狗	狂犬病病毒
马[a]	东方马脑炎病毒、西方马脑炎病毒、委内瑞拉马脑炎病毒、Hendra 病毒[b]

续表

流行病学或危险因素	病原体或病因
旧世界灵长类	B 病毒
浣熊	狂犬病病毒、贝利斯蛔虫
啮齿动物[a]	东方马脑炎病毒（南美）、委内瑞拉马脑炎病毒、蜱传播的脑炎病毒、波瓦生病毒（土拨鼠）、拉克罗斯病毒（花栗鼠和松鼠）、五日热巴尔通体[b]
绵羊和山羊	贝纳柯克斯体
臭鼬	狂犬病病毒
猪[a]	流行性乙型脑炎病毒、伪狂犬病毒、尼帕病毒[b]
白尾鹿[a]	伯氏疏螺旋体
免疫力低下人群	水痘 - 带状疱疹病毒、巨细胞病毒、人类疱疹病毒 -6、西尼罗病毒、HIV、JCV、单核细胞增生李斯特菌、结核分枝杆菌、新孢梭菌、球孢子菌属、荚膜组织胞浆菌、刚地弓形虫
食入物	
生或半熟肉	刚地弓形虫
生肉、鱼肉或爬行动物	小孢子虫科
未经高温消毒的牛奶	贝纳柯克斯体、蜱传脑炎病毒、单核细胞增生李斯特菌
昆虫接触	
蚊子	流行性乙型脑炎病毒、西尼罗病毒、东方马脑炎病毒、西马脑炎病毒、圣路易脑炎病毒、墨累山谷脑炎病毒、流行性乙型脑炎拉克罗斯病毒、恶性疟原虫
白蛉	巴斯德菌
蜱	蜱传播脑炎病毒、阿龙山病毒、波瓦生病毒、立克次体、查菲埃立克体、嗜细胞无浆体、贝纳柯克斯体（罕见）、伯氏疏螺旋体
舌蝇	布氏冈比亚锥虫、布氏罗得西亚锥虫
职业	
接触动物	狂犬病病毒、贝纳柯克斯体、巴尔通体
接触马	Hendra 病毒

续表

流行病学或危险因素	病原体或病因
接触旧世界灵长类动物	B 病毒
实验室工人	西尼罗病毒、HIV、贝纳柯克斯体、球孢子菌属
医生和保健工作者	水痘 - 带状疱疹病毒、HIV、流感病毒、麻疹病毒、结核分枝杆菌
兽医	狂犬病病毒，巴尔通体、贝纳柯克斯体
人际传播	HSV（新生儿）、水痘 - 带状疱疹病毒、脊髓灰质炎病毒、非脊髓灰质炎肠道病毒、麻疹病毒、尼帕病毒、腮腺炎病毒、风疹病毒、EB 病毒、人类疱疹病毒 -6、B 病毒、HIV、流感病毒、肺炎支原体、结核分枝杆菌、苍白密螺旋体
近期疫苗接种	急性播散性脑脊髓炎
娱乐活动	
野营 / 狩猎	所有经蚊子和蜱传播病原体（见上文）
性接触	HIV、苍白密螺旋体
洞穴探险	狂犬病病毒、荚膜组织胞浆菌
游泳	肠道病毒、福氏耐格里阿米巴原虫
季节	
夏末秋初	所有经蚊子和蜱传播的病原体（见上文）、肠道病毒
冬天	流感病毒
输血与移植	巨细胞病毒、EB 病毒、西尼罗病毒、HIV、蜱传播性脑炎病毒、狂犬病病毒、医源性 CJD、苍白密螺旋体、嗜噬红细胞绦虫、立克次体、新型隐球菌、球孢子菌属、组织胞浆菌、刚地弓形虫
旅行	
非洲	狂犬病病毒、西尼罗病毒、恶性疟原虫、布氏冈比亚锥虫、布氏罗得西亚锥虫
澳大利亚	墨累山谷脑炎病毒、流行性乙型脑炎病毒、Hendra 病毒
中美洲	狂犬病病毒、东方马脑炎病毒、西方马脑炎病毒、委内瑞拉马脑炎病毒、圣路易脑炎病毒、立克次体、恶性疟原虫、猪带绦虫

续表

流行病学或危险因素	病原体或病因
欧洲	西尼罗病毒、蜱传脑炎病毒、嗜吞噬细胞无浆体、伯氏疏螺旋体
印度、尼泊尔	狂犬病病毒、流行性乙型脑炎病毒、恶性疟原虫
中东	西尼罗病毒、恶性疟原虫
俄罗斯	蜱传脑炎病毒
南美	狂犬病病毒、东方马脑炎病毒、西方马脑炎病毒、委内瑞拉马脑炎病毒、圣路易脑炎病毒、立克次体病毒、大肠埃希菌（安第斯山脉）、恶性疟原虫、猪带绦虫
东南亚、环太平洋地区	流行性乙型脑炎病毒、蜱传脑炎病毒、尼帕病毒、恶性疟原虫
未曾接种疫苗状态	水痘 - 带状疱疹病毒、乙型脑炎病毒、脊髓灰质炎病毒、麻疹病毒、腮腺炎病毒、风疹病毒

HIV：人类免疫缺陷病毒；HSV：单纯疱疹病毒；CJD：克 - 雅病

[a] 除非另有说明，这些动物仅作为蓄积库或偶见宿主，不会直接将病原体传播给人类，但疾病传播通过媒介（如蚊子或蜱虫）进行

[b] 媒介可通过动物接触直接传播

【临床表现】

1．可发生于任何年龄，多有近期或远期旅游史、动物接触史、昆虫暴露史、进食不洁食物史或者近期接种史等。

2．临床表现多种多样（表 14-5），全身症状主要包括发热、淋巴结病、腮腺炎、皮疹、视网膜炎、呼吸系统和泌尿系统症状等；神经系统症状主要包括癫痫、精神行为异常、小脑性共济失调、脑神经异常、痴呆、肌节律性运动（myorhythmia）、帕金森综合征（运动迟缓、面具脸、齿轮样肌强直、姿势不稳）、脊髓灰质炎样的弛缓性瘫痪、脑干脑炎等[12,14]。

【诊断】

1．脑炎主要依据病史、临床表现、辅助检查（影像学、CSF、病原体和电生理检查）做出诊断。

2．诊断标准采用2013年国际脑炎联盟（International Encephalitis Consortium）制订的诊断标准（表 14-6）。

表 14-5 多种脑炎的流行病学、临床表现和诊治要点

病因	流行病学	临床特征	诊断	治疗 [a]
病毒				
HSV-1 和 -2	散发性脑炎中最常见的病因之一 任何年龄，任何季节；HSV-1 感染常见于成人；HSV-2 感染则常见新生儿	发热、偏头痛、语言和行为异常，记忆障碍，癫痫不常见，脑干综合征；SIADH	CSF PCR 检测 HSV-1 和 HSV-2；定量 PCR 可用；CSF 抗体；HSV-1 感染 MRI 显示颞叶和（或）下额叶水肿，双侧颞叶受累接近病理诊断；必要时在脑活检标本中进行病毒培养和抗原检测	阿昔洛韦
人类疱疹病毒 -6	免疫低下，特别是在移植受者中；在免疫正常宿主中的作用尚不清楚；无季节性	近期皮疹；癫痫发作	血清学检测；培养；CSF PCR 健康成人检出率高；MRI 可显示额叶和顶叶白质 T_2 高信号，颞叶和边缘系统水肿	更昔洛韦或膦甲酸钠
VZV	任何年龄，多见于成人；四季复发性疾病（带状疱疹）；免疫功能减退者中更常见（如艾滋病）；患者可无皮疹，尤其是免疫功能受损者	儿童原发性小脑病变，通常为自限性或严重脑炎；谵妄常见；癫痫发作不常见；可有血管炎；病毒再激活可导致脑炎伴局灶性神经功能缺损和癫痫发作；在三叉神经眼支感染后数周至数月出现大血管肉芽肿性动脉炎，致使迟发性的偏瘫	皮损；CSF-PCR 检测 VZV；MRI 和 MRA 可显示大血管动脉炎、缺血性、出血性梗死或伴有脱髓鞘病变的小梗死；MRI T_2 像可见脑室周围均匀强化或脑室周围信号增强	阿昔洛韦、更昔洛韦、糖皮质激素

续表

病因	流行病学	临床特征	诊断	治疗[a]
腺病毒	散发性，儿童和免疫功能低下患者	相关肺炎	病毒培养或呼吸道标本 PCR，CSF、脑标本 PCR 或培养	支持治疗
流行性乙型脑炎病毒	蚊媒、猪和鸟类宿主，全球流行性脑炎的最常见原因。日本，中国，韩国，东南亚，印度，尼泊尔，北澳大利亚；主要为儿童；流行病，地方病	常见癫痫和帕金森症状，脊髓灰质炎样弛缓性麻痹	ELISA 检测血清 IgM、IgGb；CSF IgM；CSF 抗原；MRI 显示丘脑，基底节和中脑 T_1 混合信号或低信号病变，T_2 和 FLAIR 高信号	支持治疗 不推荐 IFN-α
墨累山谷脑炎病毒	蚊媒、鸟类宿主；澳大利亚、新几内亚，主要影响土著儿童	疾病发生于婴儿时进展快	血清学检测[b]；MRI 可显示基底节处高信号	支持治疗
波瓦山病毒	蜱传播，啮齿动物宿主；北美、亚洲	＞50%患者发现病变	血清 IgM；血清学检测[b]；CSF IgM	支持治疗
圣路易脑炎病毒	蚊媒，鸟类宿主；北美，中美洲和南美洲；＞50 岁成年人	老年人最严重，可能有震颤、癫痫、头痛、恶心、呕吐、昏迷、轻瘫，泌尿系症状（排尿困难、急迫和尿失禁）可能为早期特征；SIADH（1/3）	血清 IgM，血清学检测[b]（可能与其他黄病毒交叉反应）用 ELISA 法查；CSF 中 IgM（到发病第 7 d，近 100%的样本呈阳性结果）；MRI 可显示黑质、基底节和丘脑高信号	支持治疗 IFN-α2b

续表

病因	流行病学	临床特征	诊断	治疗[a]
蜱传脑炎病毒	蜱传播，啮齿动物宿主；未经高温消毒的牛奶；俄罗斯东部、中欧、远东；流行病，散发性	急性脑炎、脊髓灰质炎样麻痹	血清 IgM，血清学检测[b]；病毒可在病毒血症早期从血液中培养出来；CSF IgM	支持治疗
西尼罗病毒	蚊媒，鸟类宿主；北美和中美洲、非洲、亚洲部分地区、中东和南欧；老年人（> 50 岁）和免疫功能低下者患病率增加；通过输血、移植、母乳喂养传播	突然发热、头痛、颈强和呕吐；老年人较多，每 50 人中就有 1 人患有神经侵袭性疾病（脑膜炎、脑炎、急性弛缓性麻痹）；临床特征包括震颤、肌阵挛、帕金森综合征和类似脊髓灰质炎的弛缓性麻痹	血清 IgM，血清学检测[b]；CSF IgM（首选）；CSF PCR（< 60% 的结果为阳性）；MRI 显示黑质、基底节和丘脑 T_2 和 FLAIR 高信号病变（约占病例的 30%）；脊髓也可见类似病变	支持治疗；不推荐使用利巴韦林
B 病毒	旧世界灵长类动物（猕猴）；通过咬或抓传播；有人传人的报道	咬伤或抓伤处出现水疱疹，3 ～ 7 d 出现神经系统症状，横贯性脊髓炎是突出表现	咬口处小泡的培养和 PCR；结膜和咽部（仅在特定实验室提供）；因为与 HSV 交叉反应，血清学测试困难；CSF PCR；CSF 培养效率低	净化伤口；咬伤或刮伤后预防性抗病毒治疗（伐昔洛韦）；发病后以阿昔洛韦、伐昔洛韦或更昔洛韦治疗
CMV	发生于免疫功能低下者（特别是艾滋病）；很少在免疫功能正常的患者中报道；1% 新生儿先天性感染	广泛 CMV 感染的证据（如视网膜炎、肺炎、肾上腺炎、脊髓炎、多神经根病）	CMV 的 CSF PCR；定量 PCR 可用；MRI 可显示室管膜下钆强化，T_2 像显示非特异性白质异常；必要时对脑活检标本进行病毒培养	更昔洛韦 + 膦甲酸钠

续表

病因	流行病学	临床特征	诊断	治疗[a]
EBV	无症状者的唾液传播	癫痫发作、昏迷、人格改变、小脑共济失调、脑神经麻痹、横贯性脊髓炎	血清学检测； CSF PCR 检测 EBV；MRI 可显示皮质、灰白质和脊髓 T_2 高信号	支持治疗、 糖皮质激素； 不推荐阿昔洛韦
流感病毒	世界各地；散发性；是脑炎的罕见病因；常感染儿童；Reye 综合征并不少见	既往存在或伴发呼吸道症状；可能与双侧丘脑坏死有关	呼吸道标本的病毒培养、抗原检测及 PCR	奥司他韦
JCV（PML）	细胞介导的免疫缺陷（如艾滋病、恶性血液病）；免疫调节药治疗（那他珠单抗、利妥昔单抗）	认知功能障碍、四肢无力、步态障碍、协调困难、视力丧失；局灶性神经功能缺损，特别是视野缺损	CSF-PCR；定量 PCR 可用；MRI 显示＞1 个未强化、融合的皮质下白质高信号（T_2 像或 FLAIR）；必要时脑活检	免疫抑制的逆转或控制；如为艾滋病患者则给予 HAART
Hendra 病毒	澳大利亚；自然宿主被认为是果蝠，马很可能被蝙蝠的分泌物感染；人被马的体液或者分泌物感染	发热、困倦、癫痫和昏迷、严重流感	联系 CDC	支持治疗
麻疹病毒	未接种疫苗的儿童和成人；全世界、散发性 麻疹包涵体脑炎在 1 ～ 6 个月内，SSPE 有不同的潜伏期，大多数病例在原发感染后 4 ～ 8 年出现	SSPE 起病隐匿，伴随着不明显的人格变化和智力下降，逐渐发展为智力衰退、癫痫发作、肌阵挛、运动症状、昏迷和死亡。常见意识障碍、局灶性神经功能缺损和癫痫	近期麻疹的血清学检测[b]；鼻咽和尿液标本培养后行病毒 RNA 的 RT- PCR；CSF 抗　体；CSF-PCR；脑组织中病毒 RNA 的检测；在 SSPE 中，脑电图显示与肌阵挛发作相关的周期复合波	利巴韦林；鞘内利巴韦林治疗 SSPE

续表

病因	流行病学	临床特征	诊断	治疗[a]
腮腺炎病毒	未接种者	既往腮腺炎；头痛、呕吐、癫痫、意识改变、感音性耳聋	血清学检测[b]；唾液标本的培养；CSF 培养；CSF-PCR	支持治疗
尼帕病毒	密切接触受感染的猪（可能通过呼吸道传播）；宿主翼蝠；接触受感染的蝙蝠或蝙蝠栖息地点；密切接触受感染的人；南亚	发热、头痛、精神状态改变、头晕和呕吐；肌阵挛、肌张力障碍、无反射和肌张力减低；肺炎	血清学检测[b]；CSF 培养；MRI 可显示全脑散在的局部病变，以大脑半球皮质下和深白质为著；联系 CDC	支持治疗；利巴韦林
非脊髓灰质炎肠道病毒	Echo 病毒、柯萨奇病毒、肠道病毒 71 型和其他各种编号的肠道病毒；夏末秋初发病高峰；全球分布	无菌性脑膜炎比脑炎更常见；新生儿重症；综合征或慢性肠道病毒性脑膜脑炎和无丙种球蛋白血症（罕见）；肠病毒 71 型暴发于儿童，表现为菱脑炎（肌阵挛、震颤、共济失调、脑神经损害）	粪便和咽拭子培养；CSF RT-PCR；CSF 培养（比 PCR 敏感度低）；肠道病毒 71 型暴发患者 MRI 显示中脑、脑桥和髓质的异常信号增加	支持治疗；脑室内使用丙种球蛋白用于 慢性和（或）严重阶段
脊髓灰质炎病毒	主要发生于婴儿；非洲和亚洲；发达国家未接种疫苗的粪便经口传播；与口服疫苗有关	意识障碍，癫痫发作；弛缓性麻痹	血清学检测[b]；咽拭子和粪便培养；CSF 培养；CSF PCR	支持治疗
牛痘	大多数病例发生于感染后，但亦可为神经侵袭性或罕见的天花疫苗接种不良事件	突发脑病；接种疫苗后 2 ～ 30 d 局灶性神经功能缺损	血清抗体检测无助诊断；CSF PCR、CSF IgM	支持治疗 糖皮质激素（如果提示接种牛痘免疫后）

续表

病因	流行病学	临床特征	诊断	治疗[a]
HIV	HIV 感染的危险因素；全球分布	最常见症状为 HIV 痴呆（健忘、注意力丧失、认知功能障碍、精神运动迟缓）；血清学转化的急性脑病	HIV 血清学检测；定量 HIV RNA（病毒载量）、CSF PCR；MRI 可显示脑室周区和半卵圆中心的 T_2 和 FLAIR 高信号，也可见于无神经系统并发症的晚期患者	HAART
狂犬病病毒	通过受感染的动物的咬伤传播；可能在蝙蝠咬伤后传播；全球分布	暴发性，包括激动、狂躁、怪异的行为和谵妄发展成定向障碍、昏睡和昏迷；麻痹型包括上升性麻痹和之后的脑部受累	未接种疫苗患者的血清抗体[b]；唾液标本的培养；唾液标本的 RT-PCR；免疫荧光法检测颈部活检标本中病毒抗原 未接种疫苗患者的 CSF 抗体；CSF 标本的 RT-PCR；脑活检标本抗原检测及组织病理学检查	支持治疗；狂犬病免疫球蛋白和疫苗的暴露后预防（在发病后无效）
东方马脑炎病毒	蚊媒；北美的鸟类宿主，南美洲的啮齿动物和有袋动物；北美（特别是大西洋和海湾国家）、中美洲和南美洲（不常见）；主要影响儿童和老年人；散发	大多数被认为是亚临床感染；突发，癫痫发作、头痛，意识改变，幸存者后遗症发生率高	血清学试验[b]；CSF 白细胞计数可能增高；病毒培养或脑内抗原检测；MRI 可显示基底节、丘脑和脑干内非强化病变	支持治疗
风疹病毒	多发生于成人未接种过疫苗者	1 ～ 6 d 出现皮疹，伴有头痛、头晕、行为异常、癫痫发作	血清学试验[b]；CSF IgM	支持治疗

续表

病因	流行病学	临床特征	诊断	治疗[a]
西方马脑炎病毒	蚊媒；鸟类宿主；北美洲（密西西比西部和加拿大的大草原地区）；中美洲和南美洲；主要影响儿童和成人（> 50 岁）；传染病	大多数感染为亚临床性，头痛，意识改变，癫痫发作	血清 CSF-IgM 检测；脑内病毒抗原检测；影像学结论未确定	支持治疗
斑松鼠博尔纳病毒 1	鸟类、马和啮齿类动物以及人类（罕见）宿主；德国	亚急性起病，进行性意识障碍、眼外肌麻痹、肌阵挛、双下肢静脉血栓	脑组织 PCR；血清学检测	—
寨卡病毒	蚊媒，也可人 - 人传播（母婴或性传播）；太平洋地区、南美和美洲中部、西印度、美国佛罗里达州；影响新生儿、成人	罕见脑炎、脑病、急性播散性脑脊髓炎和脊髓炎，亦可有吉兰 - 巴雷综合征（成人）	CSF IgM 抗体检测；CSF PCR；CT 示严重的脑水肿[15]	—
基孔肯亚病毒（Chikungunya virus）	蚊媒；非洲、亚洲、美洲、太平洋群岛；< 1 岁的婴儿、成年人	脑炎和脑病，成人病情更严重；急性播散性脑脊髓炎和脊髓炎、吉兰 - 巴雷综合征、高热惊厥	CSF IgM 抗体检测；CSF PCR；CT 和 MRI 示广泛的髓鞘脱失和皮质下萎缩，之前可有广泛的脑出血[16]	
人传染性海绵状脑病	散发性 CJD 发生于 > 40 岁成人、接触过疯牛病背景的变异 CJD	散发性 CJD 以痴呆和共济失调为特征，伴有肌阵挛痉挛或其他运动障碍，快速进行性痴呆，最终死亡 变异型 CJD 早期精神和感觉异常，其次是小脑共济失调和快速进展性痴呆，存活时间较散发性 CJD 稍长	CSF 蛋白正常或稍高，细胞少见增多；14-3-3 蛋白普遍存在；散发性 CJD 患者的 EEG 显示早期广泛慢波，随后有周期性同步放电；在散发性 CJD 中，MRI 可呈正常，或在基底节上呈 T_2 和 FLAIR 高信号，以及在 FLAIR 和弥散相上显示皮质“缎带征”；CJD 变异型中，丘脑枕区 T_2 高信号	支持治疗

续表

病因	流行病学	临床特征	诊断	治疗[a]
细菌				
巴氏杆菌（奥罗亚热）	沙蝇媒介；安第斯山脉中海拔地区	急性发作的剧烈头痛、癫痫、幻觉、谵妄和（或）意识减退；严重的溶血性贫血	血清学试验[b]；血液和（或）CSF 标本培养、CSF PCR	氯霉素、环丙沙星、多西环素、氨苄西林或三甲氧嘧啶磺胺甲噁唑
巴尔通体和其他巴尔通体种属（猫抓病）	猫咬伤或抓伤（特别是小猫和野猫）；可由其他动物（如啮齿动物、狗）或跳蚤传播；脑病几乎只发生于儿童和年轻人	咬伤或抓伤发作部位区域性淋巴结病变、癫痫、神经性视网膜炎	血清学检测[b]；血液、CSF 和（或）淋巴结标本的培养；淋巴结组织标本的 PCR 分析；CSF-PCR	多西环素或阿奇霉素 ± 利福平
单核细胞增生李斯特菌	新生儿 < 1 个月；成人 > 50 岁怀孕、酗酒；免疫缺陷者（特别是细胞免疫缺陷）	脑干脑炎（共济失调、脑神经功能缺损、眼球震颤）	血液标本培养；CSF 标本的培养	氨苄西林 + 庆大霉素、甲氧苄啶磺胺甲噁唑（如青霉素过敏）
肺炎支原体	在儿童中更常见；无季节性与脑炎的因果关系仍有争议	上下呼吸道疾病、弥漫性或局灶性脑炎	血清 IgM；IgG 血清学检测[b]；呼吸道标本的 PCR	抗生素治疗（阿奇霉素、多西环素或氟喹诺酮）
革兰氏阳性杆菌菌属 *T. whipplei*,（Whipple 病）	是脑膜脑炎的少见病因	最常见的表现是进行性亚急性脑病，可有痴呆，眼肌麻痹、肌阵挛，小脑性共济失调、精神症状，异常节律性眼动是其特征性表现	小肠活检组织病理学检查和 PCR；CSF PAS 阳性细胞；CSF-PCR	头孢曲松 2 ~ 4 周，然后是甲氧苄啶磺胺甲噁唑或头孢克肟 1 ~ 2 年

续表

病因	流行病学	临床特征	诊断	治疗[a]
结核分枝杆菌	在发展中国家更为普遍	患者多表现为基底部脑膜炎，之后出现腔隙性脑梗死和脑积水	CNS 外微生物检测；CSF-AFB 涂片和培养；CSF PCR	异烟肼、利福平、吡嗪酰胺、乙胺丁醇；地塞米松治疗脑膜炎
立克次体和立克体				
嗜吞噬细胞无浆体（人粒细胞营养性埃立克体病）	蜱传播；欧洲、大西洋中部和美国北部	突然发热、头痛和肌肉酸痛，随后精神状态改变	全血标本 PMN 内桑椹胚（morulae）；全血标本的 PCR；血清学试验[b]；CSF 标本的 PCR	多西环素 / 米诺环素
贝氏柯克斯体（Q 热）	与猫、绵羊、山羊（特别是胎盘组织）接触，少数通过蜱虫叮咬；吸入小颗粒气溶胶；有人与人间传播报道； 摄入未经高温消毒的乳制品	癫痫和昏迷，脑膜脑炎罕见、	CSF 标本 PCR；血清学试验[b]	多西环素 / 米诺环素 + 氟喹诺酮 + 利福平
查菲埃立克体（人类单核细胞营养埃立克体病）	蜱传播；中南部、东南部、大西洋中部和美国沿海州	意识混乱、畏光、昏迷、幻觉，最终癫痫发作和昏迷	血涂片可见单核细胞的桑椹胚；全血标本的 PCR；血清学试验[b]；CSF 标本的 PCR	多西环素 / 米诺环素

续表

病因	流行病学	临床特征	诊断	治疗[a]
立克次体属立克次体（洛基山斑疹热）	蜱传播；北美洲、中美洲和南美洲；美国高发地区为北卡罗来纳州至俄克拉荷马州	手腕和脚踝上的斑丘疹（常为出血点状）发病后 3 ~ 5 d 开始并扩大，包括手掌和脚底，精神状态改变；顽固性癫痫	血清学试验[b]；皮疹部位皮肤活检标本的 PCR 和直接免疫荧光分析	多西环素 / 米诺环素；氯霉素可选择性使用（如妊娠状态）
螺旋体				
伯氏疏螺旋体（莱姆病）	蜱传播；北美、欧洲和亚洲	可能发生在早期（通常在发生游走性红斑后不久）或晚期（通常患有关节炎）；面神经麻痹（双侧），脑膜炎和神经根炎是最常见的神经系统表现	血清学检测；CSF 血清学检测；CSF 抗体指数；CSF-PCR；MRI 可显示在炎症区域 T_2 和 FLAIR 像高信号	头孢曲松、头孢噻肟、青霉素 G
苍白密螺旋体（梅毒）	性接触	麻痹性痴呆，快速进展，痴呆、精神病，很少有类似于 HSV 脑炎的颞叶病变	血清 RPR 和 FTA-ABS；CSF-VDRL 特异但不敏感；CSF FTA-ABS 敏感但不特异	青霉素 G、头孢曲松
真菌				
新型隐球菌	散发性；最常见于免疫缺陷者（尤其是艾滋病患者），也可发生于免疫功能正常者；鸟粪	更常见的是慢性脑膜炎；亦可表现为急性脑膜脑炎	血液真菌培养；血清隐球菌抗原；CSF 真菌培养；CSF 隐球菌抗原	两性霉素 B+ 氟胞嘧啶 2 周，随后氟康唑 8 周；对于伴 HIV 感染者，两性霉素 B+ 氟胞嘧啶 6 ~ 10 周；腰椎穿刺降低高颅压，可视需要考虑放置引流装置或 VP 分流器

续表

病因	流行病学	临床特征	诊断	治疗[a]
球孢子菌	美国西南部、墨西哥、南美洲；婴儿和老年人多见，男性、非白种人、怀孕和免疫抑制人群	亚急性或慢性脑膜炎，约半数患者会出现定向障碍、无精打采、意识模糊或记忆力减退	血清、CSF 补体固定或免疫扩散抗体检测法；CSF 培养	氟康唑、伊曲康唑、伏立康唑、两性霉素 B（静脉和鞘内注射）
荚膜组织胞浆菌	美洲、非洲、东亚和澳大利亚；在免疫功能低下人群中更为常见	慢性脑膜炎更常见，可能表现为急性脑炎；脑膜脑炎为孤立性或与系统性病变相关（肝脾大、肺炎、骨髓抑制）	组织胞浆抗原的尿检；痰或血中酵母菌的特殊染色，CSF 酵母菌特殊染色；CSF 组织浆细胞抗原	两性霉素 B 脂质体治疗 4 ~ 6 周，然后用伊曲康唑治疗至少 1 年，直至 CSF 异常消失
原生动物				
棘阿米巴	免疫力低下者（特别是细胞免疫缺陷，如艾滋病）；慢性酒精中毒	亚急性病程伴有精神状态改变和（或）神经系统局灶性缺损；癫痫、偏瘫和发热	血清学检测；脑活检（包括培养）	甲氧苄啶磺胺甲噁唑 + 利福平 + 酮康唑；氟康唑 + 磺胺嘧啶 + 乙胺嘧啶
狒狒巴拉姆希阿米巴	免疫功能低下者（特别是细胞免疫功能低下者）和免疫正常宿主	发热、头痛、呕吐、共济失调、偏瘫、脑神经麻痹；脑病	大多数为死后确诊病例；血清学检测（IFA 法）；MRI 表现为强化的占位性病变，和（或）脑积水；脑活检标本的组织病理学检查及间接免疫荧光	大环内酯（阿奇霉素或克拉霉素）+ 喷他脒 + 氟胞嘧啶 + 氟康唑 + 磺胺嘧啶 + 吩噻嗪（硫哒嗪或三氟哌嗪）

续表

病因	流行病学	临床特征	诊断	治疗[a]
福氏纳格里阿米巴	湖泊和咸水中游泳者	游泳后 2 ~ 5 d 味觉或嗅觉改变；虚性脑膜炎、视盘水肿和眼球震颤常见；偶发脑神经异常和共济失调，急性进展至昏迷和死亡	CSF 中性粒细胞增多，葡萄糖降低 在温热的 CSF 载片上可见及运动性滋养体	两性霉素 B（静脉注射和鞘内注射）+ 利福平 + 其他药物（如阿奇霉素、磺胺异恶唑、咪康唑）
恶性疟原虫（疟疾）	热带和亚热带流行地区；在未接受预防措施的非流行地区，儿童和成人中病情严重者更为常见	意识障碍、癫痫发作、局灶性神经功能缺损和（或）精神病	血涂片示恶性疟原虫	奎宁、奎尼丁、青蒿琥酯或蒿甲醚；阿托伐醌或氯胍；不推荐使用糖皮质激素；寄生虫血症或脑疟疾可交换输血
刚地弓形虫	免疫功能低下患者（尤其是伴艾滋病者）；宫内感染可导致严重坏死性脑炎	锥体外系症状和体征；移植受者通常为非局部性，恶性病变患者为非局部性和局灶性混合性，艾滋病患者为局灶性；癫痫、偏瘫和脑神经异常常见；先天性弓形体病可见惊厥和脉络膜视网膜炎	血清 IgG；CSF PCR（缺乏敏感性和标准化）；MRI 显示艾滋病患者多发环形强化病变；先天性弓形虫病可显示脑积水和钙化	乙胺嘧啶 + 磺胺嘧啶或克林霉素；甲氧苄啶磺胺甲噁唑；乙胺嘧啶加阿托伐坤、克拉霉素、阿奇霉素或氨苯砜

续表

病因	流行病学	临床特征	诊断	治疗[a]
布氏冈比亚锥虫（西非锥虫病）	舌蝇媒介，人类为主要宿主	慢性病程，CNS 病受累在数月至数年内发展；易激惹、人格改变、注意力不集中、睡眠障碍、严重头痛、共济失调、锥体外系症状；进行性神经功能损害伴昏迷和死亡	下疳（如有）和淋巴结的姬姆萨染色；血清学检测；外周血或骨髓标本的系列涂片姬姆萨染色；现场使用的锥虫病卡片凝集试验（敏感性 96 %）；CSF 涂片；CSF IgM	依氟鸟氨酸；美拉胂醇
布氏锥虫病（东非锥虫病）	舌蝇媒介；羚羊和牛为主要宿主	急性，早期出现，CNS 病受累；睡眠障碍、顽固性头痛，数周至数月内死亡	下疳的姬姆萨染色（如有）；血清学检测；外周血或骨髓标本系列涂片的姬姆萨染色；CSF 涂片；CSF IgM；将患者标本接种到小鼠或大鼠体内	美拉胂醇
蠕虫				
猪带绦虫（囊虫病）	墨西哥、中美洲、南美、东南亚；越来越多的来自世界各地流行区的移民；食入虫卵；幼虫期引起 CNS 病变	癫痫最常见；脑积水、慢性脑膜炎脑炎罕见，发生于脑实质内包囊众多或在治疗后	血清学检验；对纯化的囊液糖蛋白组分的免疫印迹；CSF 抗体；CT 或 MRI 显示囊性病变，部分伴有钙化，而环形强化和水肿则提示包囊变性	治疗须个体化；阿苯达唑、吡喹酮、糖皮质激素；必要时手术切除
颚口线虫	东南亚（特别是泰国和日本）和拉丁美洲；摄入未煮熟的鱼、青蛙、蛇和家禽	脊髓脑炎、头痛和神经根痛，晚期出现瘫痪和膀胱失禁	CSF 与外周血嗜酸性粒细胞增多；组织内蠕虫的识别	阿苯达唑；伊维菌素

续表

病因	流行病学	临床特征	诊断	治疗[a]
感染后/免疫接种后脑脊髓炎				
急性播散性脑脊髓炎	多见于儿童；一般有近期感染或接种史	发病或接种疫苗后数天后突发神经系统症状，呈多灶性（视神经炎、脑和脊髓脱髓鞘病变），有意识障碍；多为单相病程	MRI T_2 和 FLAIR 像上显示多发（通常为双侧）、不对称和大的高信号病变，主要累及皮质下、脑干、小脑和侧脑室周围白质，但有时也累及皮质下灰质；亦可正常	首选糖皮质激素，如无效则选择血浆置换或 IVIG
非感染状态				
抗 NMDAR 脑炎	任何年龄均可发病，多见于伴有卵巢畸胎瘤的年轻女性；部分患者有前驱症状（发热、头痛等）	急性或亚急性起病，精神行为异常、癫痫发作、不自主运动、睡眠障碍、中枢性低通气、自主神经功能障碍等	CSF 与血清抗体检测；MRI 无特异性，部分有双侧颞叶内侧轻度高信号病变	糖皮质激素、IVIg 和血浆置换，如激素有效时，可选择吗替麦考酚酯或硫唑嘌呤长期维持；利妥昔单抗与静脉用环磷酰胺；如有肿瘤时手术切除

AFB：抗酸杆菌；ANE：急性坏死性脑病；BSE：牛海绵状脑病；CDC：疾病预防控制中心；CJD：克 - 雅病；CMV：巨细胞病毒；CSF：脑脊液；DFA：直接荧光抗体；EBV：EB 病毒；EEG：脑电图；FLAIR：液体衰减反转恢复；FTA-ABS：荧光密螺旋体抗体吸收试验；HIV：人类免疫缺陷病毒；HSV：单纯疱疹病毒；IFA：免疫荧光抗体；IVIG：静脉免疫球蛋白；JCV：JC 病毒；MRA：磁共振血管成像；NMDAR：N- 甲基 -D- 天冬氨酸受体；PAS：过碘酸 - 希夫染色；PCR：聚合酶链反应；PML：进行性多灶性白质脑病；PMN：多形核白细胞；RPR：快速血浆反应；SIADH：抗利尿激素分泌不当综合征；SSPE：亚急性硬化性全脑炎；VCA：病毒衣壳抗体；VDRL：性病研究实验室试验；VP：脑室 - 腹腔；VZV：水痘 - 带状疱疹病毒

[a] 虽然有些支持建议的等级强度不足，但如无其他选择，则应考虑治疗

[b] 恢复期 IgG 抗体滴度 4 倍以上增高可能是确诊的必要条件

表 14-6　脑炎的诊断标准

主要标准（必须）
患者表现为精神状态改变（意识障碍或异常、呆滞或人格改变）≥ 24 h，无其他可能原因解释
次要标准（可能脑炎需要以下 2 条；很可能或确诊[a]脑炎则≥ 3 条）
在就诊 72 h 前后记录体温≥ 38° C[b]
全面性或部分性（现改为局灶性）癫痫，未归因于以往存在的癫痫病变[c]
新发的局灶性神经功能缺损
脑脊液白细胞计数≥ 5 个 / 立方厘米[d]
神经影像学提示为脑炎的脑实质异常，新发或者看似急性起病[e]
与脑炎相符的脑电图异常，不归因于另外原因[f]

[a] 脑炎确诊需要下述 1 条：①病理学证实符合脑炎的脑部炎症；②具有急性感染所规定的病理学、微生物或血清学证据，从临床标本中发现了与脑炎强相关的（病原体）微生物；③与脑炎强相关之自身免疫性疾病的实验室证据

[b] 急性脑炎常有发热，但为非特异性，须选择入院后 72h 内发热这一限定时间，已排除继发性的院内感染，现认为发热可继发于数种能引发脑炎的非中枢神经系统（central nervous system，CNS）感染，以及由于类似脑炎的非感染性疾病而发生；亦认为发热可呈波动，在对感染性脑炎进行临床评估时，可能会缺乏发热症状。而且，伴免疫缺陷的脑炎患者可能不发热

[c] 脑炎相关癫痫可能是全身性发作，提示整个 CNS 功能失调；部分性发作则表明局部改变；亚临床癫痫亦可发生，可能系感觉中枢改变（altered sensorium）所致，伴随高热的癫痫常见于儿童，若如果孤立存在，则不须强求进行脑炎评估；为排除高热惊厥所致的发作后状态，应具有至少维持 24 h 的精神症状之主要证据

[d] 脑脊液（cerebrospinal fluid，CSF）细胞数增多提示脑实质、脑膜或两者（脑膜脑炎）处的炎性病变，但即使缺乏亦不能排除脑炎，尤其是在免疫缺陷的患者中。在多数脑炎病例中，白细胞＜ 1000 个 / 立方毫米，通常以淋巴细胞为著。为保证其规定的敏感性，诊断组将白细胞增多规定为≥ 5 个白细胞 / 立方毫米。如因腰椎穿刺损伤导致 CSF 中有大量的红细胞，则应按下列公式计算白细胞：真正 CSF 白细胞数 = 实际 CSF 白细胞数 -（外周血白细胞数 ×CSF 红细胞数）/ 外周血红细胞数。应当注意的是，血液污染 CSF 的白细胞计算规定尚未完全确证

[e] 神经影像学检查在用于评估疑似脑炎患者时作用关键，可支持特定病因的诊断或者识别类似脑炎的替代疾病，MRI 在筛选 CNS 病变时优于 CT，有助于确定病因，原因在于炎症部位可提示特定的病原体（如单纯疱疹病毒脑炎累及颞叶），CT 平扫有助于评估实施腰椎穿刺的安全性且可排除替代疾病（如蛛网膜下腔出血）

[f] 脑炎报道的脑电图异常包括非特异性的广泛性慢波、特征性改变（如单纯疱疹病毒脑炎患者颞区反复的尖波复合波）；脑电图异常呈非特异性改变，可归因于药物或代谢异常

3．辅助检查

（1）CSF：细胞计数、细胞学、生化、IgG 指数、寡克隆区带（oligoclonal bands，OCB）；病原体染色（如革兰氏阳性菌）、培养及其 DNA 的 PCR 检测（如单纯疱疹病毒 -1/2）；抗体检测。下一代测序（next-generation sequencing）技术针对 CSF 或脑组织可识别在鉴别诊断中未曾考虑的病原体 [14,19]。

（2）血清学：常规血培养、抗体、病原体检测（如螺旋体）等。

（3）影像学检查：头颅 MRI 或 CT，首选前者；胸部 X 线片或胸部 CT。

（4）电生理：EEG。

（5）其他：皮肤和支气管内膜活检、便培养、咽拭子 PCR 或培养等 [13]。

【鉴别诊断】

1．脑梗死　年龄偏大，有高血压或动脉粥样硬化史等危险因素，CSF 检查多正常，可与之鉴别。

2．CNS 肿瘤　多数起病缓慢，进展性加重，有颅压高症状和局灶体征，头颅 MRI 示占位性病变，可有强化现象，可资鉴别。

【治疗】

1．支持和对症治疗　维持气道、呼吸循环功能，高热者可采用物理降温及药物降温；纠正电解质紊乱；发生惊厥者可注射苯妥英钠、丙戊酸钠等药物；给予甘露醇、呋塞米、高渗盐（3%）等药物降颅压，必要时可手术减压；消化道出血时可予以抗组胺、质子泵抑制药等药物。

2．特异性治疗　针对病因进行（表 14-5）[12,17,18]。

阿昔洛韦在疑诊脑炎（尤其是病毒性脑炎）时即可给予，用法：每次 10 mg/kg，静脉滴注，每日 3 次，共给药 14 d（有免疫缺陷者可延至 21d），须注意其骨髓毒性、消化道症状、肾衰竭等不良反应 [12,18]。

在疑诊立克次体（rickettsial）或埃立克体（ehrlichial）感染时，可经验性地予以多西环素或米诺环素治疗 [12,17]。

第三节 自身免疫性脑炎

自身免疫性脑炎（autoimmune encephalitis，AE）泛指一大类由自身免疫机制介导的脑炎，按其靶抗原不同部位主要分为抗 - 细胞内抗原抗体相关 AE、抗 - 细胞（神经元、胶质细胞）表面抗原抗体相关 AE[21,22]。对 AE 的发病机制研究发现，部分患者系由其表达靶抗原的肿瘤所诱发的免疫应答所致（如卵巢畸胎瘤与抗 NMDAR 脑炎），而未合并肿瘤者则被推测可能与病毒感染（如单纯疱疹病毒）和遗传因素相关[23]。

【临床表现】

1．任何年龄均可发病，无明显性别差异，年发病率为 0.8 ～ 1.5/10 万人[23]。急性或亚急性起病，可有复发。

2．部分患者有前驱症状，如抗 -NMDAR 脑炎常有发热、头痛等症状，或发生于单纯疱疹病毒性脑炎之后。

3．临床表现多样，多数患者呈现精神行为异常、意识障碍、癫痫和记忆力下降；部分患者亦可有不自主运动（如抗 -NMDAR 或 -LGI1 抗体）、睡眠障碍（如抗 -NMDAR、-LGI1 或 -IgLON5 抗体）、自主神经功能障碍（如抗 -NMDAR 抗体），以及脑干小脑（如抗 -NMDAR 抗体）、周围神经和神经 - 肌肉接头受累（如抗 -CASPR2 抗体）（表 14-7）[21,22,24]。

【诊断】

1．根据患者的病史、临床表现，结合 CSF、神经影像学和 EEG 等辅助检查[25]，首先确定是否为脑炎，如是则依照 AE 相关抗体的检测结果做出 AE 的确诊。

2．诊断标准　参考中华医学会神经病学分会发布的《中国自身免疫性脑炎诊治专家共识》[22]，包括可能 AE 与确诊 AE：①可能 AE，符合下述诊断条件中的第①、②与④条；②确诊 AE，符合下述诊断条件中的第①～④条。

（1）临床表现：急性或者亚急性起病（＜ 3 个月），具备以下 1 个或者多个神经精神症状或者临床综合征：①边缘系统症状，近事

表 14-7 自身免疫性脑炎的临床特点、影像学特征

抗体种类	抗原位置	临床特点	MRI 特征	合并肿瘤
抗 - 细胞内抗原抗体				
Hu、Ri、Yo、两性蛋白（amphiphysin）	神经元	边缘性脑炎（记忆障碍、幻想、肌张力障碍、癫痫发作等）	小脑和脑干高信号病变	小细胞肺癌、卵巢癌、乳腺癌、胸腺瘤
CV2/ CRMP5	少突胶质细胞	边缘性脑炎	双侧纹状体高信号病变	小细胞肺癌、胸腺瘤
Ma2	神经元	边缘性脑炎、中脑和下丘脑受累	少有异常改变	精原细胞癌
GAD65	神经元	边缘性脑炎、癫痫、小脑共济失调、僵人综合征	–	胸腺瘤、小细胞肺癌
抗 - 细胞表面抗原抗体				
NMDAR	神经元	肌张力障碍、精神症状、舞蹈症、睡眠障碍、中枢性低通气、自主神经功能障碍等，常有前驱症状	无特异性，部分有双侧颞叶内侧轻度高信号病变	卵巢畸胎瘤
LGI1	神经元	边缘叶脑炎、面臂肌张力障碍样发作、肌阵挛、睡眠障碍等	内侧颞叶和基底节高信号病变	少数有胸腺瘤
CASPR2	神经元	Isaacs 综合征、莫旺（Morvan）综合征、睡眠障碍，边缘叶脑炎相对少见	多正常，少数颞叶内侧高信号病变	胸腺瘤
$GABA_BR$	神经元	边缘叶脑炎、难治性癫痫	颞叶内侧高信号病变	小细胞肺癌、神经内分泌肿瘤

续表

抗体种类	抗原位置	临床特点	MRI 特征	合并肿瘤
AMPAR	神经元	边缘叶脑炎、精神症状、癫痫	颞叶内侧高信号病变	胸腺瘤、小细胞肺癌
$GABA_AR$	神经元	脑炎（记忆丧失、行为改变、癫痫）、难治性癫痫	多发的皮质和皮质下高信号病变	少数有胸腺瘤
DPPX	神经元	脑炎、僵人综合征，多有腹泻	正常或非特异性改变	少数有淋巴瘤
IgLON5	神经元	脑干受累症状、睡眠障碍	正常	–
GlyR	神经元	PERM、脊髓病、僵人综合征	正常或非特异性改变	少数有淋巴瘤、胸腺瘤
mGluR5	神经元	边缘性脑炎（Ophelia 综合征）	正常或不同脑区的高信号病变	霍奇金淋巴瘤
D2R	神经元	基底节脑炎（肌无力、肌张力改变、共济失调等）	基底节区高信号病变	–
MOG	少突胶质细胞	ADEM、脑病、癫痫、NMOSD	CNS 白质内弥散的、边界不清的大病变	–
GQ1b	轴索	Bickerstaff 脑干脑炎	脑干和基底节区斑片状高信号病变	–

GAD：谷氨酸脱羧酶；NMDAR：N- 甲基 -D- 天冬氨酸受体；LGI1：富亮氨酸胶质瘤失活蛋白 1；$GABA_BR$：γ- 氨基丁酸 B 型受体；AMPAR：α 氨基 -3- 羟基 -5- 甲基 -4- 异唑酸受体；CASPR2：接触蛋白相关蛋白 2；DPPX：二肽基肽酶样蛋白；$GABA_AR$：γ- 氨基丁酸 A 型受体；D2R：多巴胺 2 型受体；GlyR：甘氨酸受体；PERM：伴有强直与肌阵挛的进行性脑脊髓炎；mGluR：代谢型谷氨酸受体；MOG：髓鞘少突胶质细胞糖蛋白；ADEM：急性播散性脑脊髓炎；–：无相关性肿瘤或者无数据

记忆减退、癫痫发作、精神行为异常，3 个症状中的 1 个或者多个；②脑炎综合征，弥漫性或者多灶性脑损害的临床表现；③基底节和（或）间脑 / 下丘脑受累的临床表现；④精神障碍，且精神心理专科认为不符合非器质性疾病。

（2）辅助检查：具有以下 1 个或多个的辅助检查发现，或者合并相关肿瘤。

1）CSF 异常：白细胞增多（$> 5\times10^6$/L）；或者 CSF 细胞学呈淋巴细胞性炎症；或者 OCB 阳性。

2）神经影像学或电生理异常：MRI 显示边缘系统内 T_2 或者 FLAIR 像高信号病变，单侧或者双侧，或者其他区域的 T_2 或者 FLAIR 高信号病变（除外非特异性白质改变和卒中）；或者 PET 示边缘系统高代谢改变，或者多发的皮质和（或）基底节的高代谢异常；EEG 示局灶性癫痫或者癫痫样放电（位于颞叶或者颞叶以外），或者弥漫或者多灶分布的慢波节律，抗 -NMDAR 脑炎呈“极端 δ 刷”，被认为系其特征性改变。

3）与 AE 相关的特定类型的肿瘤，如边缘性脑炎常合并小细胞肺癌，抗 -NMDAR 脑炎常合并卵巢畸胎瘤。

（3）确诊实验：抗神经元表面抗原的自身抗体阳性。CSF 与血清的起始稀释滴度分别为 1∶1 与 1∶10。

（4）合理地排除其他病因。

【鉴别诊断】

1. 病毒性脑炎　急性起病，主要表现为精神症状、癫痫及局灶症状，CSF PCR 或 NGS 可检测到病毒核酸，可资鉴别。

2．CNS 原发性血管炎　可青年发病，表现为复发、多灶性神经功能缺损；MRI 上示多灶病变且 CSF 呈炎性改变；可有血清自身抗体（如抗中性粒细胞胞浆抗体），可与之鉴别。

3．Wernicke 脑病　常有慢性酒中毒和胃肠吸收不良史，临床上表现为眼肌麻痹、精神症状、共济失调“三主征”，头颅 MRI 可见及双侧丘脑及脑干对称性病变，以及乳头体萎缩；血清维生素 B_1 水平下降，与之可区别。

4．进行性多灶性白质脑病　发生于存在免疫缺陷的患者，通常为进展性病程，表现为 CNS 多灶性神经功能缺损；MRI 显示白质大片的融合病变；CSF 中 JC 病毒（JC virus，JCV）聚合酶链反应

（polymerase chain reaction，PCR）检查阳性，与 AE 可鉴别。

【治疗】

1．对症治疗 癫痫发作对药物反应较差，可选用广谱 AED（antiepileptic drug，AED），如苯二氮䓬类、丙戊酸钠、拉莫三嗪、拉科酰胺（Lacosamide）或托吡酯，使用左乙拉西坦时须注意其精神症状副作用[21]。针对精神症状可选用奥氮平、氯硝西泮、氟哌啶醇等药物，但需要注意药物对意识水平的影响及其锥体外系不良反应等[22]。

2．免疫治疗 一线免疫治疗包括激素、IVIg、血浆置换或免疫吸附等方法[21]，如激素有效时，可选择吗替麦考酚酯或硫唑嘌呤长期维持以预防复发。二线免疫药物包括利妥昔单抗与静脉用环磷酰胺（尤其是病情复发者），如效果不佳时，可试用脱珠单抗（Tocilizumab）或低剂量白细胞介素 -2[23]。

3．外科治疗 抗 -NMDAR 脑炎患者合并卵巢畸胎瘤应尽快手术切除；如合并恶性肿瘤，应由相关专科进行手术、化疗与放疗等综合治疗[22]。

第四节 自身免疫性胶质纤维酸性蛋白星形胶质细胞病

自身免疫性胶质纤维酸性蛋白星形胶质细胞病［autoimmune glial fibrillary acidic protein（GFAP）astrocytopathy］是一种新近发现的 CNS 炎性疾病，主要表现为脑膜脑炎、视神经和脊髓受累症状，CSF 和（或）血清中可测及 GFAP- IgG[26]。其发病机制目前尚不清楚。

【临床表现】

1．任何年龄均可发病，无性别和种族差异，患病率为 0.6/10 万人[27]。少数伴其他自身免疫性疾病（1 型糖尿病、类风湿关节炎）、自身抗体［抗 - 髓鞘少突胶质细胞糖蛋白（myelin oligodendrocyte glycoprotein，MOG）抗体或 -NMDAR 抗体、抗核抗体］或肿瘤（卵巢畸胎瘤、腺癌）。

2．30%～40%患者有前驱症状（上呼吸道或疱疹病毒感染），临床上呈亚急性起病，少数可有复发，主要表现为头痛、痫性发作、精神症状、震颤、视物模糊和脊髓病（感觉和轻度运动障碍），亦可少见共济失调、舞蹈、肌阵挛、周围神经病和自主神经症状等[28]。

【诊断】

1．根据病史、临床表现，结合辅助检查可做出诊断，病理学则协助确诊。

2．MRI　T_1加权像（weighted imaging，WI）增强扫描显示软脑膜、脑室周围、（长节段性）脊髓中央管旁的线样、放射状病变强化，而弥散加权像（diffusion weighted imaging，DWI）正常。

3．CSF　细胞数（淋巴细胞为主）增多，蛋白水平增高，半数患者OCB阳性。采用间接免疫荧光法（indirect immunofluorescence assay，IFA）和基于细胞的试验（cell-based assay，CBA）法检测CSF中GFAP-IgG，较血清更具特异性[29]。

4．病理学　CNS内广泛的炎症改变、星形胶质细胞的丢失，且血管周围富含B细胞和T细胞[30]。

【鉴别诊断】

1．NMOSD　任何年龄发病，以视神经和脊髓受累为主，病变相对较重且恢复差，MRI示脑室管膜周围病变及长节段的横贯性脊髓炎，少有OCB，血清AQP4抗体阳性，可资鉴别。

2．CNS原发性血管炎　可青年发病，表现为复发、多灶性神经功能缺损；MRI上示多灶病变且CSF呈炎性改变；可有血清自身抗体（如抗中性粒细胞胞浆抗体），可与之鉴别。

3．病毒性脑炎　急性起病，主要表现为精神症状、癫痫及局灶症状，CSF中可测及高水平的抗病毒抗体及病毒DNA，可资鉴别。

【治疗】

1．激素　多数患者对激素治疗反应敏感，如有复发则需延长治疗时间。

2．顽固性或病情复发者，给予MMF、硫唑嘌呤、利妥昔单抗或环磷酰胺等，可与激素合用[28]。

（刘广志　袁　鹏　关鸿志）

参考文献

[1] Thakur KT，Wilson MR. Chronic Meningitis.Continuum（Minneap Minn），2018，24（5，Neuroinfectious Disease）：1298-1326.

[2] Mount HR，Boyle SD. Aseptic and Bacterial Meningitis：Evaluation，Treatment，and Prevention. Am Fam Physician，2017，96（5）：314-322.

[3] Bamberger DM. Diagnosis，initial management，and prevention of meningitis. Am Fam Physician，2010，82（12）：1491-1498.

[4] 冯绵烨，娄燕．病毒性脑炎的诊治研究进展．中华诊断学电子杂志，2019，7（1）：66-70.

[5] 汪晓凤．结核性脑膜炎的诊疗进展．中国临床新医学，2019，12（6）：687-692.

[6] Mezochow A，Thakur K，Vinnard C. Tuberculous Meningitis in Children and Adults：New Insights for an Ancient Foe. Curr Neurol Neurosci Rep，2017，17（11）：85.

[7] 粟秀初．真菌性脑膜炎．医师进修杂志，2002，25（2）：10-12.

[8] Bruyn GW，Straathof LJ，Raymakers GM. Mollaret's meningitis. Differential diagnosis and diagnostic pitfalls. Neurology，1962，12：745-753.

[9] Poulikakos PJ，Sergi EE，Margaritis AS，et al. A case of recurrent benign lymphocytic（Mollaret's）meningitis and review of the literature. J Infect Public Health，2010，3（4）：192-195.

[10] Davis A，Meintjes G，Wilkinson RJ. Treatment of Tuberculous Meningitis and Its Complications in Adults. Curr Treat Options Neurol，2018，20（3）：5.

[11] Yao M，Zhou J，Zhu Y，et al. Detection of Listeria monocytogenes in CSF from Three Patients with Meningoencephalitis by Next-Generation Sequencing. J Clin Neurol，2016；12（4）：446-451.

[12] Tunkel AR，Glaser CA，Bloch KC，et al. The management of encephalitis：Clinical practice guidelines by the Infectious Diseases Society of America. Clin Infect Dis，2008，47（3）：303-227.

[13] Venkatesan A，Tunkel AR，Bloch KC，et al. Case definitions，diagnostic algorithms，and priorities in encephalitis：consensus

statement of the international encephalitis consortium.Clin Infect Dis，2013，57（8）：1114-1128.

[14] Mailles A，Stahl JP，Bloch KC.Update and new insights in encephalitis.Clin Microbiol Infect，2017，23（9）：607-613.

[15] Soares CN，Brasil P，Carrera RM，et al.Fatal encephalitis associated with Zika virus infection in an adult.J Clin Virol，2016，83：63-65.

[16] Gérardin P，Couderc T，Bintner M，et al.Chikungunya virus-associated encephalitis：A cohort study on La Réunion Island，2005-2009.Neurology，2016，86（1）：94-102.

[17] Kumar R. Understanding and managing acute encephalitis. F1000Res，2020，9 pii：F1000 Faculty Rev-60.

[18] Rahi M，Gupte MD，Bhargava A，et al. DHR-ICMR Guidelines for diagnosis & management of Rickettsial diseases in India. Indian J Med Res，2015，141（4）：417-422.

[19] Guan H，Shen A，Lv X，et al. Detection of virus in CSF from the cases with meningoencephalitis by next-generation sequencing. J Neurovirol，2016，22（2）：240-245.

[20] 关鸿志，张文宏．重视脑炎的临床综合征及其诊断意义．中华传染病杂志，2019，37（5）：257-260.

[21] Hermetter C，Fazekas F，Hochmeister S. Systematic Review：Syndromes，Early Diagnosis，and Treatment in Autoimmune Encephalitis. Front Neurol，2018，9：706.

[22] 中华医学会神经病学分会．中国自身免疫性脑炎诊治专家共识．中华神经科杂志，2017，50（2）：91-98.

[23] Wandinger KP，Leypoldt F，Junker R. Autoantibody-Mediated Encephalitis. Dtsch Arztebl Int，2018，115（40）：666-673.

[24] 孙梦娇，马莉花，杜转环，等．自身免疫性脑炎研究新进展．中风与神经疾病杂志，2019，36（3）：274-279.

[25] Graus F，Titulaer MJ，Balu R，et a1.A clinical approach to diagnosis of autoimmune encephalitis.Lancet Neuml，2016，15（4）：391-404.

[26] Fang B，McKeon A，Hinson SR，et al. Autoimmune Glial Fibrillary Acidic Protein Astrocytopathy：A Novel Meningoencephalomyelitis.

JAMA Neurol，2016，73（11）：1297-1307.

[27] Dubey D，Pittock SJ，Kelly CR，et al. Autoimmune encephalitis epidemiology and a comparison to infectious encephalitis. Ann Neurol，2018，83（1）：166-177.

[28] Kunchok A，Zekeridou A，McKeon A. Autoimmune glial fibrillary acidic protein astrocytopathy. Curr Opin Neurol，2019，32（3）：452-458.

[29] Dubey D，Hinson SR，Jolliffe EA，et al. Autoimmune GFAP astrocytopathy：Prospective evaluation of 90 patients in 1 year. J Neuroimmunol，2018，321：157-163.

[30] Long Y，Liang J，Xu H，et al. Autoimmune glial fibrillary acidic protein astrocytopathy in Chinese patients：a retrospective study. Eur J Neurol，2018，25（3）：477-483.

15

中枢神经系统脱髓鞘性疾病

第一节　多发性硬化

多发性硬化（multiple sclerosis，MS）是一种发生于中枢神经系统（central nervous system，CNS）白质的脱髓鞘疾病，其发病机制尚不很明确，现多认为由针对 CNS 髓鞘、由 T 细胞介导的自身免疫应答而致病[1]。

【临床表现】

1．发病年龄主要为 10 ～ 50 岁，20 ～ 40 岁最多，其年发病率为（0.68 ～ 4.3）/10 万人[1-3]。以急性或亚急性起病者居多，多呈复发缓解病程，女性多于男性。近半数 MS 患者在发病前有诱因，最常见者为上感和受凉，其次为过度疲劳、精神紧张、外伤、手术、分娩、人工流产及各种感染。

2．眼部症状常为视神经炎的表现，多为急性起病的单或两眼视力下降，眼底检查可发现视盘水肿，以后发展为视神经萎缩；亦可有视野缺损、眼肌麻痹、复视等，核间性麻痹为 MS 的重要体征，慢性病例常有眼震。

3．感觉障碍形式多样，包括传导束型、神经根性、神经末梢性等，感觉异常可以表现为各种性质的异常（如 Lhermitte 征），感觉障碍多数较轻、倾向于缓解。

4．运动障碍常表现为单肢或数肢无力，晚期可以出现假性球麻痹。意向性震颤及躯干、肢体的共济失调较为常见。

5．精神症状可有抑郁或欣快，记忆和智能障碍亦可发生。

6．部分患者可有痛性痉挛或其他发作性症状，如眩晕、复视、共济失调、三叉神经痛、构音障碍等，可以持续数分钟至数小时。

7．括约肌障碍可以表现为急性尿失禁、尿急、尿频、尿潴留、无意识性尿失禁、便秘等。

8．少数患者可出现癫痫发作、发作性睡眠、猝倒症、睡眠麻痹和肌肉萎缩等。

【诊断】

一、MS 的诊断

1．基于病史、神经系统查体和辅助检查［MRI、诱发电位、脑脊液（cerebrospinal fluid，CSF）免疫学检查］做出诊断，目前采用 2017 年国际 MS 诊断小组提出的 McDonald 标准（表 15-1）[4]。

2．MRI　脑白质内多可见及典型的 T_2 高信号病变，质子密度加权像和液体衰减反转恢复（fluid attenuated inversion recovery，FLAIR）序列可提高对病变（尤其是侧脑室周围）的分辨，高场强 MRI（7T）则对检测皮质病变更为敏感。钆增强扫描是判断病变活动性的敏感方法，亦有助于判断有无血 - 脑屏障（blood-brain barrier，BBB）破坏。典型表现包括：①侧脑室周围白质多发 T_2 高信号病变，呈“开环状”强化；②由胼胝体或侧脑室边缘发出放射形 Dawson 指；③颈髓或上胸髓病变多见，呈片状、偏心性改变。

3．CSF　绝大多数患者的 IgG 指数和 IgG 24h 鞘内合成率增加，寡克隆区带（oligoclonal band，OCB）呈阳性，均提示有鞘内抗体的异常合成。

4．诱发电位　视觉诱发电位（visual evoked potentials，VEP）对于检测（视交叉前）视觉传导通路上的病变较敏感；脑干听觉诱发电位（brainstem auditory evoked potentials，BAEP）和体感诱发电位（somatosensory evoked potentials，SSEP）对判断脑桥病变和肢体感觉异常有帮助。

二、临床表型

主要依据由 Lublin 等（2014 年）提出的分型标准[5]。

1．缓解 - 复发型 MS（relapsing-remitting MS，RRMS）　最为常见，其急性发病后恢复或有后遗症，两次复发期间病情稳定。

2．继发进展型 MS（secondary progressive MS，SPMS）　RRMS 症状进行性恶化，伴或不伴急性复发。

表 15-1 2017 年 McDonald 多发性硬化诊断标准

临床表现	具有客观临床证据的病变数目	诊断 MS 必需的进一步证据
≥ 2 次临床发作	≥ 2	无
≥ 2 次临床发作	1（以及有不同解剖部位病变 1 次先前发作的明确病史证据）	无
≥ 2 次临床发作	1	空间多发性：累及 CNS 不同部位的再次临床发作或 MRI 证据
1 次临床发作	≥ 2	时间多发性：再次临床发作、MRI 改变或脑脊液特异性寡克隆区带
1 次临床发作	1	空间多发性：累及 CNS 不同部位的再次临床发作或 MRI 证据；和 时间多发性：再次临床发作、MRI 改变或脑脊液特异性寡克隆区带
原发进展型 MS		回顾或前瞻性地确定（无临床复发的）疾病进展持续 1 年并具备下列 3 项中的 2 项： （1）MS 特征性病变区域（脑室旁、皮质或近皮质或幕下）有 ≥ 1 个 T_2 高信号病变 （2）脊髓内有 ≥ 2 个 T_2 高信号病变 （3）脑脊液特异性寡克隆区带阳性

* 空间多发性的 MRI 证据：4 个 MS 特征性病变部位（脑室周围、皮质或近皮质、幕下脑区、脊髓）中 2 个或以上区域内有 ≥ 1 个 T_2 高信号病变

* 时间多发性的 MRI 证据：①任何时间 MRI 检查同时存在强化和非强化病变；或②参考基线扫描，随访 MRI 示新发 T_2 高信号病变或强化病变，不管与基线 MRI 扫描的间隔时间长短

CNS：中枢神经系统；MRI：磁共振成像；MS：多发性硬化

3．原发进展型 MS（primary progressive MS，PPMS） 进行性发病且仅有短暂、不明显的症状改善。

4．其他

（1）临床孤立综合征（clinically isolated syndrome，CIS）：指一次反映了 CNS 炎性脱髓鞘事件的单时相临床发作，呈急性或亚急性病程，持续 24 h 以上。临床上表现为局灶的视神经炎、幕上综合征、脑干或小脑综合征，或者不完全横贯性脊髓病。现有的资料显示 50% 以上的 CIS 患者最终发展为临床确诊的 MS（clinically definite MS，CDMS）。

（2）放射孤立综合征（radiologically isolated syndrome，RIS）：系指那些脑 MRI 呈现 T_2 高信号病变，其特征强烈提示 MS 病变，但患者无神经系统功能缺损或其他清楚的解释。

（3）孤立性硬化（solitary sclerosis）：是指那些位于脑白质、颈部 - 延髓交界处或脊髓的炎性病变，患者具有与进展型 MS 无法相鉴别的残疾进展，以及有特异性 OCB 但无新病变的临床或影像学证据。

三、MS 变异型

1．Marburg 型 MS　年轻人多见，表现为急性、暴发、严重与快速进展的神经功能缺损。与典型 MS 不同，MRI 可见脑白质内大量广泛的、融合的多发 T_2 高信号病变，有增强及占位效应。一般于首次发病数月内出现呼吸衰竭而死亡 [6]。

2．Baló 同心圆硬化（Baló's concentric sclerosis，BCS） 常见于亚洲人，急性或亚急性起病，临床表现复杂多样（如头痛、认知或行为异常、智能减退、癫痫、局灶体征等），MRI 上呈现“洋葱头样”黑白相间的类圆形病变，有增强及占位效应。病死率高，预后较差 [7]。

3．Schilder 病　亦称弥漫性硬化，儿童晚期和青年期常见，多急性起病，呈进展性病程。表现为头痛、意识模糊、失语、视神经炎、认知障碍等异常；MRI 上呈现 CNS 内大片的对称性脱髓鞘病变，皮质受累较多见，完全或不规则环形强化 [8]。

4．瘤样脱髓鞘病变（tumefactive demyelinating lesions，TDL）中青年患者较多，多为亚急性或慢性起病，临床表现包括头痛、认知障碍、视觉障碍和局灶体征等；MRI 上表现为单发或多发圆形或类圆形病变，呈“煎蛋征”，有占位效应和环形强化，有时酷似肿瘤[9-10]。

【鉴别诊断】

1．急性播散性脑脊髓炎（acute disseminated encephalomyelitis，ADEM）　儿童常见，单相病程，急性起病，全身症状（发热、头痛、意识模糊）明显，有局灶体征。MRI 示侧脑室周围片状多灶性病变，多数 CSF 中单个核细胞＞ 50×10^6/L，OCB 少见，可与 MS 鉴别。

2．进行性多灶性白质脑病　多伴有淋巴增生性疾病（如白血病、结节病、淋巴瘤）；中年以上多见，主要为大脑半球弥漫性损害的表现，血清 JC 病毒抗体或 DNA 阳性。

3．脑白质营养不良　多有家族史，为常（性）染色体显性或者隐性遗传，呈进行性加重，病变部位弥散，CSF 检查与 MS 可鉴别。

4．脑梗死　年龄偏大，有高血压或动脉粥样硬化史等危险因素，CSF OCB 或者 IgG 指数多正常，可资鉴别。

【治疗】

一、急性期治疗

首选治疗方案为糖皮质激素（简称激素）冲击治疗，对病情严重者或对激素治疗无效者也可试用血浆置换或静脉注射免疫球蛋白（intravenous immunoglobulin，IVIg）治疗。

1．激素　通常早期、短程和足量应用，对急性恶化者效果较好，成人静脉滴注甲泼尼龙（methyprednisolone，MP）1 g/d，3 ～ 5 d 后即停用；或者静脉滴注 MP 1000 mg/d，随后每 3 d 剂量减半，直至停药，原则上总疗程不超过 4 周。

2．IVIg　常用剂量为 0.4 g/(kg·d)，连续静脉滴注 5 d 为 1 个疗程。

3．血浆置换　每次血浆交换量为 2 ～ 4 L，开始为隔日 1 次，以后可酌情 1 ～ 2 次 / 周，一般以交换 9 ～ 12 L 为 1 个疗程[1]。

二、缓解期治疗

早期给予疾病修正治疗（disease-modifying therapy，DMT）会

明显减少复发次数，并延缓残疾进展。

1．不同临床表型的治疗

（1）RRMS：一线药物包括干扰素（interferon，IFN）β-la（Rebif 和 Avonex）、IFNβ-lb（Betaseron）和醋酸格拉默（glatiramer acetate，GA）、芬戈莫德（Fingolimod）/ 西尼莫德（Siponimod）、特立氟胺（Teriflunomide）、富马酸二甲酯（Dimethyl fumarate，BG-12）等。二线药物为那他珠单抗（Natalizumab）、米托蒽醌（mitoxantrone）等。三线药物为阿伦单抗（Alemtuzumab）等。

（2）活动性 SPMS：IFN-β1a（皮下注射）或 IFN-β1b、米托蒽醌、奥瑞珠单抗（Ocrelizumab）、西尼莫德[11]或克拉屈滨治疗。

（3）PPMS：试用奥瑞珠单抗治疗。

（4）CIS：对于临床发作轻微、可逆性 CIS 可进行随访，再决定是否用 DMT，包括 IFNβ 或 GA，以及新近获批的西尼莫德（表 15-2）。对于 RIS 和孤立性硬化需要密切随访观察，视其情况再确定是否予以治疗。

（5）其他免疫抑制药：包括环磷酰胺、硫唑嘌呤、环孢素 A（cyclosporin A）、吗替麦考酚酯（mycophenolate mofetil，MMF）或他克莫司等，可有一定疗效，但应注意其副作用[1-3]。

2．升级（escalation）治疗与诱导（induction）治疗　前者亦称进阶治疗，系指起始于一种一线治疗（中等疗效药物），在仍临床持续复发时“升级”至疗效更强的药物（但潜在意义上安全性更差 / 价格更贵）；后者系指针对那些具有高度活动性或进展迅速者，起始于一种强效药物（如阿伦单抗或那他珠单抗），以期获得持续的疾病缓解，继之以疗效相对较弱的 DMT 药物长期维持（图 15-1）[12]。

三、对症治疗

1．疼痛和发作性症状　可用卡马西平、加巴喷丁、拉莫三嗪或奥卡西平等。

2．抑郁　可用氟西汀、帕罗西汀、文拉法辛、度洛西汀等。

3．疲劳　用金刚烷胺、莫达芬尼治疗。

4．膀胱直肠功能障碍　配合药物治疗和借助导尿等处理。

5．肢体运动功能障碍　以职业疗法和理疗为主，以及钾通道阻滞药氨吡啶（Fampridine）。

6．认知障碍　试用美金刚、多奈哌齐、卡巴拉汀。

表 15-2 已获批的一线、二线和三线 MS 疾病修正治疗治疗药物及其适应证

种类	剂量和方法	适应证
一线药物		
IFNβ-lb（Betaseron）	250 μg，sc，qod	具有进展成MS高风险的CIS；RRMS；复发的SPMS
IFNβ-la（Rebif）	44 μg，sc，tiw	RRMS；复发的SPMS
IFNβ-la（Avonex）	30 μg，im，qw	具有进展成MS高风险的CIS；RRMS
醋酸格拉默（glatiramer acetate）	20 mg，sc，qd	具有进展成MS高风险的CIS；RRMS
芬戈莫德	0.5 mg，po，qd	复发形式的MS
特立氟胺	7 mg或14 mg，po，qd	复发形式的MS
富马酸二甲酯	240 mg，po，bid	RRMS
二线药物		
米托蒽醌	12 mg/m^2（体表面积），iv，每3个月1次	在一线药物治疗期间高度活跃的RRMS或SPMS，频繁发作和残疾进展
那他珠单抗	300 mg，iv，q4w	对全疗程IFNβ无反应的RRMS；迅速进展的RRMS
三线药物		
阿伦单抗	12 mg，iv，qd，连续5 d；1年后连用同量连续3 d	高度活动性RRMS
其他药物		
奥瑞珠单抗	600 mg，iv，每6个月1次	RRMS、PPMS和活动性SPMS
西尼莫德（Siponimod）	2 mg，po，qd	CIS、RRMS和活动性SPMS

sc：皮下注射；iv：静脉注射；im：肌内注射；po：口服；CIS：临床孤立综合征；RRMS：复发 - 缓解型MS；SPMS：继发进展型MS；IFNβ：β- 干扰素

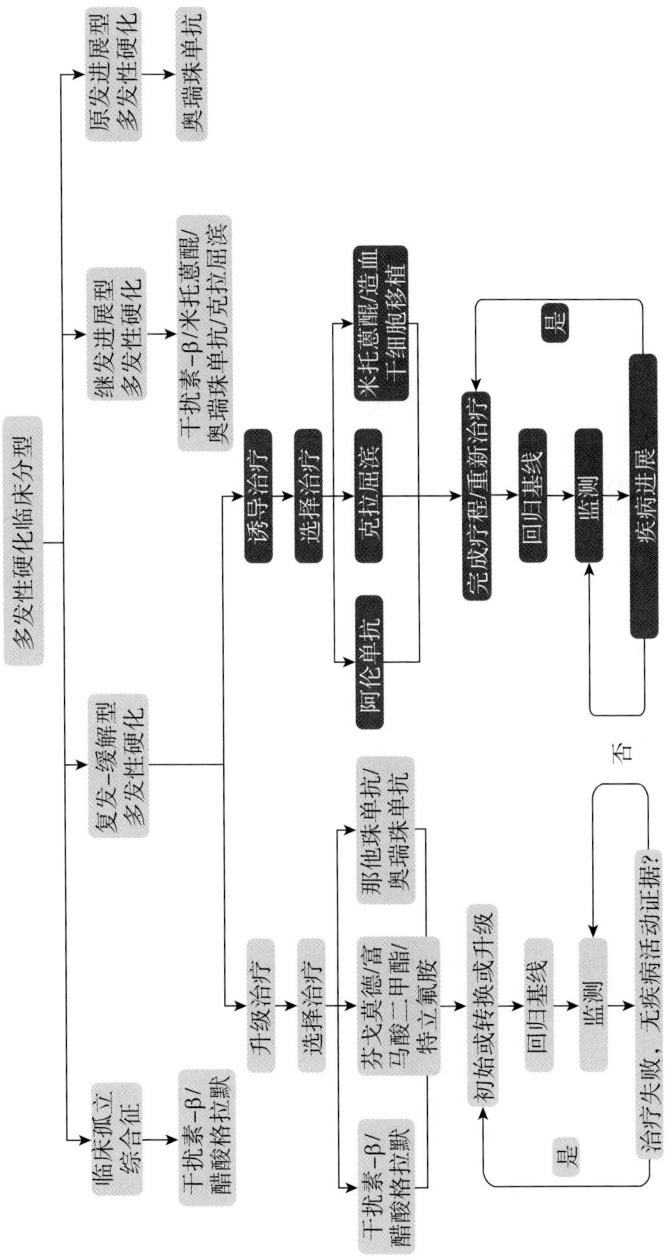

图 15-1 临床孤立综合征和不同临床亚型多发性硬化的推荐治疗流程

四、康复治疗

根据病情对有肢体、语言或吞咽功能障碍的患者，早期进行功能康复治疗，如适当的体育疗法和水疗（27 ~ 29℃）、中医治疗[1]。

第二节 视神经脊髓炎谱系疾病

视神经脊髓炎（neuromyelitis optica，NMO）又称 Devic 病，是一种主要累及视神经和脊髓的炎性脱髓鞘疾病。长期以来一直认为 NMO 是多发性硬化（MS）的一个变异型，但是随着近年来其血清特异性抗体 - 水通道蛋白 4（aquaporin 4，AQP4）抗体（2005 年）的发现[13]，目前确定其是一种独立的疾病单元。鉴于 AQP4 抗体阳性者的临床表现形式多样，随后于 2007 年提出了视神经脊髓炎谱系疾病（NMO spectrum disorder，NMOSD）的概念[14]。

【临床表现】

1．本病多见于 20 ~ 40 岁，东亚黄种人、黑种人相对白种人更为多见，患病率为 0.5 ~ 4.4/10 万人[15]，女性高于男性，复发型更常见。NMO 一般呈急性和亚急性起病，大多数患者在病前数日或数周内有上感或消化道感染史，也有疫苗接种后发病者。常合并自身免疫病，如干燥综合征、类风湿关节炎等。

2．眼部症状　常为视神经炎的表现，可为单侧或者双侧受累，急性期视神经症状重，伴或不伴有球后疼痛，有不同形式的视野缺损。

3．脊髓症状　主要为横贯性损害的表现，从数小时至数天内脊髓的运动、感觉和括约肌功能的严重损害。损害平面以下深浅感觉减退或消失，运动障碍可迅速进展为截瘫或四肢瘫，括约肌功能障碍可与瘫痪同时发生，表现为尿潴留或尿失禁。也可出现其他自主神经功能障碍（如排汗异常、皮肤营养障碍）。

4．极后区综合征　可为单一首发症候，表现为顽固性呃逆、恶心呕吐。

5．其他表现　①急性脑干综合征：部分患者有头晕、复视和共济失调等表现；②急性间脑综合征：表现为嗜睡、发作性睡病样表现、低钠血症和体温调节异常等；③大脑综合征：少有症状，可有头痛、意识水平下降、言语和认知功能减退等改变[16]。

【诊断】

1. NMOSD的诊断标准 由Wingerchuck等在2015年提出，基于AQP4抗体检测将其分为两种形式，即AQP4抗体阳性和AQP4抗体阴性两大类（表15-3）[17]。在部分血清AQP4抗体阴性的NMOSD患者中，发现存在其他类型抗体，如髓鞘少突胶质细胞糖蛋白（myelin oligodendrocyte glycoprotein，MOG）抗体，Jarius等近期提出了MOG-IgG相关脑脊髓炎（MOG-IgG-associated encephalomyelitis，MOG-EM）的概念[18]。

表15-3 成人视神经脊髓炎谱系疾病（NMO spectrum disorder，NMOSD）诊断标准

AQP4抗体阳性的NMOSD诊断标准
1．至少出现一项核心临床表现[a]
2．AQP4抗体检测呈阳性结果（强烈推荐细胞免疫荧光法检测）
3．除外其他疾病
AQP4抗体阴性的NMOSD诊断标准
1．在一次或多次临床发作中，出现至少两项核心临床表现，且所出现的核心临床症状必须符合下述所有要求
（1）至少一项核心临床症状必须是视神经炎，长节段横贯性脊髓炎（即LETM）或极后区综合征
（2）空间多发性（2个或以上不同的核心临床表现）
（3）满足附加的MRI要求（视实际情况）[b]
2．AQP4抗体检测结果阴性，或无条件检测AQP4抗体
3．除外其他疾病

NMOSD：视神经脊髓炎谱系疾病；AQP4：水通道蛋白4；LETM：纵向延伸的横贯性脊髓炎

[a] 核心临床特征：①视神经炎；②急性脊髓炎；③极后区综合征：其他原因不能解释的呃逆或恶心和呕吐发作；④急性脑干综合征；⑤症状性嗜睡或急性间脑临床综合征，伴NMOSD典型的间脑MRI病变；⑥症状性大脑综合征，伴NMOSD典型的脑病变

[b] 附加的MRI要求（针对AQP4抗体阴性或无法检测的NMOSD）：①急性视神经炎，需要头颅MRI显示正常或仅有非特异性白质改变，或者视神经MRI显示T_2高信号病变或T_1加权钆增强病变，病变长度须超过视神经总长的1/2或延及视交叉；②急性脊髓炎，要求相关的髓内MRI病变长度≥3个连续的脊椎节段（即LETM），或者既往有急性脊髓炎病史，存在长度≥3个连续节段的局灶性脊髓萎缩；③极后区综合征，需要有相关的延髓背侧和极后区病变；④急性脑干综合征，需要有室管膜周围的脑干病变

2．MRI　眼部MRI检查可见视神经或视交叉肿胀，和（或）钆明显增强；脊髓MRI显示多数患者脊髓病变累及3个或3个以上椎体节段，病变相互邻近且强化明显。头颅MRI可见侧脑室周围病变；脑干、丘脑或大脑半球（瘤样）脱髓鞘病变，呈“云雾样”强化。

3．血清AQP4抗体　是NMO特异的生物标志物，公认的检测方法为细胞免疫荧光法（cell-based assay，CBA），其特异度高达90%以上，敏感度高达70%[16]。

4．CSF检查　部分患者白细胞超过50×10^6/L，OCB阳性率较低（20%～40%）。

5．诱发电位　多数患者有VEP异常，对于视神经有亚临床病变而仅表现为复发型脊髓炎者有辅助诊断的作用。

【鉴别诊断】

1．MS　青年期发病，女性多见，多呈复发缓解病程，临床表现多样（肢体运动/感觉障碍、视力减退、共济失调等），病情严重程度相对较轻；脊髓MRI病变通常小于2个椎体节段且偏心性分布；OCB多呈阳性，而血清AQP4抗体则多为阴性，以资鉴别。

2．硬脊膜动静脉瘘　多见于40岁以上男性，病程进展较缓慢，临床表现酷似脊髓炎，但MRI扫描T_1加权像（weighted imaging，WI）矢状位可见及脊髓背侧和（或）腹侧蛛网膜下隙内脊髓软膜表面呈“串珠样”或“蚯蚓样”血管流空信号，通过脊髓MRA或DSA检查可与之鉴别。

3．ADEM　儿童常见，单相病程，急性起病，全身症状（发热、头痛、意识模糊）明显，有局灶体征。MRI示侧脑室周围片状多灶性病变，多数CSF中单个核细胞＞50×10^6/L，OCB少见，可与MS鉴别。

【治疗】

一、急性发作期治疗

1．激素　大剂量冲击，缓慢阶梯递减，小剂量长期维持。用法：①静脉滴注MP 1000 mg/d，3～5 d后完全停用，或改为口服［1 mg/(kg·d)］逐渐减量；②静脉滴注MP 1000 mg/d，随后每3 d

剂量减半，减至 60 mg/d 时改为口服，逐渐减量。

2．IVIg　适用于对激素冲击疗法反应差的患者。常用剂量为 0.4 g/(kg·d)，连续静脉滴注 5 d 为 1 个疗程。

3．血浆置换　针对激素冲击治疗难以控制的严重病例。每次血浆交换量为 2 ～ 4 L，5 ～ 10 d 交换 5 次。

二、预防复发治疗

1．小剂量口服激素　口服泼尼松龙 5 ～ 30 mg，每日 1 次，常与其他免疫抑制药联合。

2．硫唑嘌呤　目前最常用于 NMOSD 的免疫抑制药之一，但起效较慢（2 ～ 3 个月）。用法：2 ～ 3 mg/(kg·d)，每日分 2 ～ 3 次口服，用前须做巯嘌呤甲基转移酶（thiopurine methyltransferase，TPMP）基因检测。

3．MMF　亦属 NMOSD 常用药物，口服 750 ～ 1500 mg，每日 2 次，安全性优于硫唑嘌呤，但起效较慢（2 ～ 3 个月），须监测血药浓度。

4．环孢素 A 和他克莫司　为钙调蛋白抑制药，作为一种备选的替代方案。环孢素 A 2 ～ 5 mg/(kg·d)，每日分 2 次口服；他克莫司 1 ～ 6 mg/d，每日分 2 次口服。均须监测血药浓度。

5．利妥昔单抗　是一种针对 CD20+ 的单克隆抗体，用法：①按 375 mg/m^2(体表面积)，静脉滴注，每周 1 次，连用 4 周；② 1000 mg，静脉滴注，共用 2 次（间隔 2 周）；③小剂量 100 mg，每周 1 次，连续 3 ～ 4 次，尚需更多证据。

6．氨甲蝶呤　常与其他免疫抑制药（如激素、环磷酰胺）合用，用法：口服 7.5 ～ 25 mg，每周 1 次，需补充叶酸。

7．环磷酰胺　适用于合并其他自身免疫病（系统性红斑狼疮）的 NMOSD 患者。用法：① 7 ～ 25 mg/kg 静脉滴注，每个月 1 次，共用 6 个月；②第 1 周 2 次，每次 200 mg，静脉滴注；第 2 周 2 次，每次 400 mg，静脉滴注。以后，每次 800 mg，静脉滴注，每周 1 次，直至总量 10 g 为 1 个疗程。以后用维持剂量 800 mg 静脉滴注，每个月 1 次。

8．米托蒽醌　对于反复发作而其他方法治疗效果不佳的 NMOSD 可考虑选用。用法：按 12 mg/m^2（体表面积），静脉滴注，每月 1 次，共 3 个月后每 3 个月 1 次，积累总量不能超过 140 mg/m^2（体表面积）。有心脏毒性作用，每次给药前评估左心室射血分数（图 15-2）[1]。

9. 艾库组单抗（Eculizumab） 是一种补体抑制药，针对 AQP4 抗体阳性 NMOSD，用法：600 mg，静脉滴注，每周 1 次 ×4；900 mg（第 5 周）；900 mg 每 2 周 1 次[19]。

10. 萨法利珠单抗（satralizumab） 是一种人源化针对 IL-6 受体的单克隆抗体，现为 NMOSD 的孤儿用药，用法：120 mg，静脉滴注，每 2 周 1 次 ×3，随后每 4 周 1 次。

11. 可能加重 NMOSD 的 MS 治疗药物 包括芬戈莫德、那他珠单抗、阿伦单抗、β- 干扰素等[20]。

三、对症治疗

1. 痛性痉挛 苯妥英钠、卡马西平、加巴喷丁、巴氯芬或乙哌立松。

2. 疼痛和感觉异常 加巴喷丁、卡马西平、阿米替林、5- 羟色胺和去甲肾上腺素再摄取抑制药（SNRI）、普瑞巴林等药物。

3. 抑郁症或焦虑症 选择性 5- 羟色胺再摄取抑制药（selective serotonin reuptake inhibitor，SSRI）（如氟西汀、舍曲林等）、SNRI（如文拉法辛）及心理治疗（如认知行为治疗）。

4. 疲劳 莫达芬尼、金刚烷胺。

5. 震颤 苯海索、阿罗洛尔等。

6. 膀胱直肠功能障碍 尿失禁可用奥昔布宁、托特罗定、达非那新等。尿潴留可用留置导尿管或氯贝胆碱。便秘可用缓泻药（如番泻叶、乳果糖等）、灌肠。

7. 性功能障碍 选择性磷酸二酯酶抑制药（如西地那非、伐地那非或他达拉非）。女性可局部应用雌激素药膏、润滑油。

8. 认知障碍 胆碱酯酶抑制药（如多奈哌齐、卡巴拉汀等）。

9. 肢体运动功能障碍 钾通道阻滞药氨吡啶（Fampridine）。

四、康复训练

适度的肢体功能训练、中医治疗。

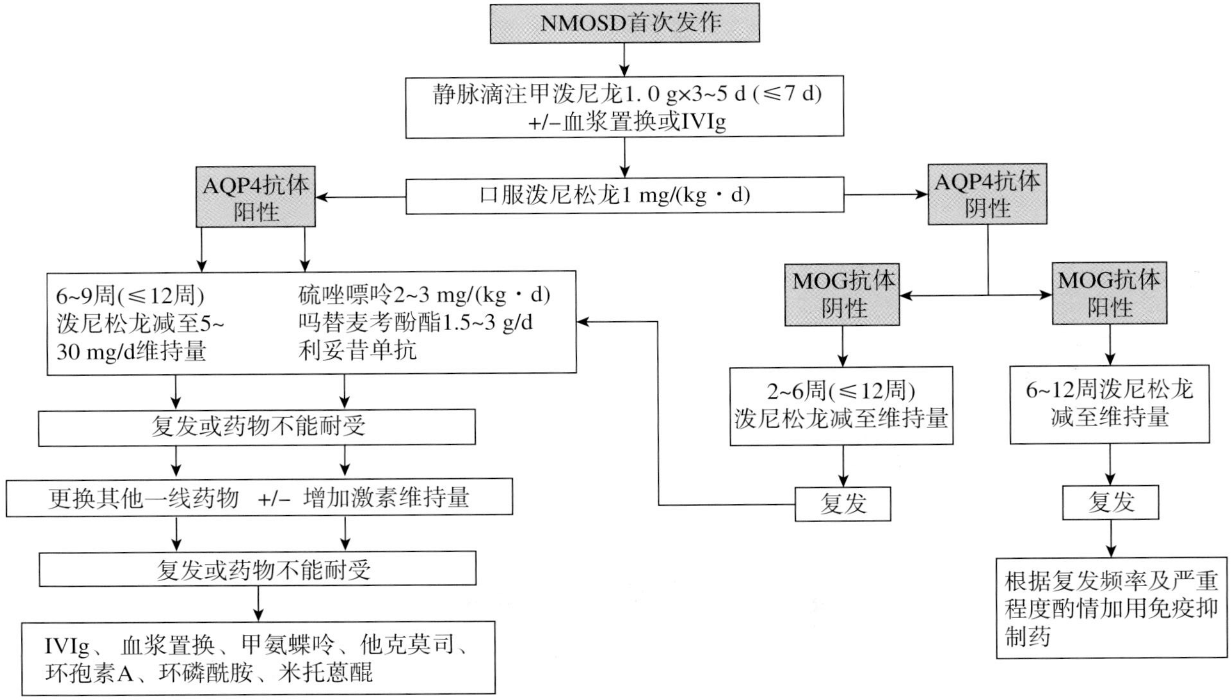

图 15-2 视神经脊髓炎谱系疾病（NMO spectrum disorder，NMOSD）的免疫治疗流程

IVIg：静脉免疫球蛋白；AQP4：水通道蛋白 4；MOG：髓鞘少突胶质细胞糖蛋白

第三节 急性播散性脑脊髓炎

急性播散性脑脊髓炎（acute disseminated encephalomyelitis，ADEM）是一组发生在某些感染性疾病或免疫接种后的急性脱髓鞘性疾病。按照其发病（至少）3 个月后有无二次发作，分为单相性 ADEM（monophasic ADEM）和多相性播散性脑脊髓炎（multiphasic disseminated encephalomyelitis，MDEM）[21]。

【临床表现】

1．本病以儿童和青壮年居多，年发病率为（0.3 ~ 0.6）/10 万人[22-23]，多数病例在感染或免疫接种数天或数周后急性发病，病情进展较快，2 ~ 5 d 后出现程度不同的神经系统症状。

2．前驱（prodromal）症状　包括发热、头痛、恶心、呕吐、嗜睡、易激惹等。

3．脑病症状　脑实质弥散性受损时，可有意识障碍、精神症状、癫痫、颅内压增高等；脑实质局灶受累时，可有偏瘫、失语、视力和视物障碍、不自主运动等。

4．小脑症状　共济失调。

5．脊髓症状　截瘫或四肢瘫，传导束型感觉障碍及大小便障碍。

6．周围神经病　脑神经和脊神经、神经丛、单或多神经损害症状。

7．ADEM 变异型　急性出血性白质脑病（acute hemorrhagic leukoencephalopathy，AHL），起病更急，进展迅速，病情危重。

【诊断】

1．根据以往感染或疫苗接种史，急性发生的脑病和多灶性（脊髓、小脑、周围神经）受损表现，结合实验室检查并除外其他疾病后可诊断[24]，病理学检查有利于进一步确诊。

2．CSF　部分患者细胞数正常或略高，以淋巴细胞和单核细胞为主，AHL 常有红细胞增多；蛋白含量可轻至中度增高，少数出现 OCB 或 IgG 指数增高。

3．血清学　部分患者测及 MOG 抗体[25]。

4．脑电图（electroencephalogram，EEG）可显示弥漫性慢波活动。

5．影像学　MRI 示脑白质内弥散性、多灶性斑片状长 T_1 长 T_2 信号病变，亦可见于丘脑、基底节、小脑和脑干；脊髓可见累及多个椎体节段的大片融合性病变；部分病变可呈强化。

6．病理学　主要为静脉周围显著的炎性细胞浸润和髓鞘脱失，AHL 在其白质内可见及血管纤维素样坏死、片状出血等。

【鉴别诊断】

1．病毒性脑炎　急性起病，主要表现为精神症状、癫痫及局灶症状，CSF 中可测及高水平的病毒抗体及 DNA，可资鉴别。

2．CNS 原发性血管炎　可青年发病，表现为复发、多灶性神经功能缺损；MRI 上示多灶病变且 CSF 呈炎性改变；可有血清自身抗体（如抗中性粒细胞胞质抗体），可与之鉴别。

3．Susac 综合征　临床上表现为视网膜病变、听力减退、脑病“三联症”，MRI 脑灰白质小病变，亦可累及胼胝体，软脑膜强化，眼底荧光造影可见视网膜分支动脉阻塞。

4．线粒体脑病　多见于青年，表现为复发的多部位局灶性神经功能缺损，MRI 上示异常信号；常见高乳酸血症，肌活检示破碎红纤维，线粒体 DNA 分析有助于诊断。

5．MS　青年发病，大多呈复发缓解病程，临床表现多样；MRI 示侧脑室周围白质多发 T_2 高信号病变，呈 Dawson 指和呈“开环状”强化；多有 OCB 或 IgG 指数增高，可自 ADEM 进展而来。

【治疗】

1．激素　急性期尽早、短程给予大剂量激素治疗，如效果不佳可考虑血浆置换或 IVIg。

2．对症及支持疗法　同 MS。

第四节　Marchiafava-Bignami 病

Marchiafava-Bignami 病（Marchiafava-Bignami disease，MBD）又称原发性胼胝体变性，是一种多发于中老年的 CNS 变性疾病。其病理学特征是发生于胼胝体内非炎性的脱髓鞘和坏死性病变，亦可累及 CNS 其他部位。病因迄今不明，可能系由酒精诱导的神经毒性和维生素 B 族缺乏所致[26]。

【临床表现】

1．本病多见于中年以上，男性为主，酗酒者居多，亦见于糖尿病控制不佳者。

2．临床上以意识和认知障碍、精神症状、痫性、多灶性受损为主，表现为嗜睡、淡漠、注意力不集中、健忘、失用、痴呆、构音障碍、共济失调、肌张力增高、锥体束征等[27,28]。

3．根据起病时有无严重意识障碍，Heinrich 等将 MBD 分为 A、B 两型：① A 型患者以急性意识障碍，甚至昏迷起病，多伴有痫性发作、构音障碍以及轻偏瘫，预后差。② B 型患者意识障碍较轻，伴有构音障碍、步态异常及大脑半球分离（interhemispheric disconnection）综合征，亦可出现痴呆、行为异常等，预后相对较好[29]。

【诊断】

1．根据起病年龄，酗酒史和临床表现，结合神经影像学做出诊断。

2．头颅 MRI　累及胼胝体和其他部位（皮质下白质，小脑中脚、内囊、前联合、皮质）的脱髓鞘病变，其中胼胝体中层受累（即“三明治征”）和病变呈对称性分布是本病的特征性表现，病变可见强化。慢性期后，受累胼胝体萎缩变薄[30,31]。

3．MBD 的确诊需要病理学诊断[31]

【鉴别诊断】

1．脑桥中央髓鞘溶解症　常有酗酒和营养不良史，低血钠后补钠过快易诱发，临床上表现为延髓性麻痹、精神行为异常、四肢瘫痪、痫性发作和昏迷等，MRI 示脑桥基底部或脑桥以外的对称分布的脱髓鞘病变，以资鉴别。

2．Wernicke 脑病　常有慢性酒中毒和胃肠吸收不良史，临床上表现为“眼肌麻痹、精神症状、共济失调”三主征，头颅 MRI 可见及双侧丘脑及脑干对称性病变，以及乳头体萎缩；血清维生素 B_1 水平下降，与之可区别。

3．进行性多灶性白质脑病　发生于存在免疫缺陷的患者，通常为进展性病程，表现为 CNS 多灶性神经功能缺损；MRI 显示白质大片的融合病变；CSF JC 病毒（JC virus，JCV）聚合酶链反应

（polymerase chain reaction，PCR）检查阳性，与 MBD 可鉴别。

【治疗】

目前缺乏有效的治疗手段。戒酒、维生素 B_1、叶酸、复合维生素对部分患者可改善症状，激素效果不确定[32,33]。

第五节　脑桥中央髓鞘溶解症

脑桥中央髓鞘溶解症（central pontine myelinolysis，CPM）是一种代谢性脱髓鞘疾病。以脑桥基底部对称性的脱髓鞘为其病理学特征，当累及脑桥外其他部位（丘脑、基底节和中脑）时，则称为脑桥外髓鞘溶解（extrapontine myelinolysis，EPM）。究其原因可能系在慢性低钠状态下，脑细胞适应了低渗压状态，而一旦快速补钠时致使渗透压迅速升高，引起 BBB 破坏，导致局部髓鞘脱失和少突胶质细胞凋亡所致[34]。

【临床特征】

1．本病为散发，30 ~ 60 岁多见，常有酗酒、营养不良、长期服用利尿药或肝移植史，普通人群中的发生率为 0.25% ~ 0.5%[35]。

2．发病过程一般分为两个阶段　①早期为低钠血症导致的全脑症状或癫痫样发作，当低钠血症纠正后症状可好转；② 2 ~ 6 d 后病情恶化，表现为行为异常、意识障碍、构音障碍、吞咽困难和四肢瘫，严重时进展为闭锁综合征。

3．脑桥外髓鞘溶解症表现为不规律行为、运动障碍（帕金森综合征、共济失调等）[36]。

【诊断】

1．根据有低钠血症纠正史、临床表现，结合神经影像学做出诊断，而确诊仍需病理证实。

2．影像学检查　头颅 MRI 显示脑桥基底部或脑桥以外对称性分布的长 T_1 长 T_2 信号病变，多无强化。对于临床高度怀疑病例首次影像学检查阴性者，应予 15 d 后再次复查［尤其是弥散加权像（diffusion weighted imaging，DWI）］[37]。

3．电解质水平测定　多数患者血钠水平下降。

4．病理学检查　主要是脑桥基底部或脑桥以外组织的髓鞘脱失，而轴索和血管相对完好，且无炎症。

【鉴别诊断】

1．脑梗死　年龄偏大，有高血压或动脉硬化病史，血管影像学可见相应血管狭窄或闭塞，可资鉴别。

2．脑桥肿瘤　多数起病缓慢，进展性加重，有颅压高症状和局灶体征，头颅 MRI 示占位性病变，有强化现象，可与之鉴别。

3．MS　青年发病，大多呈复发缓解病程，临床表现多样；MRI 示侧脑室周围白质多发 T_2 高信号病变，呈 Dawson 指和呈“开环状”强化；多有 OCB 或 IgG 指数增高，可资鉴别。

【治疗】

1．病因治疗。

2．生理盐水慢速纠正低钠血症，并限制液体入量。

3．血浆置换、IVIg 或激素治疗可能有效[38,39]。

第六节　脑白质营养不良

脑白质营养不良（leukodystrophy）是一大类以选择性累及 CNS 白质、病情多呈进展的遗传性脑病。自 20 世纪 80 年代以来，随着 MRI 和分子遗传学技术的进展，发现了更多形式的脑白质营养不良。这些疾患不再局限于儿童期发病，亦包括成年期发病的白质病变[1]。

【临床表现】

本组疾病的临床表现多样，初期多表现为人格改变和轻度的认知功能障碍，经常以获得的运动功能逐渐丧失作为起病症状。随之出现更多的局灶体征，如下肢痉挛、共济失调、吞咽功能失调、发音困难、运动障碍、视神经萎缩或痫性发作。成人期脑白质营养不良的临床表现基本与儿童期类似（表 15-4）。

【诊断】

1．有家族史、临床表现、神经影像学显示的白质病变和相关的生化酶学异常即可考虑本病，但多数情况下仍需病理诊断和基因诊

表 15-4 多数常见脑白质营养不良的临床特点、影像学特征

疾病种类	遗传形式	临床特点	影像学特点	诊断检查
肾上腺脑白质营养不良	X- 连锁隐性	脑部症状：行为改变、运动功能衰退；AMN：慢性进行性痉挛性截瘫	大脑：侧脑室后部为主；AMN：皮质脊髓束强化	血浆极长链脂肪酸水平，*ABCD1* 基因突变
异染性脑白质营养不良	常染色体隐性	行为改变、锥体束征、共济失调	弥散的白质异常，U 纤维未受累	白细胞芳基硫酯酶 A（arylsulfatase A，ARSA）水平；尿硫脂水平升高；*ARSA* 基因突变 [40]
球形细胞脑白质营养不良	常染色体隐性	发育衰退、痉挛、角弓反张，晚发者症状轻微	侧脑室后部为主，无强化	白细胞半乳糖苷脂 -β- 半乳糖苷酶水平
消融性白质脑病	常染色体隐性伴有年龄依赖的外显性	共济失调、痉挛，在不严重的外伤和发热疾病后症状恶化	进行性白质稀疏（rarefaction）、白质的囊性变性	*EIF2B1*、*EIF2B2*、*EIF2B3*、*EIF2B4* 和 *EIF2B5* 的基因突变
Alexander 病	多数新生突变	巨脑、精神运动衰退、共济失调、痫性发作，成人型伴延髓性麻痹	弥散的白质异常，常以大脑前部为主	*GFAP* 基因突变
Canavan 病	常染色体隐性	精神运动衰退、肌张力低下、巨脑	弥散的皮质下异常信号；MRS 示 NAA 水平升高	*天冬氨酸酰酶*（aspartoacylase）基因突变
脑白质营养不良伴轴索球样变	不明，多数散发，亦报道家族性	成人型类似 MS 或痴呆	对称大片或多发的白质异常信号	脑活检示神经轴突球状体、色素性神经胶质

续表

疾病种类	遗传形式	临床特点	影像学特点	诊断检查
佩 - 梅病	X- 连锁隐性	多在婴儿期起病，眼震、视力损害、共济失调、痫性发作	对称大片的白质异常信号	*PLP1* 基因突变
佩 - 梅病样疾病	不明，可能常染色体隐性	与佩 - 梅病类似	对称大片的白质异常信号	部分病例 *GJA12* 基因突变
巨脑性白质脑病伴皮质下囊肿	不明，可能常染色体隐性	巨脑、缓慢进展的共济失调、痉挛和痫性发作	颞极和额顶叶的皮质下囊肿	*MCL1* 和 *GLIALCAM*（*MLC2A*）基因突变[41]
累及脑干、脊髓并伴白质高乳酸水平的脑白质病	常染色体隐性	在成人早期，小脑性共济失调、痉挛、认知功能障碍	脑干、脊髓受累；MRS 示乳酸水平升高	*DARS2* 基因突变
Aicardi-Goutières 综合征	多为常染色体隐性，除 V 型为常染色体显性	新生儿型表现为小头症、痉挛、肌张力障碍、发育延迟和衰退；晚发变异型的症状轻微	延展的钙化、脑发育不全、白质异常信号	*TREX1* 和 *RNASEH2A -C* 基因突变

ABCD1：ATP 结合盒 D 亚家族成员 1；AMN：肾上腺脊髓神经病；ARS2：线粒体天冬氨酸 -tRNA 合成酶；ARSA：芳基硫酯酶 A；eIF：真核翻译起始因子；GFAP：神经胶质纤维酸性蛋白；GJA12：间隙连接蛋白；MRS：磁共振波谱；MS：多发性硬化；NAA：N- 乙酰天冬氨酸；PLP：蛋白脂蛋白；PMD：佩 - 梅病；RNASEH2A-C：天冬氨酸 -tRNA 合成酶；TREX-3：主要修复核酸外切酶 1（prime repair exonuclease 1）

断（表 15-4）[1]。

2．影像学　多数疾病 MRI 上显示弥散的脑白质损害，但仍有一些针对某些特定脑白质营养不良的 MRI 特征。

3．生化酶学检查　包括血浆、白细胞、皮肤成纤维细胞的酶学检查。

4．基因诊断

【鉴别诊断】

1．进行性多灶性白质脑病　多伴有淋巴增生性疾病（如白血病、结节病、淋巴瘤）；中年以上多见，主要为大脑半球弥漫性损害的表现，血清 JCV 抗体或 DNA 阳性。

2．脊髓小脑性共济失调　可见于年轻人，有家族史，表现为进行性脊髓病和小脑功能障碍；MRI 少见及 T_2 病变，CSF 检查正常，DNA 分析有助于确诊，可资鉴别。

3．淋巴瘤样肉芽肿　多继发于其他系统性损害（如肺部损害），表现为精神症状、脑神经损害、失语、偏瘫；MRI 上显示脑和脊髓白质病变；脑活检确诊，可与之鉴别。

4．MS　青年期起病，大多呈复发缓解病程，临床表现多样；MRI 示侧脑室周围白质多发 T_2 高信号病变，大多有 OCB 或 IgG 指数增高，可资鉴别。

【治疗】

目前缺乏特效治疗，主要为对症和支持疗法。有报道部分患者经造血干细胞移植治疗可稳定病情，包括肾上腺脑白质营养不良、异染性脑白质营养不良、球形细胞脑白质营养不良等[42]。

（何　洋　刘广志）

参考文献

[1] 刘广志 . 多发性硬化 . 2 版 . 北京：北京大学医学出版社，2019.

[2] Thompson AJ，Baranzini SE，Geurts J，et al. Multiple sclerosis. Lancet，2018，391（10130）：1622-1636.

[3] 中国免疫学会神经免疫分会，中华医学会神经病学分会神经免疫学组 . 多发性硬化诊断和治疗中国专家共识（2018 版）. 中国

神经免疫学和神经病学杂志，2018，25（6）：387-394.
[4] Thompson AJ，Banwell BL，Barkhof F，et al. Diagnosis of multiple sclerosis：2017 revisions of the McDonald criteria. Lancet Neurol，2018，17（2）：162-173.
[5] Lublin FD，Reingold SC，Cohen JA，et al. Defining the clinical course of multiple sclerosis：the 2013 revisions. Neurology，2014，83（3）：278-286.
[6] 王玉鸽，胡学强 .Marburg 型多发性硬化．中国神经免疫学和神经病学杂志，2007，14（5）：260-262.
[7] 王路，宋冠杰 . Balo 同心圆硬化的研究进展．医疗装备，2019，32（7）：193-195.
[8] Jarius S，Haas J，Paul F，et al. Myelinoclastic diffuse sclerosis（Schilder's disease）is immunologically distinct from multiple sclerosis：results from retrospective analysis of 92 lumbar punctures. J Neuroinflammation，2019，16（1）：51.
[9] Hardy TA，Chataway J.Tumefactive demyelination：an approach to diagnosis and management.J Neurol Neurosurg Psychiatry，2013，84（9）：1047-1053.
[10] Algahtani H，Shirah B，Alassiri A. Tumefactive demyelinating lesions：A comprehensive review. Mult Scler Relat Disord，2017，14：72-79.
[11] Kappos L，Bar-Or A，Cree BAC，et al. Siponimod versus placebo in secondary progressive multiple sclerosis（EXPAND）：a double-blind，randomised，phase 3 study. Lancet，2018，391（10127）：1263-1273.
[12] Giovannoni G. Disease-modifying treatments for early and advanced multiple sclerosis：a new treatment paradigm. Curr Opin Neurol，2018，31（3）：233-243.
[13] Lennon VA，Kryzer TJ，Pittock SJ，et al. IgG marker of optic-spinal multiple sclerosis binds to the aquaporin-4 water channel. J Exp Med，2005，202（4）：473-477.
[14] Wingerchuk DM，Lennon VA，Lucchinetti CF，et al. The spectrum of neuromyelitis optica．Lancet Neurol，2007，6（9）：805-815.

[15] Uzawa A，Mori M，Kuwabara S. Neuromyelitis optica：concept，immunology and treatment. J Clin Neurosci，2014，21（1）：12-21.
[16] 中国免疫学会神经免疫学分会，中华医学会神经病学分会神经免疫学组，中国医师协会神经内科分会神经免疫专业委员会．中国视神经脊髓炎谱系疾病诊断与治疗指南．中国神经免疫学和神经病学杂志，2016，23（3）：155-166.
[17] Wingerchuk DM，Banwell B，Bennett JL，et al. International consensus diagnostic criteria for neuromyelitis optica spectrum disorders. Neurology，2015，85（2）：177-189.
[18] Jarius S，Paul F，Aktas O，Asgari N，et al. MOG encephalomyelitis：international recommendations on diagnosis and antibody testing. J Neuroinflammation，2018，15（1）：134.
[19] Pittock SJ，Berthele A，Fujihara K，et al.Eculizumab in Aquaporin-4-Positive Neuromyelitis Optica Spectrum Disorder. N Engl J Med，2019，381（7）：614-625.
[20] Kitley J，Palace J. Therapeutic options in neuromyelitis optica spectrum disorders. Expert Rev Neurother，2016，16（3）：319-329.
[21] Pohl D，Alper G，Van Haren K，et al. Acute disseminated encephalomyelitis：Updates on an inflammatory CNS syndrome. Neurology，2016，87（9 Suppl 2）：S38-S45.
[22] Torisu H，Kira R，Ishizaki Y，et al. Clinical study of childhood acute disseminated encephalomyelitis，multiple sclerosis，and acute transverse myelitis in Fukuoka Prefecture，Japan. Brain Dev，2010，32（6）：454-462.
[23] Xiong CH，Yan Y，Liao Z，et al. Epidemiological characteristics of acute disseminated encephalomyelitis in Nanchang，China：a retrospective study. BMC Public Health，2014，14：111
[24] Krupp LB，Tardieu M，Amato MP，et al. International Pediatric Multiple Sclerosis Study Group criteria for pediatric multiple sclerosis and immune-mediated central nervous system demyelinating disorders：revisions to the 2007definitions. Mult Scler，2013，19（10）：1261-1267.
[25] Hacohen Y，Absoud M，Deiva K，et al. Myelin oligodendrocyte glycoprotein antibodies are associated witha non-MS course in

children. Neurol Neuroimmunol Neuroinflamm，2015，2（2）：e81.

[26] Fernandes LMP，Bezerra FR，Monteiro MC，et al. Thiamine deficiency，oxidative metabolic pathways and ethanol-induced neurotoxicity：how poor nutrition contributes to the alcoholic syndrome，as Marchiafava-Bignami disease. Eur J Clin Nutr，2017，71（5）：580-586.

[27] Heinrich A，Runge U，Khaw AV. Clinicoradiologic subtypes of Marchiafava-Bignami disease. J Neurol，2004，251（9）：1050-1059.

[28] Rosa A，Demiati M，Cartz L，Mizon JP. Marchiafava-Bignami disease，syndrome of interhemispheric disconnection，and right-handed agraphia in a left-hander. Arch Neurol，1991，48（9）：986-988.

[29] Heinrich A，Runge U，Khaw AV. Clinicoradiologic subtypes of Marchiafava-Bignami disease. J Neurol，2004，251（9）：1050-1059.

[30] 王佳琦，李胜 .Marchiafava-Bignami 病 MRI 诊断及鉴别诊断的研究进展. 中华神经医学杂志，2019，18（3）：312-315.

[31] 高媛，李经伦 .Marchiafava-Bignami 病研究进展. 西南军医，2015，（1）：86-88.

[32] Consoli A，Pirritano D，Bosco D，et al. Corticosteroid treatment in a patient with Marchiafava-Bignami disease. Neurol Sci，2014，35（7）：1143-1145.

[33] Hillbom M，Saloheimo P，Fujioka S，et al. Diagnosis and management of Marchiafava-Bignami disease：a review of CT/MRI confirmed cases. J Neurol Neurosurg Psychiatry，2014，85（2）：168-173.

[34] DeLuca GC，Nagy Z，Esiri MM，et al. Evidence for a role for apoptosis in central pontine myelinolysis. Acta Neuropathol，2002，103：590-598

[35] King JD，Rosner MH. Osmotic demyelination syndrome. Am J Med Sci，2010，339（6）：561-567.

[36] Saini M，Mamauag MJ，Singh R. Central pontine myelinolysis：

a rare presentation secondary to hyperglycaemia. Singapore Med J, 2015.56（4）：e71-e73.

[37] de Souza A. Movement disorders and the osmotic demyelination syndrome.Parkinsonism Relat Disord，2013，19（8）：709-716.

[38] 王建儿. 脑桥中央髓鞘溶解症诊疗进展. 中外健康文摘，2012，09（16）：138.

[39] Rebedew DL.Is Central Pontine Myelinolysis Reversible? WMJ，2016，115（6）：326-328.

[40] van der Knaap MS. Bugiani Marianna. Leukodystrophies：a proposed classifcation system based on pathological changes and pathogenetic mechanisms. Acta Neuropathol，2017，134（3）：351-382.

[41] Lopez-Hernandez T，Ridder MC，Montolio M，et al. Mutant GlialCAM causes megalencephalic leukoencephalopathy with subcortical cysts，benign familial macrocephaly，and macrocephaly with retardation and autism.Am J Hum Genet，2011，88（4）：422-432.

[42] 易甜甜，吴学东. 造血干细胞移植治疗遗传代谢性疾病的研究进展. 医学综述，2018，24（2）：254-260.

16

遗传性共济失调

第一节 概 述

共济失调（ataxia）是指肌力正常的情况下运动协调和平衡障碍，系由小脑或其相关传出和传入通路损害所致[1]。“共济失调”术语泛指一组以进展性共济失调为临床特征的特异性神经变性病，按其病因学主要分为遗传性共济失调、非遗传性神经变性性共济失调与获得性共济失调（内源或外源性非遗传因素所致）三大类（表 16-1）[1-3]。

表 16-1 共济失调的分类

遗传性共济失调	
常染色体隐性遗传	Friedreich 共济失调 共济失调伴选择性维生素 E 缺乏症 β- 脂蛋白缺乏症 Cayman 共济失调 毛细血管扩张性共济失调综合征 毛细血管扩张性样共济失调综合征 共济失调伴眼动失用症 常染色体隐性遗传性痉挛性共济失调（Charlevoix-Saguenay 型） 婴儿起病的脊髓小脑共济失调 Refsum 病 脑腱性黄瘤症 Marinesco-Sjögren 综合征 SeSAME 综合征（癫痫、感音神经性耳聋、共济失调、智力低下、电解质紊乱） SYNE1 共济失调 辅酶 Q_{10} 缺乏症 后索性共济失调与视网膜色素变性 晚发型 Tay-Sachs 病 SCAR1-16 型

续表

常染色体显性遗传	脊髓小脑性共济失调 发作性共济失调
X 染色体隐性遗传	脆性 X 相关震颤和（或）共济失调综合征
线粒体遗传病	MERRF NARP Kearns-Sayre 综合征 MELAS
非遗传性神经变性性共济失调	多系统萎缩 散发性成人起病型共济失调（亦称特发性晚发型小脑性共济失调
获得性共济失调	亚急性小脑变性 乳糜泄 抗 -GAD 抗体相关的共济失调 酒精性小脑变性 Wernicke 脑病 维生素 B_{12} 缺乏症 维生素 E 缺乏症 感染性共济失调 表面铁沉积症 脑内钆沉积症

MELAS：线粒体脑肌病伴高乳酸血症及卒中样发作；NARP：神经源性肌萎缩 - 共济失调 - 色素视网膜病变综合征；MERRF：肌阵挛性癫痫伴破碎红纤维；SCAR：脊髓小脑性共济失调，常染色体隐性遗传；GAD：谷氨酸脱羧酶

遗传性共济失调（hereditary ataxia，HA）是指由遗传因素所致的以慢性进行性共济失调为特征的一组中枢神经系统（central nervous system，CNS）遗传变性疾病，具有高度临床和遗传异质性、病死率和病残率较高的遗传性神经系统退行性疾病，占神经系统遗传性疾病的 10%～15%[1-2]。其临床症状复杂，分类困难，但具有明显的家族遗传背景、临床上以共济失调和病理上以脊髓、小脑、脑干损害为主要特征等共同特性。此外常常还累及周围神经（包括脑神经、脊神经及自主神经）、基底节、丘脑、下丘脑、大脑皮质等部位。发病年龄多在 20—40 岁，但也有婴幼儿及老年发病者。根据遗传方式可将遗传性共济失调分为：①常染色体显性遗传性共济失调，最常见，如脊髓小脑性共济失调（spinocerebellar ataxia，SCA）、发作性共济失调（episodic ataxias，EA）等；②常染色体隐性遗传性共济失调，

如 Friedreich 共济失调（Friedreich ataxia，FRDA）、共济失调毛细血管扩张症（ataxia telangiectasia，AT）等；③ X 连锁遗传性共济失调，如脆性 X 相关震颤和（或）共济失调综合征；④伴有线粒体缺陷的共济失调，如肌阵挛性癫痫伴破碎红纤维（myoclonic epilepsy with ragged red muscle fibers，MERRF）综合征、线粒体脑肌病伴乳酸血症和卒中样发作（mitochondrial myopathy，encephalopathy，lactic acidosis and stroke-like episodes，MELAS）等[4]。

共济失调的诊断主要依据病史（尤其是家族史）、详细的神经系统查体、实验室和基因检测、影像学检查做出。如患者在 25 岁发病，且仅影响一代，应考虑常染色体隐性遗传性共济失调；如患者父母有类似表现，则应考虑常染色体显性遗传性共济失调（特别是 SCA）；如患者在成人期呈散发性起病，则应考虑是否为获得性共济失调（副肿瘤性、酒精中毒性）或非遗传性神经变性性共济失调（多系统萎缩）（图 16-1）[1]。

迄今为止，仅有数种共济失调病变可基于其发病机制予以治疗，如共济失调伴选择性维生素 E 缺乏症、β- 脂蛋白缺乏症给予维生素 E 治疗，乙酰唑胺可控制 EA 的发作，维生素缺乏性共济失调可给予维生素 B_1、维生素 B_{12} 或维生素 E 治疗，副肿瘤性小脑变性可接受手术切除肿瘤及免疫治疗[5]。

第二节　常染色体隐性（遗传）共济失调

常染色体隐性（遗传）共济失调（autosomal recessive ataxias）包括一大组异质性的遗传变性病，年龄相对较小发病，而作为携带者的患者父母通常没有症状。在白种人儿童中，最常见的形式是 FRDA，其次是共济失调毛细血管扩张[6]。

【临床表现】

多数患者在儿童期或成年早期发病，缓慢进展，通常以小脑和脊髓变性为特征，亦可累及锥体外系、锥体束、周围神经、肌肉等其他部位。此外，患者可有心肌病、骨骼畸形、白内障、性腺功能减退、糖耐量异常等全身表现（表 16-2）[6-9]。

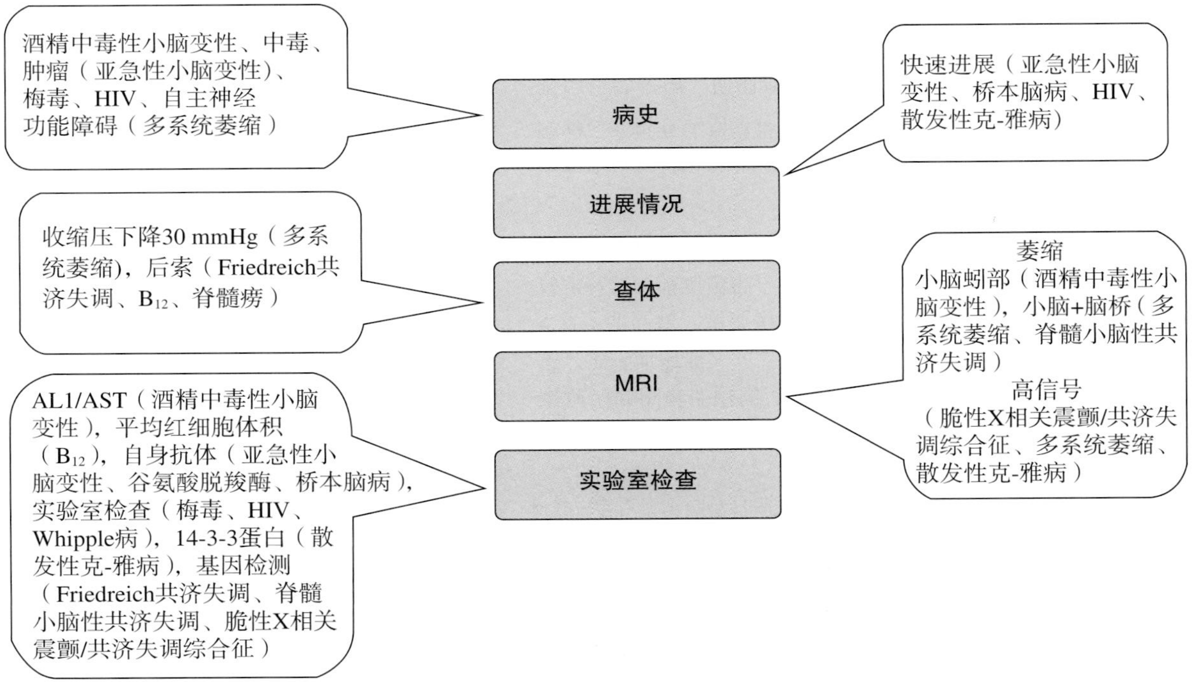

图 16-1　共济失调的诊断思路

ALT：谷丙转氨酶；AST：谷草转氨酶；HIV：人类免疫缺陷病毒

表 16-2 常染色体隐性共济失调的主要亚型及临床特点 [6-9]

亚型	基因	机制	主要临床特点
Friedreich 共济失调	*FXN*	GAA 重复	多数 20 ～ 40 岁起病，表现为共济失调、构音障碍、耳聋、视力减退、下肢痉挛、二便障碍；亦可有心肌受累、骨骼畸形（脊柱侧弯、弓形足）
共济失调伴选择性维生素 E 缺乏症	*TTPA*	点突变	表现为共济失调、腱反射消失、周围神经病；亦可有视网膜色素变性、视觉丧失
β- 脂蛋白缺乏症	*MTTP*	双等位基因致病性变异（biallelic pathogenic variants）	与共济失调伴选择性维生素 E 缺乏症表现类似，但伴吸收不良
ARSACS	*SACS*	点突变	表现为锥体束征阳性、共济失调与周围神经病“三联症”，亦可有肢体痉挛、远端肌萎缩
毛细血管扩张性共济失调综合征	*ATM*	点突变	5 岁之前发病，表现为小脑性共济失调、球结膜毛细血管扩张、免疫缺陷易患反复呼吸道感染，对放射线敏感，有肿瘤易感性
毛细血管扩张性样共济失调综合征	*MRE11*	点突变	表现为进展性共济失调、眼球运动失用，且无毛细血管扩张
Ⅰ型共济失调伴眼动失用症（AOA1）	*APTX*	点突变	表现为进行性共济失调、眼球运动失用、周围神经病、腱反射消失、构音障碍，亦可有认知障碍、舞蹈病和肌张力障碍
Ⅱ型共济失调伴眼动失用症（AOA2）	*SETX*	点突变	眼球运动失用、周围神经病，亦可见及肌张力障碍、舞蹈病、锥体束征、头部震颤和斜视

续表

亚型	基因	机制	主要临床特点
Marinesco-Sjögren 综合征	*SIL1*	点突变	表现为小脑共济失调、白内障、精神运动发育迟缓和肌病，亦可有骨骼畸形、矮小、性腺功能减退
SCAR			
SCAR1	*SYNE1*	点突变	同 AOA2 表现
SCAR2	9q34，*PMPCA*	点突变	非进展性小脑共济失调、认知障碍
SCAR4	*VPS13D*[10]	点突变	进行性共济失调、阅读困难、锥体束征、肌阵挛，周围神经病和弓形足
Galloway-Mowat 综合征 /SCAR5	*ZNF592*	点突变	痉挛性共济失调、发育迟缓、小头症、视神经萎缩、皮肤血管改变和小脑萎缩
SCAR6	*CLA3*	—	婴儿期起病的共济失调、张力减退、轻度痉挛、运动迟缓，以及儿童早期的言语障碍、身材矮小、弓形足
SCAR7	*TPP1*	点突变	儿童缓慢进行性共济失调伴小脑萎缩、偶有锥体束征和脊髓后柱受累
ARCA1/SCAR8	*SYNE1*	点突变	中年起病，单纯性小脑共济失调，偶伴下肢反射亢进
SCAR9	*ADCK3*[11]	点突变	共济失调、锥体束征、轻度认知障碍、癫痫发作；肌活检示破碎红纤维；乳酸和肌酸激酶水平升高；可出现 Leigh 病
SCAR10	*ANOlO*	点突变	从三十几岁起病，表现为小脑共济失调、下运动神经元受累和严重小脑萎缩
SCAR11	*SYT14*	点突变	童年起病，小脑性共济失调伴精神运动性迟缓

续表

亚型	基因	机制	主要临床特点
SCAR12	*WWOX*[12]	点突变、外显子5缺失	儿童期起病，表现为小脑共济失调、全面性癫痫发作、精神运动发育迟缓、轻度小脑萎缩
SCAR13	*GRM1*	点突变、外显子8缺失	婴儿期共济失调步态、精神运动性发育迟缓、智力低下、语言能力差、反射亢进，痫性发作，眼球运动异常。MRI示小脑萎缩，脑室扩大
SCAR14/SPARCA1	*SPTBN2*	点突变	1岁起发病，表现为非进展性共济失调、精神运动性迟缓、震颤和上运动神经元受累
SCAR15	*KIAA0226*	点突变	1岁起发病，缓慢进行性小脑综合征，全面性癫痫发作
SCAR16	*STUB1*	点突变	见于各个年龄，多表现为小脑综合征；部分患者有认知功能障碍、性腺功能减退、痉挛、眼球运动异常
SCAR17	*CWF19L1*	点突变	婴儿期起病，表现为智力低下、小脑发育不全
SCAR18	*GRID2*	点突变	婴儿期发作，表现为眼震，共济失调，精神运动迟缓、视网膜营养不良、小脑萎缩
LIKNS/SCAR19	*SLC9A1*	点突变	儿童期发病，表现为感音性耳聋、小脑蚓部萎缩
SCAR20	*SNX14*	点突变	婴儿发病，表现为智力低下、感音性耳聋、巨头、畸形、异形（dysmorphism）、小脑萎缩
SCAR21	*SCYL1*	点突变	儿童期发病，表现为肝功能衰竭、周围神经病变、轻度认知障碍、小脑蚓部萎缩、视神经变薄

续表

亚型	基因	机制	主要临床特点
SCAR22	VWA3B	点突变	成人起病，表现为认知障碍、锥体束征、小脑萎缩和胼胝体变薄
SCAR23	*TDP2*	点突变	儿童期发作，表现为强直性痫性发作、认知障碍、异形
SCAR24	*UBA5*	点突变	儿童期发病，表现为白内障、周围神经病、小脑萎缩
SCAR26	*XRCC1*	点突变	儿童至成人发病，眼球运动失用、眼球震颤、周围神经病、认知障碍、进行性小脑萎缩

ARCA：常染色体阴性小脑性共济失调；ARSACS：常染色体隐性遗传性痉挛性共济失调（Charlevoix-Saguenay 型）；SCAR：脊髓小脑性共济失调，常染色体隐性遗传

【诊断】

1．共济失调的诊断主要依据病史、详细的神经系统查体、实验室和基因检测、影像学检查做出。

2．辅助检查

（1）头颅CT或MRI：示小脑、脊髓等部位程度不一的萎缩[6,7]，Charlevoix-Saguenay常染色体隐性遗传性痉挛性共济失调（autosomal recessive spastic ataxia of Charlevoix-Saguenay，ARSACS）患者脑桥基底部内亦可见及对称性T_2加权像（weighted imaging，WI）低信号条带征[13]。

（2）神经电生理学检查：部分患者神经传导速度减慢[13]。

（3）实验室检查

1）共济失调伴选择性维生素E缺乏症患者外周血维生素E水平异常下降（< 1.8 mg/L）。

2）β-脂蛋白缺乏症患者可有外周血维生素E和胆固醇水平下降，缺乏载脂蛋白B，血涂片中可见及棘细胞。

3）毛细血管扩张性共济失调综合征外周血免疫球蛋白水平（immunoglobulin，Ig）A、IgM和IgE降低，而甲胎蛋白水平升高[6]。

3．基因检测　对相应基因进行重复单位拷贝数或点突变检查。

【治疗】

目前大多数亚型尚无特效治疗，主要给予支持疗法和对症治疗，仅共济失调伴选择性维生素E缺乏症、β-脂蛋白缺乏症可采取饮食调整和维生素替代治疗[6]。

第三节　Friedreich共济失调

作为最常见的遗传性共济失调，FRDA呈常染色体隐性遗传，人群患病率为1.7 ~ 4.7/10万，欧洲地区多见[14]，究其病因主要系位于9号染色体长臂（9q13-21.1）上的*frataxin*（*FXN*）基因GAA重复异常扩增，造成线粒体frataxin蛋白减少，从而引起多系统的线粒体功能障所致[15]。病理学检查示后根神经节细胞、脊髓后柱和脊髓小脑束、齿状核和皮质脊髓束为主的变性改变。

【临床表现】

1．通常在 10 ～ 16 岁发病，少数可于 5 岁前或 25 岁后起病。

2．神经系统表现　早期症状为双下肢步态共济失调、易于跌倒，症状明显时有感觉性和小脑性共济失调并存；可发展至双上肢共济失调、取物不准和意向性震颤；随后出现构音障碍、言语缓慢、语言含糊、有暴发性。可伴有耳聋、眩晕、视力减退、吞咽困难、下肢痉挛、便秘、尿失禁等。查体多见水平眼震、双下肢肌无力、肌张力低、位置觉和振动觉减退、腱反射消失，可有病理征阳性、肌萎缩。指鼻试验、跟膝胫试验和闭目难立征呈阳性。

3．其他系统表现　心肌受累是本病的重要特征，多数患者死于心律失常或充血性心力衰竭；脊柱侧弯、马蹄内翻足、弓形足等也是本病特征之一；部分患者伴有糖尿病。随着疾病进展，患者多于 40 ～ 50 岁死于心脏病（心力衰竭、冠心病）、肺炎或脑卒中。

4．FRDA 变异型　晚发型 FRDA（late-onset FRDA）在 25 岁以后发病，骨骼畸形的发生率低，病程进展慢，预后较好；早发型 FRDA（early-onset FRDA）则病情较为严重，进展较快，预后不良 [16]。

【诊断】

1．根据家族史、临床表现（如儿童或少年期起病、共济失调表现），结合辅助检查做出临床诊断，基因检测协助确诊 [17]。

2．辅助检查

（1）心脏检查：心电图常示 T 波倒置、心律失常［如心房颤动（atrial fibrillation，AF）］；超声心动图示左心室肥大。

（2）影像学检查：X 线检查可见骨骼畸形（脊柱侧弯），CT 或 MRI 扫描示脊髓变细、小脑萎缩。

（3）神经电生理检查：肌电图（electromyography，EMG）、（听觉）诱发电位可有异常。

（4）血糖检查：表现为糖尿病或糖耐量异常。

3．基因检测　FRDA 基因 GAA 异常扩增通常为 600 ～ 900 次（正常＜ 40 次）[16]。

【鉴别诊断】

1．腓骨肌萎缩症　又称为 Charcot-Marie-Tooth 病（CMT），是

一组遗传性周围神经病。多表现为对称性、缓慢进行性的四肢远端肌肉的萎缩和无力，其肌萎缩常有明显界限，下肢不超过大腿的下1/3部位，EMG示神经传导速度显著下降，周围神经活检有脱髓鞘和（或）轴索变性，基因检测示*PMP22*重复突变和*GJB1*突变等，可与之鉴别。

2．多发性硬化　系免疫介导的CNS炎性脱髓鞘疾病，临床表现为缓解复发的病程及多发的病变部位（视神经、小脑、脊髓），脑脊液（cerebrospinal fluid，CSF）检查示寡克隆区带（oligoclonal band，OCB）阳性，可资鉴别。

【治疗】

目前尚无特效治疗，主要给予支持疗法和康复治疗，手术治疗骨骼畸形及对症治疗，如痉挛症状可选择巴氯芬、替扎那丁、加巴喷丁和苯二氮䓬，或进一步给予肉毒杆菌注射、鞘内巴氯芬泵等治疗[15]。

第四节　脊髓小脑性共济失调

作为遗传性共济失调的常见类型，SCA是一组以共济失调为主要表现的神经变性病，呈常染色体显性遗传，平均患病率为2.7/10万人[18]。迄今为止，已描述了47种SCA亚型，鉴定出35个致病基因（表16-3）[19]，最常见的形式是多聚谷氨酰胺（polyglutamine，polyQ）扩增病变。究其发病机制系不同致病基因中不同重复单位（如CAG、ATTCT、TGGAA、GGCCTG等）拷贝数异常扩增或点突变，主要产生多拷贝的多聚谷氨酰胺链等毒性片段，在神经元细胞核内积聚并形成包涵体，产生细胞毒性所致[20]。SCA的病理改变主要是小脑及其传出传入通路、其他神经系统结构（如周围神经、锥体束）变性[21]。

【临床表现】

1．可见于各种年龄，通常20～40岁起病，缓慢发展。

2．作为遗传异质性疾病，SCA各亚型临床表现极为相似又各有特征。首发症状多为步态不稳或笨拙，随后进展为行走不能。主要表现为共济失调、锥体束损害、锥体外系症状、视网膜病变、痴

表 16-3 脊髓小脑性共济失调的亚型及临床特点 [20,22,24]

亚型	基因	机制	主要临床特点
SCA1	*ATXN1*	CAG 重复	年龄不限，共济失调伴小脑性语言、眼球震颤、锥体束征、周围神经病变，智能下降
SCA2	*ATXN2*	CAG 重复	眼球缓慢扫视、腱反射减弱、周围神经病
SCA3（MJD）	*ATXN3*	CAG 重复	最为常见亚型，共济失调、锥体外系症状、面肌及舌肌萎缩与束颤、突眼、眼球缓慢扫视、周围神经病
SCA4	16q22.1，基因不明		成人晚发性共济失调、周围神经病
SCA5（Lincoln 型共济失调）	*SPTBN2*	神经膜骨架缺损	早发、缓慢进展的球麻痹和共济失调
SCA6	*CACNA1A*	CAG 重复	成人晚期起病，共济失调、扫视异常、眼球震颤
SCA7	*ATXN7*	CAG 重复	10 岁开始起病，耳聋、视力下降、视网膜色素变性
SCA8	*ATXN8OS/ATXN8*	CTG/CAG 重复	共济失调、周围神经病、痉挛、精神认知异常、外显率降低
SCA9	未见报道		
SCA10	*ATXN10*	ATTCT 重复	共济失调、癫痫
SCA11	*TTBK2*	Tau 蛋白磷酸化失调	小脑共济失调，腱反射亢进

续表

亚型	基因	机制	主要临床特点
SCA12	*PPP2R2B*	CAG 重复	共济失调、上肢震颤、腱反射亢进、轴索性周围神经病、认知功能减退
SCA13	*KCNC3*	钾通道失调	呈缓慢进展，腱反射亢进，早发者可见共济失调和认知障碍，迟发者有共济失调，但眼球运动正常
SCA14	*PRKCG*	神经元钙通道与突触传导改变等	共济失调、早期有肌阵挛，部分患者有肌张力障碍、认知功能减退
SCA15	*ITPR1*	滑面内质网钙通道 IP3R1 不足	缓慢进展性共济失调
SCA16	*ITPR1*	滑面内质网钙通道 IP3R1 不足	缓慢进展性共济失调、头部震颤
SCA17（HDL4）	*TBP/TATA 结合蛋白*	CAG 重复	共济失调、锥体束受累、锥体外系症状、癫痫
SCA18	7q22-q32，基因不明	不明	共济失调、感觉性周围神经病、肌肉无力及萎缩
SCA19	*KCND3*	钾通道失调	共济失调、腱反射改变、肌阵挛、震颤
SCA20	11q12，基因不明	染色体重复	共济失调、构音障碍、软腭震颤，影像学示齿状核钙化
SCA21	7p21，基因不明	不明	缓慢进展性共济失调、腱反射亢进、帕金森综合征（对左旋多巴不反应）
SCA22	1p13.2，*KCND3*	钾通道失调	缓慢进展性步态共济失调、眼球震颤

续表

亚型	基因	机制	主要临床特点
SCA23	20p13，*PDYN*	强啡肽 A 上调导致小脑毒性	共济失调、感觉缺失、锥体束征
*SCA24			
SCA25	2p21-p15，基因不明	不明	共济失调、感觉性周围神经病、胃肠道症状，小脑严重萎缩
SCA26	*EFF2*	RNA 代谢、破裂	缓慢进展的共济失调
SCA27	*FGF14*	信号转导；钠通道失调	共济失调、精神症状、震颤、异动症
SCA28	*AFG3L2*	线粒体膜蛋白酶功能失调	共济失调、眼肌轻瘫、锥体束受累
SCA29	*ITPR1*	不明	先天性，非进展性，系 SCA15 变异型
SCA30	基因不明	不明	缓慢进展的晚发性共济失调
SCA31	*BEAN*	TCGAA 重复	成人晚发性
SCA32	7q32，基因不明	不明	共济失调、无精症、认知损害
SCA34	*ELOVL4*	不明	共济失调、眼球震颤、构音障碍、腱反射消失，皮肤损害出生发生而在成人期缓解
SCA35	*TGM6*	蛋白交联受损	共济失调、锥体束受损、感觉缺失、痉挛性斜颈
SCA36	*NOP56*	GGCCTG 重复	晚发，缓慢进展共济失调、上下神经元性损害症状
SCA37	1p32，基因不明	不明	缓慢进展的晚发共济失调，眼球垂直运动障碍

续表

亚型	基因	机制	主要临床特点
SCA38	*ELOVL5*	p.Gly230Val、p.Leu72Val 错义突变?	成人发病，轴索病变
SCA40	*CCDC88*	c.G1391A 突变？	成人发病，Brisk 反应，痉挛状态
DRPLA	*ATN1*	CAG 重复	共济失调伴舞蹈病、癫痫发作、痴呆、肌阵挛
SCA42	*CACNA1G*	c.5144G>A 突变?	共济失调伴轻度锥体束受累，眼球运动异常
SCA43	*MME*	p.C143Y 缺乏	共济失调伴迟发性运动、感觉轴索神经及多发性周围神经病变
ADCADN	*DNMT1*	Tyr495Cys、Tyr495His 突变	共济失调、耳聋、感觉性周围神经病、发作性睡病
髓鞘形成不足及脑白质病变	*TUBB4A*	p.Glu410Lys 突变	共济失调、锥体外系症状（舞蹈病、肌张力障碍）
GRID2 相关脊髓小脑的共济失调	*GRID2*	c.1966C.G/p. Leu656Val 错义突变	共济失调、眼球运动异常、认知障碍、听力下降
纯小脑性共济失调	*C9orf72*	GGGGCC 重复	单纯性共济失调
小脑萎缩与癫痫性脑病[24]	*FHF1*	错义突变（192053223C > T）	共济失调、癫痫、认知损害、小头畸形
急进性共济失调	*ATP1A3*	p.Gly316Ser 突变	共济失调、小脑萎缩

* 现为脊髓小脑性共济失调隐性遗传（spinocerebellar ataxia，autosomal recessive，SCAR）4 型。ADCADN：常染色体显性遗传性小脑性共济失调，耳聋和发作性睡病；DRPLA：齿状核红核苍白球路易体萎缩症；HLD-4：类亨廷顿病 -4；MJD：马查多 - 约瑟夫病

呆、癫痫等[19]。

3．均有遗传早现现象，是SCA突出的表现，即在亲代一子代递增过程中，病情严重程度逐代加重，其发病年龄呈逐代提前的现象。

【诊断】

1．根据家族史、临床表现（共济失调），结合辅助检查并排除其他非遗传性病因后做出临床诊断，基因检测协助确诊及分型[17]。

2．辅助检查

（1）头颅CT或MRI示小脑、脑干及脊髓等部位程度不一的萎缩[23]。

（2）神经电生理学检查：部分患者体感诱发电位和听觉诱发电位、眼球运动检测及眼震电图呈现异常[23]。

3．基因检测　对相应基因进行重复单位拷贝数或点突变检查。

【鉴别诊断】

1．多系统萎缩（multiple system atrophy，MSA）　两者临床表型均复杂多样，疾病早期的临床表现相似，但SCA多有家族史，年龄相对年轻，基因检测可进一步鉴别。

2．小脑肿瘤　表现为眩晕、动作不协调，可以引起后颅窝的压力增高，出现后枕位置的胀痛，影像学检查示占位病变，可资鉴别。

【治疗】

本病尚无特效治疗，多给予对症及康复治疗，干细胞移植是正在尝试的治疗方法[21,22]。

第五节　马查多－约瑟夫病

马查多-约瑟夫病（Machado-Joseph disease，MJD）即SCA3，是最常见的SCA亚型[18]，占所有呈显性遗传共济失调患者的20%～50%，究其病因系14q32上的*ATXN3*基因CAG拷贝数异常增多所致。MJD的病理改变主要是基底节、各类脑干核团及小脑的变性，但小脑皮质相对保留[25]，病变亦可同时累及脊神经、脑神经、交感神经、丘脑、基底节及大脑皮质等部位。

【临床表现】

1．可见于任何年龄，多在青年到中年发病，首发症状为进行性步态失衡、前庭和言语功能障碍；随后渐发生视觉和眼球运动症状，包括眼球震颤、扫视减慢、眼球运动不协调、突眼、眼肌麻痹。在疾病晚期，出现行走不能、严重的构音障碍和吞咽困难，亦可有面部和颞部萎缩、肌张力障碍、痉挛、肌萎缩、轻度认知障碍（皮质下）。发病后患者生存期为 20 ~ 25 年。

2．MJD 亚型　具有临床异质性，共分以下 4 个亚型。

（1）Ⅰ型：发病较早（平均发病年龄约 25 岁），以痉挛、僵硬、运动迟缓和轻微共济失调为特征。

（2）Ⅱ型：最常见，多于青年期发病，以进行性共济失调和锥体束受累为主。

（3）Ⅲ型：为晚发性病程，多于 50 岁左右发病，表现为共济失调、周围神经病（肌肉萎缩、腱反射低下或消失）。

（4）Ⅳ型：以帕金森样症状为主。

3．其他　部分患者可有睡眠障碍，包括入睡困难、夜间觉醒、快速动眼期睡眠行为障碍、中枢性呼吸睡眠暂停、白天嗜睡、不宁腿综合征等[25]。

【诊断】

1．与 SCA 类似，MJD 根据家族史、临床表现（如突眼、共济失调），结合辅助检查并排除其他非遗传性病因后做出临床诊断，基因检测协助确诊。

2. 影像学检查　头颅 CT 或 MRI 示小脑萎缩，尤其以小脑蚓部及小脑中脚为著[26]。

3．基因检测　*ATXN3* 基因 CAG 异常拷贝数 ≥ 60 次（正常为 12 ~ 43 次）[25]。

【鉴别诊断】

1．多系统萎缩（multiple system atrophy，MSA）　是成年期发病、散发性的神经系统变性疾病，临床表现为自主神经功能障碍、帕金森症状、小脑性共济失调及锥体束等症状。两者临床表型复杂多样，疾病早期的临床表现相似，但 MJD 多有家族史，年龄相对年轻，基因检测可进一步鉴别。

2．多发性硬化 大多呈复发 - 缓解病程，临床表现多样；MRI 示侧脑室周围白质多发 T_2 高信号病变，呈 Dawson 指和呈“开环状”强化；多有 OCB 或 IgG 指数增高，可资鉴别。

【治疗】

目前无特效治疗方案，主要是对症和支持治疗，目前核糖核酸（ribonucleic acid，RNA）干扰治疗尚在实验阶段 [21]。

第六节 齿状核红核苍白球路易体萎缩症

齿状核红核苍白球路易体萎缩症（dentatorubral-pallidoluysian atrophy，DRPLA）是一种神经系统退行性疾病，为常染色体显性遗传，系 SCA 亚型之一。DRPLA 家系绝大部分来自日本人群，在白种人、非洲及国内人群有少数报道。究其病因系 12p13.31 区域 *atrophin-1*（*ATN1*）基因 CAG 重复次数异常增多，引起编码蛋白中多聚谷氨酰胺链延长产生细胞毒性而致病 [27,28]。

【临床表现】

1．DRPLA 通常在青年发病，男女无差别，主要表现为共济失调、痴呆、癫痫和不自主运动。

2．根据发病年龄和临床症状，可将其分为以下 2 种亚型。

（1）少年型：20 岁之前发病，主要表现为智力发育迟滞、肌阵挛癫痫、强直、共济失调，病情常进展迅速。

（2）成年型：20 岁之后发病，主要表现为小脑性共济失调、舞蹈症、痴呆和精神症状。该型患者的临床变异较大，易与其他 SCA 类型和亨廷顿病混淆 [27,29]。

【诊断】

1．根据亚裔祖先、家族遗传史、临床表现做出临床诊断，基因检测有助于确诊。

2．辅助检查

（1）头颅 MRI：疾病早期无或轻微改变，晚期示小脑、脑干萎缩，以及脑白质、丘脑、脑干长 T_2 异常信号。

（2）电生理检查：诱发电位、EMG 可见异常；视频脑电图示不同类型（全面性发作、部分性发作）痫波，发作间期可见额叶阵发性高波幅 δ 波 [27,29]。

3．病理学检查　主要表现为患者脑部可检测到神经元核内包涵体，且包涵体内发现突变的 atrophin-1 蛋白 [21]。齿状核、红核、苍白球、路易体内神经元丢失和星形细胞增生。免疫组化显示突变蛋白的广泛不同程度沉积，既有弥漫的神经元内累积，又有受累神经元核内的突变蛋白之密集排列区 [29]。

4．分子遗传学检测　*ATN1* 基因 CAG 异常拷贝数≥ 48 次 [29]。

【鉴别诊断】

1．亨廷顿病　为常染色体显性遗传神经系统变性病，临床上以隐匿起病、缓慢进展的舞蹈症、精神异常和痴呆为特征；CT 及 MRI 显示大脑皮质和尾状核萎缩，基因检测可进一步鉴别。

2．多系统萎缩　以帕金森症状为突出表现，也可以小脑性共济失调症状为突出表现，伴自主神经功能障碍时常表现为直立性低血压，对左旋多巴反应较差，基因检测可与之鉴别。

【治疗】

目前尚无特效治疗方法，主要是对症及支持治疗 [29]。

（刘广志　方丽波）

参考文献

[1] Lieto M，Roca A，Santorelli FM，et al.Degenerative and acquired sporadic adult onset ataxia.Neurol Sci，2019，40（7）：1335-1342.

[2] Klockgether T.Sporadic ataxia with adult onset：classification and diagnostic criteria.Lancet Neurol，2010，9（1）：94-104.

[3] Akbar U，Ashizawa T. Ataxia. Neurol Clin，2015，33（1）：225-248.

[4] 中华医学会神经病学分会神经遗传学组 . 遗传性共济失调诊断与治疗专家共识．中华神经科杂志，2015，48（6）：459-463.

[5] Klockgether T. Ataxias. Diagnostic procedure and treatment. Nervenarzt，2005，76（10）：1275-1283.

[6] Akbar U，Ashizawa T.Ataxia.Neurol Clin，2015，33（1）：225-248.

[7] Teive HA，Ashizawa T.Primary and secondary ataxias.Curr Opin Neurol，2015，28（4）：413-422.

[8] Beaudin M，Matilla-Dueñas A，et al.The Classification of Autosomal Recessive Cerebellar Ataxias：a Consensus Statement from the Society for Research on the Cerebellum and Ataxias Task Force.Cerebellum，2019，18（6）：1098-1125.

[9] Beaudin M，Klein CJ，Rouleau GA，et al.Systematic review of autosomal recessive ataxias and proposal for a classification. Cerebellum Ataxias，2017，23（4）：3.

[10] Seong E，Insolera R，Dulovic M，et al. Mutations in VPS13D lead to a new recessive ataxia with spasticity and mitochondrial defects.Ann Neurol，2018，83（6）：1075-1088.

[11] Cullen JK，Abdul Murad N，et al.AarF Domain Containing Kinase 3（ADCK3）Mutant Cells Display Signs of Oxidative Stress，Defects in Mitochondrial Homeostasis and Lysosomal Accumulation.PLoS One，2016，11（2）：e0148213.

[12] Serin HM，Simsek E，Isik E，et al.WWOX-associated encephalopathies：identification of the phenotypic spectrum and the resulting genotype-phenotype correlation.Neurol Sci，2018，39（11）：1977-1980.

[13] 陈光敏，吴原 .Charlevoix-Saguenay 常染色体隐性遗传性痉挛性共济失调的研究进展．临床神经病学杂志，2019，32（1）：69-71.

[14] Aranca TV，Jones TM，Shaw JD，et al. Emerging therapies in Friedreich's ataxia.Version 2. Neurodegener Dis Manag，2016，6（1）：49-65.

[15] Klockgether T. Parkinsonism & related disorders. Ataxias. Parkinsonism Relat Disord，2007，13 Suppl 3：S391.

[16] Cook A，Glunti p. Friedreich's ataxia：clinical features，pathogenesis and management. British Medical Bulletin，2017，124：19-30.-4.

[17] 中华医学会神经病学分会神经遗传学组 . 遗传性共济失调诊断

与治疗专家共识．中华神经科杂志，2015，48（6）：459-463.

[18] Ruano L，Melo C，Silva MC，et al.The global epidemiology of hereditary ataxia and spastic paraplegia：a systematic review of prevalence studies.Neuroepidemiology，2014，42（3）：174-183.

[19] Coarelli G，Brice A，Durr A.Recent advances in understanding dominant spinocerebellar ataxias from clinical and genetic points of view.F1000Res，2018，7：F1000 Faculty Rev-1781.

[20] Akbar U，Ashizawa T.Ataxia.Neurol Clin，2015，33（1）：225-248.

[21] Teive HA，Ashizawa T.Primary and secondary ataxias.Curr Opin Neurol，2015，28（4）：413-422

[22] 李松林，翟小菊，张璐，等.遗传性脊髓小脑共济失调的发病机制及临床表型．河南大学学报（医学版），2018，37（4）：295-300.

[23] 唐北沙，江泓.遗传性共济失调诊断与治疗专家策略．中国现代神经疾病杂志，2012，12（3）：266-274.

[24] Siekierska A，Isrie M，Liu Y，Scheldeman C，et al.Gain-of-function FHF1 mutation causes early-onset epileptic encephalopathy with cerebellar atrophy. Neurology，2016，86（23）：2162-2170.

[25] Paulson H.Machado-Joseph disease/spinocerebellar ataxia type 3.Handb Clin Neurol，2012，103：437-449.

[26] 邢妩，王小宜，廖鑫鑫，等.SCA3/MJD与SPG4的弥散加权成像对比研究．中南大学学报（医学版），2014，39（8）：825-830.

[27] 刘红英，解龙昌，苏晨，等.少年型齿状核红核苍白球路易体萎缩症一家系的临床、电生理、影像学及基因分析．中华神经科杂志，2017，50（7）：506-510.

[28] 张鑫，顾卫红.齿状核红核苍白球路易体萎缩症研究进展．中华神经科杂志，2013，46（5）：339-342.

[29] Carroll LS，Massey TH，Wardle M，et al. Dentatorubral-pallidoluysian Atrophy：An Update.Tremor Other Hyperkinet Mov（NY），2018，8：577.

17

神经系统肿瘤

第一节 概 述

神经系统肿瘤（tumors of nerve system）是一种神经内外科的常见疾病，主要包括原发性中枢神经系统肿瘤（primary central nervous system tumors）、外周神经肿瘤和转移瘤等。

【分类】

1．2002年世界卫生组织（World Health Organization，WHO）发布了“中枢神经系统肿瘤分类（2002版）”，见表17-1[1]。

表17-1 世界卫生组织中枢神经系统肿瘤分类（2002版）

神经上皮组织肿瘤
星形细胞肿瘤（astrocytic tumors）
弥漫性星形细胞瘤
a．纤维型星形细胞瘤
b．原浆型星形细胞瘤
c．肥胖型星形细胞瘤
间变性星形细胞瘤
胶质母细胞瘤
a．巨细胞胶质母细胞瘤
b．胶质肉瘤
毛细胞型星形细胞瘤
多形性黄色星形细胞瘤
室管膜下巨细胞星形细胞瘤
少突胶质星形细胞肿瘤
少突胶质瘤
间变性少突胶质瘤

续表

混合性胶质瘤
少突星形细胞瘤
间变性少突星形细胞瘤
室管膜肿瘤
室管膜瘤（ependymoma）
a．细胞型
b．乳头型
c．透明细胞型
d．脑室膜细胞型
间变性室管膜瘤
黏液乳头状型室管膜瘤
室管膜下瘤
脉络膜丛肿瘤
脉络膜丛乳头状瘤
脉络丛癌
起源不明的神经胶质肿瘤
星形母细胞瘤
Ⅲ脑室脊索样胶质瘤
神经元和混合神经元 - 胶质肿瘤
神经节细胞瘤
发育不良性小脑神经节细胞瘤（Lhermitte-Duclos 病）
多纤维性婴儿星形细胞瘤 / 节细胞胶质瘤
胚胎发育不良性神经上皮肿瘤
节细胞胶质瘤
间变性神经节细胞胶质瘤
中枢神经细胞瘤
小脑脂肪神经细胞瘤
终丝副神经节瘤
神经母细胞肿瘤
嗅神经母细胞瘤（感觉性神经母细胞瘤）
嗅神经上皮瘤
肾上腺和交感神经系统的神经母细胞瘤
松果体实质肿瘤
松果体细胞癌
松果体母细胞瘤
中等分化的松果体实质瘤
胚胎性肿瘤
髓上皮瘤
室管膜母细胞瘤
髓母细胞瘤
a．促纤维增生型髓母细胞瘤

续表

b．大细胞性髓母细胞瘤
c．髓肌母细胞瘤（medullomyoblastoma）
d．黑色素性髓母细胞瘤
幕上的原始神经外胚层肿瘤（PNET）
a．神经母细胞瘤
b．节细胞性神经母细胞瘤
非典型畸胎样 / 横纹肌样瘤

周围神经肿瘤

施万细胞瘤（神经鞘膜瘤）
a．细胞型
b．丛状型（plexiform）
c．黑色素型
神经纤维瘤
a．丛状型
神经束膜瘤
a．神经内神经束膜瘤
b．软组织神经束膜瘤
恶性周围神经鞘瘤（MPNST）
a．上皮样型
b．间质分散和（或）上皮样分化的 MPNST
c．黑色素型
d．黑色素沙粒型

脑（脊）膜肿瘤

脑膜上皮细胞肿瘤
脑膜瘤
a．脑膜上皮型
b．纤维型（纤维母细胞型）
c．过渡型（混合型）
d．砂粒型
e．血管瘤型
f．微囊型
g．分泌型
h．淋巴浆细胞型
i．化生型
j．透明细胞型
k．脊索瘤样
l．非典型性
m．乳头型
n．横纹肌样

续表

o．间变性脑膜瘤
间质性、非脑膜上皮细胞肿瘤
脂肪瘤
血管脂肪瘤
冬眠瘤
脂肪肉瘤（颅内）
孤立性纤维瘤
纤维肉瘤
恶性纤维组织细胞瘤
平滑肌瘤
平滑肌肉瘤
横纹肌瘤
横纹肌肉瘤
软骨瘤
软骨肉瘤
骨瘤
骨肉瘤
骨软骨瘤
血管瘤
上皮样血管内皮瘤
血管外皮瘤
血管肉瘤
卡波西肉瘤
原发性黑色素细胞病变
弥漫性黑色素细胞增生症
黑色素细胞瘤
恶性黑色素瘤
脑膜黑色素瘤病
组织来源未定肿瘤
血管网状细胞瘤
淋巴瘤和造血系统肿瘤
淋巴瘤
浆细胞瘤
粒细胞肉瘤
生殖细胞肿瘤
生殖细胞瘤
胚胎性癌
卵黄囊瘤
绒毛膜癌
畸胎瘤
a．成熟型

续表

b．未成熟型
c．畸胎瘤恶变
混合性生殖细胞肿瘤
鞍区肿瘤
颅咽管瘤
a．成釉细胞瘤型
b．乳头状型
颗粒细胞瘤
转移瘤

2．2016年，WHO发布了新版中枢神经系统（central nervous system，CNS）肿瘤分类，首次在组织学基础上使用分子学特征来进行分类[2]（表17-2）。

表17-2 世界卫生组织中枢神经系统肿瘤分类（2016版）

1. 弥漫性星形细胞瘤和少突胶质细胞瘤	**9. 颅内和椎旁神经肿瘤**
弥漫性星形细胞瘤，IDH-突变型	施万细胞瘤
a．肥胖细胞型星形细胞瘤，IDH-突变型	a．细胞型施万细胞瘤
	b．丛状型施万细胞瘤
弥漫性星形细胞瘤，IDH-野生型	黑色素性施万细胞瘤
弥漫性星形细胞瘤，未定型	神经纤维瘤
间变性星形细胞瘤，IDH-突变型	a．非典型神经纤维瘤
间变性星形细胞瘤，IDH-野生型	b．丛状神经纤维瘤
间变性星形细胞瘤，未定型	神经束膜瘤
胶质母细胞瘤，IDH-野生型	混合神经鞘瘤
a．巨细胞胶质母细胞瘤	恶性周围神经鞘瘤（MPNST）
b．胶质肉瘤	a．上皮样MPNST
c．上皮样胶质母细胞瘤	b．伴神经束膜分化的MPNST
胶质母细胞瘤，IDH-突变型	**10．脑膜肿瘤**
胶质母细胞瘤，未定型	脑膜瘤
弥漫性中线胶质瘤，H3 K27M-突变型	脑膜上皮型脑膜瘤
少突胶质细胞瘤，IDH-突变型和1p/19q-共同缺失	纤维型脑膜瘤
	移行型脑膜瘤
少突胶质细胞瘤，未定型	沙粒样脑膜瘤
间变性少突胶质细胞瘤，IDH-突变型和1p/19q-共同缺失	血管瘤样脑膜瘤
	微囊型脑膜瘤
间变性少突胶质细胞瘤，未定型	分泌型脑膜瘤
少突星形细胞瘤，未定型	富淋巴浆细胞型脑膜瘤
间变性少突星形细胞瘤，未定型	化生型脑膜瘤
	脊索样脑膜瘤

续表

2. 其他星形细胞瘤	透明细胞性脑膜瘤
毛细胞性星形细胞瘤	非典型脑膜瘤
a．毛黏液样星形细胞瘤	乳头型脑膜瘤
室管膜下巨细胞星形细胞瘤	横纹肌样脑膜瘤
多形性黄色星形细胞瘤	间变性（恶性）脑膜瘤
间变性多形性黄色星形细胞瘤	**11. 间质、非脑膜上皮性肿瘤**
3. 室管膜肿瘤	1 级
室管膜下瘤	2 级
黏液乳头型室管膜瘤	3 级
室管膜瘤	血管网状细胞瘤
a．乳头型室管膜瘤	血管瘤
b．透明细胞型室管膜瘤	上皮样血管内皮瘤
c．伸展细胞型室管膜瘤	血管肉瘤
室管膜瘤，RELA 融合基因阳性	卡波西肉瘤
间变性室管膜瘤	尤因肉瘤 / 原始神经外胚层肿瘤（PNET）
4. 其他胶质瘤	脂肪瘤
Ⅲ脑室脊索样胶质瘤	血管脂肪瘤
血管中心型胶质瘤	蛰伏脂肪瘤
星形母细胞瘤	脂肪肉瘤
5. 脉络丛肿瘤	硬纤维型纤维瘤病
脉络丛乳头状瘤	肌纤维母细胞瘤
不典型脉络丛乳头状瘤	炎性肌纤维母细胞瘤
脉络丛癌	良性纤维组织细胞瘤
6. 神经元和混合性神经元 - 胶质肿瘤	纤维肉瘤
胚胎发育不良性神经上皮肿瘤	未分化多形性肉瘤 / 恶性纤维组织细胞瘤
节细胞瘤	平滑肌瘤
节细胞胶质瘤	平滑肌肉瘤
间变性神经节细胞胶质瘤	横纹肌瘤
小脑发育不良性节细胞胶质瘤（Lhermitte-Duclos 病）	横纹肌肉瘤
促纤维增生性婴儿星形细胞瘤 / 节细胞胶质瘤	软骨瘤
乳头状胶质神经元肿瘤	软骨肉瘤
菊形团形成性胶质神经元肿瘤	骨瘤
弥漫性软脑膜胶质神经元肿瘤	骨软骨瘤
中枢神经细胞瘤	骨肉瘤
脑室外神经细胞瘤	**12. 黑色素肿瘤**
小脑脂肪神经细胞瘤	脑膜黑色素细胞增生
副神经节细胞瘤	脑膜黑色素细胞瘤
7. 松果体区肿瘤	脑膜黑色素瘤
松果体细胞瘤	脑膜黑色素瘤病
中分化松果体实质细胞瘤	**13. 淋巴瘤**
松果体母细胞瘤	CNS 弥漫大 B 细胞淋巴瘤
松果体区乳突样瘤	免疫缺陷相关 CNS 淋巴瘤

续表

8. 胚胎性肿瘤	a．AIDS 相关弥漫大 B 细胞淋巴瘤
髓母细胞瘤，基因学定义	b．EBV 阳性弥漫大 B 细胞淋巴瘤，未定型
a．髓母细胞瘤，WNT 激活型	c．淋巴瘤样肉芽肿病
b．髓母细胞瘤，SHH 激活型和 TP53 突变型	血管内大 B 细胞淋巴瘤
c．髓母细胞瘤，SHH 激活型和 TP53 野生型	CNS 低级别 B 细胞淋巴瘤
髓母细胞瘤，WNT 非激活型 /SHH 非激活型	CNS T 细胞和 NK/T 细胞淋巴瘤
a．髓母细胞瘤，3 组	间变性大细胞淋巴瘤，ALK 阳性
b．髓母细胞瘤，4 组	间变性大细胞淋巴瘤，ALK 阴性
髓母细胞瘤，组织学定义	硬脑膜 MALT 淋巴瘤
a．经典型髓母细胞瘤	**14. 组织细胞肿瘤**
b．多纤维性 / 结节增生性髓母细胞瘤	朗格汉斯细胞组织细胞增生
c．广泛小结节性髓母细胞瘤	Erdheim-Chester 病
d．大细胞性 / 间变性髓母细胞瘤	Rosai-Dorfman 病
髓母细胞瘤，未定型	青年黄色肉芽肿
多层菊形团样胚胎性肿瘤，C19MC- 改变	组织细胞肉瘤
多层菊形团样胚胎性肿瘤，未定型	**15. 生殖细胞瘤**
髓上皮瘤	生殖细胞瘤
CNS 神经母细胞瘤	胚胎性癌
CNS 节细胞神经母细胞瘤	卵黄囊瘤
CNS 胚胎样肿瘤，未定型	绒毛膜癌
非典型畸胎样 / 横纹肌样瘤	畸胎瘤
横纹肌样 CNS 胚胎性肿瘤	a．成熟性畸胎瘤
	b．未成熟畸胎瘤
	畸胎瘤伴恶性转化
	混合型生殖细胞肿瘤
	16. 鞍区肿瘤
	颅咽管瘤
	a．造釉细胞型颅咽管瘤
	b．乳头型颅咽管瘤
	鞍区颗粒细胞肿瘤
	垂体细胞瘤
	纺锤细胞嗜酸细胞瘤
	17. 转移瘤

CNS：中枢神经系统

【临床表现】

1．脑肿瘤

（1）颅内压增高：表现为头痛、呕吐、视盘水肿，尤其在疾病晚期。

（2）局灶性神经功能缺损：表现为肢体偏瘫、癫痫、言语障碍、视野缺损、运动无力、视力丧失、听力丧失、认知损害、精神症状、内分泌功能异常等改变。

（3）特殊综合征

1）Foster-Kennedy 综合征：常见于蝶骨嵴脑膜瘤，表现为单侧视力丧失、对侧视盘水肿。

2）Parinaud 综合征：常见于松果体肿瘤或被盖部胶质瘤，表现瞳孔光反射消失但调节反射存在、上视受限。

3）梗阻性脑积水：多见于后颅窝肿瘤（小脑星形细胞瘤、髓母细胞瘤、室管膜瘤），表现为头痛、恶心呕吐、意识模糊、共济失调。

4）额叶综合征：多见于额叶肿瘤，表现为记忆丧失、二便失禁、步态失调 [3,4]。

2．脊髓肿瘤　据其受累部位而表现不同，见第 18 章。

【诊断】

1．诊断主要依据临床表现、影像学和脑脊液（cerebrospinal fluid，CSF）检查做出，必要时活检确诊 [4]。

2．辅助检查

（1）CT：有助于判断病变有无钙化、出血、肿瘤密度。

（2）MRI：较 CT 敏感，常规 T_1、T_2 及增强扫描可显示肿瘤的解剖结构、形状，特殊扫描系列，如磁共振波谱（magnetic resonance spectroscopy，MRS）通过分析肿瘤和其他组织代谢物波谱的差异来鉴别肿瘤的良恶性、组织坏死与肿瘤复发情况。

（3）正电子发射计算机断层显像（positron emission tomography，PET）：有助于肿瘤高低级别，以及肿瘤与坏死组织的区分。

（4）CSF 检查：CSF 细胞学对分析肿瘤的 CSF 播散有价值，包括淋巴瘤、髓母细胞瘤、松果体瘤、生殖细胞瘤、室管膜瘤、脉络丛瘤等。

（5）活检：主要包括立体定向（或导航下）活检和开颅手术活检 [5]。

【治疗】

1．手术治疗　在保全神经功能的前提下最大范围地切除肿瘤，亦包括肿瘤部分切除、减压术、脑室分流术及放疗前的脊柱不稳加固手术。

2．放射治疗 包括外照射治疗（external-beam radiotherapy）、近距离放射疗法（brachytherapy）、调强放疗（intensity modulated radiotherapy，IMRT）及立体定向放射治疗（stereotactic radiosurgery，SRS）等方案。

3．化疗 视情形在手术或放射治疗不同时期进行，常用药物包括替莫唑胺（Temozolomide，TMZ）、亚硝脲类（洛莫司汀、卡莫司汀、尼莫司汀）、丙卡巴肼、长春碱、铂类抗肿瘤药物（顺铂、卡铂）、贝伐珠单抗、环磷酰胺、甲氨蝶呤等[4]。

4．对症治疗

（1）脑水肿：选择高渗透性脱水药（甘露醇、甘油果糖、高渗盐水和白蛋白）、利尿药和糖皮质激素（简称激素）。

（2）癫痫：静脉常用丙戊酸钠，口服可选用丙戊酸钠、左乙拉西坦、奥卡西平等。

（3）神经精神症状：有抑郁症状者接受抗抑郁治疗，认知功能障碍者可使用美金刚等药物。

（4）深静脉血栓：对肢体偏瘫者、血液高凝状态和有深静脉血栓形成者，可皮下注射使用小剂量低分子肝素。病情允许尽早运动；使用间断充气加压装置。

（5）疼痛：采用 WHO 癌症三阶梯药物镇痛法，轻度疼痛选择第一阶段非阿片类镇痛药，如阿司匹林；中度疼痛选择第二阶段弱阿片类，如可卡因；重度疼痛选择第三阶段药物强阿片类，如吗啡。

5．康复治疗 采用个体化的综合治疗方案，包括物理治疗、作业治疗、言语和吞咽治疗、认知和行为治疗、娱乐治疗、心理治疗和康复工程等[5]。

第二节 中枢神经系统原发性肿瘤

CNS 原发性肿瘤是指源于脑部、脊髓、鞍区及脑神经、脊神经的肿瘤，年发病率为 22.64/10 万人（美国，2010—2014 年），其中，以脑膜瘤（36.8%）、恶性胶质瘤（25.5%）、垂体肿瘤（16.2%）较为常见；男性胶质瘤、生殖细胞瘤、胚胎性肿瘤和 CNS 淋巴瘤的患病率高于女性，而女性脑膜瘤、垂体肿瘤的患病率则高于男性[6]。

一、胶质瘤

胶质瘤（glioma）是最常见的原发性恶性肿瘤，我国年发病率为 5 ～ 8/10 万。WHO CNS 肿瘤分类将胶质瘤分为Ⅰ～Ⅳ级，Ⅰ、Ⅱ级为低级别胶质瘤，Ⅲ、Ⅳ级为高级别胶质瘤。脑胶质瘤的发病机制尚未明确，已确定其危险因素包括暴露于高剂量电离辐射、与罕见病相关的高外显率基因遗传突变。此外，亚硝酸盐食品、病毒或细菌感染等致癌因素也可能参与脑胶质瘤的发生[7,8]。

【临床表现】

临床表现主要包括颅内压增高、神经功能和认知功能障碍、癫痫发作。

【诊断】

1．胶质瘤临床诊断主要依靠影像学（CT 和 MRI）检查，确诊需要活检标本的病理学检查。

2．辅助检查

（1）常规 CT 和 MRI 检查：胶质瘤影像学特征性表现见表 17-3[8]。此外，脑胶质瘤术后 24 ～ 72 h 需复查 MRI（平扫 + 增强），以评估肿瘤的切除程度，并以此作为脑胶质瘤术后基线影像学资料，用于后续比对。

（2）活检确诊：需要通过肿瘤切除或活检获取标本，进行组织和分子病理学检查，确定病理分级和分子亚型。

（3）多模态 MRI 检查：包括 MRI 弥散加权像（diffusion weighted imaging，DWI）、灌注加权像（perfusion weighted imaging，PWI）、MRS 等。DWI 高信号区域提示细胞密度大，代表高级别病变区；PWI 高灌注区域提示血容量增多，多为高级别病变区；MRS 中胆碱（choline，Cho）和 Cho/ 乙酰天门冬氨酸（N-acetyl-L-aspartic acid，NAA）比值升高，与肿瘤级别成正相关。

（4）PET：不同级别脑胶质瘤的 PET 成像特征各异，目前广泛使用的示踪剂为 ^{18}F 氟脱氧葡萄糖（^{18}F 2-fluoro-2-deoxy-D-glucose，^{18}F-FDG）。低级别脑胶质瘤一般代谢活性低于正常脑灰质；高级别脑胶质瘤的代谢活性可接近或高于正常脑灰质，但不同级别脑胶质

瘤之间的 ^{18}F-FDG 代谢活性存在较大重叠。

【鉴别诊断】

1．脑转移瘤　以多发病变较为常见，多位于脑皮质下，其大小不等，水肿程度不一，表现多样，MRI 表现多数为环状或结节样强化影。可以根据病变的大小、病变累及的部位、增强表现，结合病史、年龄及相关其他辅助检查结果综合鉴别

2．淋巴瘤　对于免疫功能正常者，淋巴瘤的 MRI 信号多较均匀，瘤内出血及坏死少见，增强呈明显均匀强化。^{18}F-FDG 代谢活性一般较高级别脑胶质瘤高且代谢分布较均匀，可资鉴别。

【治疗】

1．手术治疗　最大范围地安全切除，新型手术辅助技术（神经影像导航、功能神经影像导航、术中神经电生理监测技术（如皮质功能定位和皮质下神经传导束定位和术中 MRI 实时影像神经导航）的应用有助于手术切除程度和肿瘤边界的判定及术中功能保护。

2．放射治疗　高级别脑胶质瘤手术是基础治疗，放疗或化疗是不可或缺的重要治疗手段，术后放疗可取得显著的生存获益；低级别脑胶质瘤术后放疗适应证、最佳时机、放疗剂量等尚有争议；室管膜肿瘤全切除后，多主张无需辅助治疗，部分切除的室管膜瘤和间变性室管膜瘤则是放疗适应证。

3．药物治疗　对于不同级别脑胶质瘤，应进行积极有效的个体化化疗，如 PCV 方案、TMZ 单药化疗、TMZ 同步放化疗。其他药物治疗手段还包括分子靶向治疗、生物免疫治疗等。

4．电场治疗　可用于新发胶质母细胞瘤（glioblastoma multiforme，GBM）和复发高级别脑胶质瘤的治疗。

5．康复治疗[5,8]。

表 17-3　胶质瘤影像学的特征性表现

肿瘤类型	定义	影像学特征性表现
低级别脑胶质瘤	主要指弥漫性星形胶质细胞瘤、少突胶质细胞瘤、少突星形胶质细胞瘤 3 种。特殊类型还包括：多形性黄色星形细胞瘤（pleomorphic xanthoastrocytoma，PXA）、Ⅲ脑室脊索瘤样脑胶质瘤和毛细胞型星形细胞瘤等	弥漫性星形胶质细胞瘤 MRI 信号相对均匀，长 T_1 长 T_2 和 FLAIR 高信号，多无强化；少突胶质细胞瘤表现同弥漫性星形脑胶质瘤，常伴钙化。PXA 多见于颞叶，位置表浅，有囊变及壁结节，增强扫描显示壁结节及邻近脑膜有强化。Ⅲ脑室脊索瘤样脑胶质瘤位于Ⅲ脑室内。毛细胞型星形细胞瘤以实性为主，常见于鞍上和小脑半球
间变性脑胶质瘤（Ⅲ级）	主要包括间变性星形细胞瘤、间变性少突胶质细胞瘤	当 MRI/CT 表现似星形细胞瘤或少突胶质细胞瘤伴强化时，提示间变脑胶质瘤的可能性大
Ⅳ级脑胶质瘤	胶质母细胞瘤、弥漫性中线胶质瘤	胶质母细胞瘤特征为不规则形周边强化和中央大量坏死，强化外可见水肿。弥漫性中线胶质瘤常发生于丘脑、脑干等中线结构，MRI 表现为长 T_1 长 T_2 信号，增强扫描可有不同程度的强化
室管膜肿瘤	主要指Ⅱ级和Ⅲ级室管膜肿瘤。特殊类型：黏液乳头型室管膜瘤为Ⅰ级	室管膜肿瘤边界清楚，多位于脑室内，信号混杂，出血、坏死、囊变，和钙化可并存，瘤体强化常明显。黏液乳头型室管膜瘤好发于脊髓圆锥和马尾
* 大脑胶质瘤病	弥漫性胶质瘤，组织学上大多对应Ⅱ～Ⅳ级星形胶质瘤	MRI 要求累及 2 个脑叶以上，常见 T_2 和 FLAIR 弥散性信号异常，或局部脑白质增厚。多数无强化，有则提示病理学Ⅲ级以上

*2016 年 WHO 中枢神经系统肿瘤分类不再保留。FLAIR：液体衰减反转恢复

二、脑膜瘤

脑膜瘤（meningioma）是最常见的良性脑肿瘤，来源于蛛网膜细胞，在蝶鞍、蝶骨嵴、大脑凸面、矢旁状窦、颅后窝等部位较常见，少见于侧脑室、枕骨大孔等部位。绝大多数（80%以上）生长缓慢系良性病变，属于WHO Ⅰ级，Ⅱ级为不典型脑膜瘤（15%～20%），Ⅲ 级属于恶性脑膜瘤（1.0%～3.0%），部分Ⅰ级及Ⅱ级型脑膜瘤也可进展为Ⅲ级恶性脑膜瘤[9,10]。

【临床表现】

1．儿童和年轻成人少见，患病率随年龄的增长而增加（尤其是65岁以上），女性多于男性，大多数呈慢性病程，少数急性发病（如急性囊变或者出血），年发病率为4.7/10万人[6,9,10]。

2．临床表现　与肿瘤部位有关，经常表现为癫痫、颅内压增高症状、局灶体征。前颅底脑膜瘤主要表现为精神症状，海绵窦脑膜瘤出现眼球运动障碍和面部瘫痪，蝶骨嵴脑膜瘤表现为Foster-Kennedy综合征。

【诊断】

1．主要依据MRI影像学诊断，必要时行组织病理分子学诊断[11]。

2．影像学检查

（1）头颅CT：常表现为边界清楚的肿块，以宽基底与颅骨内板或硬脑膜相连，边界清楚锐利，略高密度或高密度，增强后均匀强化，肿瘤邻近颅骨可显示破坏、增生、侵蚀。

（2）头颅MRI：大多表现为肿瘤边界清晰，边缘有脑膜尾征，呈T_1低信号、T_2等信号或高信号，钙化后T_2像可表现为低信号，其他的表现有脑白质挤压征，以及宽基底与颅骨内板相连[10]。

【鉴别诊断】

1．恶性胶质瘤　恶性胶质瘤MRI特征为肿瘤不规则的周边强化和中心坏死，强化病变外可见水肿；而脑膜瘤MRI示肿瘤边界清晰，硬脑膜与宽基底连接，边缘有脑膜尾征，可资鉴别。

2．垂体瘤　鞍上脑膜瘤需与此病鉴别，垂体瘤是从鞍内向鞍上生长，脑 CT 或 MRI 显示瘤体密度或信号欠均匀，大腺瘤多伴出血、钙化及囊变，可与之鉴别。

【治疗】

1．无症状体积较小的脑膜瘤仅需观察

2．手术治疗　是脑膜瘤的主要治疗方法。

3．放射治疗　作为辅助治疗，并且随着立体定向技术的发展，能明显控制肿瘤的发展，提高患者的预后。对于巨大脑膜瘤，可使用术前血管内栓塞治疗与微型手术联合治疗（图 17-1）[11]。

4．化疗　也是肿瘤的辅助治疗手段，但为经验性，可在无手术治疗和放射治疗时考虑使用，目前治疗脑膜瘤的化疗药物有干扰素、羟基脲、生长抑素及其类似物[10,11]。

三、淋巴瘤

原发性中枢神经系统淋巴瘤（primary central nervous system lymphoma，PCNSL）是一种原发的结外非霍奇金淋巴瘤亚型，可累及脑、脊髓、眼或软脑膜。PCNSL 绝大多数为弥漫大 B 细胞淋巴瘤，仅有不足 5%患者为 T 细胞淋巴瘤或其他惰性 B 细胞淋巴瘤。其病因尚不明确，可能与 B 细胞信号传导通路突变有关[12,13]。

【临床表现】

1．PCNSL　好发于 60 ～ 65 岁老年人，男性多于女性，多见于免疫缺陷患者，如人类免疫缺陷病毒（human immunodeficiency virus，HIV）感染、器官移植等，其年发病率为 0.7/10 万人（美国）[12]。

2．临床表现　缺乏特异性，80%以上患者表现为颅内占位性病变，少数患者仅有脑膜、神经根受累，主要包括头痛、恶心呕吐、癫痫、神经精神症状（如认知障碍、人格改变）、局灶性神经功能缺损等[12,13]。

3．其他　少数患者出现眼部（10% ~ 20%）和脊髓（< 5%）受累症状，前者典型表现包括飞蚊症、视物模糊，后者则表现为肢体无力（常非对称性）、感觉异常、二便障碍、异常步态、会阴区麻木等[12]。

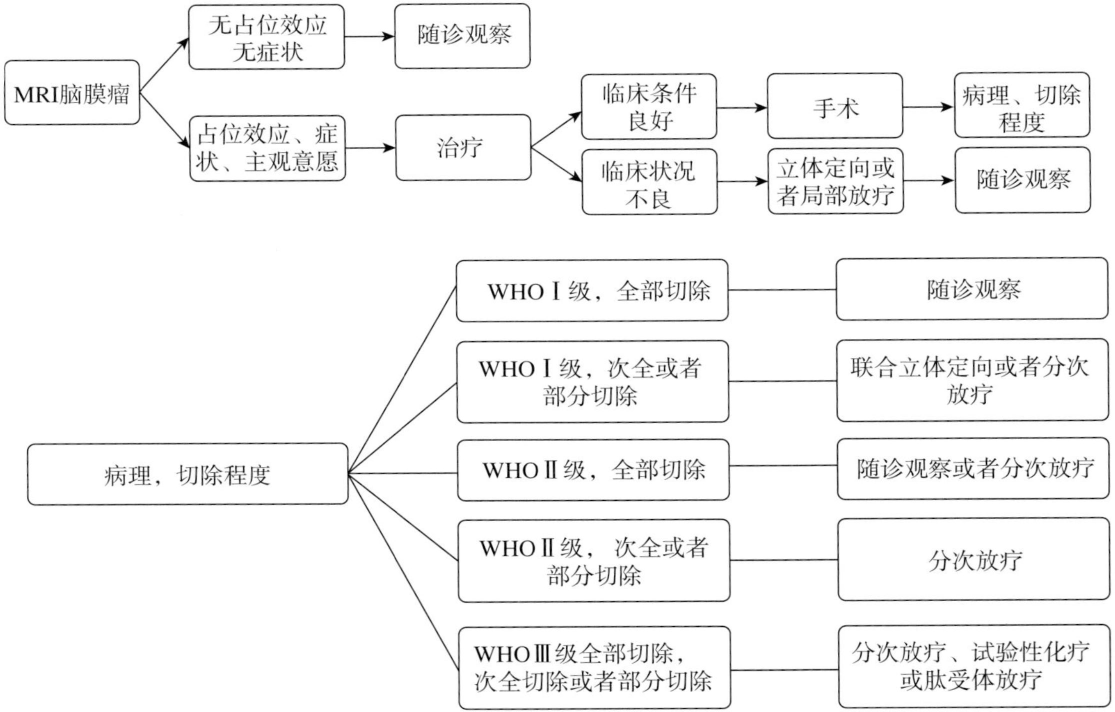

图 17-1　Ⅰ～Ⅲ级脑膜瘤的治疗

【诊断】

1．主要依据MRI影像学诊断　头部增强扫描是目前诊断和疗效评估最常用的检测方法，对于疑诊者，推荐采用立体定位导航穿刺活检术，其检出阳性率90%以上[13]。

2．MRI检查　局限性边缘不规则的颅内病变，病变周围存在明显的水肿带，T_1加权像（weighted imaging，WI）呈等或稍低信号，T_2WI呈稍低、等或高信号，增强扫描显示为弥漫性强化病变。2/3患者为单发病灶，好发部位依次为大脑半球、丘脑和基底节区、胼胝体，直径常＞1 cm，边缘清楚，少见及出血。

3．CSF检查　适用于无法活检的患者，除细胞学发现肿瘤细胞外，流式细胞仪找到κ或γ限制性表达的B细胞亦可作为诊断依据，但检出阳性率不高。经PCR进行IgH分型，有助于诊断。

4．活检　采用立体定向脑活检协助确诊，术前尽量避免使用激素，活检病理类似于系统淋巴瘤。

5．系统检查　包括胸、腹、盆腔的CT或者PET检查、睾丸超声、骨髓穿刺，眼部受累需要完善裂隙灯检查[12,13]。

【鉴别诊断】

1．高级别胶质瘤　MRI检查多表现为以长T_1、长T_2信号为主等混杂信号，常有出血、坏死或囊变，可有不同程度水肿，明显不均匀或环形强化，可资鉴别。

2．颅内转移瘤　病变位于皮质下血流较为丰富的区域，常为多发，病变小而水肿大，瘤内易坏死、囊变，呈结节状或不规则环形强化，常有CNS以外肿瘤病变。

【治疗】

1．化疗　采用以大剂量静脉注射甲氨蝶呤为基础的联合化疗，其他药物包括利妥昔单抗、替莫唑胺、阿糖胞苷、噻替哌、卡莫司汀、达卡巴嗪、长春新碱、甲泼尼龙、异环磷酰胺等；亦可选择鞘内注射（甲氨蝶呤、阿糖胞苷、泼尼松龙）；但疗效尚缺乏证据。此外，对于年轻患者，亦可采用大剂量化疗＋自体干细胞移植治疗方案[12]。

2．放射治疗　作为辅助治疗方法，多采用全脑照射治疗。

3．外科手术　仅限于患者活检或紧急减压[12,13]。

四、鞍区肿瘤

鞍区肿瘤（sellar tumor）包括多种类型肿瘤：颅咽管瘤（craniopharyngioma）、垂体腺瘤（pituitary adenoma）、脑膜瘤、视交叉胶质瘤。由于视交叉受累，临床常表现为双侧颞侧视野缺陷；腺垂体或下丘脑受累表现垂体内分泌异常。大多数为良性肿瘤。

（一）颅咽管瘤

颅咽管瘤起源于 Rathke 囊残余组织，好发于鞍区、鞍上池和Ⅲ脑室，占原发颅内肿瘤的 2%～5%（成人）和 5.6%～15%（儿童），是儿童常见的颅内肿瘤[14,15]。2016 年 WHO 将颅咽管瘤归类为Ⅰ级。

【临床表现】

1．颅咽管瘤发病年龄有两个发病高峰期，分别为 5—10 岁及 40 岁左右，慢性病程，欧美国家年发病率为 0.5～2/10 万人[14,16]。

2．临床表现　进展缓慢，主要表现为颅内压增高（头痛、恶心、呕吐）、视力下降、视野缺损、垂体 - 下丘脑功能障碍（肥胖、疲劳、行为变化、昼夜睡眠节律紊乱、尿崩，体温、心律和血压变化）。

【诊断】

1．颅咽管瘤的诊断主要依靠临床表现和影像学检查[14]。

2．影像学检查　头颅 CT 检查可显示类圆形或分叶状病变，有低密度的囊变、高密度的钙化，增强扫描呈不均一强化；MRI 显示不均一肿块，T_1WI 呈低信号或高信号，T_2WI 多为高信号，增强扫描可见实性部分或囊壁强化。

【治疗】

最大范围地手术切除肿瘤，对不能手术者可采用放射治疗。围术期予以应激激素、甲状腺素的替代治疗，在手术或放疗后至少 1 年无肿瘤复发证据，才考虑给予重组人生长激素替代治疗[16-18]。

（二）垂体腺瘤

垂体腺瘤（pituitary adenoma）是最常见的鞍区肿瘤，肿瘤直径＜ 1 cm 为微腺瘤；＞ 1 cm 为大腺瘤，≥ 4 cm 则为巨大腺瘤。根据激素分泌类型分为：功能性垂体腺瘤（催乳素腺瘤、生长激素腺瘤、促甲状腺激素腺瘤、促肾上腺皮质激素腺瘤、促性腺激素腺瘤及混合型激素腺瘤）和无功能性垂体腺瘤[19,20]。

【临床表现】

主要表现为头痛、视力下降、视野障碍、功能性垂体腺瘤的相应改变（根据分泌激素类型）。

【诊断】

1．主要依据临床表现、影像学及内分泌检查做出诊断。

2．影像学检查

（1）CT 表现为垂体腺稍增大，强化扫描早期见腺体内呈局限性低密度区，延迟阶段瘤体呈等密度或略高密度，大腺瘤 CT 表现为呈等或略高密度，囊变者呈低密度，部分肿瘤边缘可出现钙化，极少数完全钙化。压迫周围骨质，可致蝶鞍扩大、鞍背变薄[21]。

（2）MRI 表现：平扫 T_1WI 多数为低信号区，少数为等或高信号，催乳素腺瘤边界多较清楚，生长激素和促肾上腺皮质激素腺瘤边界多不清，形态为圆形或椭圆形，也可呈不规则。平扫 T_2WI 多为高或等信号，少数为低信号。出血时 T_1WI 和 T_2WI 则均为高信号。强化扫描示正常垂体强化早于肿瘤，故早期肿瘤呈相对低信号，后期因为肿瘤强化时间长故呈相对高信号[21,22]。

【治疗】

主要包括激素抑制药物治疗及经鼻蝶窦入路垂体瘤切除术[19]。

五、颅内生殖细胞瘤

颅内生殖细胞瘤（intracranial germinoma）来源于胚胎多能生殖细胞，占颅内肿瘤的 0.5% ~ 2%，占生殖细胞肿瘤的 65%，好发于松果体、鞍上区、基底节和丘脑。

【临床表现】

1．发病高峰为 12 ～ 14 岁，平均 10 岁，男性多于女性，起病隐袭。

2．临床表现　取决于肿瘤部位，松果体占位表现为颅压升高、脑积水、Parinaud 综合征；鞍区占位表现为下丘脑或垂体功能异常（如尿崩症），视野缺损 [23,24]。

【诊断】

1．主要依据临床表现、影像学检查确诊。必要时通过组织病理学确诊。

2．影像学检查　可见边界清楚的松果体或者鞍上区不均质（脂肪变、囊状、钙化、出血）肿块。CT 扫描可见等或高密度、（部分）钙化、显著均一强化的肿块。MRI 扫描可见等或长 T_1、T_2 信号、不均匀强化的肿块。部分患者可有沿 CSF 的种植转移灶，表现为脑膜或脊膜增厚，并可见及多发强化结节 [23]。

3．肿瘤标志物的检测　包括甲胎蛋白、癌胚抗原、β- 绒毛膜促性腺激素。

4．CSF 检查　有助于判断肿瘤有无 CSF 播散，胎盘碱性磷酸酶（placental alkaline phosphatase，PLAP）水平是否增高 [25]。

5．活检　并非必须，可用于鉴别绒毛膜癌、畸胎瘤、生殖细胞瘤。

【治疗】

对化疗或放疗均敏感 [24]。

六、颅内胚胎性肿瘤

颅内胚胎性肿瘤（intracranial embryonal tumor）是一类主要发生于儿童和青少年的高度恶性肿瘤型，WHO 组织学分级为Ⅳ级。肿瘤可以发生于颅内的任何部位，好发生于大脑凸面、侧脑室旁、中线附近，灰白质交界区多见，位置较深，容易侵犯深部白质或者核团结构。病理学上分为髓母细胞瘤、多层菊形团样胚胎性肿瘤、CNS 胚胎性肿瘤的独立亚类、非典型畸胎样 / 横纹肌样瘤及有横纹肌样特征的 CNS 胚胎性肿瘤等。

【临床表现】

1．大多在儿童和青少年发病。

2．临床表现　无特异性，大多数患儿因颅内压增高出现头痛、头晕、恶心和呕吐，根据累及部位不同会导致视力下降、视野缩小、肢体功能障碍及运动不利等症状。

【诊断】

1．主要依据临床表现、影像学检查确诊，必要时通过组织病理学确诊。

2．影像学检查　以幕上居多，CT 平扫呈稍高密度。肿瘤多有浅分叶；MRI 扫描 T_1WI 像上多为不均匀较低信号，T_2WI 为等或高信号，由于肿瘤恶性度高，生长较快，因此常伴有坏死或囊变区。可伴有出血或钙化，增强扫描可见不均匀强化。

【治疗】

主要采取以手术为基础的放、化疗综合治疗方案[26]。

七、神经元和混合性神经元－神经胶质肿瘤

神经元和混合性神经元-神经胶质肿瘤（neuronal & mixed neuronal-glial tumors）属于 CNS 良性肿瘤，根据神经元分化程度的不同，分为胚胎发育不良性神经上皮肿瘤节细胞瘤、节细胞胶质瘤、间变性神经节细胞胶质瘤、小脑发育不良性节细胞胶质瘤等类型。

【临床表现】

多发生于儿童和青年，主要表现为癫痫、颅内压增高症状以及依肿瘤部位不同所致的神经功能缺损[27]。

【诊断】

1．主要依据临床表现、影像学检查确诊，必要时通过组织病理学确诊。

2．MRI 检查　常有其好发部位，如中枢神经细胞瘤几乎均发生在侧脑室孟氏（Mono）孔附近，节细胞胶质瘤和胚胎发育不良性神经上皮肿瘤多见于颞叶表浅部位，而促纤维增生性婴儿星形细胞瘤/

节细胞胶质瘤则多在额、顶叶。中枢神经细胞瘤和胚胎发育不良性神经上皮肿瘤在 T_2WI 上呈"冒泡"状表现，节细胞胶质瘤典型呈囊性并有强化壁结节，促纤维增生性婴儿星形细胞瘤 / 节细胞胶质瘤表现为大囊，脑膜面壁结节和邻近脑膜均强化，而 Lhermitte-Duclos 病则特征性呈"灯芯绒"状表现[27]。

【治疗】

经手术全切后多可治愈[27]。

八、脉络丛肿瘤

脉丛肿瘤（choroid plexus tumor）起源于脑室的脉络丛上皮组织，其患病率较低，临床上罕见。按其病理学特点，脉络丛肿瘤分为脉络丛乳头状瘤、非典型脉络丛乳头状瘤和脉络丛癌。儿童多见于侧脑室，而成人多见于Ⅳ脑室，脉络丛癌更可能侵犯附近脑实质[24]。

【临床表现】

1．儿童多见，一般绝大多数为良性。

2．临床表现　缺乏特异性，主要有颅内压增高和局灶性神经功能缺损[28]。

【诊断】

1．主要依据临床表现、影像学检查确诊，必要时通过组织病理学确诊。

2．影像学检查　脉络丛乳头状瘤 CT 平扫多表现为较均匀等密度或稍高密度，可伴有钙化；肿瘤实性部分在 T_1WI 上呈等或稍低信号，T_2WI 上呈等或稍高信号，增强扫描示肿瘤实性部分及囊壁明显强化；非典型脉络丛乳头状瘤更易发生囊变，可侵犯周围脑实质，易出现瘤周水肿；脉络丛癌可见瘤内出血、囊变、脑实质浸润，沿 CSF 播散等改变。

【治疗】

主要为手术全切治疗[29]。

九、皮样和表皮样囊肿

皮样和表皮样囊肿（dermoid and epidermoid cyst）是一种表皮包涵体囊肿，内衬复层鳞状上皮，与皮肤相似，临床上罕见。皮样囊肿多位于颅内中线部位（颅后窝为主），囊内包含大量脂质和皮肤附件（毛囊、皮脂腺、外分泌腺），而表皮样囊肿（即胆脂瘤）则多非中线部位分布（脑桥小脑角、鞍旁），囊内不包含皮肤附件[30,31]。

【临床表现】

1．皮样囊肿　女性较男性多发，大部分患者可出现头痛，其他临床表现与肿瘤所在位置有关。如囊肿位于鞍区时，患者主要表现为视力下降和视野缺损，可压迫垂体或垂体柄引起下丘脑及垂体功能受累的症状。位于小脑时，可以出现共济失调、眼球震颤等症状。囊肿压迫还可引起Ⅳ脑室阻塞，患者可出现脑积水。当囊肿位于海绵窦区，患者常表现为动眼神经麻痹、眼肌麻痹。

2．表皮样囊肿又称胆脂瘤，表现为小脑脑桥角综合征（病变侧三叉神经、面神经、听神经损害的症状及小脑性共济失调）、颅内压增高、脑积水[31,32]。

【诊断】

1．主要依赖影像学检查。

2．影像学检查　皮样囊肿在CT平扫上常表现为圆形或类圆形低密度影，边界清楚，常伴钙化，通常瘤周无水肿，增强扫描无明显强化，MRI检查示在T_1WI上为高信号，在T_2WI上为混杂信号，当囊肿内含有毛发时．T_1WI上可见波浪形低信号图像，增强扫描无病变强化[31]。颅内表皮样囊肿CT扫描病变区呈不规则的均匀低密度灶，MRI检查病变区一般呈T_1 WI低信号、T_2WI高信号，增强扫描信号无明显强化[32]。

【治疗】

手术切除[31,32]。

十、原发性脊髓肿瘤

见第18章。

第三节 周围神经肿瘤

一、神经鞘瘤

神经鞘瘤（neurilemmoma）又称施万细胞瘤（schwannoma），起源于黏膜下层和肌层的神经丛，多数单发，常位于头颈部和四肢，偶见于胃、胸壁、鼻旁窦、眼眶、脊髓等部位[33,34]，其中以发生于前庭神经或蜗神经的听神经瘤（vestibular Schwannoma）最为常见。大多数神经鞘瘤病例为散发性，但有些病例与神经纤维瘤病 Ⅱ型（neurofibromatosis type Ⅱ，NF-Ⅱ）相关[35]。

【临床表现】

1．神经鞘瘤可出现在任何年龄，但多见于 20 ～ 50 岁的中年人，男女患病率大致相等[36]。

2．临床表现 因生长部位不同而迥异。

（1）听神经瘤：表现为病变侧耳鸣、听力下降、步态不稳、眩晕，肿瘤较大时出现面部麻木或疼痛、面瘫、脑干压迫症状和脑积水[35]。

（2）椎管内神经鞘瘤：早期症状多以肩背、腰骶部及肢体放射性痛，卧床休息时可加重，下床活动反可稍减轻。椎管外神经鞘瘤除非肿瘤很大，一般疼痛和其他神经症状并不常见[36]。

（3）其他部位：包括胃、胸壁、盆腔、肾、腹内壁、颌下腺、鼻前庭等，主要表现为腹胀、腹痛、胸痛、胸闷、局部包块等[33]。

【诊断】

1．主要依据影像学检查、组织病理学确诊。

2．影像学检查 CT 显示均匀等或稍低密度，可呈囊实性混杂密度。增强后肿瘤实性成分延迟强化[33]；MRI 示肿块 T_1WI 呈等信号，T_2WI 呈现高信号，边缘较光滑，与周围组织分界较清。增强扫描呈明显的均一强化[36]。

3．病理学检查 主要表现为富梭形瘤细胞的 Antoni A 区，细胞排布紧密；神经组织内脂量较高，故肿瘤密度稍低[33]。

【治疗】

对于肿瘤小且无症状患者，可予以观察或放疗；对于肿瘤较大者，须手术切除；未能全切者，可定期随访或行放疗。对于 NF2 患者，可予以贝伐株单抗药物治疗[35]。

二、神经纤维瘤

神经纤维瘤病（neurofibromatosis，NF）是一种由神经嵴细胞发育异常导致的多系统损害的常染色体显性遗传病。根据临床表现和基因定位一般将其分为 NF-Ⅰ型、NF-Ⅱ型和施万细胞瘤病，其中以 NF-Ⅰ型最为多见。

【临床表现】

NF 早期隐匿起病，呈缓慢进展，逐渐累及广泛部位，主要包括皮肤、神经系统、骨骼及眼睛等（表 17-4）。NF-Ⅰ型标志性病变是良性神经纤维瘤；NF-Ⅱ型多伴发良性前庭神经鞘瘤，是其特征之一，表现为进行性听力丧失[37]。

表 17-4　神经纤维瘤病各型的特点

疾病	特征	遗传	频率	基因
NF-Ⅰ	咖啡牛奶斑、皮肤皱褶处雀斑、恶性外周神经鞘瘤，神经纤维瘤、视神经胶质瘤、认知功能障碍	常染色体显性遗传，完全外显率	1∶3000	*NF1*，编码 Ras-GTP 酶激活蛋白，即神经纤维蛋白（neurofibromin）
NF-Ⅱ	双侧听神经的神经鞘瘤、脑膜瘤、室管膜瘤、后囊下白内障	常染色体显性遗传，完全的外显率	1∶25000	*NF2*，编码细胞骨骼蛋白，即 merlin
施万细胞瘤病	多发神经鞘瘤，疼痛	常染色体显性遗传，不完全外显	不明	*INI1/SMARCB1*，染色质重塑蛋白

NF：神经纤维瘤现

【诊断】

1．NF 诊断主要依据家族遗传史、临床表现做出。

2．诊断标准

（1）符合下列 2 条或 2 条以上者即可诊为 NF-Ⅰ型。

1）6 个或 6 个以上直径大于 5 mm 的皮肤牛奶咖啡色斑（Café au lait spots）：99%在 1 岁前可发现。

2）2 个或 2 个以上任何类型的神经纤维瘤或 1 个丛状神经纤维瘤：80%的 NF-Ⅰ型患者青春期可出现神经纤维瘤、良性神经鞘瘤，位于皮肤或皮下深处，脊髓常见，颅内罕见。

3）腋窝或腹股沟区雀斑：90%在 7 岁前可发现。

4）视神经胶质瘤或其他脑实质胶质瘤：患病率 15%～20%，4%发生在 3 岁之前，大多数为毛细胞型星形细胞瘤，分布在视神经、视交叉、视束、下丘脑；4%临床表现为眼球突出、视力丧失、性早熟。

5）2 个或 2 个以上虹膜错构瘤（Lisch 结节）。

6）特征性的骨性病变，包括蝶骨发育不良，假关节或长骨骨皮质变薄。

7）直系一级亲属中有 NF-Ⅰ家族史。

（2）符合下述 2 项中之 1 项可诊断 NF-Ⅱ型。

1）CT 或 MRI 显示双侧听神经瘤。

2）直系亲属患 NF-Ⅱ型，伴有单侧听神经瘤或者具有下列 5 项中的 2 项：①神经纤维瘤；②脑膜瘤；③胶质瘤；④神经鞘瘤；⑤晶状体后囊下白内障 / 后囊下皮质混浊。

（3）施万细胞瘤病[38]

1）确诊：年龄＞30 岁，有≥2 个非皮内施万细胞瘤，至少 1 个经组织病理确诊，且无高分辨率 MRI 扫描显示的听神经瘤证据，无已知的 *NF2* 突变；或者 1 个病理证实的非听神经施万细胞瘤和 1 位符合上述标准的一级亲属。

2）可能的：年龄＜30 岁，有≥2 个的非皮内施旺细胞瘤，至少 1 个组织病理确诊，且无高分辨率 MRI 扫描显示听神经瘤的证据，无已知的 *NF2* 突变；或者年龄＞45 岁，有≥2 个的非皮内施万细胞瘤，无Ⅷ脑神经异常表现，无已知的 *NF2* 突变；或者非听神经施万细胞瘤的放射学证据，一级亲属符合确诊的标准。

3．影像学检查　CT 或 MRI 扫描根据肿瘤种类不同而表现各异[39]。

4．病理学检查　镜下可见肿瘤组织主要由胞核呈卵圆形或梭形、胞质较少的波浪状施万细胞和成纤维细胞组成，周围包绕胶原纤维，黏液基质阿利新蓝染色呈阳性。黏液基质中波浪状细胞是NF典型特征[40]。

【治疗】

手术是目前的主要治疗手段[41-43]。

第四节　中枢神经系统转移瘤

一、脑转移瘤

颅脑是恶性肿瘤常见的远处转移器官之一，最常发生脑转移的恶性肿瘤有肺癌（尤其是小细胞肺癌）、乳腺癌、黑色素瘤、肾细胞癌、恶性消化道肿瘤等，转移途径常为血行转移，呈颅内多发实质病变，少数可单发，幕上以大脑半球为主，大脑中动脉分布区多见，幕下以小脑为主[44,45]。

【临床表现】

1．临床表现　根据病变部位、数量和大小而表现不同，包括颅压内增高、癫痫、认知损害及局灶性神经功能缺损[44]。

2．影像学表现　可见圆形、边界清楚且呈环形强化的实性占位病变，其周围伴有明显血管源性水肿，常分布在灰白质交界部位。

【诊断】

1．主要根据临床表现、影像学和病理学检查做出诊断[46]。

2．影像学

（1）CT检查：CT平扫表现为颅内多发或单发的圆形或类圆形病变，可呈高、中、低或混杂密度，肿瘤小者为实性结节，大者中间多有坏死，呈不规则环状，多呈现为“小肿瘤大水肿”；增强扫描病变多呈结节状、环形或不规则明显强化。

（2）MRI/ MRS检查：主要表现为脑实质多发或单发的类圆形异常信号灶，无囊变坏死或出血病灶。在T_1WI上呈等或低信号，在

T_2WI 上呈稍高或高信号。如瘤体内出现囊变坏死，在 T_1WI 上呈低信号，T_2WI 上呈高信号。出血者信号表现为混杂（短、长 T_1）、混杂（长、短）T_2 信号，T_2WI 上呈厚薄不一或不完整的不规则含铁血黄素环。DWI 上脑转移瘤实质部分为等或高信号，坏死囊变部分低信号。MRS 主要表现为肿瘤实质的胆碱（choline，Cho）峰值增高、NAA 峰值降低、Cho/ 肌酸（creatine，Cr）及 Cho/NAA 明显增高、NAA/Cr 降低。

（3）^{18}F-FDG PET-CT：一般显示为代谢活跃结节，伴周围代谢低下的水肿区[45]。

（4）病理学检查：活检组织常规进行苏木精 - 伊红染色（hematoxylin-eosin，HE）染色，必要时（如表现形态学不典型时）进行免疫组化检查。

（5）其他检查：包括胸腹部 CT、乳腺 X 线摄影 /B 超检查等，有助于发现原发灶。

【治疗】

可采取手术切除、立体定向放射外科（stereotactic radiosurgery，SRS）和全脑放疗（whole-brain radiotherapy，WBRT）。

1．手术切除　少发病变（1 ~ 3 个），尤其是直径 ≥ 3 cm 者，首选切除同时联合 WBRT。

2．SRS　使用伽马刀或直线加速器，精确定位直径 ≤ 3 ~ 3.5 cm 的病变。

3．WBRT　适用于不适合手术或放射外科治疗，尤其是预后因素较差、预期寿命较短的脑转移患者，可降低转移致死性及复发的风险。

4．药物（靶向）治疗　针对特定敏感肿瘤选用，如拉帕替尼（lapatinib）和（或）卡培他滨（capecitabine）治疗 *HER2* 阳性乳腺癌；特定 TKIs 药物靶向治疗 *EGFR* 突变非小细胞肺癌携带者，伊匹单抗（ipilimumab）或 BRAF 抑制药治疗黑色素瘤［达拉非尼（dabrafenib）］，舒尼替尼（sunitinib）治疗肾细胞癌[46,47]

二、脊髓转移

多见于硬膜外转移，少数髓内转移，详见第 18 章。

三、脑膜转移

脑膜癌病（meningeal carcinomatosis，MC），亦称为癌性脑膜炎，是指恶性肿瘤弥漫性或多灶性脑膜（包括硬脑膜、蛛网膜及软膜）和脊膜播散或浸润，而颅内并无占位性实质病变，为CNS转移瘤的一种特殊类型。部分由CNS原发肿瘤直接种植引起，主要见于髓母细胞瘤、原始神经外胚层肿瘤（primitive neuroectodermal tumor，PNET）、生殖细胞瘤、胶质瘤，部分由CNS外肿瘤细胞经血源或淋巴源转移所致，包括肺癌（腺癌、非小细胞肺癌）和乳腺癌、黑色素瘤、白血病和淋巴瘤[48-50]。

【临床表现】

主要表现为头痛、恶心、呕吐、精神症状（意识模糊）、认知障碍、步态异常、复视和视觉障碍（Ⅵ、Ⅲ，Ⅳ、Ⅱ脑神经麻痹）、听力丧失（Ⅷ脑神经受累）、剧烈神经根性痛、肢体无力、二便障碍、马尾综合征、背痛、脑膜刺激征[50]。

【诊断】

1．主要依据临床表现、影像学检查、CSF细胞学/活检做出MC诊断。

2．诊断标准　根据EANO–ESMO多学科标准（2017年）做出“确诊（confirmed）”“很可能（probable）”或“可能（possible）”的诊断（表17-5）。

3．影像学检查　典型MRI表现包括脑膜强化、脑积水，其中脑膜异常强化按其形状可分为3型：①线形强化，表现为脑膜弥漫线形强化，可累及硬脑膜、蛛网膜、软脑膜和室管膜；②结节型强化，即脑膜呈圆形结节样局灶强化，常位于脑膜表面、蛛网膜下隙或室管膜下，尤其是马尾；③混合型强化，同时具有上述两者表现。亦可显示脑神经根增强[50,51]。

4．CSF分析　CSF细胞学发现肿瘤细胞为诊断MC的“金标准”，通过流式细胞术可检测上皮细胞黏附分子（epithelial-cell adhesion molecule，EpCAM)）提高诊断敏感率，经PCR技术检测瘤细胞单克隆细胞群，原位杂交荧光技术（fluorescence in situ hybridization，FISH）检测细胞染色体变化。

表 17-5 EANO-ESMO 多学科癌性脑膜炎诊断标准（2017 年）[50]

		细胞学 / 活检	MRI	确诊	很可能[a]	可能[a]	证据不足
Ⅰ型：脑脊液细胞学或者活检阳性	ⅠA	+	线性	是	不适用	不适用	不适用
	ⅠB	+	结节	是	不适用	不适用	不适用
	ⅠC	+	线性 + 结节	是	不适用	不适用	不适用
	ⅠD	+	正常	是	不适用	不适用	不适用
Ⅱ型：只有临床和神经影像学证据	ⅡA	−/ 可疑	线性	不适用	具有典型临床体征	无典型临床体征	不适用
	ⅡB	−/ 可疑	结节	不适用	具有典型临床体征	无典型临床体征	不适用
	ⅡC	−/ 可疑	线性 + 结节	不适用	具有典型临床体征	无典型临床体征	不适用
	ⅡD	−/ 可疑	正常	不适用	不适用	具有典型临床体征	无典型临床体征

A 亚型：脑膜转移合并典型线性 MRI 异常；B 亚型：脑膜转移合并结节性病变；C 亚型：脑膜转移同时合并线性和结节性病变；D 亚型：除了可能的脑积水之外，脑膜转移不合并 MRI 异常

[a] 须有癌症史

5．活检　当临床和影像学检查疑诊 MC，但 CSF 细胞学反复检查均阴性时，可活检协助确诊[50]。

【治疗】

迄今无统一、标准的治疗方法，主要包括手术（如脑室 - 腹腔分流术）、放射治疗、化疗，其中化疗又包括全身化疗和鞘内化疗（阿糖胞苷、甲氨蝶呤、噻替派等）。支持治疗包括激素、抗癫痫等治疗[50,52]。

第五节　神经副肿瘤综合征

神经副肿瘤综合征（paraneoplastic neurologic syndromes，PNS）是由恶性肿瘤的远隔效应引起的一组疾病，临床上少见，仅发生于约 0.01% 的肿瘤患者。PNS 可累及神经系统的任何部位，包括脑、脊髓、周围神经、神经 - 肌肉接头处及肌肉。现认为其发病系由针对神经元受体 / 其他细胞膜抗原、细胞内抗原的免疫应答所致。目前已在 PNS 患者中发现了多种自身抗体，与不同部位 PNS 综合征相关[53,54]（表 17-6）。

【临床表现】

1．多数急性或亚急性起病、与病毒感染类似，原发肿瘤往往在神经系统症状出现后方被发现。

2．典型的副肿瘤综合征

（1）边缘性脑炎（limbic encephalitis，LE）：亚急性起病，表现为记忆力丧失、癫痫、精神症状（抑郁、激惹）。头颅 MRI 显示颞叶内侧 T_2 像 /FLAIR 高信号，PET 显示高代谢区，脑电图（electroencephalogram，EEG）显示单或双侧颞叶痫波、周期性一侧癫痫样放电（periodic lateralized epileptiform discharges，PLED）。多见于小细胞肺癌、睾丸生殖细胞瘤、胸腺瘤、霍奇金淋巴瘤、乳腺癌。常见自身抗体包括抗 -CRMP5/CV2、-Hu 和 -Ma2 抗体，亦可有抗 -LGI1、-Caspr2、-AMPA 受体和 -GABAb 受体抗体[53,54]。

（2）抗 -N- 甲基 -D- 天冬氨酸受体（N-methyl-D-aspartate receptor，NMDAR）脑炎：表现为肌张力障碍、精神症状、舞蹈症、睡眠障碍、中枢性低通气、自主神经功能障碍。MRI 扫描多正

表 17-6 与不同部位 PNS 综合征相关的自身抗体 [53,54]

抗体	相关综合征	相关肿瘤	[a] 治疗 / 预后
神经肿瘤抗原			
明确的抗体			
抗 -Hu（ANNA-1）	副肿瘤脑脊髓炎、副肿瘤综合征 副肿瘤性小脑变性、边缘性脑炎	小细胞肺癌、其他神经内分泌肿瘤	治疗反应不良
抗 -Ri（ANNA-2）	副肿瘤性小脑变性、斜视性眼阵挛 - 肌阵挛综合征、脑干脑炎	乳腺癌 小细胞肺癌	部分有效
抗 -CV2/CRMP5	边缘性脑炎、副肿瘤性小脑变性 副肿瘤性感觉性神经元病、葡萄膜炎、舞蹈症、视神经炎	小细胞肺癌 胸腺瘤	治疗反应不良
抗 -Yo（PCA-1）	副肿瘤性小脑变性	卵巢癌、乳腺癌	治疗反应不良
抗 -Tr/DNER	副肿瘤性小脑变性	霍奇金淋巴瘤	部分患者治疗有效
抗 -Ma2	（边缘性、脑干性、间脑）脑炎、肌病、顽固性癫痫	睾丸生殖细胞肿瘤	年轻男性患者治疗后可有改善，年老者罕见缓解
抗 -Recoverin	视网膜病变	小细胞肺癌	治疗反应不良
抗 - 双极细胞	视网膜病变	黑色素瘤	治疗反应不良
部分明确的抗体			
抗 -Zic 4	副肿瘤性小脑变性	霍奇金淋巴瘤	治疗反应不良

续表

抗体	相关综合征	相关肿瘤	[a] 治疗 / 预后
抗 PCA2	数种	小细胞肺癌	—
抗 ANNA-3	数种	小细胞肺癌	
抗 CARP	副肿瘤性小脑变性	黑色素瘤、卵巢癌	—
抗 PKCγ	副肿瘤性小脑变性	非小细胞肺癌、肝胆管腺癌	—
抗 TRIM46	数种	小细胞肺癌	—
抗丝 / 苏氨酸蛋白激酶 2	边缘性脑炎	小细胞肺癌	—
抗 - 泛素结合酶	副肿瘤性脑脊髓炎	小细胞肺癌	—
抗 -NB（b-NAP）	副肿瘤性小脑变性	不明	—
抗 - 蛋白酶	副肿瘤性小脑变性	卵巢癌、乳腺癌	—
抗腺苷酸激酶 5	边缘性脑炎	无	—
抗 -UBE2E1	副肿瘤性脑脊髓炎	小细胞肺癌	—
细胞内突触			
抗 -GAD65	边缘性脑炎、僵人综合征、小脑性共济失调、斜视性眼阵挛肌 - 阵挛综合征	小细胞肺癌、神经内分泌肿瘤、胸腺瘤、乳腺癌、非霍奇金淋巴瘤	—

续表

抗体	相关综合征	相关肿瘤	[a]治疗 / 预后
神经细胞表面			
抗 -NMDAR	抗 -NMDAR 脑炎	50%见于 12 ～ 45 岁的女性畸胎瘤患者	特征性多阶段进展。缓慢缓解，80%可表现显著或者完全恢复
抗 AMPAR	边缘性脑炎伴有显著精神症状	70%病例为小细胞肺癌、胸腺瘤、乳腺癌	治疗反应良好 如合并其他神经肿瘤抗体则预后不良
抗 -GABA（A）R	抗 -GABA（A）R 脑炎	胸腺瘤	–
抗 -GABA（B）R	边缘性脑炎伴显著癫痫发作	50%为小细胞肺癌	治疗反应良好
抗 -LGI1	边缘性脑炎伴低钠血症和面 - 臂肌张力障碍性癫痫发作	10%为胸腺瘤	治疗反应良好
抗 -Caspr2	边缘性脑炎、莫旺综合征，77%的患者表现为 3 个以上症状：脑病（认知缺陷 / 癫痫）、小脑障碍、外周神经系统兴奋性增高、自主神经系统障碍、失眠、神经病理性疼痛或者体重降低	大多数为胸腺瘤	治疗反应良好
抗 -mGluR1	副肿瘤性小脑变性	霍奇金淋巴瘤	部分患者可缓解

续表

抗体	相关综合征	相关肿瘤	[a] 治疗 / 预后
抗 -mGluR5	Ophelia 综合征	霍奇金淋巴瘤	治疗反应良好
抗 -a1-GlyR	进行性脑脊髓炎伴肌阵挛	罕见、胸腺瘤和淋巴瘤	治疗反应良好
抗 - 两性蛋白	僵人综合征、副肿瘤脑脊髓炎、副肿瘤性小脑变性	乳腺癌、小细胞肺癌	治疗后可能缓解
抗 -VGCC	癌性肌无力综合征、副肿瘤性小脑变性	小细胞肺癌	治疗反应良好
抗 -AchR	重症肌无力	胸腺瘤	治疗反应良好
抗 -3a-AchR	自身免疫性自主神经病	10% 为胸腺瘤	部分患者有缓解
抗 - 可塑性 - 相关基因 5	副肿瘤性小脑变性	肺鳞癌	—

3-a-AchR：3-a- 乙酰胆碱受体；AMPAR：a- 氨基 -3- 羟基 -5- 甲基异噁唑 -4- 丙酸受体；CRMP5：坍塌反应调节蛋白 5；GAD65：谷氨酸脱羧酶 65kDa 异构体；CARP：碳酸酐酶相关蛋白Ⅷ；Caspr2：连接素相关蛋白 2；FBDS：面 - 臂肌张力障碍性癫痫发作；GABA（A）R：γ- 氨基丁酸 A 受体；GABA（B）R：γ- 氨基丁酸 B 受体；GlyR：甘氨酸受体；LGI1：富亮氨酸胶质瘤失活基因 1；mGluR1：代谢型谷氨酸受体 1；mGluR5：代谢型谷氨酸受体 5；NMDAR：N- 甲基 -D- 天冬氨酸受体；PKCγ：蛋白激酶 C；TRIM46：三结构域蛋白家族 46；UBE2E1：泛素结合酶 E2E1；VGCC：电压门控性钙离子通道

[a] 针对自身免疫的免疫抑制和潜在恶性肿瘤的治疗

常，部分患者示双侧颞叶内侧轻度高信号病变。EEG示“极端δ刷（extreme delta brush）”，被认为系特征性改变。CSF呈炎性改变，即白细胞数轻度增多，蛋白含量升高，IgG指数增高，寡克隆区带（oligoclonal band，OCB）阳性。常见于卵巢畸胎瘤，CSF抗-NMDAR抗体阳性，部分患者血清抗体阳性[53]。

（3）副肿瘤性小脑变性（paraneoplastic cerebellar degeneration，PCD）：又称亚急性小脑变性，表现为亚急性头晕、眩晕、振动幻觉（oscillopsia）、步态不稳，数天或周后进展为全小脑症状（步态和肢体共济失调），亦可出现构音障碍、吞咽困难、复视和眼球震颤。MRI早期正常，后期（数月后）出现小脑萎缩。最常见于小细胞肺癌、妇科肿瘤（卵巢癌）、乳腺癌、霍奇金淋巴瘤。各种抗体均可出现，其中抗-Yo、-PCA-2、-Hu、-Ri和-Tr-抗体最常见，抗-代谢型谷氨酸受体（metabotropic glutamate receptors，mGluR）、-mGluR1和-mGluR2偶见[53,54]。

（4）眼阵挛-肌阵挛综合征（opsoclonus-myoclonus syndrome）：表现为不自主、无节律、多方向的快速眼震，可伴小脑性共济失调、肌阵挛、弥漫性脑病。儿童常见于神经母细胞瘤。成人则见于小细胞肺癌、乳腺癌、卵巢畸胎瘤，多为抗-Ri抗体，提示乳腺癌[53]。

（5）脑干脑炎（brainstem encephalitis）：表现因脑干受累部位而不同，凝视麻痹（中脑受累）、面瘫或垂直凝视（脑桥受累）、构音障碍或吞咽困难、中枢性低通气（延髓受累），亦可有锥体束征和步态障碍。可见于小细胞肺癌、睾丸肿瘤、神经母细胞瘤。自身抗体包括抗-Hu、-Kelch样蛋白11和-Ma2抗体[54]。

（6）脊髓炎（myelitis）：亚急性起病，表现为迟缓性痉挛性下肢轻瘫（四肢瘫）、二便障碍、感觉缺失；罕见脊髓运动神经元受累，表现为肌萎缩侧索硬化（amyotrophic lateral sclerosis，ALS）。可见于小细胞肺癌、乳腺癌。CSF分析示细胞数增多、蛋白含量升高，OCB阳性。自身抗体包括抗-Hu抗体，少见抗-Ri、-CRMP5抗体。亦可出现坏死性脊髓炎，表现为暴发性病程，可无PNS自身抗体[54]。

（7）亚急性感觉性神经病（subacute sensory neuronopathy）：又称背侧感觉性神经病（dorsal sensory neuropathy），表现为亚急性起病、症状呈非对称性，进展性痛性感觉缺失，以深感觉为著，可伴有自主神经、大脑、小脑受累症状。CSF检查示细胞数升高、OCB

阳性。原发肿瘤多为小细胞肺癌，自身抗体以抗 -Hu 常见[54]。

（8）副肿瘤性脑脊髓炎（paraneoplastic encephalomyelitis，PEM）：可累及以下两个或两个以上部位，脊髓炎（上、下运动元、后索受累）、LE、PCD、感觉性神经病（感觉缺失、痛觉过度、感觉性共济失调）、（下部）脑干脑炎（眼球运动异常、呕吐、上运动神经元瘫痪）、自主神经症状（胃肠麻痹、心律失常、直立性低血压、对光反射异常、勃起障碍）。可有多种自身抗体（如抗 -M2 和 -CV2/CRMP5 抗体）[53]。

（9）僵人综合征（stiff person syndrome，SPS）：以波动性的四肢近端和中轴部位的肌肉强直和痛性痉挛为临床特征，多为非肿瘤性，可测及抗 -GAD65 抗体；副肿瘤性自身抗体以抗 - 两性蛋白（amphiphysin）抗体多见，见于乳腺癌、肺癌、霍奇金淋巴瘤。SPS 变异型进展性脑脊髓炎伴强直和肌阵挛（progressive encephalomyelitis with rigidity and myoclonus，PERM）可测及甘氨酸受体（glycine receptor，GlyR）抗体，见于胸腺瘤、乳腺癌[53]。

【诊断】

1．主要根据临床表现、自身抗体和原发肿瘤诊断 PNS[53]。

2．辅助检查

（1）自身抗体：应同时检测血清和 CSF 中的抗体滴度，抗体阳性见于约 60% CNS 受累患者，而周围神经系统受累者阳性率则不到 20%。

（2）CSF 分析：呈炎性改变，即白细胞数轻度增多（30 ～ 40 个 / 立方厘米），蛋白含量升高（50 ～ 100 mg/dl），IgG 指数增高，OCB 阳性。

（3）影像学检查：PNS 改变多为非特异性，病变几无强化。但怀疑 PNS 时，应进行全身 CT 扫描（胸、腹、盆腔等），必要时 PET 扫描寻找原发肿瘤。

（4）EEG：多为非特异性改变，如 LE 患者显示单或双侧颞叶痫波、PLED；抗 -NMDAR 脑炎呈“极端 δ 刷”，被认为系其特征性改变。

【鉴别诊断】

1．脑肿瘤　多表现为颅内压增高、癫痫发作、认知功能障碍、局灶性神经功能缺损，头颅 MRI 多见及脑内占位病变，可资鉴别。

2．多系统萎缩　临床表现与 PCD 不易鉴别，但后者 MRI 示后期（数月后）出现小脑萎缩，且血清抗 -Yo、-Hu、-Ri 抗体阳性，可与之鉴别。

【治疗】

1．原发肿瘤的治疗。

2．免疫治疗　针对细胞内抗原的 PNS，可选择血浆置换、激素、利妥昔单抗、环磷酰胺等。针对神经元受体 / 其他细胞膜抗原的 PNS，可选择血浆置换、激素、静脉免疫球蛋白（intravenous immunoglobulin，IVIg）作为一线治疗，如治疗 2 ～ 3 周无反应，则选择利妥昔单抗、环磷酰胺等二线治疗药物 [53]。

3．对症治疗　如抗癫痫治疗。

（李晓晴　张鹏飞）

参考文献

[1] Kleihues P，Louis DN，Scheithauer BW，et al. The WHO classification of tumors of the nervous system. J Neuropathol Exp Neurol，2002，61（3）：215-225.

[2] Louis DN，Perry A，Reifenberger G，et al. The 2016 World Health Organization Classification of Tumors of the Central Nervous System：a summary. Acta Neuropathol，2016，131（6）：803-820.

[3] Mia S H，Sabine B，William H. Symptomatic diagnosis of cancer of the brain and central nervous system in primary care：a systematic review. Fam Pract，2015，32（6）：618-623.

[4] M Brandon Westove，Emily Choi DeCroos，Karim Awad，et al. Bianchi. Pocket Neurology．2nd edition. China：Wolters Kluwer，2016，273-304.

[5]《中国中枢神经系统胶质瘤诊断和治疗指南》编写组 . 中国中枢神经系统胶质瘤诊断与治疗指南（2015）. 中华医学杂志，2016，（7）：485-509.

[6] Scheie D，Kufaishi HHA，Broholm H，et al. Biomarkers in tumors of the central nervous system - a review. APMIS，2019，127（5）：

265-287.

[7] Nabors LB, Portnow J, Ammirati M, et al. NCCN Guidelines Insights: Central Nervous System Cancers, Version 1. 2017. J Natl Compr Canc Netw, 2017, 15 (11): 1331-1345.

[8] 国家卫生健康委员会医政医管局.脑胶质瘤诊疗规范(2018年版).中华神经外科杂志, 2019, 35 (3): 217-239.

[9] 刘宙, 赵学明.恶性脑膜瘤的诊断和治疗研究进展.中国医师进修杂志, 2019, 42 (5): 463-466.

[10] 郇玉芹, 冯智才, 张武, 等.脑膜瘤的影像诊断及治疗进展.中南医学科学杂志, 2019, 47 (1): 95-98.

[11] Goldbrunner R, Minniti G, Preusser M, et al. EANO guidelines for the diagnosis and treatment of meningiomas. Lancet Oncol, 2016, 17 (9): e383-e391.

[12] Sinicrope K, Batchelor T. Primary Central Nervous System Lymphoma. Neurol Clin, 2018, 36 (3): 517-532.

[13] 周道斌, 张炎.原发性中枢神经系统淋巴瘤诊治现状及进展.山东大学学报（医学版）, 2019, 57 (7): 31-39.

[14] 周良学, 杨朝华, 游潮.颅咽管瘤：诊断、治疗和随访的现代概念.中华临床医师杂志（电子版）, 2013 (14): 6248-6250.

[15] 梅继新, 杨明慧, 邱晓明.颅咽管瘤的MRI诊断及鉴别诊断.现代肿瘤医学, 2018, 26 (18): 2967-2971.

[16] 中华医学会神经外科学分会小儿神经外科学组,《颅咽管瘤治疗专家共识（2016)》编写委员会.颅咽管瘤治疗专家共识(2016). 中华医学杂志, 2017, 97 (17): 1283-1289.

[17] 颅咽管瘤治疗专家共识编写委员会, 中华医学会神经外科学分会小儿神经外科学组.颅咽管瘤围术期管理中国专家共识(2017). 中华医学杂志, 2018, 98 (1): 5-10.

[18] 颅咽管瘤治疗专家共识编写委员会, 中华医学会神经外科学分会小儿神经外科学组.颅咽管瘤患者长期内分泌治疗专家共识(2017). 中华医学杂志, 2018, 98 (1): 11-18.

[19] 中国垂体腺瘤协作组.中国垂体腺瘤外科治疗专家共识. 中华医学杂志, 2015, 95 (5): 324-329.

[20] Molitch ME. Diagnosis and Treatment of Pituitary Adenomas: A Review. JAMA, 2017, 317 (5): 516-524.

[21] 王成伟，宋千．垂体瘤的影像学诊断．山东医药，2004，44（3）：53-54.
[22] Bashari WA，Senanayake R，Fernández-Pombo A，et al. Modern imaging of pituitary adenomas. Best Pract Res Clin Endocrinol Metab，2019，33（2）：101278.
[23] 谭晔，张旻，王妍焱，等．颅内生殖细胞瘤的 CT 和 MRI 表现．中国神经免疫学和神经病学杂志，2010，17（4）：283-285，289.
[24] Packer RJ，Macdonald T，Vezina G. Central nervous system tumors. Hematol Oncol Clin North Am，2010，24（1）：87-108.
[25] 田成林，蒲传强，吴卫平，等．脑实质内生殖细胞瘤临床特点．中国神经免疫学和神经病学杂志，2002，9（4）：223-226.
[26] 侯栋梁，房彤，宋丽楠，等．儿童颅内幕上胚胎性肿瘤的治疗及预后分析．中国肿瘤临床，2019，46（7）：342-345.
[27] 白旭，张云亭．颅内神经元及混合性神经元 - 神经胶质肿瘤的 MRI 诊断．医学影像学杂志，2008，18（12）：1345-1349.
[28] 田萍，李陈，席一斌，等．脉络丛肿瘤的影像学征象与病理对照分析．放射学实践，2016，31（4）：346-349.
[29] Hosmann A，Hinker F，Dorfer C，et al. Management of choroid plexus tumors-an institutional experience. Acta Neurochir（Wien），2019，161（4）：745-754.
[30] Balasundaram P，Garg A，Prabhakar A，et al. Evolution of epidermoid cyst into dermoid cyst：Embryological explanation and radiological-pathological correlation. Neuroradiol J，2019，32（2）：92-97.
[31] 潘渊博，孙兆良，冯东福．颅内皮样囊肿的诊疗进展．实用医学杂志，2016，32（22）：3631-3633.
[32] 戴宇翔，倪红斌，梁维邦．颅内表皮样囊肿诊治进展．中华临床医师杂志（电子版），2011，05（14）：4174-4176.
[33] 王蓓蓓，俞咏梅，仰肖敏，等．少见部位神经鞘瘤的 CT 影像特征及病理分析．医学影像学杂志，2019，29（1）：29-32.
[34] Hilton DA，Hanemann CO. Schwannomas and their pathogenesis. Brain Pathol，2014，24（3）：205-220.
[35] Goldbrunner R，Weller M，Regis J，et al. EANO guideline on the

diagnosis and treatment of vestibular schwannoma. Neuro Oncol, 2020, 22 (1): 31-45.

[36] 吴子征，张键．神经鞘瘤．国外医学（骨科学分册），2004，25 (5)：296-298.

[37] 孔垂广，白威，高大宽，等．儿童神经纤维瘤病的临床特点和手术疗效．中华神经外科杂志，2019，35 (8)：792-796.

[38] Neurofibromatosis. Conference statement. National Institutes of Health Consensus Development Conference. Arch Neurol, 1988, 45 (5): 575-578.

[39] 武刚，高晓龙，黄丙仓，等．神经纤维瘤病的影像学研究．同济大学学报（医学版），2011，32 (2)：76-79.

[40] 闫晓玲．神经纤维瘤．中国现代神经疾病杂志，2014，14 (7)：642.

[41] Antônio JR, Goloni-Bertollo EM, Trídico LA. Neurofibromatosis: chronological history and current issues. An Bras Dermatol, 2013, 88 (3): 329-343.

[42] 刘翔琪，董肖然．Ⅰ型神经纤维瘤病相关肿瘤靶向治疗进展．中华小儿外科杂志，2019，40 (2)：180-183.

[43] 李朋，赵赋，刘丕楠．神经纤维瘤病的治疗进展．中华神经外科杂志，2015，31 (4)：430-432.

[44] Aizer AA, Lee EQ. Brain Metastases. Neurol Clin, 2018, 36 (3): 557-577.

[45] 吴译，林晓平，吕衍春．脑转移瘤的影像学诊断．广东医学，2019，40 (1)：3-11.

[46] Soffietti R, Abacioglu U, Baumert B, et al. Diagnosis and treatment of brain metastases from solid tumors: guidelines from the European Association of Neuro-Oncology (EANO). Neuro Oncol, 2017, 19 (2): 162-174.

[47] 蒋力扬，邢力刚，于金明．脑转移瘤的治疗进展．中华转移性肿瘤杂志，2019，2 (1)：1-4.

[48] 薛刘军，徐长松，郑金龙．脑膜癌病临床诊断流程化策略分析．神经疾病与精神卫生，2017，17 (9)：636-639.

[49] Roth P, Weller M. Management of neoplastic meningitis. Chin Clin Oncol, 2015, 4 (2): 26.

[50] Le Rhun E，Weller M，Brandsma D，et al. EANO-ESMO Clinical Practice Guidelines for diagnosis，treatment and follow-up of patients with leptomeningeal metastasis from solid tumours. Ann Oncol，2017，28（suppl 4）：iv84-iv99.

[51] 舒心，黎功，吴士文，等．脑膜癌病的研究进展．临床神经外科杂志，2012，09（5）：313-315.

[52] 郭小肃，赵跃，何俊瑛，等．脑膜癌病的诊断治疗进展．中国神经精神疾病杂志，2017，43（1）：53-56.

[53] Grativvol RS，Cavalcante WCP，Castro LHM，et al. Updates in the Diagnosis and Treatment of Paraneoplastic Neurologic Syndromes. Curr Oncol Rep，2018，20（11）：92.

[54] Galli J，Greenlee J. Paraneoplastic Diseases of the Central Nervous System. F1000Res，2020，9：F1000 Faculty Rev-167.

18

脊髓疾病

第一节　病因与临床综合征

脊髓位于椎管内，是脑和周围神经系统之间传递运动和感觉信息的主要通路，其前端枕骨大孔与脑相接，外连周围神经，31 对脊神经分布于两侧，后端呈圆锥形达第一腰椎下缘水平。横切面上，中央为蝴蝶形灰质，其中央有中央管，周围由白质组成。灰质向后外突出的部分为后角，与脊神经后根相连，内含感觉神经核团，向前方突出的部分为前角，内含运动神经元，其纤维构成脊神经前根，侧角内含自主神经相关神经元和中间神经元。白质由神经纤维组成，按位置可分前索、侧索和后索，分别把脑和脊髓及脊髓内各段相连（表 18-1）。引起脊髓疾病（disease of spinal cord）的病因众多，不同解剖部位的损害可产生相应的临床综合征 [1,2]。

【病因分类】

脊髓疾病主要分为血管病、脊柱疾病、外伤、发育异常、神经变性病、感染性疾病、代谢性和营养性脊髓病、肿瘤等九大类 [3]。

1．血管病

（1）脊髓缺血与梗死。

（2）脊髓出血。

（3）脊髓血管畸形：①动静脉畸形（arteriovenous malformation，AVM）；②动静脉瘘（arteriovenous fistula，AVF）；③海绵状血管瘤（cavernous hemangioma）。

（4）脊髓静脉疾病。

（5）其他：血管炎。

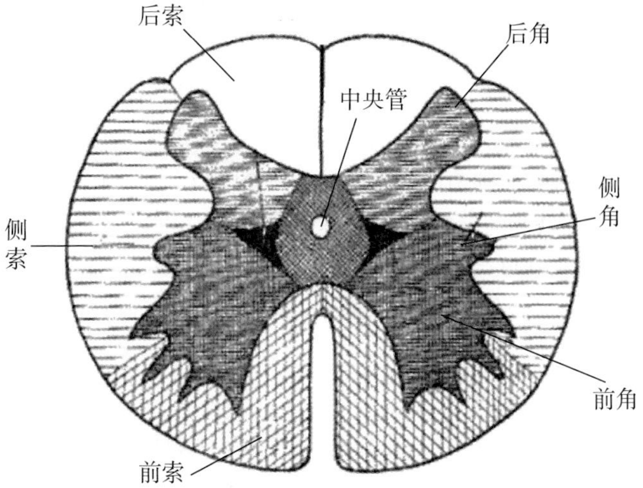

图 18-1 脊髓结构

2．脊柱疾病

（1）椎间盘突出。

（2）颈椎病（脊髓型）。

（3）枕大孔区的骨性异常：①寰椎与枕大孔的先天性融合；②寰枢椎脱位；③类风湿关节炎与强直性脊柱炎。

（4）其他：①畸形性骨炎（Paget 病）；②脊柱后凸和脊柱侧凸；③脊髓压迫综合征：骨质疏松症，软骨发育不全，成骨不全症，地方性氟中毒，椎管狭窄；④硬膜外脂肪增多症；⑤特发性脊髓疝（idiopathic spinal cord herniation）。

3．外伤

4．发育异常

（1）脊柱裂伴脊髓发育不良。

（2）脊髓纵裂。

（3）骶部囊肿性脊柱裂。

（4）脊髓积水和脊髓空洞症。

5．退行性

（1）脊髓小脑变性。

（2）进行性肌萎缩。

6．感染性疾病

（1）硬膜外：①脓肿，化脓性肉芽肿；② Pott 病。

（2）髓内：①病毒所致脊髓炎：脊髓灰质炎，带状疱疹，其他；②病因未明的脊髓炎（特发性/脱髓鞘性）：急性播散性脊髓炎（感染后、疫苗接种后），多发性硬化，急性坏死性脊髓炎、视神经脊髓炎，亚急性坏死性脊髓炎；③脊膜感染性疾病所致脊髓炎：梅毒性，结核性，真菌性，细菌性，慢性粘连性蛛网膜炎（不必为感染性）。

7．代谢性和营养性脊髓病

（1）亚急性联合变性（subacute combined degeneration，SCD）。

（2）营养性联合系统病（nutritional combined system disease）：如乳糜泻、糙皮病。

（3）肝性脊髓病。

（4）中毒性脊髓病：①山黧豆中毒；②慢性神经根脊髓病（脊髓麻醉或其他毒性化合物）。

8．肿瘤

（1）硬膜外：①癌；②淋巴瘤；③脊索瘤；④骨肿瘤。

（2）硬膜内-髓外：①脊膜瘤；②神经纤维瘤；③皮样和表皮样囊肿；④副神经节瘤（硬膜外）。

（3）髓内：①胶质瘤；②室管膜瘤（黏液性乳头状）；③星形细胞瘤；④少突胶质细胞瘤；⑤血管网状细胞瘤（hemangioblastoma）；⑥其他。

【临床综合征】

1．中央索综合征（central cord syndrome） 又称脊髓中央综合征，表现为四肢无力，上肢重于下肢，损伤平面以下不同程度的感觉丧失，膀胱功能障碍；当累及白质前联合时痛温觉缺失，呈“马褂样”分布（肩、颈及躯干上部）。多见于颈椎过度伸展，脊髓空洞。

2．前索综合征（anterior cord syndrome） 为脊髓前2/3区域损伤，表现为损害平面以下运动和痛温觉消失、二便及性功能障碍，本体感觉保留，多由近期主动脉手术、外伤、血管炎、感染等引起。此外，亦可双侧前角受累（如脊髓灰质炎），表现为相应节段支配的肌肉弛缓性瘫痪。

3．后索综合征（posterior cord syndrome） 表现为损害平面以下本体感觉消失，痛温觉和运动功能保留。常见于外伤、SCD、脊髓痨、多发性硬化、肿瘤等。

4．脊髓圆锥综合征（conus medullaris syndrome） 表现为（早期）二便障碍、阳萎、严重的背痛、鞍区感觉缺失、轻截瘫（上、下运动神经元型），多呈对称性。见于椎间盘突出、外伤、肿瘤、感染、硬脊膜动静脉瘘、脊髓梗死等。

5．马尾综合征（cauda equina syndrome） 表现为严重的腰骶神经根性疼痛、鞍区感觉缺失，多为非对称性；下肢弛缓性瘫痪，完全受累时伴二便失禁或潴留。多见于椎间盘突出、外伤、肿瘤、蛛网膜炎等。

6．脊髓半切综合征 又称 Brown-Sequard 综合征，表现为病变同侧平面以下痉挛性瘫痪、同侧本体感觉障碍、对侧痛温觉减退。见于外伤、多发性硬化等。

7．脊髓横贯性损害 表现为损害平面以下完全瘫痪（初为弛缓性，后期呈痉挛性）、感觉全部缺失、二便及性功能障碍。多由外伤、脱髓鞘病变等引起[1,2]。

第二节 脊髓型颈椎病

脊髓型颈椎病（cervical spondylotic myelopathy，CSM）是一种好发于中老年人的慢性退行性骨关节病，其病因包括椎间盘退变或突出、脊椎滑脱、钩椎关节和小关节病，以及黄韧带肥大，可进一步导致椎管狭窄，从而压迫脊髓和神经根而致病[4,5]。

【临床表现】

1．CSM 好发于 55 岁以上的成年人，起病隐匿，缓慢进展，其在北美的患病率估计为 41/100 万，C_5 ~ C_6 最常受累，次之分别为 C_6 ~ C_7、C_4 ~ C_5、C_3 ~ C_4 和 C_2 ~ C_3。

2．临床表现 包括颈痛、颈椎神经根病和脊髓病，其中颈椎神经根病主要表现为呈皮节分布的感觉缺失或感觉异常（疼痛），脊髓病的表现主要与受累部位相关，可表现为单侧或双侧的上肢疼痛、上肢无力、麻木或灵活性的丧失，下肢僵硬、无力或感觉丧失，膀胱功能障碍（尿急、尿频及尿潴留），Lhermitte 征等症状，查体可见颈部以下浅反射消失，下肢和（或）上肢腱反射增强，病理征阳性，下肢和（或）上肢、躯干的感觉丧失[4]。

【诊断】

1．CSM 主要根据病史、临床表现和辅助检查做出诊断。

2．辅助检查

（1）影像学检查：包括 X 线片、CT 和 MRI，其中 MRI 可协助确诊，评估椎有无椎管狭窄、脊髓压迫或髓内异常信号。

（2）电生理检查：肌电图（electromyography，EMG）有助于发现前角或神经根性损害；诱发电位（尤其是运动诱发电位）不作为常规检查手段，但可用于术中电生理监测。

（3）脑脊液（cerebrospinal fluid，CSF）检查：有助于排除其他 CSM 类似疾病。

【治疗】

1．非手术治疗　适用于有影像学改变但无脊髓病症状者。

（1）疼痛：口服镇痛药（非甾体消炎药）、加巴喷丁、普瑞巴林、阿米替林或度洛西汀，也可使用经椎间孔硬膜外糖皮质激素（简称激素）注射方法。

（2）颈椎保护措施：包括避免影响颈椎的活动，戴颈托，给予物理治疗等。

2．外科治疗　适用于神经功能中至重度受损或进行性恶化者，实施颈髓解压术[4]。

第三节　脊髓肿瘤

脊髓肿瘤（spinal cord tumors）包括原发性肿瘤和转移瘤，临床上较为少见。根据部位将其分为硬膜外、髓外硬膜内与髓内肿瘤三大类[6,7]。硬膜外肿瘤中绝大多数为转移性肿瘤，而其原发性肿瘤中较常见的是脂肪瘤和血管瘤；髓外硬膜内肿瘤以神经纤维瘤、神经鞘瘤及脊膜瘤最为常见，较少见者为副神经节瘤、脂肪瘤、神经根鞘黏液瘤及血管瘤；髓内肿瘤以室管膜瘤、星形细胞瘤最为常见，而血管网状细胞瘤和髓内转移瘤则较为少见[7,8]。

【临床表现】

1．可发生于任何年龄，依肿瘤性质不同而有性别差异，如室管膜瘤、淋巴瘤和神经鞘瘤多见于男性，脊膜瘤则多见于女性。整体患病率为 0.97/10 万人[7]。

2．临床表现 脊髓肿瘤的临床表现因其种类不同而多样不一，包括中央索综合征、前索综合征、后索综合征、脊髓圆锥综合征、马尾综合征、脊髓半切综合征、脊髓横贯性损害等（表 18-1）。

表 18-1 脊髓肿瘤的临床表现及其病因

综合征	病因
脊髓完全横贯性损害	转移性硬脊膜外疾病、病理性骨折、髓内转移瘤或出血（如黑色素瘤）
脊髓半切综合征	星形细胞瘤、神经节胶质细胞瘤、脑膜瘤、神经鞘瘤及血管网状细胞瘤
脊髓腹侧综合征	通常为血管源性，亦有硬膜外转移性病变、放射性脊髓病、星形细胞瘤
脊髓中央综合征	室管膜瘤、脊髓空洞症、脂肪瘤、转移瘤
脊髓后索综合征	硬膜外转移瘤、星形细胞瘤、血管网状细胞瘤
脊髓圆锥综合征	室管膜瘤、脊髓空洞症、淋巴瘤、星形细胞瘤
马尾综合征	硬膜外转移瘤、黏液乳头状室管膜瘤、脑膜瘤、神经鞘瘤、软脑膜病变、副神经节瘤

3．脊髓转移瘤 仅占 CNS 肿瘤的 1%，多源自肺癌、黑色素瘤、乳腺癌、肾细胞癌、淋巴瘤等，转移部位通常颈段＞胸段＞腰段。发生于 50 岁以上的人群，以运动和括约肌障碍为主，呈快速进展性病程，预后差[6]。

【诊断】

1．脊髓肿瘤主要依据病史（如根性痛）、临床表现、辅助检查做出诊断。

2．辅助检查

（1）影像学检查：脊柱 MRI 可确定肿瘤部位及病变是否强化；CT 椎管造影可发现椎管梗阻；X 线片无法显示脊髓，仅用于骨质评估。正电子发射计算机断层显像（positron emission tomography and computed tomography，PET-CT）可评估脊髓病变部位及其代谢特点。

（2）腰椎穿刺（lumbar puncture，LP）：髓外硬膜内及硬膜外肿瘤患者 CSF 蛋白含量可明显升高[9]。

【鉴别诊断】

1．视神经脊髓炎谱系疾病　可出现 MRI 上脊髓长节段病变，有时伴脊髓肿胀，但多起病较急，进展快，血清 AQP-4 抗体阳性，激素治疗有效，病程可有复发，可出现视神经、延髓背侧病变。

2．亚急性联合变性　症状逐渐进展，出现四肢末端麻木，逐渐累及脊髓后索和侧索，出现步态不稳及无力，血清维生素 B_{12} 低于正常。

【治疗】

1．非手术治疗。

2．外科治疗　包括解压，重建及稳定手术。

3．放射治疗　可单独或联合手术治疗[9]。

第四节　脊髓血管病

脊髓的血供来自椎动脉的脊前动脉和脊后动脉，以及来自颈深动脉、肋间动脉、腰动脉和髂动脉的脊髓支。这些脊髓支伴相应脊神经进入椎间孔形成前根动脉和后根动脉，与相应段的脊髓前、后动脉相延续。脊髓前、后动脉之间借环绕脊髓表面的吻合支互相交通，形成动脉冠，由动脉冠再发分支进入脊髓内部，脊髓前动脉分支供血脊髓前 2/3 区域，脊髓后动脉分支则供血脊髓后 1/3 区域（图 18-2）[10]。

一、脊髓缺血与梗死

脊髓梗死（spinal cord infarction，SCI）临床上较为罕见，仅占所有神经系统血管病的 1.2%，在急性脊髓病中则占 5% ~ 8%。与脑卒中有所不同，在引起 SCI 的诸多病因（表 18-2）中，动脉粥样硬化和胸腹手术最常见，但仍有 20% ~ 30%患者病因不明[11,12]。

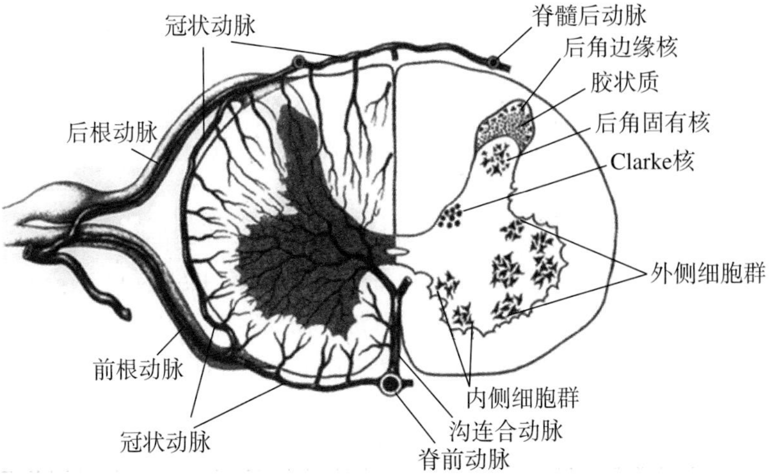

图 18-2 脊髓血管分布

表 18-2 脊髓梗死的病因

病因	相关疾病
主动脉疾病	主动脉夹层、主动脉创伤性破裂、主动脉血栓形成、主动脉瘤、主动脉缩窄
主动脉手术	主动脉手术、TEVAR、主动脉造影术、左侧锁骨下动脉覆盖
全身性低灌注	心搏骤停、系统性出血
心源性栓塞	心房黏液瘤、二尖瓣病变、卵圆孔未闭、细菌性心内膜炎、心导管术
血管炎	系统性红斑狼疮、结节性多动脉炎、白塞综合征、巨细胞动脉炎、水痘 - 带状疱疹病毒、中枢神经系统原发性血管炎
感染	细菌、螺旋体、梅毒、病毒、毛霉菌、结核
血液疾病	高凝状态、镰状细胞贫血
脊柱疾病	颈椎病、纤维软骨性栓塞
非主动脉手术	脊柱手术、硬膜外糖皮质激素注射
多病因（非手术相关）	可卡因滥用、椎动脉夹层、脊髓血管畸形、减压病
多病因（手术相关）	交感神经切除术、锁骨下动脉导管置入、腹腔神经丛松解术、腰椎硬膜外麻醉、肾动脉栓塞、根动脉结扎、胸廓成形术、门腔静脉分流术、利多卡因或苯酚鞘内注射

TEVAR：主动脉夹层腔内修复术

【临床表现】

1．任何年龄均可发病，老年人多见。SCI 大多骤然起病，少数在数分钟至数小时症状达高峰。梗死部位半数以上位于胸腰段，中颈段次之[11,12]。

2．临床表现　主要表现为急性肢体无力、尿潴留、局部或根性疼痛，但随累及血管分布不同而有所迥异，从轻度下肢无力至截瘫程度不等；最常见者为脊髓前动脉综合征（疼痛、运动功能和痛温觉丧失，但深感觉相对保留），脊髓后动脉综合征、Brown-Sequard 综合征、完全横贯性脊髓损害和中央索综合征等则相对少见[11,12]。

3．其他伴随症状　可伴随呼吸窘迫症、直立性低血压、膀胱括约肌功能障碍（逼尿肌反射亢进、括约肌协同失调）[12]。

4．脊髓 TIA　临床上罕见，表现为短暂的双侧、对称性肢体无力，且无颅内病变的定位体征[12]。

【诊断】

1．主要依据病史（运动、脊柱病变、胸腹部手术）、临床表现和辅助检查做出诊断。

2．辅助检查　脊髓 MRI［包含弥散加权像（diffusion weighted imaging，DWI）］可见及急性期梗死灶，晚期可有脊髓萎缩。

【治疗】

1．病因治疗

2．支持治疗　保持呼吸道通畅，维持平均动脉压（mean arterial pressure，MAP）＞ 90 mmHg，如无效时可采取 LP 引流（目标压力＜ 15 mmHg），以提高脊髓灌注。

3．药物治疗　基本同缺血性卒中，可试用激素，但证据尚不足[10-12]。

二、脊髓血管畸形

脊髓血管畸形（spinal vascular malformations）主要包括硬脊膜动静脉瘘（spinal dural arteriovenous fistula，SDAVF）、动静脉畸形（arteriovenous malformation，AVM），其中以前者最为多见（70%），年发病率为（0.5 ～ 1）/10 万人，多发生于胸腰段，也可累及其他部位。

【临床表现】

1．SDAVF 好发于中年人，男性多于女性，表现为亚急性脊髓病，出现步态异常、下肢无力、各种类型的感觉障碍等，在运动（如 Valsalva）时加重，亦可伴背痛、括约肌障碍。

2．AVM 好发于年轻人，临床表现与 SDAVF 类似，病变位于髓周和髓内，易于出血（包括硬膜外出血、髓内出血）[12]。

【诊断】

1．主要依据病史（疼痛、无力）、临床表现和辅助检查做出诊断。

2．辅助检查 MRI 示脊髓内中央纵向延伸的 T_2 高信号，局限性增粗，通常呈现轻度弥漫性强化，髓内或脊髓邻近可示血管流空效应（迂曲的扩张血管）。MRA 或可用于识别异常血管；数字减影血管造影（digital subtraction angiography，DSA）可定位瘘口、滋养血管及引流静脉[12]。

【治疗】

介入栓塞术、手术结扎 / 切除，或二者结合[12]。

三、脊髓出血

脊髓出血（spinal hemorrhage）临床上罕见，包括蛛网膜下腔出血（SAH）、脊髓硬膜外出血（epidural hematoma，EDH）、脊髓硬膜下出血（subdural hemorrhage，SDH）及髓内血肿等，其中以 SAH 相对最常见，EDH、SDH 次之，髓内血肿最少见[10]。在造成脊髓出血的病因中，1/3 以上患者为特发性，凝血障碍和血管畸形次之。

【临床表现】

1．SAH 表现为突发剧烈颈背痛，疼痛可向周围扩展，伴有脑膜刺激征、感觉障碍、肢体瘫痪等。

2．EDH 表现为突发剧烈背痛或根性疼痛、快速进展的下肢瘫痪、感觉缺损、腱反射改变，以及二便障碍。

3．SDH 表现与 SAH 类似。

4．髓内血肿 表现为急性起病的各类脊髓综合征。

【诊断】

1．主要依据病史、临床表现和辅助检查做出诊断。

2．辅助检查 LP可见血性CSF，脊髓CT可见局限性高密度影，脊髓MRI随着出血各期显示不同的异常信号影。

【治疗】

手术引流或椎板减压术（decompressive laminectomy）[10]。

第五节 代谢和中毒性脊髓病

代谢性脊髓病（metabolic myelopathies）主要系由营养缺乏引起，包括维生素 B_{12}、维生素E、铜和叶酸缺乏，以及笑气中毒等，中毒性脊髓病（toxic myelopathies）主要由药物和化学物引起，包括放射性脊髓病、海洛因滥用、有机磷中毒、肝性脊髓病、山黧豆和木薯中毒，其中山黧豆（印度、孟加拉国、埃塞俄比亚）和木薯（非洲）中毒呈现地理性分布特征[13]。

【临床表现】

代谢和中毒性脊髓病在临床表现、实验室和影像学检查等方面有类似特点，伴有不同程度的周围神经和视神经受累，通常称为脊髓神经病（myeloneuropathy）；亦可选择性侵犯后柱和皮质脊髓束（表18-3）。

【诊断】

诊断主要依据病史、临床表现、影像学和实验室检查做出。

【治疗】

1．病因治疗 维生素、铜、叶酸缺乏可予以相应的补充治疗，有机磷中毒给予解磷定、阿托品治疗。

2．对症治疗 脊髓水肿和炎症可予以激素治疗。

3．外科治疗 肝移植可改善肝性脊髓病症状[13-15]。

表 18-3 代谢和中毒性脊髓病的病因、临床表现、MRI 和实验室检查[13,15]

疾病	病因	临床表现	MRI 特点	实验室检查
维生素 B_{12} 缺乏	恶性贫血、衰老、胃部手术、吸收不良	痉挛步态、感觉性共济失调、周围神经病（包括视神经病）和神经精神症状	颈胸段脊髓后索和侧索纵向 T_2 高信号，横断面倒“V”字形。	可见巨幼红细胞性贫血；血清维生素 B_{12} 水平下降
铜缺乏	胃部手术、锌中毒、肠道病变	与维生素 B_{12} 缺乏表现类似；CNS 脱髓鞘、周围神经病和视神经炎亦可发生	脊髓后索和侧索纵向 T_2 高信号（颈段＞胸段＞腰段），严重者可有脊髓萎缩，亦可有脑干病变	血铜及 24 h 尿铜水平下降，铜蓝蛋白水平下降，亦须查血清锌和 24 h 尿排锌水平
维生素 E 缺乏	吸收不良综合征（乳糜泻、胆汁淤积、囊性纤维化）及其他肠道疾病；遗传性疾病：无 β 脂蛋白血症、α- 维生素 E 转移蛋白缺乏等	共济失调、构音障碍、周围神经病、位置觉和震动觉减退、色素性视网膜炎、锥体束征、肌病、运动障碍（如意向性震颤）、凝视麻痹	脊髓后柱纵向 T_2 高信号，有或无小脑萎缩	“有效”血清维生素 E 水平下降（血清维生素 E 除以血清胆固醇及三酰甘油总和）
叶酸缺乏	药物（甲氧苄啶，甲氨蝶呤）、酗酒、小肠病变	与维生素 B_{12} 缺乏类似	与维生素 B_{12} 缺乏类似	血清或红细胞叶酸水平降低；血浆同型半胱氨酸水平增高
海洛因滥用	海洛因鼻吸或静脉注射	突发迟缓性下肢瘫痪，伴感觉障碍和膀胱括约肌障碍，偶尔累及颈髓	脊髓 T_2 和 FLAIR 像示后柱和侧柱高信号，可见脊髓水肿和病变片状强化；脑桥延髓亦可有类似改变	脑脊液细胞数增多，蛋白含量升高

续表

疾病	病因	临床表现	MRI 特点	实验室检查
放射性脊髓病	反射治疗（电离辐射）	受辐射 6 个月内可逆性脊髓病，出现 Lhermitte 征，数月至数年后因脱髓鞘或血管损害出现不可逆性脊髓病，表现为下肢瘫痪或四肢瘫痪、麻木及括约肌功能障碍	早期可正常，后期显示髓内长节段 T_2 高信号病变，可强化；慢性期有脑萎缩；PET-CT 有助于鉴别原发性病变或脊髓转移瘤	
有机磷中毒	接触有机磷	初期表现为胆碱能危象（针尖样瞳孔、流涎过多、全身无力和呼吸困难）；中间期表现为颈屈肌、肢带肌和呼吸肌无力；1 ～ 3 周后表现为 OPIDN（远端感觉异常、进展性下肢无力和失用性萎缩、痉挛性肌痛）	脊髓萎缩	血浆、红细胞胆碱酯酶活性降低
肝性脊髓病	发生在肝硬化、门腔静脉分流术后	进展性纯运动性痉挛性下肢瘫、感觉受累，二便障碍轻微或无	对称性的皮质脊髓侧束、后柱和脊髓小脑束脱髓鞘改变	肝功能异常、血氨浓度升高
山黧豆和木薯中毒	接触山黧豆和木薯	山黧豆中毒：亚急性或隐匿性起病的下肢痉挛性轻瘫 木薯中毒：突发的非进展性下肢痉挛性轻瘫，长期食用后表现为缓慢进展性共济失调、周围神经病和视神经萎缩	无阳性发现	血清硫氰化物（木薯中毒）

CNS：中枢神经系统；FLAIR：液体衰减反转恢复；OPIDN：有机磷诱发的迟发性神经毒性反应；PET：正电子发射断层扫描

第六节 副肿瘤性脊髓病

副肿瘤综合征（paraneoplastic syndromes，PNS）是由某些恶性肿瘤的“远隔效应”造成机体多个系统（如内分泌、神经系统）损害的相应临床症状[16]，当累及脊髓时称为副肿瘤性脊髓病（paraneoplastic myelopathy）。目前认为，神经系统PNS与肿瘤（如肺癌、乳腺癌、卵巢癌、胸腺癌、淋巴瘤等）介导的自身免疫应答相关，且已发现了多种与副肿瘤性脊髓病相关的神经抗原抗体，包括抗-Hu、-Ri、-Yo、-Ma、-PCA-2、- CV2/CRMP5、-两性蛋白（amphiphysin）及-谷氨酸脱羧酶（glutamic acid decarboxylase，GAD）65抗体[17,18]。

【临床表现】

1．多见于中老年人，女性略多于男性。亚急性（≤ 12周）或隐袭起病，急性起病者少见；约2/3患者在确诊肿瘤前就已出现症状[19]。

2．临床表现 表现多样，主要表现为亚急性感觉神经病（进展性感觉缺失，常伴疼痛、共济失调等）、亚急性运动神经病（运动无力）、亚急性坏死性脊髓病、僵人综合征等[18]。

【诊断】

1．主要依据病史（如吸烟史、肿瘤家族史）、临床表现及辅助检查（尤其是血清学）做出诊断。

2．辅助检查

（1）血清学检测：可测及抗神经元胞质/细胞核或神经元表面蛋白的抗体，如抗-Hu、抗-CRMP5/CV2、抗-两性蛋白抗体等。

（2）CSF分析：CSF细胞数增多（淋巴细胞达0 ~ 100个/立方厘米），蛋白含量轻至中度升高，30%患者可见寡克隆区带（oligoclonal band，OCB）阳性，CSF细胞学检测适用于恶性肿瘤已知者[19]。

（3）影像学检查：脊髓MRI影像学表现多样，缺乏诊断特异性，约1/3患者可表现正常，其余可见及脊髓内异常信号，长节段（≥ 3个椎体节段）或对称性脊髓内异常信号，侧索、后索和中央灰质等均可受累，病变呈对称性或非对称性强化。PET-CT 等有助于提高肿瘤的筛出[17,18]。

【治疗】

1．外科治疗　手术切除肿瘤。

2．免疫治疗或化疗　可选择免疫抑制药（激素、硫唑嘌呤、环磷酰胺等）、静脉免疫球蛋白（intravenous immunoglobulin，IVIg）或血浆置换，仅少数有效[11]。

3．物理治疗[18,19]。

第七节　感染性脊髓炎

感染性脊髓炎（infectious myelitis，IM）可由对脊髓的直接感染或感染后免疫介导的损伤而发病，本节主要涉及由直接感染所致IM。

【临床表现】

IM 通常急性起病（从数分钟至数天），亦可慢性起病（数月至数年），如可见于人嗜 T- 淋巴病毒 1 型（human T-lymphotropic virus 1，HTLV-1）相关的脊髓病；临床上主要表现为急性弛缓性瘫痪（acute flaccid paralysis，AFP）、急性横贯性脊髓炎（acute transverse myelitis，ATM）、脊髓压迫、脊髓神经根炎（myeloradiculitis）或慢性痉挛性瘫痪，依受累部位而症状迥异，当脊髓灰质受累（脊髓灰质炎）时可导致 AFP，而白质受累时可引起感觉障碍、尿潴留及运动无力。此外，IM 亦可伴随发热、胃肠道或呼吸道症状[20,21]。

【诊断】

1．主要依据病史、临床表现、影像学、EMG、血清学和 CSF 等检查做出诊断

2．辅助检查

（1）血液检查：红细胞沉降率、CRP 水平可升高，亦包括特异性抗体、聚合酶链反应（polymerase chain reaction，PCR）查病原体 DNA 等检测。

（2）CSF 检查：包括常规、蛋白、葡萄糖水平、IgG 指数、

OCB和细胞学检测。此外，病原体检测可选择染色、特异性抗体、PCR)、培养等方法，CSF宏基因组测序（metagenomic deep sequencing）有助于提高诊断率。

（3）脊髓MRI：可协助诊断，病毒感染多表现正常，脑囊虫病、血吸虫病、结核等多呈异常改变，隐球菌、水痘-带状疱疹病毒（varicella-zoster virus，VZV）、单纯疱疹病毒（herpes simplex virus，HSV）、Epstein-Barr病毒（Epstein-Barr virus，EBV）、巨细胞病毒（cytomegalovirus，CMV）、HTLV-1等感染则可呈现正常或异常改变[22]。

（4）EMG：可检测神经根病变。

（5）活检：血吸虫病感染可采用直肠活检[20]。

【治疗】

主要采取针对病原体的特异性治疗（表18-4），对症支持治疗。

表18-4 各类感染性脊髓炎的诊断和治疗要点[20]

病因	神经系统临床表现	主要辅助检查	治疗
病毒			
疱疹病毒（HSV-2、VZV、CMV、EBV）	多种不一，通常为神经根炎	CSF HSV-2 PCR CSF VZV PCR CSF VZV IgM抗体	HSV和VZV：阿昔洛韦 CMV：更昔洛韦
脊髓灰质炎病毒、肠病毒	急性弛缓性脊髓炎	呼吸道PCR	支持治疗
虫媒病毒	急性弛缓性脊髓炎	CSF WNV IgM CSF寨卡病毒PCR	支持治疗
HIV	慢性痉挛性瘫痪	血清学 血清HIV RNA定量	支持治疗，ART作用尚不明确
HTLV-1	慢性痉挛性瘫痪	血清PCR定性、血清学	糖皮质激素，ART作用尚不明确，mogamulizumab
细菌			
支原体	横贯性脊髓炎	呼吸道PCR	支持治疗
梅毒螺旋体	急性弛缓性脊髓炎、脊髓痨	CSF VDRL或FTA-ABS、血清非特异性螺旋体检查和特异性螺旋体检查	青霉素 IV × 10 ～ 14 d

续表

病因	神经系统临床表现	主要辅助检查	治疗
伯氏疏螺旋体	急性弛缓性脊髓炎	血清学 CSF PCR	头孢曲松 IV × 14 ～ 21 d
结核	急性弛缓性脊髓炎	CSF 抗酸染色 CSF 分枝杆菌培养 CSF PCR	RIPE × 2 月，然后 INH 联合 RIF 继续 7 ～ 10 个月；糖皮质激素
寄生虫			
血吸虫	神经根炎	直接粪便检验、直肠活检，血清学（如抗体）	吡喹酮 × 3 d，联合糖皮质激素
颚口线虫	神经根炎	血清学（如抗体） CSF 抗体检测	阿苯达唑 × 24 周，联合糖皮质激素
真菌			
球孢子菌	多样不一：急性弛缓性脊髓炎，神经根脊髓炎	CSF 抗体 / 抗原检测 CSF PCR	氟康唑（终身使用）
组织胞浆菌		CSF 抗体或抗原检测	脂质体两性霉素 B 4 ～ 6 周，而后伊曲康唑 1 年
隐球菌		CSF 培养、墨汁染色、CSF 抗原	脂质体两性霉素 B 联合氟胞嘧啶 2 周，随后氟康唑

CMV：巨细胞病毒；CSF：脑脊液；EBV：EB 病毒；FTA-ABS：荧光密螺旋体抗体吸附；HIV：人类免疫缺陷病毒；HSV-2：Ⅱ型单纯疱疹病毒；HTLV-1：人类 T 淋巴细胞白血病病毒Ⅰ型；IV：经静脉（注射）；PCR：聚合酶链反应；VDRL：性病研究实验室；VZV：水痘 - 带状疱疹病毒；WNV：西尼罗病毒

（杨亭亭　刘广志）

参考文献

[1] Kunam VK，Velayudhan V，Chaudhry ZA，et al. Incomplete Cord Syndromes：Clinical and Imaging Review. Radiographics，2018，38（4）：1201-1222.

[2] Diaz E，Morales H. Spinal Cord Anatomy and Clinical Syndromes. Semin Ultrasound CT MR，2016，37（5）：360-371.

[3] de Girolami U，Bale TA. Spinal cord. Handb Clin Neurol，2017，

145：405-425.

[4] Toledano M，Bartleson JD. Cervical spondylotic myelopathy. Neurol Clin，2013，31（1）：287-305.

[5] Talekar K，Poplawski M，Hegde R，et al. Imaging of Spinal Cord Injury：Acute Cervical Spinal Cord Injury，Cervical Spondylotic Myelopathy，and Cord Herniation. Semin Ultrasound CT MR，2016，37（5）：431-447.

[6] Hazenfield JM，Gaskill-Shipley MF. Neoplastic and Paraneoplastic Involvement of the Spinal Cord. Semin Ultrasound CT MR，2016，37（5）：482-497.

[7] Mechtler LL，Nandigam K. Spinal cord tumors：new views and future directions. Neurol Clin，2013，31（1）：241-268.

[8] 高明勇，陶海鹰，卫爱林，等.成人原发性椎管内肿瘤的外科治疗与疗效分析. 中国肿瘤临床，2017，44（20）：1029-1033.

[9] M. Brandon Westover，Emily Choi De Croos，Karim Awad，et al. Bianchi. Pocket Neurology［M］. 2nd edition. China：Wolters Kluwer 2016：219-227.

[10] Vuong SM，Jeong WJ，Morales H，et al.Vascular Diseases of the Spinal Cord：Infarction，Hemorrhage，and Venous Congestive Myelopathy. Semin Ultrasound CT MR，2016，37（5）：466-481.

[11] Nardone R，Pikija S，Mutzenbach JS，et al. Current and emerging treatment options for spinal cord ischemia. Drug Discov Today，2016，21（10）：1632-1641.

[12] Rubin MN，Rabinstein AA. Vascular diseases of the spinal cord. Neurol Clin，2013，31（1）：153-81.

[13] Ramalho J，Nunes RH，da Rocha AJ，et al. Toxic and Metabolic Myelopathies. Semin Ultrasound CT MR，2016，37（5）：448-465.

[14] Schwendimann RN. Metabolic，nutritional，and toxic myelopathies. Neurol Clin，2013，31（1）：207-218.

[15] Schwendimann RN. Metabolic and Toxic Myelopathies. Continuum（Minneap Minn），2018，24（2，Spinal Cord Disorders）：427-440.

[16] Pelosof LC，Gerber DE. Paraneoplastic syndromes：an approach

to diagnosis and treatment. Mayo Clin Proc，2010，85（9）：838-854.

[17] 梁军华，王欠欠，武力勇．副肿瘤性脊髓病 12 例．脑与神经疾病杂志，2019，27（6）：353-357.

[18] Hazenfield JM，Gaskill-Shipley MF. Neoplastic and Paraneoplastic Involvement of the Spinal Cord. Semin Ultrasound CT MR，2016，37（5）：482-497.

[19] Flanagan EP，Keegan BM. Paraneoplastic myelopathy. Neurol Clin，2013，31（1）：307-318.

[20] Asundi A，Cervantes-Arslanian AM，Lin NH，et al. Infectious Myelitis. Semin Neurol，2019，39（4）：472-481.

[21] Lebrun Frenay C. Infectious myelitis. Rev Neurol（Paris），2019，175（7-8）：464-468.

[22] Richie MB，Pruitt AA. Spinal cord infections. Neurol Clin，2013，31（1）：19-53.

19

运动神经元病

第一节 运动神经元病的诊断与治疗

运动神经元病（motor neuron disease，MND）是一组选择性累及大脑皮质、脑干和脊髓上下运动神经元的神经系统变性疾病。根据病因可将 MND 分为家族性和散发性，根据临床表现主要分为肌萎缩侧索硬化（amyotrophic lateral sclerosis，ALS）、脊髓性肌萎缩症（spinal muscular atrophy，SMA）、进行性肌萎缩（progressive muscular atrophy，PMA）、原发性侧索硬化（primary lateral sclerosis，PLS）等类型。近年来亦有国外学者建议将遗传性痉挛性截瘫（hereditary spastic paraparesis，HSP）、肯尼迪病［Kennedy disease，又称脊髓延髓肌萎缩（spinal and bulbar muscular atrophy，SBMA）］、脊髓灰质炎（poliomyelitis）纳入运动神经元病谱系（MND spectrum，MNDs）[1,2]。

【运动神经元病的诊断】

1．病史询问

（1）现病史：应从首发上下肢无力的部位开始，追问症状发展、加重，以及由一个区域扩展至另一个区域的时间过程。注意询问吞咽情况、呼吸功能及有无感觉障碍、尿便障碍等。

（2）个人史及家族史：有无毒物接触史、旅行史、军事史、家族史［询问痴呆病史以鉴别 ALS- 额颞叶痴呆（frontotemporal dementia，FTD）］；艾滋病、肿瘤及其他系统性疾病病史。

（3）系统回顾：有无发热、盗汗、体重减轻、男性乳房发育、阳痿、皮疹、颈部疼痛等全身症状，如有则提示可能为其他疾病。

2．体格检查

（1）提示上运动神经元（upper motor neuron，UMN）损伤的体征：肌力减弱、肌张力增高、腱反射亢进、病理征阳性等。

（2）提示下运动神经元（lower motor neuron，LMN）损伤的体征：肌力减弱、束颤、肌张力下降、腱反射减弱、病理征阴性等。

（3）假性球麻痹：构音不清、咀嚼及吞咽障碍，咽反射存在。

3．辅助检查

（1）实验室检查：包括血常规、生化、凝血功能、肌酸激酶（creatine kinase，CK）、莱姆病抗体、红细胞沉降率、C 反应蛋白、人类免疫缺陷病毒（human immunodeficiency virus，HIV）、脊髓灰质炎病毒抗体、血清或尿液蛋白电泳、血清维生素 B_{12} 和促甲状腺激素（thyroid stimulating hormone，TSH）水平、抗 - 神经节苷酯抗体、脑脊液（cerebrospinal fluid，CSF）分析（细胞数、蛋白、IgG 指数）等。

（2）肌电图（electromyography，EMG）检查：以针极 EMG 检查为主，检测部位常涉及脑干（锁乳突肌、舌肌、面肌或咬肌）、颈段、胸段和腰骶段 4 个区域。LMN 表现为进行性失神经（纤颤电位、正锐波、束颤电位）和慢性失神经的表现，后者包括：①运动单位电位的时限增宽、波幅增高，通常伴有多相波增多；②大力收缩时运动单位募集减少，波幅增高，严重时呈单纯相；③大部分 ALS 可见发放不稳定、波形复杂的运动单位电位。神经传导测定可用以诊断或排除周围神经疾病[3]。

（3）影像学检查：头颅或脊椎 MRI、CT（胸部、腹部、盆腔）或 PET 检查以除外恶性病变。

（4）基因检测：家族性 ALS 可有 *SOD1*、*FUS*、*VAPB*、*TDP-43*、*C9ORF72*、*TARDBP* 基因突变；ALS-FTD 可测及 *C9ORF72* 内含子区六核苷酸（GGGGCC）重复片段拷贝数的异常扩增[2]。

【治疗】

1．药物治疗　ALS 目前尚无特效治疗，利鲁唑（Riluzole，100 mg/d，分 2 次口服）、依达拉奉（静脉滴注 60 mg/d，每日 1 次，14 d 为 1 个疗程，隔 14 d 后可进行第 2 个疗程）可延缓疾病进展[1]；SMA 已获批基因治疗。

2．对症治疗　对于有咀嚼和吞咽障碍的患者，根据体重下降情

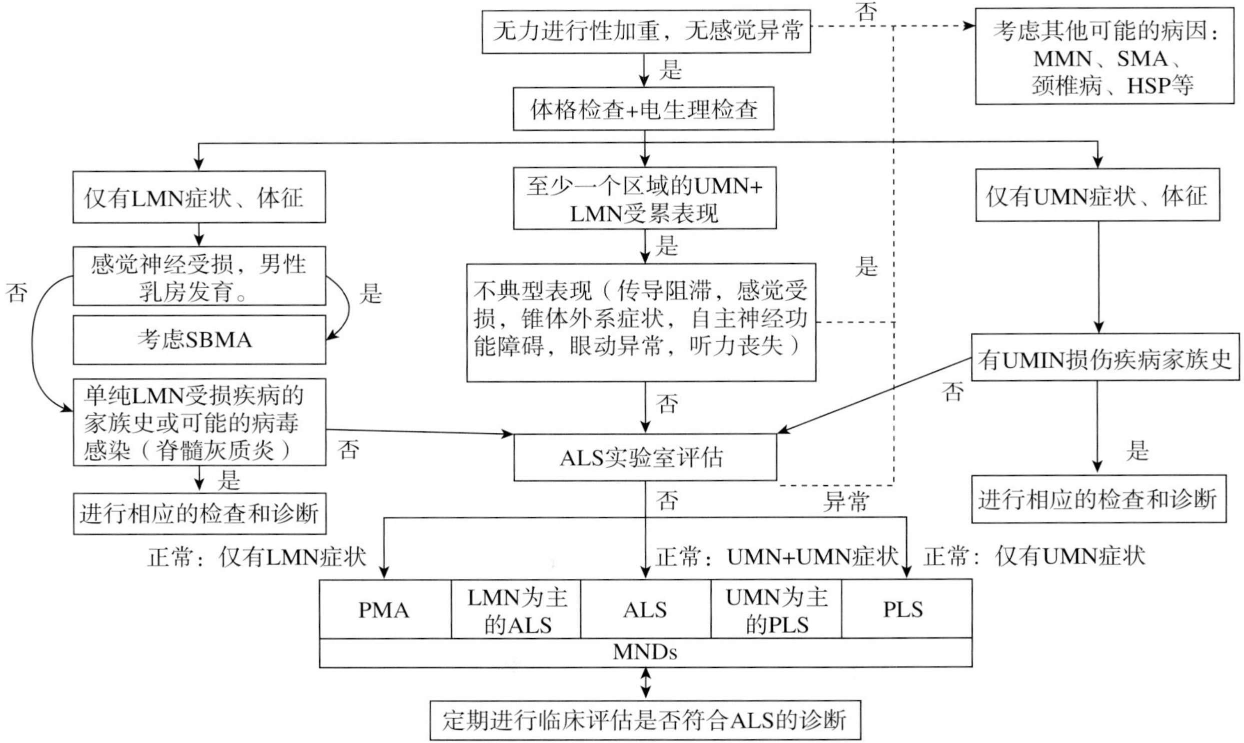

图 19-1　运动神经元病（motor neuron disease，MND）的诊断流程

ALS：肌萎缩侧索硬化；HSP：遗传性痉挛性截瘫；LMN：下运动神经元；MNDs：运动神经元病谱系；MMN：多灶性运动神经病；SMA：脊髓性肌萎缩症；PLS：原发性侧索硬化；PMA：进行性肌萎缩；SBMA：脊髓延髓肌萎缩；UMN：上运动神经元

况，尽早行经皮内镜胃造瘘术（percutaneous endoscopic gaslrostomy，PEG）；对于呼吸肌受累者，尽早予呼吸机辅助呼吸。

3．其他 如抑郁焦虑、失眠、流涎、构音障碍、交流困难、肢体痉挛、疼痛等，应根据患者具体情况，给予针对性的指导和治疗，以提高其生存质量。

第二节 以上运动神经元损伤为主的疾病

一、原发性侧索硬化

【临床表现】

PLS 占运动神经元病的 2%～4%，常见于 40 岁以后起病，主要表现为四肢痉挛性瘫痪，由下肢逐渐累及上肢，步态不稳；可以出现假性球麻痹、尿急、轻度认知功能障碍。病情进展相对缓慢，平均病程大于 7 年。

【诊断】

主要为排除诊断，根据单纯的 UMN 受累的症状体征，病程大于 4 年[4]，且除外其他可以导致 UMN 损伤症状的疾病，如 Chiari 畸形，脊髓病变（多发性硬化、HIV、莱姆病、梅毒），人类嗜 T 淋巴细胞病毒（human T cell lymphotropic virus，HTLV）相关性脊髓病、家族性痉挛性截瘫、脊髓小脑共济失调（spinocerebellar ataxia，SCA）、成人氨基己糖苷酶 A 缺乏、肾上腺脊髓神经病。

【治疗】

主要为对症支持治疗。

二、遗传性痉挛性截瘫

【临床表现】

1．HSP，又称 Stompell-Lorrain 病，是一组具有高度临床和遗传异质性的罕见的神经系统变性疾病，呈常显色体显性、常染色体隐性或 X 连锁遗传。根据临床特征的不同可以分为单纯型和复杂型。

2．单纯型主要表现为进行性加重的双下肢痉挛性瘫痪，复杂型除了上述临床表现，还可表现为共济失调、肌肉萎缩、视神经病变、耳聋、鱼鳞病、周围神经病、痴呆、锥体外系症状、消化道症状（便秘、腹泻、大便失禁）、膀胱功能障碍（尿频、尿急或尿失禁）[5]。

【诊断】

典型的临床表现，结合家族史，可临床疑诊遗传性痉挛性截瘫，基因检测是“金标准”。需要与PLS、遗传代谢病（如脑腱黄瘤病、维生素 B_{12} 缺乏或铜缺乏引起的脊髓病）相鉴别。

【治疗】

对症支持治疗，双下肢痉挛性截瘫，可予巴氯芬口服、替扎尼定，奥昔布宁可改善患者的排尿障碍。

第三节　以下运动神经元损伤为主的疾病

一、脊髓灰质炎

由脊髓灰质炎病毒引起的严重危害儿童健康的急性传染病，主要经粪口途径传播。

【临床表现】

1．潜伏期3～6 d，随后出现毒血症，约90%被感染者无症状；约10%被感染者出现急性流感样症状，如发热、咳嗽、头痛、腹泻、肌痛；2%～3%被感染者可出现无菌性脑膜炎症状。

2．不足1%的患者出现急性下运动神经元损伤综合征，表现为肢体局灶性不对称性瘫痪，可合并肌束震颤、严重的肌痛。

【诊断】

1．临床表现。

2．EMG　主要表现为肌肉复合动作电位（compound muscle action potential，CMAP）波幅减低，无神经脱髓鞘损伤或传导阻滞；感觉神经动作电位（sensory nerve action potential，SNAP）正常。在

急性期可出现正锐波、纤颤电位和束颤电位。

3．CSF 可见白细胞增多，急性期以多核细胞为主，慢性期以淋巴细胞为主。CSF 蛋白含量可轻度升高。CSF 脊髓灰质炎病毒抗体 IgM 增高。

4．大便检查 约 90%的患者在发病第 10 d 脊髓灰质炎病毒检测呈阳性。

5．血清脊髓灰质炎病毒抗体 滴度呈 4 倍以上增高。

二、脊髓灰质炎后综合征

【临床表现】

1．急性脊髓灰质炎患者在症状恢复数十年后，原来受累或未受累的骨骼肌肉出现新的肌疲劳、肌无力、萎缩和疼痛的症状，称为脊髓灰质炎后综合征（postpolio syndrome，PPS）。

2．其他症状包括不宁腿综合征、夜间睡眠障碍、肌束震颤和肌肉痛性痉挛。

【诊断】

1．基于患者临床病史，排除其他类似疾病。

2．EMG 主要表现为神经源性损害，常见静息状态下的纤颤电位和束颤电位、运动单位动作电位面积和波幅增大、动作电位时程延长、异常 F 波等[6,7]，运动神经传导速度可正常或波幅降低，感觉神经传导一般正常。

【治疗】

主要是对症支持治疗。拉莫三嗪可减轻患者的疼痛和肌肉疲劳；IVIg 疗效尚不肯定[8]。

三、平山病

平山病又称青少年上肢远端肌萎缩（juvenile muscular atrophy of distal upper extremity），是由日本学者平山惠造（Keizo Hirayama）1959 年首次报道的一种特殊良性神经系统疾病，由于该病的预后相对良好，现认为其是一种不同于 MND 的疾病单元[9]。

【临床表现】

1．好发于亚洲男性，低于 20 岁，多在发病 2 ～ 5 年后停止进展。

2．起病隐匿，以上肢局限性肌肉萎缩为主，呈“斜坡征”（手及前臂肌肉萎缩以尺侧为主，而前臂桡侧的肱桡肌常不受累），有“寒冷麻痹”（即遇冷时加重）、伸指震颤现象，多无感觉异常。

【诊断】

1．临床表现。

2．EMG　针极 EMG 检查常提示下颈段（通常为 C_7 ～ T_1 节段）神经源性损害，运动神经传导检测常以症状侧或双侧正中神经及尺神经 CMAP 不成比例降低（尺神经 CMAP 降低＞正中神经 CMAP 降低）为主要表现，而运动神经传导速度及感觉神经传导检测则通常无明显异常。

3．血清 CK 水平　可轻度升高。

4．颈椎过曲位 MRI　存在典型的“膜 - 壁分离”现象，是诊断平山病的重要依据之一[10]。

四、脊髓性肌萎缩症

SMA 又称脊肌萎缩症，是一类由脊髓前角运动神经元变性导致肌无力、肌萎缩的遗传性疾病。

【临床表现】

呈常染色体隐性遗传，根据发病年龄和肌无力严重程度，临床分为以下四型。

1．SMA-Ⅰ型（婴儿型 SMA 或 Werdnig-Hoffman 病）　通常在出生后 6 个月内发病，患儿不能独坐，身体松软，当仰卧位时下肢呈蛙腿姿势，严重时出现球麻痹和呼吸肌受累，患儿通常在 2 岁前死于肺炎、呼吸衰竭。

2．SMA-Ⅱ型（中间型）　通常在 6 ～ 18 个月发病。与Ⅰ型相比，症状较轻且进展较慢，患儿能够翻身和独坐，但无法行走。肌肉无力同样会导致脊柱（侧弯）和髋部（脱臼）问题。

3．SMA-Ⅲ型（青少年型 SMA 或 Kugelberg-Welander 病）　发病

年龄通常在 5 ～ 15 岁，患者可独自站立和行走，表现为行走困难、鸭步、脊柱前凸，爬楼梯困难，有肌肉震颤、缓慢加重的肢带肌无力。如果在 2 岁前发病，患者通常在 15 岁前不能行走，大多数患者在 35 岁左右需要轮椅支持。

4．SMA-Ⅳ型（成年型 SMA） 相对罕见，常于 35 岁后起病，起病隐匿，病情进展非常缓慢，约 30%的患者出现阿尔茨海默病（Alzheimer disease，AD），预期寿命不受影响。

【诊断】

1．临床表现。

2．染色体 5q *SMN* 基因突变的分子遗传学分析[11]，约 96%的患者可测及 *SMN1* 基因外显子 7、8 纯合缺失。

3．血清 CK 水平 可有升高。

4．EMG CMAP 波幅降低；运动神经传导速度和感觉神经传导速度正常。急性期可见正锐波、纤颤电位和束颤电位，募集电位减少。

【治疗】

1．支持治疗。

2．基因治疗 反义寡核苷酸治疗药物 Nusinersen（商品名 Spinraza），适于儿童和成人 SMA）；腺相关病毒载体的基因治疗药物 Onasemnogene abeparvovec（商品名 Zolgensma），适于 2 岁以下 *SMN1* 等位基因突变儿童。

五、肯尼迪病

肯尼迪病（Kennedy disease）又称脊髓延髓肌萎缩（spinal and bulbar muscular atrophy，SBMA），是一组主要累及脊髓及延髓下运动神经元的神经系统变性疾病，也可累及感觉神经和内分泌系统。该病呈 X- 连锁隐性遗传，由位于 X 染色体上的*雄激素受体*基因 CAG 重复扩增而导致[12]。

【临床表现】

男性 30 岁以后起病，临床表现为进行性的四肢无力、肌肉萎缩，腱反射减低、男性乳房发育、睾丸萎缩、不育、糖尿病。

【诊断】

1．临床表现。

2．通过分子遗传学检测以确定 X 染色体上异常扩增的*雄激素受体*基因 CAG 重复序列。

3．血清 CK 水平　可呈 10 倍升高；雄激素水平正常或下降。

4．EMG　显示主要是运动单位的慢性失神经改变，也可以出现感觉神经病变[13]。

【治疗】

目前临床研究提示，亮丙瑞林可延缓患者病情进展；ASCJ9 等药物尚处于试验阶段。

六、进行性肌萎缩

【临床表现】

进行性肌萎缩（progressive muscular atrophy，PMA）被认为是 ALS 的一种变异型，表现为单纯的 LMN 损伤，局灶性不对称性四肢远端无力，并逐渐累及相邻的其他肌肉，也可以出现四肢近端肌无力，最终出现球麻痹和呼吸肌无力。

【诊断】

1．临床表现。

2．血清 CK 水平　可呈 10 倍增高。

3．EMG　广泛的前角细胞损伤。

4．肌肉活检　主要用于排除其他疾病。

【治疗】

对症和支持治疗。

第四节　上运动神经元和下运动神经元同时受累的疾病

一、肌萎缩侧索硬化

ALS 在运动神经元病中最为常见，年发病率为 0.4 ~ 2.6/10 万人[14]，目前病因尚不明确。家族性 ALS（familial ALS，FALS）占全部 ALS 的 5% ~ 10%，目前发现 FALS 的基因突变超过 35 种，其中常见的突变包括 *SOD1*、*FUS*、*VAPB*、*TDP-43*、*C9ORF72*、*TARDBP*[15,16]。

【临床表现】

1．最常见的发病年龄在 55 岁左右，中国 ALS 患者平均发病年龄 49.8 岁，早于欧洲、日本等地的报道，自然病史 60 ~ 71 个月[17]。

2．有多种临床表型（表 19-1）[2]，主要表现为进行性加重的肢体无力、肌肉萎缩合并锥体束征，伴有言语不清、吞咽困难等球部症状，呼吸肌受累时可出现呼吸困难、呼吸衰竭[18]。

【诊断】

1．诊断的基本条件[3]

（1）病情进行性发展：通过病史、体检或电生理检查，证实临床症状或体征在一个区域内进行性发展，或从一个区域发展到其他区域。

（2）临床、神经电生理或病理检查证实有 LMN 受累的证据。

（3）临床体检证实有 UMN 受累的证据。

（4）排除其他疾病。

2．AIS 的诊断分级

（1）临床确诊 ALS：通过临床或神经电生理检查，证实在 4 个区域（脑干、颈段、胸段和腰骶段）中至少有 3 个区域存在 UMN、LMN 同时受累的证据。

（2）临床拟诊 ALS：通过临床或神经电生理检查，证实在 4 个区域中至少有 2 个区域存在 UMN、LMN 同时受累的证据。

（3）临床可能 ALS：通过临床或神经电生理检查，证实仅有 1

表 19-1 肌萎缩侧索硬化（amyotrophic lateral sclerosis，ALS）的临床表型

临床表型	受累区域			备注
	上运动神经元	下运动神经元	其他部位	
经典型 ALS	球部、上肢、下肢	球部、上肢、下肢	认知受损、额颞叶痴呆	可自肢体或球部起病
进行性延髓麻痹	球部	球部	有时出现假性延髓性麻痹	可仅表现为球部受累，女性多见
呼吸肌起病型 ALS	可逐渐累及球部、上肢、下肢	可逐渐累及球部、上肢、下肢		早期膈肌受累，出现呼吸衰竭
进行性肌萎缩	临床或尸检发现上肢受累	下肢	认知受损	主要表现为肢体近端无力，但远端亦可受累
原发性侧索硬化	球部、上肢、下肢	有时受累	认知受损	肢体受累呈非对称性
假性多神经炎型 ALS		上肢、下肢		主要表现为肢体远端无力
偏瘫型 ALS	上肢、下肢	有时受累		
连枷臂综合征	下肢	上肢		主要为肢体近端对称性无力，疾病晚期球部亦可受累
连枷腿综合征		下肢		无力可表现为对称或非对称，常于肢体远端起病
垂头征			颈肌无力	除外神经肌肉接头疾病和肌肉病
ALS-FTD	球部、上肢、下肢	球部、上肢、下肢	额颞叶痴呆	痴呆可出现在 ALS 症状之前

ALS：肌萎缩侧索硬化；ALS-FTD：肌萎缩侧索硬化 - 额颞叶痴呆

个区域存在 UMN、LMN 同时受累的证据，或者在 2 个或以上区域仅有 UMN 受累的证据。已经行影像学和实验室检查排除了其他疾病。

当 ALS 的症状不典型时，应注意有鉴别诊断意义的症状体征：感觉丧失、锥体外系功能障碍、眼球运动异常、自主神经功能障碍。

【鉴别诊断】

1．慢性炎性脱髓鞘性多发性神经根神经病（chronic inflammatory demyelinating polyradiculoneuropathy，CIDP） 纯运动型 CIDP 仅表现为肢体无力而无感觉症状，EMG 检查提示周围运动神经受损，有时难与 ALS 鉴别，CSF 可见蛋白 - 细胞分离现象，抗体检测阳性和腓肠神经活检可与之鉴别。

2．肾上腺脊髓神经病　常于 10 余岁发病，表现为缓慢进展的痉挛性截瘫、括约肌和勃起功能障碍，常伴有肾上腺皮质功能受损，周围神经损伤相对较轻[19]，血清红细胞或皮肤成纤维细胞中极长链脂肪酸（very long chain fatty acid，VLCFA）水平升高，有 *ABCDl* 基因突变，可资鉴别。

3．HTLV-1 相关性脊髓病（HTLV-1 associated myelopathy，HAM） 主要表现为痉挛性麻痹、下肢针刺或烧灼样疼痛伴麻木、括约肌功能障碍，与 ALS 不同，血液或 CSF 中抗 -HTLV-1 抗体或 HTLV-1 病毒 DNA 阳性可进一步鉴别。

4．包涵体肌炎　见于中年，表现为不对称、进展性肌肉萎缩和无力，肌酸激酶明显增高，而 ALS 患者很少出现，可资鉴别。

【治疗】

同前 MND。

二、肌萎缩侧索硬化 – 额颞叶痴呆

遗传学研究表明，家族性 ALS/FTD 的致病基础为第 9 号染色体 *C9ORF72* 内含子区六核苷酸（GGGGCC）重复片段拷贝数的异常扩增[20,21]。

【临床表现】

ALS 和 FTD 在病理和临床特征上存在交叉，31%～55%的 ALS 患

者存在认知障碍，其中约15%符合FTD-ALS诊断标准[22,23]。

【诊断】

同时符合ALS和FTD（FTD详见第10章）的诊断标准。

【治疗】

尚无有效治疗，主要为对症支持治疗。

三、关岛型肌萎缩侧索硬化

关岛型肌萎缩侧索硬化是一种在关岛和几内亚等岛屿地区多见的神经系统变性疾病。有研究证实，可能与进食含有包含β-甲氨基-L-丙氨酸（β-N-methylamino-L-alanine，BMAA）的苏铁种子有关，BMAA是一种可引起大脑皮质和脊髓运动神经元损伤的氨基酸。临床以ALS、帕金森综合征、痴呆为主要特征。

（张玮玮　徐迎胜）

参考文献

[1] Foster LA，Salajegheh MK. Motor Neuron Disease：Pathophysiology，Diagnosis，and Management. Am J Med，2019，132（1）：32-37.

[2] Goutman SA. Diagnosis and Clinical Management of Amyotrophic Lateral Sclerosis and Other Motor Neuron Disorders. Continuum（Minneap Minn），2017，23（5，Peripheral Nerve and Motor Neuron Disorders）：1332-1359.

[3] 中华医学会神经病学分会肌电图与临床神经电生理学组，中华医学会神经病学分会神经肌肉病学组．中国肌萎缩侧索硬化诊断和治疗指南．中华神经科杂志，2012，45（7）：531-533.

[4] Gessain A，Cassar O. Epidemiological Aspects and World Distribution of HTLV-1 Infection. Front Microbiol，2012，3：388.

[5] Kanavin OJ，Fjermestad KW. Gastrointestinal and urinary complaints in adults with hereditary spastic paraparesis. Orphanet J Rare Dis，2018，13（1）：58.

[6] 刘明生，崔丽英，管宇宙．肌电图广泛神经源性损害和肌萎缩侧索硬化的诊断．中华神经科杂志，2012，45（7）：463-466.

[7] Pastuszak Ż, Stępień A, Tomczykiewicz K, et al.Post-polio syndrome. Cases report and review of literature. Neurol Neurochir Pol, 2017, 51 (2): 140-145.

[8] Koopman FS, Uegaki K, Gilhus NE, et al.Treatment for postpolio syndrome. Cochrane Database Syst Rev, 2015, (5): CD007818.

[9] Hirayama K. Juvenile muscular atrophy of unilateral upper extremity (Hirayama disease)—half-century progress and establishment since its discovery. Brain Nerve, 2008, 60 (1): 17-29.

[10] 复旦大学附属华山医院骨科，北京大学第三医院骨科，《中华骨科杂志》编辑部．平山病临床诊疗规范国际指南．中华骨科杂志，2019，39 (8): 452-457.

[11] Figlewicz DA, Orrell RW.The genetics of motor neuron diseases. Amyotroph Lateral Scler Other Motor Neuron Disord, 2003, 4 (4): 225-231.

[12] Fischbeck KH. Spinal and bulbar muscular atrophy overview. J Mol Neurosci, 2016, 58 (3): 317-320.

[13] Finsterer J.Bulbar and spinal muscular atrophy (Kennedy's disease): a review. Eur J Neurol, 2009, 16 (5): 556-561.

[14] Beghi E, Logroseino G, Chib A, et a1.The epidemiology of ALS and the role of population-based registries [J]. Biochim Biophys Acta, 2006, 1762 (11-12): 1150-1157.

[15] Sreedharan J1, Blair IP, Tripathi VB, Hu X, et al.TDP-43 mutations in familial and sporadic amyotrophic lateral sclerosis. Science, 2008, 319 (5870): 1668-1672.

[16] Vajda A1, McLaughlin RL2, Heverin M2, et al. Genetic testing in ALS: A survey of current practices. Neurology, 2017, 88 (10): 991-999.

[17] Chen L, Zhang B, Chen R, et a1.Natural history and clinical features of sporadic amyotrophic lateral sclerosis in China. J Neural Neurosurg Psychiatry, 2015, 86 (10): 1075-1081.

[18] Robberecht W, Philips T.The changing scene of amyotrophic lateral sclerosis. Nat Rev Neurosci, 2013, 14 (4): 248-264.

[19] Dhamija R, Raymond GV, Gavrilova R. Clinical reasoning: a 56-year- old man with progressive spasticity. Neurology, 2013,

80（9）：e84-e88.

[20] De Jesus-Hernandez M，Mackenzie IR，Boeve BF，et al. Targeted degradation of sense and antisense C9orf72 RNA foci as therapy for ALS and frontotemporal degeneration. Proc Natl Acad Sci U S A，2013，110（47）：E4530- E4539.

[21] Renton AE，Majounie E，Waite A，et al. A hexanucleotide repeat expansion in C9ORF72 is the cause of chromosome 9p21-linked ALS-FTD. Neuron，2011，72（2）：257-268.

[22] Lomen-Hoerth C，Anderson T，Miller B. The overlap of amyotrophic lateral sclerosis and frontotemporal dementia. Neurology，2002，59（7）：1077-1079.

[23] Ringholz GM，Appel SH，Bradshaw M，et al. Prevalence and patterns of cognitive impairment in sporadic ALS. Neurology，2005，65（4）：586-590.

20

周围神经病

第一节　周围神经病概述

周围神经病（peripheral neuropathy）是指周围神经内运动、感觉和自主神经纤维的结构和功能障碍性疾病。作为神经内科常见的疾病之一，其在普通人群中的患病率为2.4%，随着年龄增长在55岁以上者中则达到8%[1]。

周围神经病按其（解剖学）分布可分为单神经病、多发性单神经病、多发性神经病、神经丛神经病和神经根神经病等；按其病理生理学特点可分为髓鞘和（或）轴索损害类型，并可进一步分为大纤维（large fiber）和小纤维受累［亦称小纤维神经病（small fiber neuropathy，SFN）］。根据病因学，将其分为以下8大类[2]。

1．感染性疾病造成的周围神经病　常见的有带状疱疹、莱姆（Lyme）病、人类免疫缺陷病毒（HIV）感染、Epstein-Barr（EB）病毒感染、巨细胞病毒。

2．免疫介导的周围神经病　常见的有吉兰-巴雷综合征（Guillain-Barré syndrome，GBS）、慢性炎性脱髓鞘性多发性神经根神经病（chronic inflammatory demyelinating polyradiculoneuropathy，CIDP）、多灶性运动神经病（multifocal motor neuropathy，MMN）、血管炎和结节病等。

3．代谢性周围神经病　糖尿病、肾病、维生素缺乏（如维生素B_{12}缺乏）。

4．副肿瘤性和副蛋白血症（paraproteinemia）性神经病　包括各种癌性、淋巴瘤、骨髓瘤副肿瘤性周围神经病、原发性淀粉样变。

5．遗传性周围神经病　腓骨肌萎缩症（Charcot-Marie-Tooth disease，CMT）、遗传性感觉自主神经病、遗传性远端型运动神经病、卟啉病、家族性淀粉样变，及其他罕见疾病（Fabry病、异染性白质营养不良、Refsum 病等）所致。

6．机械 / 压迫（mechanical/compressive） 引起的周围神经病：各种卡压综合征（如腕管综合征）、椎间盘突出或椎管狭窄造成单和（或）多个神经（根）受压。

7．药物（抗肿瘤药、呋喃类药等）、毒物（正己烷、铊、铅、砷等）造成的周围神经病。

8．隐源性感觉性或感觉运动性多发性神经病。

第二节　免疫介导的周围神经病

一、吉兰 - 巴雷综合征

吉兰 - 巴雷综合征（Guillain-Barré syndrome，GBS）是一种体液免疫介导的自身免疫性疾病，其发病机制尚不完全明确，现多认为该病系易感性个体经前驱感染的病原体（如空肠弯曲菌、巨细胞病毒等）诱发，由自身抗体识别并结合周围神经髓鞘或轴索上的抗原，继而诱发补体沉积和膜攻击复合物的形成，导致周围神经损伤 [3]。

【临床表现】

1．GBS 在各个年龄阶段均可发病，男性略高于女性，其年发病率在欧美国家成年人中为 1 ～ 2/10 万人，儿童中则为 0.4 ～ 1.4/10 万人，随年龄而明显升高 [3]。

2．约 2/3 的 GBS 患者有呼吸道或胃肠道感染史，包括空肠弯曲菌、巨细胞病毒、EB 病毒、肺炎支原体、HIV、流感嗜血杆菌（Haemophilus influenza）、甲型流感病毒（influenza virus A）、西尼罗病毒（West Nile virus）、寨卡病毒（Zika virus）[3]。

3．多数患者表现为急性或亚急性起病的四肢无力，伴或不伴有四肢远端感觉障碍，呈单相病程，病情在数天内或数周内达到高峰；查体可见弛缓性瘫痪、腱反射减低或消失 [4]。

4．病程呈自限性。

5．GBS 存在不同的临床亚型，包括：①急性炎性脱髓鞘性多发神经根神经病（acute inflammatory demyelinating polyneuropathies，AIDP）；②急性运动轴索性神经病（acute motor axonal neuropathy，

AMAN)；③急性运动感觉轴索性神经病（acute motor-sensory axonal neuropathy，AMSAN）；④Miller-Fisher综合征（Miller-Fisher syndrome，MFS）；⑤急性泛自主神经病（acute panautonomic neuropathy）；⑥急性感觉神经病（acute sensory neuropathy，ASN）等亚型。此外，近年亦报道咽-颈-臂（pharyngeal-cervical-brachial，PCB）无力、截瘫型、双侧面部瘫痪伴远端感觉异常（bifacial weakness with distal paresthesia）、多脑神经炎（polyneuritis cranialis）、Bickerstaffs脑干脑炎（Bickerstaffs brainstem encephalitis，BBE）等变异型（表20-1），并提出了GBS谱系的概念[5]。

【诊断】

1．根据有前驱感染史、单相病程、临床表现、辅助检查（电生理、CSF和抗体检测）做出诊断。

2．电生理检查　在发病早期肌电图（electromyography，EMG）可见F波或H反射延迟或消失；视不同临床亚型可见神经传导速度减慢和（或）感觉、运动神经轴索损害、皮肤交感反应异常。

3．脑脊液（cerebrospinal fluid，CSF）检查　多数患者CSF呈现蛋白-细胞分离现象，即2～4周内CSF蛋白含量不同程度升高（多不超过1g/L），而白细胞计数一般正常；糖和氯化物正常。部分患者寡克隆区带（oligoclonal band，OCB）阳性，亦可测及抗-神经节苷脂抗体。

4．血清抗体　在不同临床亚型患者中可测及各类抗-神经节苷酯（gangloside）抗体[4-6]（表22-1），有助于疾病诊断，但即使抗体阴性时也不能除外GBS[7]。

5．病理学　腓肠神经活检不作为确诊的必要条件，检查可见髓鞘脱失、炎性细胞浸润、轴索变性及神经纤维丢失。

【鉴别诊断】

1．周期性瘫痪　无前驱感染史，多于暴食后突发四肢瘫，近端为著，无感觉障碍，血钾降低，补钾有效，可资鉴别。

2．脊髓灰质炎　多在发热数天后出现瘫痪，常累及一侧下肢，无感觉障碍及脑神经受累。电生理检查有助于鉴别诊断。

3．重症肌无力　慢性病程，表现为四肢弛缓性瘫痪，无感觉症状，呈晨轻暮重，新斯的明试验阳性，CSF检查正常，可与之鉴别。

表 20-1　不同吉兰 - 巴雷综合征亚型的临床、电生理及其抗体特点 [4-6]

临床亚型	临床表现	电生理	自身抗体
AIDP	任何年龄、任何季节均可发病。常有前驱感染史，呈急性起病，进行性加重，多在 2 周左右达高峰；对称性肢体和延髓支配肌肉、面部肌肉无力，重症者可有呼吸肌无力，四肢腱反射减低或消失；可伴轻度感觉异常和自主神经功能障碍	运动神经传导潜伏期延长、传导速度减慢、F 波异常、传导阻滞、异常波形离散等	神经节苷酯抗体
AMAN	儿童更常见，国内患者在夏秋发病较多。常有前驱感染史，呈急性起病，平均在 6 ～ 12 d 达到高峰，对称性肢体无力，部分患者有脑神经运动功能受损，重症者可出现呼吸肌无力。腱反射减低或消失，与肌力减退程度较一致。无明显感觉异常，无或仅有轻微自主神经功能障碍	近乎纯运动神经受累，并以运动神经轴索损害为著	GM_1、GD_{1a} 抗体
AMSAN	急性起病，平均在 6 ～ 12 d 达到高峰；对称性肢体无力，多有脑神经运动功能受累，重症者可有呼吸肌无力、呼吸衰竭；患者同时有感觉障碍，部分出现感觉性共济失调；常有自主神经功能障碍	感觉和运动神经轴索损害明显	GM1、GD1a 抗体
MFS	任何年龄和季节均可发病。常有前驱感染史；急性起病，病情在数天内或数周内达到高峰；临床上以眼外肌瘫痪、共济失调和腱反射减低为主要症状，肢体肌力正常或轻度减退	感觉神经传导异常，运动神经传导和肌电图一般无异常	GQ_{1b} 抗体
急性泛自主神经病	急性发病，快速进展，多在 2 周左右达高峰；广泛的交感神经和副交感神经功能障碍，不伴或伴有轻微肢体无力和感觉异常	神经传导和针电极肌电图一般正常；皮肤交感反应、R-R 变异率等自主神经检查异常	—
截瘫型 GBS	下肢无力，下肢腱反射丧失或减低；不伴上肢无力，膀胱功能正常且无明确的感觉平面	运动神经传导速度减慢为主	—

续表

临床亚型	临床表现	电生理	自身抗体
ASN	有前驱感染史，急性起病，在数天至数周内达到高峰；广泛对称性四肢疼痛和麻木，感觉性共济失调，明显的四肢和躯干深、浅感觉障碍。绝大多数患者腱反射减低或消失；自主神经受累轻，肌力正常或有轻度无力	感觉神经传导速度轻度减慢，感觉神经动作电位波幅明显下降或消失；运动神经传导测定可有脱髓鞘的表现；针电极肌电图通常正常	–
PCB	有前驱感染史，单相病程，起病与无力到达高峰的时间间隔 12 h 至 28 d；口咽部肌肉、颈部肌肉、双上肢肌肉对称性无力；双上肢腱反射减弱或消失	可逆性传导阻滞，表现多为局灶性轴索型，而非脱髓鞘改变	GT_{1a}、GQ_{1b} 抗体
双侧面部瘫痪伴远端感觉异常	面神经麻痹和肢体远端感觉异常，腱反射丧失或减低，不伴眼外肌麻痹、共济失调和肢体无力	运动神经传导速度减慢明显	–
多脑神经炎	有前驱感染史，表现为眼睑下垂、眼肌麻痹、瞳孔改变、构音障碍，有时伴面肌无力，多呈非对称性	–	GQ_{1b}、GT_{1a} 抗体
BBE	嗜睡、眼外肌麻痹和共济失调，不伴肢体无力	运动神经的轴索损害明显	IgG 型 GQ1b 抗体

AIDP：急性炎性脱髓鞘性多发神经根神经病；AMAN；急性运动轴索性神经病；AMSAN：急性运动感觉轴索性神经病；MFS：Miller-Fisher 综合征；ASN：急性感觉神经病；PCB：咽 - 颈 - 臂；BBE：Bickerstaffs 脑干脑炎

【治疗】

1．一般治疗 心电监护、呼吸道管理、营养支持。

2．免疫治疗 ①尽早应用静脉免疫球蛋白（intravenous immunoglobulin，IVIg），方法：0.4 g/（kg·d），静脉滴注，连续5天/疗程。②血浆置换，方法：30～50 ml/kg，在1～2周内进行3～5次。③糖皮质激素（简称激素）目前不推荐应用[3,4]。

3．神经营养 B族维生素治疗，包括维生素B_1、甲钴胺等。

4．康复治疗 病情稳定后，早期进行神经康复锻炼，以预防失用性肌萎缩和关节挛缩。

二、慢性炎性脱髓鞘性多发性神经根神经病

CIDP是一种慢性的自身免疫性周围神经病，年发病率为1.6/10万人[8]。其发病机制目前尚未明确。

【临床表现】

1．发生于各年龄段，40～60岁多见，男女患病比率相近。

2．少有明确的前驱感染史，多数患者慢性起病，症状进展在8周以上，少数（16%）呈亚急性起病，病程分为慢性进展型和缓解复发型。

3．临床上表现为对称性的四肢近远端肌肉无力（近端为著），查体示腱反射减弱或消失；四肢麻木，部分伴疼痛；自主神经功能障碍（直立性低血压、括约肌功能障碍及心律失常）等。

4．CIDP变异型。

（1）纯运动型：仅表现为肢体无力而无感觉症状。

（2）纯感觉型：仅表现为感觉症状（如感觉性共济失调、麻木和疼痛等），但随着病程延长可出现运动受累症状。

（3）远端获得性脱髓鞘性对称性神经病（distal acquired demyelinating symmetric neuropathy，DADS）：进展较慢，肢体无力和（或）感觉障碍局限在肢体远端，多数血抗-髓鞘相关糖蛋白（myelin-associated glycoprotein，MAG）抗体阳性；部分患者伴IgM单克隆γ球蛋白血症，属意义未明的单克隆丙种球蛋白病（monoclonal gammopathy of unknown significance，MGUS）伴周围神经病范畴；激素治疗无效，而不伴单克隆γ球蛋白血症者属CIDP

变异型，对免疫治疗敏感。

（4）多灶性获得性脱髓鞘性感觉运动神经病（multifocal acquired demyelinating sensory and motor neuropathy，MADSAM）：亦称 Lewis-Sumner 综合征，主要表现为四肢不对称的感觉运动周围神经病，临床类似 MMN，但存在感觉损害的证据，且未发现抗 - 神经节苷脂 GM_1 抗体滴度升高[8]。

（5）慢性共济失调性神经病、眼肌麻痹、IgM、冷凝集素（cold agglutinins）及 IgM 型 GQ1b/GD1b 抗体综合征（chronic ataxic neuropathy，ophthalmoplegia，M protein，agglutinins and disialosyl antibodies syndrome，CANOMAD）：年龄多在 40 岁以上，男性略多于女性，多呈复发病程，表现为肢体麻木、共济失调、眼肌麻痹、吞咽言语困难，血中可测及 IgM 型 GQ1b/GD1b 抗体[8]。

【诊断】

1．根据病史、临床表现、电生理和实验室检查做出诊断。

2．电生理检查　2 根以上神经的运动单位电位（motor unit potentials）的募集数目减少、F 波延迟、神经传导速度减慢、传导阻滞或异常波形离散[10]。

3．CSF 检查　蛋白 - 细胞分离[9,10]。

4．血清抗体　部分患者可测及神经束蛋白（neurofascin）-155（NF-155）IgG_4 型抗体、接触蛋白（contactin）-1 抗体或 IgM 型 GQ1b/GD1b 抗体[8]。

5．影像超声检查　部分患者 MRI 示马尾、腰骶或颈神经根、臂丛或腰骶丛增强和（或）肥大，超声亦可测及病变侧神经的交替增厚和狭窄[11]。

6．病理学　腓肠神经活检可见有髓神经纤维出现节段性脱髓鞘、轴索变性，施万细胞增生并形成洋葱皮样结构，以及单核细胞浸润。

【治疗】

1．免疫治疗

（1）一线治疗：①激素，大剂量（如甲泼尼龙 500～1000 mg/d）冲击后，小剂量口服并长期维持；② IVIg，0.4 g/(kg·d)，静脉滴注，连续 5 d 为 1 个疗程，亦可用皮下注射 Ig（subcutaneous immunoglobulin，SCIg）替代[8]；③血浆置换，每个疗程3～5次，每次交换量为30 ml/kg[9]。

（2）其他：硫唑嘌呤、吗替麦考酚酯、甲氨蝶呤、利妥昔单抗（针对其他治疗方案不佳者）；此外，亦可试用氟达拉滨（fludarabine）、阿伦单抗（alemtuzumab）、依那西普（etanercept）、自体造血干细胞移植（autologous hematopoietic stem cell transplant，AHSCT）等治疗[8]。

2．神经营养　B族维生素治疗。

3．对症治疗　神经痛可用卡马西平、加巴喷丁、普瑞巴林等。

4．康复治疗。

三、多灶性运动神经病

MMN是一种少见的单纯累及运动神经的自身免疫性疾病，患病率为0.3～3/10万[12]。目前其发病机制未明。

【临床表现】

1．MMN通常在50岁前发病，男性为主，呈慢性进展病程，且持续＞1个月。

2．临床上表现为缓慢进展或阶梯样进展的局限性、不对称性肢体无力，上肢为著；无客观感觉障碍，仅下肢可有轻微的震动觉异常。

3．查体可见受累肢体的腱反射减低或丧失，亦可见痛性痉挛和肌束震颤[13]。

【诊断】

1．根据病史、临床表现、电生理和实验室检查做出诊断。

2．电生理检查　至少发现一条神经存在确诊的或很可能的传导阻滞（conduction block）。

3．影像超声检查　MRI显示臂丛T_2加权像（weighted imaging，WI）高信号伴弥漫性神经肿胀；神经超声亦有帮助[11,12]。

4．CSF抗体　IgM型抗GM1抗体阳性。

【治疗】

1．免疫治疗　可使用IVIg、利妥昔单抗、高剂量环磷酰胺，而激素、血浆置换则无效[12]。

2．神经营养　B 族维生素治疗。

3．对症治疗　痛性痉挛和肌束震颤可用卡马西平、加巴喷丁、普瑞巴林等。

4．康复治疗。

四、血管炎性周围神经病

血管炎性周围神经病（vasculitic peripheral neuropathies）是指由于坏死性血管炎所引起的周围神经病变，根据其临床特征分为三类[14]。①系统性血管炎性周围神经病：除周围神经外，亦多脏器受累；②非系统性血管炎性周围神经病：仅限于周围神经的坏死性血管炎；③其他类神经微血管炎（表 20-2）。

表 20-2　血管炎性周围神经病的临床分类

系统性血管炎性周围神经病
1．原发性系统性血管炎：结节性多动脉炎、Wegener 肉芽肿、Churg-Strauss 综合征、显微镜下多血管炎
2．继发性系统性血管炎：结缔组织病（类风湿关节炎、系统性红斑狼疮、干燥综合征）、病毒感染（丙型肝炎、巨细胞病毒、艾滋病）、肉瘤样病、药物、副肿瘤性血管炎性神经病
非系统性血管炎性周围神经病
其他类神经微血管炎
糖尿病性腰骶神经丛神经病、非糖尿病性腰骶神经丛神经病、免疫性臂丛神经病

【临床表现】

1．急性、亚急性或慢性起病，多数呈阶梯性进展或复发病程[14,15]。

2．临床上表现为单神经病、神经根丛病、多发性单神经病、非对称性多神经病或对称性多神经病，其中多发性单神经病是该病的典型表现[16]。

3．系统性血管炎性周围神经病大多伴发不同程度的关节痛、肌痛、血尿或显微镜下血尿、胸闷或咳嗽、皮疹、盗汗、发热或消瘦等全身症状。

【诊断】

1．根据病史、临床表现、EMG、实验室检查和神经病理学检查做出诊断[17]。

2．EMG 可见失神经改变，运动和（或）感觉神经潜伏期正常或延长，波幅减低甚至消失；神经传导速度可正常或略减慢。

3．实验室检查 包括血常规、血生化、抗核抗体、类风湿因子、抗 -SSA 和 -SSB 抗体、肝炎病毒抗体、人类免疫缺陷病毒（human immunodeficiency virus，HIV）、P- 抗中性粒细胞胞浆抗体（antineutrophil cytoplasmic antibody，ANCA）、C-ANCA、红细胞沉降率、C 反应蛋白（C reactive protein，CRP）、血管内皮生长因子（vascular endothelial growth factor，VEGF）等，视不同病因而异。

4．神经病理学 为确诊该病的"金标准"，腓肠神经活检显示活动性血管炎、非活动性血管炎或坏死性血管炎后改变和血管壁的炎细胞浸润，且以轴索丢失为主。

【治疗】

1．病因治疗 针对不同病因予以相应的治疗，其中非系统性血管炎性周围神经病可采用免疫治疗，包括激素、硫唑嘌呤、甲氨蝶呤、环磷酰胺等，并长期维持[15]。

2．康复治疗。

第三节 代谢性周围神经病

一、糖尿病周围神经病

作为糖尿病最常见的慢性并发症之一，糖尿病周围神经病（diabetic peripheral neuropathy，DPN）是指在排除其他原因的情况下，糖尿病患者出现与周围神经功能障碍相关的症状和（或）体征[18]。其确切发病机制尚未明确，主要与高血糖和微血管病相关[19]。

【临床表现】

1．任何年龄均可发病，无性别差别，发病随着年龄增大和糖尿病病程的延长而升高，吸烟、年龄大（≥ 40 岁）、血糖控制不佳者更易发生 DPN。

2．根据周围神经受累的部位，主要分为远端对称性多发性周围神经病（distal symmetric polyneuropathy，DSPN）、糖尿病单神经病或多发单神经病、糖尿病神经根神经丛病、糖尿病自主神经病（diabetic autonomic neuropathy，DAN）等类型，其中以 DSPN、DAN 为最常见，具体表现如下。

（1）DSPN：隐袭起病，缓慢发展，多以对称性的肢体远端感觉异常为首发症状，查体可有手套或袜套样感觉障碍，腱反射减低，以双下肢为著，可伴有自主神经受损表现。早期肌无力和肌萎缩通常不明显。

（2）DAN：以自主神经病变为首发症状，通常隐袭起病，缓慢发展，主要表现为排汗异常、胃肠道症状、性功能减退、排尿困难、直立性低血压及静息时心动过速等。

（3）糖尿病单神经病或多发单神经病：常隐袭发病，亦有急性起病者，主要表现为正中神经、尺神经或腓总神经支配区域的感觉和运动障碍，在神经走行易受嵌压部位（如腕管、肘管、腓骨小头处）更易受累。脑神经亦可受累，如动眼神经、展神经、面神经等，通常急性起病。

（4）糖尿病神经根神经丛病：也称糖尿病性肌萎缩或痛性肌萎缩，较为少见，常见于分布区。急性或亚急性起病，表现为腰骶神经根神经丛支配区的疼痛和感觉障碍，继之出现肌肉无力和萎缩，以下肢近端为主，单侧或双侧受累。常有自限性。

（5）其他糖尿病相关周围神经病：糖尿病前周围神经病是糖耐量异常或空腹血糖受损相关的周围神经病，临床特点和 DPN 相似[18,20]。

【诊断】

1．诊断　确诊 DPN 时需满足：①明确患有糖尿病；②存在周围神经病的临床表现（症状或体征）和（或）电生理证据；③排除其他原因。

2．神经系统查体　以下检查中如果有≥2 项阳性，可考虑 DSPN 临床诊断。

（1）针刺痛觉检查：使用大头针。

（2）温度觉检查：用玻璃试管法或其他凉温感觉检查器具。

（3）振动觉检查：拇趾处使用 128 Hz 音叉。

（4）腱反射检查：膝反射和踝反射。

（5）触压感觉检查：行 10 g 单丝（尼龙丝）检查。

3．血液检查　包括空腹血糖、葡萄糖负荷后 2 h 血糖和糖化血红蛋白（glycosylated hemoglobin A1c，HbAlc）测定；血常规、肝肾功能、肿瘤筛查、免疫指标、免疫固定电泳、甲状腺功能、叶酸和维生素 B_{12} 检测等，必要时可行毒物筛查、CSF 检查等。

4．电生理检查

（1）神经传导速度：在 DPN 的诊断中具有重要作用。其中感觉神经传导异常较神经运动传导异常出现更早，且更为敏感。

（2）针极 EMG：通常无须做，在有运动神经受累时可出现异常。

（3）F 波和 H 反射：可有潜伏期延长，以下肢为著。

（4）皮肤交感反应（sympathetic skin response，SSR）：SSR 潜伏期的测定可用以判断糖尿病自主神经的亚临床病变。

（5）定量感觉测定（quantitative sensory testing，QST）：可为 NCS 正常的感觉障碍 DPN 患者提供一些神经病变的依据。

5．皮肤活检（skin biopsy）　通过对活检皮肤样本的免疫组化染色计算表皮内神经纤维密度（intraepidermal nerve fibers density，IENFD），可判断是否存在 SFN。

6．影像学检查　对于神经根或丛病变者，可选择 MRI 或 CT 检查排除脊柱与椎管内病变、盆腔内占位性病变。

7．角膜共焦显微镜（corneal confocal microscopy，CCM）　作为一种无创方法，CCM 通过评估角膜神经形态学反映 IENFD 丢失 [19]。

8．其他自主神经功能的测定　如测定卧位和立位或 Valsalva 试验引起的血压变化和心律变化，可以反映心脏自主神经功能；B 超检测膀胱残余尿和尿动力学测定有助于排尿困难的鉴别诊断。

【鉴别诊断】

1．GBS　多有前驱感染史，常呈急性起病，表现为对称性肢体弛缓性瘫痪，可伴有感觉异常和自主神经功能障碍；实验室检查常有 CSF 蛋白 - 细胞分离现象，可资鉴别。

2．中毒性末梢神经炎　一般有药物中毒或农药接触史，且其疼痛症状较糖尿病神经病突出。

3．颈椎 / 腰椎病　神经根型颈椎、腰椎病患者常有神经根症状

（手臂、下肢的麻木、疼痛），其范围与脊神经所支配的区域一致，臂丛牵拉试验或直腿抬高试验阳性，MRI 检查所见与临床表现相符，可与之鉴别。

4．脑干梗死　脑神经病变者需与之鉴别，多为突起发病，症状在数分钟至数小时内达峰，肢体瘫痪为上运动神经元性，表现为病理征阳性及后期肌张力升高，颅脑 MRI 可发现急性梗死灶，可资鉴别。

【治疗】

1．病因治疗　要保持血糖稳定，建议将 HbAlc 控制在 7%以内。

2．药物治疗

（1）营养神经：B 族维生素。

（2）抗氧化应激：常用药物有 α- 硫辛酸等。

（3）改善微循环：常用药物有前列腺素 E1、胰激肽酶等。

（4）神经痛：阿米替林、文拉法辛、度洛西汀、普瑞巴林、加巴喷丁、卡马西平、曲马朵等。

（5）自主神经症状，可根据情况分别治疗，胃肠道排空功能减退者，可适当选择胃肠动力药物（如多潘立酮、西沙必利、甲氧氯普胺）；便秘时要多进食富含粗纤维食物；直立性低血压时可使用弹力袜或服用米多君。

3．非药物治疗　包括局部辣椒素（镇痛）、外周神经减压手术、经皮神经电刺激、针刺治疗和脊髓电刺激，以及心理疗法[18,20]。

二、尿毒症周围神经病

尿毒症周围神经病（uremic peripheral neuropathy，UPN）好发于慢性肾衰竭期，是尿毒症患者最常见的并发症之一。其发病机制尚不明了，现认为系中分子毒素（甲状旁腺激素、胍类化合物、肌醇）在体内的积累，以及氧化应激相关的自由基引起了运动、感觉和自主神经纤维的损害所致[21]。

【临床表现】

1．起病隐袭，进展缓慢，慢性肾衰竭 6 个月后即可发病，男性多见，可伴发多种神经病变，如对称性多发性周围神经病、单神经病及多发性单神经病。

2．临床表现为肢体远端（尤其是双足部）对称性的、以感觉障碍为主的多发性周围神经病，早期为肢体远端的疼痛、灼痛、痛觉过敏和肌肉痉挛，也可表现为不宁腿综合征。

3．随着病变进展，逐渐出现肢体麻木乏力、腱反射减退或消失、步态不稳以及下肢肌肉萎缩[21-23]。

【诊断】

1．UPN 的诊断基于患者既往肾衰竭病史、临床表现，结合电生理、周围神经活检做出，同时须除外其他病因（糖尿病、感染性、酒精中毒等）。

2．电生理　感觉和运动神经传导速度减慢、波幅降低。

3．周围神经活检　腓肠神经活检可见有髓神经纤维的丢失[21]。

4．神经功能评估　如密歇根神经病变评估表（Michigan Neuropathy Screening Instrument，MNSI），用以 UPN 的早期诊断和治疗评估[24]。

【治疗】

1．肾移植　是唯一能治愈尿毒症性周围神经病的方法。

2．血液净化治疗　包括腹膜透析、血液透析与血液灌流[22]。

3．药物治疗　包括 B 族维生素（维生素 B_6、甲钴胺）、促红细胞生成素（erythropoietin，EPO）等[23]。

三、维生素缺乏引起的周围神经病

详见第 26 章。

第四节　机械／压迫引起的周围神经病

一、卡压神经病

卡压性神经病（entrapment neuropathy）是神经在其走行的狭小解剖部位中受到慢性压迫或某种机械刺激所致的单神经病[25]。

【临床表现】

1．主要症状是麻木、疼痛等感觉障碍，渐渐出现肌肉力弱及萎缩，查体可见表浅神经在卡压部位出现 Tinel 征。

2．各类卡压神经病部位及表现见表 20-3。

【诊断】

1．根据患者的典型临床表现，结合电生理异常可确立诊断。

2．电生理检查　神经传导检查可见感觉神经动作电位波幅降低以至缺如，感觉和运动神经传导变慢，卡压部位可见神经传导阻滞。

【鉴别诊断】

1．腰椎间盘突出　患者可表现为沿大腿外侧的放射性疼痛，影像学检查可资鉴别。

2．运动神经元病　以四肢无力为首发症状，但无感觉障碍，可有肌束颤动，往往全身无力及肌肉萎缩，可伴病理征等，而 EMG 检查显示广泛神经源性损害，可与之鉴别。

【治疗】

1．病因治疗。

2．神经营养　给予 B 族维生素。

3．局部封闭　激素或普鲁卡因镇痛。

4．手术治疗　行相应的神经松解术[25,28]。

二、椎间盘突出或椎管狭窄

详见第 18 章。

表 20-3 各类常见卡压神经病的部位及其临床表现

受损神经	综合征 / 病名	压迫部位	临床表现
臂丛	神经源性胸廓出口综合征	斜角肌三角间隙	上肢的乏力、麻木、感觉异常、非神经根性疼痛。症状通常持续存在，反复上举活动或持续性使用上肢可加重症状[26]
肩胛上神经	肩胛上神经麻痹	肩胛切迹	肩胛部疼痛不适、同侧上肢乏力；查体示肩胛部有明显压痛，范围常较为广泛，最为明显处在肩锁关节内侧后方及冈上窝的外上方[27]
正中神经	腕管综合征	腕管	手指疼痛、麻木，以桡侧 3 指为著，常于夜间或清晨及劳累时加重，甩手、局部按摩等可使症状减轻。腕部正中神经 Tinel 征阳性，屈腕征阳性[28]
	Kiloh-Nevin 综合征（骨间前神经）	指浅屈肌近端	拇指、示指屈曲无力，拇指指间关节与示指远端关节屈曲受限，旋前方肌肌力减弱，捏 - 握征阳性。在旋前方肌下缘中点、尺桡骨之间有深压痛[29]
	旋前圆肌综合征	旋前圆肌两头之间	拇指对掌功能受限，桡侧 3 个半手指的感觉障碍，肘前和旋前圆肌近端部压痛[29]
尺神经	肘管综合征	肘管	小指及无名指尺侧半的麻木、疼痛，肘部处于屈曲位时，可使症状加重。第一骨间肌、小鱼际肌等肌肉无力、萎缩。小指及无名指尺侧半的感觉障碍[28]
	尺管综合征	尺神经管（Guyon 管）	手内肌无力，手掌尺侧及邻近一个半指的感觉异常[30]
桡神经（骨间后神经分支）	桡管综合征	桡管	伸掌指关节、伸拇和外展拇指无力，伸腕偏向桡侧，无感觉障碍。中指试验阳性[31]
股外侧皮神经	感觉异常性股痛症	腹股沟	大腿前外侧下 2/3 区的皮肤麻木或刺痛，无运动障碍症状，上述局域内感觉检查有感觉过敏或减退[28]

续表

受损神经	综合征 / 病名	压迫部位	临床表现
胫后神经	跗管综合征	跗管	踝内侧疼痛、酸胀及足底针刺感或烧灼感、麻木等，并可向足趾或近侧腓肠肌区放射
趾间神经	莫顿跖肾痛（Morton metatarsalgia）	跖腱膜（第 3、4 跖骨头间）	局限性跖骨头间疼痛，且向邻趾间放射，行程长时疼痛严重，查体示第 3、4 跖骨头间压痛明显，足趾背伸疼痛加重，相邻两趾有感觉减退或消失[32]
腓总神经	腓总神经麻痹	膝关节腓骨颈的骨 - 筋膜管内	小腿及足外侧感觉减退、感觉迟钝、疼痛，行走加快及足内翻时疼痛加剧；小腿及足外侧部分或完全的感觉缺失；足下垂而呈现跨阈步态[33]

第五节 遗传性周围神经病

遗传性周围神经病（hereditary peripheral neuropathies，HPN）包括遗传性运动和感觉神经病（hereditary motor and sensory neuropathies，HMSN）[亦称为腓骨肌萎缩症（Charcot-Marie-Tooth disease，CMT）]、遗传性运动神经病（hereditary motor neuropathies，HMN）、遗传性感觉和自主神经病（hereditary sensory and autonomic neuropathies，HSAN）[亦称为遗传性感觉神经病（hereditary sensory neuropathies，HSN）]。

一、遗传性运动和感觉神经病

作为最常见的遗传性周围神经病，HMSN（以下称 CMT）的患病率为 1∶2500，迄今已发现 90 多种基因突变可导致 CMT[34]，90% 以上的 CMT 由*周围神经髓鞘蛋白 22*（peripheral myelin protein 22，*PMP22*）、*髓鞘蛋白 0*（myelin protein zero，*MPZ*）、*线粒体融合蛋白 2*（mitofusion 2，*MFN2*）和*缝隙连接蛋白 β1*（gap junction protein beta 1，*GJβ1*）基因突变导致[35,36]。

【临床表现】

1．CMT 具有高度的临床异质性，其起病年龄、轻重程度及临床表现在不同基因型、不同个体间可能有较大差异（表 20-4）。根据遗传模式，可分为常染色体显性（autosomal dominant，AD）遗传、常染色体隐性（autosomal recessive，AR）遗传、X 染色体连锁（X-linked）三类。据电生理特点，可将 CMT 主要分为脱髓鞘型、轴索型和中间型（intermediate）三型[35]，其中以 AR 遗传模式最为常见[34]。

2．临床典型的 CMT 表现为进行性的肌无力、肌肉萎缩和感觉障碍；查体可见跨阈步态、弓形足，下肢远端肌萎缩呈“倒置酒瓶”或“鹤腿”状，腱反射减弱或消失，中度远端感觉障碍。上肢症状往往出现较晚，双手肌萎缩可呈“爪形手”。

3．患者亦可伴神经病理性疼痛（neuropathic pain）、脊柱侧弯、骨骼畸形、耳聋、认知功能障碍、震颤、构音障碍、呼吸困难、中枢神经系统（central nervous system，CNS）受累表现等[37]。

表 20-4 常见 CMT 亚型的遗传、电生理和临床特征

CMT 亚型	遗传模式	突变基因	电生理	可伴随的临床特征
CMT1A	AD	*PMP22*	脱髓鞘	压迫易感
CMTX1	X- 连锁	*GJβ1*	中间型	卒中样发作、脑白质病、分裂手现象
CMT1B	AD	*MPZ*	脱髓鞘	埃迪瞳孔
CMT2A	AD	*MFN2*	轴索	视神经萎缩

【诊断】

1．根据病史、临床表现和神经传导检查可拟诊 CMT，之后做基因检测可进一步协助确诊及其分型。

2．神经传导检查

（1）脱髓鞘型：见于 CMT1，上肢运动正中神经传导速度＜ 38 m/s。

（2）轴索型：见于 CMT2，上肢运动正中神经传导速度＞ 38 m/s。

（3）中间型：见于混合形式，上肢运动正中神经传导速度为 25 ～ 45 m/s[37]。

3．基因检测　下一代测序（next generation sequencing，NGS）技术已成为检测 CMT 其他所有已知致病基因的一线方法（除了 *PMP22* 基因重复缺失突变）[35]。

【鉴别诊断】

1．CIDP　多数患者慢性起病，对称性的四肢肌肉无力和麻木，可伴有感觉异常和自主神经功能障碍，实验室检查可有 CSF 蛋白 - 细胞分离现象，且无阳性家族史，可资鉴别。

2．遗传性压力易感性周围神经病　急性或亚急性起病，表现为反复发作的、局部的无痛性感觉运动性神经病，常发生于神经易受压部位，基因检测可进一步协助鉴别。

3．卡压神经病　单次发作根据临床症状与 HNPP 不易鉴别，但后者常有家族史，且电生理检查呈现弥漫性的神经传导速度异常，可与之鉴别。

【治疗】

目前尚无治疗 CMT 的有效方法。

二、遗传性感觉神经病

HSN，亦被称为HSAN，在临床和遗传学上具有高度的异质性。目前已发现了*ATL3*、*ATL1*、*ARL6IP1*、*FAM134B*、*KIF1A*、*SCN9A*、*SCN11A*和*RAB7*等基因突变[37]。

【临床表现】

1．临床上主要表现为痛觉缺失，继之以无痛性骨折等损害。可伴自主神经症状，如心律失常、消化不良、少汗或无汗等。

2．各类亚型的特点如下。

（1）Ⅰ型：呈AD遗传，自主神经症状不突出，常有严重的并发症，如足部无痛性溃疡或坏疽、骨和关节病变及肢体残缺。

（2）Ⅱ～Ⅳ型：为先天性或婴儿期发病，以AR遗传为主，呈非进展性或进展十分缓慢。其中Ⅱ型以四肢感觉减弱为主，Ⅲ型（Riley-Day综合征）以自主神经功能不全为主，Ⅳ型以皮肤感觉减退伴无汗为特征。

（3）Ⅴ型：主要表现为四肢感觉减退，肌力和腱反射正常[37,38]。

【诊断】

1．根据病史、临床表现和电生理检查可拟诊，基因检测则进一步协助确诊及其分型。

2．电生理　EMG和神经传导检查示脱髓鞘和（或）轴索损害。

3．基因检测　可见*ATL3*、*ATL1*、等基因突变，但与CMT、SFN等其他疾病重叠[37]。

【治疗】

尚无有效的治疗方法。

三、遗传性压力易感性周围神经病

遗传性压力易感性周围神经病（hereditary neuropathy with liability to pressure palsies，HNPP）是由人类*PMP22*基因缺失或点突变引起的一种少见的常染色体显性遗传性周围神经病。究其发病机制系PMP22缺乏可能影响了髓鞘结构和神经冲动的传导，以及神经受压后的恢复能力所致[39]。

【临床表现】

1．HNPP 可在任何年龄发病，多好发于 20 ~ 30 岁，男女患病比例无明显差异。患病率有报道为 7.3/10 万人和 16/10 万人。

2．急性或亚急性起病，有明显的临床异质性，典型表现为反复发作的、局部的无痛性感觉运动性神经病，常发生于神经易受压部位（腓神经的腓骨小头部位、尺神经的肘部、正中神经的腕部等）。该病多于数天、数周或数月内完全恢复，少数可遗留部分神经功能缺损[39,40]。

3．查体示受累神经支配区的肌肉无力和感觉异常、腱反射减退或消失，亦可见弓形足。

4．大多数患者有阳性家族史。

【诊断】

1．根据患者的阳性家族史、临床表现、电生理、病理学检查和基因检测做出诊断。

2．电生理　非对称的局灶性感觉运动神经传导速度减慢是 HNPP 特征性表现。

3．病理学　神经活检示局灶性髓鞘增厚和节段性脱髓鞘，呈“腊肠样”结构。

4．基因检测　可见 17p11.2 上的 *PMP22* 基因大片段缺失或 *PMP22* 基因点突变[39]。

【治疗】

目前尚无特效治疗方法，主要采取保守治疗。

第六节　副蛋白血症性神经病

副蛋白血症性神经病，又称单克隆球蛋白病（monoclonal gammopathy），是指在血中存在由单克隆浆细胞产生的大量异常免疫球蛋白（immunoglobulin，Ig）或单克隆球蛋白（M protein，M 蛋白），最终导致炎症或其他反应的疾病。主要包括意义未明的单克隆丙种球蛋白病（monoclonal gammopathy of undetermined significance，MGUS）、原发性淀粉样变性（AL amyloidosis）、Waldenstrom 巨球蛋白血症（Waldenstrom macroglobulinemia，WM）、POEMS 综合征等。

一、意义未明的单克隆丙种球蛋白病

MGUS 相关的周围神经病是一类 M 蛋白介导的自身免疫疾病，M 蛋白中的 IgM 和补体在髓鞘上沉积是造成周围神经损害的可能病因。依据分泌的 M 蛋白种类，将 MGUS 分为 IgM MGUS、非 -IgM MGUS（IgG MGUS 和 IgA MGUS）和轻链 MGUS 三类[41]。

【临床表现】

1．MGUS 进展过程持续而缓慢，其临床表现因 M 蛋白种类的不同而有所迥异。

2．IgM MGUS 多发生于 60 ～ 90 岁男性，主要表现为远端、对称性的周围神经病，以感觉障碍为著，运动障碍症状轻微，可有下肢远端麻木和肌肉无力、深感觉减退、步态不稳等症状[42]；约 50% 的患者存在抗 -MAG 抗体。

3．非 -IgM MGUS 表现为长度依赖型（length-dependent）感觉运动轴索性周围神经病或 CIDP。与典型 CIDP 在临床和电生理方面难以鉴别，病情进展通常较 IgM 型快。此病无特异性抗体。

4．MGUS 的恶性进展率每年约为 1%，其中 IgM MGUS 发展为 WM，其他两类则为多发性骨髓瘤[41]。

【诊断】

1．根据病史、临床表现、实验室检查、电生理和神经病理学检查，诊断 MGUS 相关的周围神经病。尤其在 50 岁以下的周围神经病患者中发现 M 蛋白（尤其是 IgM 型）时，则应高度疑诊，首先应确定是否为 MGUS（框 22-1）。

2．电生理　神经传导速度均一对称性减慢，其中感觉受累更显著，远端运动潜伏期不成比例地延长，腓肠神经动作电位丧失，部分性运动传导阻滞[43]。

3．实验室检查　约 50%患者 IgM 型抗 -MAG 抗体阳性，部分患者亦可呈 IgM 型抗 GQ1b、GM1、GD1a、GD1b 或硫酸酯 -3- 葡醛 - 副糖苷酯（sultate-3-glucuronyl paragloboside，SGPG）抗体阳性。

4．神经病理学　周围神经活检可见脱髓鞘和髓鞘板层（myelin

lamellae）增宽，脱髓鞘处存在 IgM 蛋白或补体沉积，电镜可见髓鞘间隙增大。

5．除外其他病因。

框 22-1　MGUS 诊断标准 [43]

（1）IgM 型 MGUS 诊断该病需满足下列两项：①骨髓活检未见淋巴浆细胞浸润或临床表现不典型但见到可疑浸润；②症状和体征均不提示肿瘤浸润（如全身症状、血黏度增高综合征、器官肿大等）。
（2）IgG 或 lgA 型 MGUS 诊断该病需满足下列各项：①血清单克隆成分≤ 30 g/L；② Bence-Jones 蛋白尿≤ 1 g/24 h；③骨骼内没有溶骨性或硬化性病变；④无贫血、高钙血症或慢性肾衰竭；⑤骨髓浆细胞浸润＜ 10%。

【鉴别诊断】

1．糖尿病周围神经病　隐袭起病，缓慢发展，主要表现为远端对称性多发性周围神经病，伴有自主神经受损症状，与糖尿病或糖耐量异常有关，可资鉴别。

2．CMT　主要表现为进行性肌无力、肌肉萎缩和感觉障碍，以运动为著，伴有脊柱侧弯、骨骼畸形，基因检测结果可明确诊断并相鉴别。

3．维生素 B_{12} 缺乏　患者可表现为周围神经症状，有摄入减少或胃肠道吸收障碍等病史，且血维生素 B_{12} 水平低下，与之可鉴别。

4．Waldenstrom 巨球蛋白血症　WM 是一种恶性浆细胞病，起病年龄大，男性居多，50%患者呈远端感觉性神经病，且伴 IgM 型副蛋白血症，与 MGUS 表现类似，但轴索损害更明显，又有全身症状（肝脾大、淋巴结病、贫血、高黏血症），且骨髓活检示＞ 10%淋巴浆细胞性浸润，可资鉴别。

【治疗】

1．免疫治疗　包括激素、IVIg、血浆置换、利妥昔单抗、氟达拉滨 [41]。

2．对症治疗　如用于营养神经的 B 族维生素类。

3．康复治疗。

二、POEMS 综合征

POEMS 综合征是一种罕见的以多发性周围神经病变（polyneuropathy，P）、脏器肿大（organomegaly，O）、内分泌病变（endocrinopathy，E）、M 蛋白（M protein，M）和皮肤损害（skin changes，S）为主要特征的克隆性浆细胞病（clonal plasma cell disorder）。其发病机制尚不清楚，炎性和血管源性细胞因子，尤其是血管内皮生长因子（vascular endothelial growth factor，VEGF）的异常表达，被认为是引起 POEMS 的主要原因[44]。

【临床表现】

1．本病多见于中老年（60 岁左右），男性略多于女性，亚急性起病，进行性加重。

2．周围神经病　是最常见的首发症状，表现为对称性四肢远端乏力麻木，以上肢为著，感觉障碍早于运动症状。

3．全身脏器肿大　主要表现为肝大、脾大、淋巴结肿大。

4．内分泌系统的改变　包括性腺功能减退、糖耐量异常 / 糖尿病、钙代谢异常、甲状腺功能减退、高泌乳素血症、肾上腺功能不全、男性乳房发育等。

5．浆细胞恶性增生　可发现异常增高的单克隆异常 Ig，仅限于 IgA 或 IgG λ 型，血清蛋白电泳可见 M 带，免疫固定电泳可发现 γ-球蛋白[44,45]。

6．皮肤改变　见于大多数患者，皮肤色素沉着和（肾小球样）血管瘤最为常见；其他皮肤改变还有皮肤增厚、多毛、多汗、渗透性网状青斑、获得性面部脂肪萎缩；其他血管性改变包括手足发绀（acrocyanosis）、皮肤发红、充血、雷诺现象、白甲、杵状指、皮肤溃疡等。

7．Castleman 病（Castleman’s disease，CD）　CD 是一种临床少见的淋巴增生性疾病。在 CD 人群中，未合并 POEMS 者通常表现为轻度、无痛的远端型感觉神经病，而合并 POEMS 者则为相对严重、痛性的感觉运动性神经病。

8．硬化性骨病变　多发生于骨盆、胸腰椎、肋骨，亦可见于肩胛骨、锁骨、胸骨、颅骨和长骨，以硬化 + 溶骨的混合型病变最为常见[46]。

【诊断】

1．POEMS 综合征为临床诊断，需要结合患者的症状和体征、影像学及实验室检查结果进行综合诊断。

2．诊断需要符合以下 2 条必备标准、至少 1 条主要标准和至少 1 条次要标准（表 20-5）[47]。

3．影像学检查　胸、腹部 CT 可显示不同程度的硬化性骨病变，99mTc-HMDP 骨显像则有助于发现全身部位的骨病变，^{18}F- 氟脱氧葡萄糖（^{18}F 2-fluoro-2-deoxy-D-glucose，^{18}F-FDG）正电子发射计算机断层显像（positron emission tomography，PET）-CT 有助于确定活检部位。

4．实验室检查　主要包括副蛋白筛查（血清蛋白电泳、免疫固定电泳血清自由轻链、尿 Bence-Jones 蛋白），以及 VEGF 水平。多数患者骨髓穿刺和活检示巨细胞增生或簇集，可见克隆性浆细胞，且大多呈 λ 型。

5．电生理　周围神经传导检查示速度减慢，中间段较远端更明显，下肢复合肌肉动作电位（compound muscle action potentials，CAMP）较上肢显著减低，传导阻滞则罕见。

表 20-5　POEMS 综合征的诊断标准 [47]

必备标准	①周围神经病变（经典脱髓鞘性） ②单克隆浆细胞增殖性疾病（几乎总属 λ 型）
主要标准	① Castleman 病 [a] ②硬化性骨病变 ③ VEGF 水平升高
次要标准	①器官肿大（肝、脾、淋巴结肿大） ②血管外容积负荷（水肿、胸腔积液、腹水） ③内分泌病变（肾上腺、甲状腺、垂体、性腺、甲状旁腺、胰腺）[b] ④皮肤改变（皮肤色素沉着、多毛、肾小球样血管瘤、充血、手足发绀、皮肤发红、白甲） ⑤视盘水肿 ⑥血小板增多症 / 红细胞增多症 [c]
其他症状 / 体征	杵状指、体重下降、多汗、肺动脉高压、限制性肺病、血栓形成倾向（thrombotic diathesis）、腹泻、维生素 B_{12} 缺乏

VEGF：血管内皮生长因子

[a] 对于 POEMS 综合征的 Castleman 病变异型，如无克隆性浆细胞病证据，则不被包括在此内，应另作他虑

[b] 鉴于糖尿病和甲状腺病变的高患病率，两者任一诊断不足以符合次要标准

[c] 约 50%患者的骨髓改变有别于经典 MGUS 或骨髓瘤，贫血和（或）血小板减少症在 POEMS 本病中尤为不同寻常，除非不存在 Castleman 病

【鉴别诊断】

1．原发性淀粉样变性　该病是一种由单克隆、非恶性浆细胞产生的 Ig 轻链（λ 型为主）变构并异常沉积于组织所致的获得性疾病，表现为系统性损害（心肌病、肝大、肾病综合征、疲劳和体重下降等），其中约 1/4 患者出现痛性的长度依赖性周围神经病，与 POEMS 表现类似，但其轴索和自主神经损害较后者更明显，且病理学检查可见组织（周围神经、骨髓）内刚果红染色阳性，可资鉴别。

2．CIDP　多数患者慢性起病，对称性的四肢肌肉无力和麻木，可伴有自主神经功能障碍，与 POEMS 表现类似，但血中 VEGF 水平多正常，且全身症状并不明显，与之可鉴别。

【治疗】

1．对无播散性骨髓受累的 POEMS，放疗作为首选治疗方案，有可能治愈该病 [47]。

2．对伴播散性骨髓受累的 POEMS，目前尚无统一方案，多采用联合治疗，如选择局部放疗和化疗［如美法仑（melphalan）］，继之以自体造血干细胞移植（autologous haematopoietic stem cell transplantation，ASCT）治疗。如有禁忌或对移植治疗有抵抗，可给予来那度胺（lenalidomide）治疗，亦可试用沙利度胺（thalidomide）、硼替佐米（bortezomib）、贝伐单抗（bevacizumab）等药物，多与地塞米松合用 [48]。

3．对症治疗　踝足矫正术可提高行走能力；理疗减少永久性手足挛缩、持续呼吸道正压通气（continuous positive airway pressure，CPAP）有助于减少呼吸道并发症，如感染或肺动脉高压 [47]。

第七节　小纤维神经病

SFN 是指主要累及薄髓的 A-δ 纤维（直径 1 ~ 5 μm）和（或）无髓的 C 类纤维（0.2 ~ 1.5 μm），而大纤维不受累的周围神经病。引起该病的原因众多，主要与代谢性、药物性、中毒性、自身免疫性、遗传性、感染等因素有关。

【临床表现】

1．SFN 好发于老年，其患病率至少为 53/10 万人，在 65 岁以上人群中最高[49]。

2．感觉症状 疼痛呈对称的、长度依赖性分布，自足底首先受累，疼痛逐渐向近端发展至小腿和手部，表现为烧灼感、麻木、瘙痒、针刺痛、冻疮感等，亦可出现手套 - 袜套样紧缩感，夜间更严重，可由轻微刺激或遇冷诱发，但深感觉检查正常。上述症状亦可呈现非对称性、片状分布、间断和游走性等“随机性”的特点，累及面部、躯干和肢体近端。

3．自主神经症状 见于近 50%患者，表现为出汗异常、心悸、直立性低血压、尿便障碍、口干眼干、颜面潮红、皮肤颜色改变、脱发、性功能障碍、便秘或腹泻等[50]。

【诊断】

一、SFN 的诊断

诊断标准目前尚无定论。

1．可依据病史、临床症状和体征、电生理和皮肤活检等做出。

2．皮肤活检 可见 IENFD 明显降低。

3．电生理检查

（1）神经传导速度正常。

（2）触性热痛诱发电位（contact heat evoked potential，CHEPs）：N_2 波潜伏期延长，N_2-P_2 波幅降低。

（3）QST：显示异常。

（4）定量催汗轴索反射（quantitative sudomotor axon reflex，QSART）：泌汗功能异常。

（5）CCM：角膜神经纤维数目减少。

（6）皮肤交感反应（skin sympathetic reaction，SSR）：潜伏期和（或）波幅异常[51]。

二、确定病因

50%以上 SFN 为特发性，故寻找病因给予治疗非常重要（表 20-6）。

表 20-6 小纤维神经病的各类病因[50]

肯定病因	可能病因
代谢性	吉兰 - 巴雷综合征
糖尿病 / 糖耐量受损	免疫接种相关
维生素 B_{12} 缺乏	帕金森病
甲状腺功能低下	降糖过快
高脂血症	
维生素 B_6 缺乏	
维生素 B_1 缺乏	
铜缺乏	
中毒	
酒精中毒	
感染	
艾滋病	
乙肝病毒	
自身免疫性	
结节病	
干燥综合征	
系统性红斑狼疮	
乳糜泻	
自身免疫性自主神经结病	
肿瘤	
副蛋白血症	
遗传性	
遗传性小纤维神经病	
Fabry 病	
家族性淀粉样变性	
Tangier 病	
其他	
血管炎	
肝、肾功能损害	

【治疗】

1．病因治疗。

2．对症治疗　主要是镇痛措施，包括局部麻醉药、三环类抗抑郁药（tricyclic antidepressant，TCA）、抗癫痫药物（antiepileptic drug，AED）、钠通道阻滞药（美西律）和阿片类（曲马朵）等。

3．物理治疗[50]。

（刘广志　洪道俊）

参考文献

[1] Martyn CN，Hughes RA. Epidemiology of peripheral neuropathy. J Neurol Neurosurg Psychiatry，1997，62（4）：310-318.

[2] Barohn RJ，Amato AA. Pattern-recognition approach to neuropathy and neuronopathy. Neurol Clin，2013，31：343-361.

[3] Liu S，Dong C，Ubogu EE. Immunotherapy of Guillain-Barré syndrome. Hum Vaccin Immunother，2018，14（11）：2568-2579.

[4] 中华医学会神经病学分会神经肌肉病学组，中华医学会神经病学分会肌电图及临床神经电生理学组，中华医学会神经病学分会神经免疫学组．中国吉兰-巴雷综合征诊治指南［J］．中华神经科杂志，2010，43（8）：583-586.

[5] Wakerley BR，Uncini A，Yuki N，et al. Guillain-Barré and Miller Fisher syndromes：new diagnostic classification.Nat Rev Neurol，2014，10（9）：537-544.

[6] Hughes RA，Cornblath DR. Guillain-Barré syndrome. Lancet，2005，366（9497）：1653-1666.

[7] Leonhard SE，Mandarakas MR，Gondim FAA，et al. Diagnosis and management of Guillain-Barré syndrome in ten steps. Nat Rev Neurol，2019，15（11）：671-683.

[8] Dyck PJB，Tracy JA. History，Diagnosis，and Management of Chronic Inflammatory Demyelinating Polyradiculoneuropathy. Mayo Clin Proc，2018，93（6）：777-793.

[9] 中华医学会神经病学分会神经肌肉病学组，中华医学会神经病学分会肌电图及临床神经电生理学组，中华医学会神经病学分会神经免疫学组．中国慢性炎性脱髓鞘性多发性神经根神经病诊疗指南．中华神经科杂志，2010，43（8）：586-588.

[10] Van den Bergh PY，Hadden RD，Bouche P，et al.European

Federation of Neurological Societies/Peripheral Nerve Society guideline on management of chronic inflammatory demyelinating polyradiculoneuropathy：report of a joint task force of the European Federation of Neurological Societies and the Peripheral Nerve Society-first revision. Eur J Neurol，2010，7（3）：356-363.

[11] Möller I，Miguel M，Bong DA，et al. The peripheral nerves：update on ultrasound and magnetic resonance imaging. Clin Exp Rheumatol，2018，36 Suppl 114（5）：145-158.

[12] Lawson VH，Arnold WD. Multifocal motor neuropathy：a review of pathogenesis，diagnosis，and treatment. Neuropsychiatr Dis Treat，2014，10：567-576.

[13] Joint Task Force of the EFNS and the PNS. European Federation of Neurological Societies/Peripheral Nerve Society guideline on management of multifocal motor neuropathy. Report of a joint task force of the European Federation of Neurological Societies and the Peripheral Nerve Society—first revision. J Peripher Nerv Syst，2010，15（4）：295-301.

[14] 蒋雨平.血管炎性周围神经病.中国临床神经科学,2008,16(6)：641-643.

[15] Collins MP，Hadden RD. The nonsystemic vasculitic neuropathies. Nat Rev Neurol，2017，13（5）：302-316.

[16] 樊东升，张英爽.周围神经病的病因诊断中应重视血管炎因素.中华内科杂志，2011，50（3）：189-190.

[17] Hadden RDM，Collins MP，Živković SA，et al.Vasculitic peripheral neuropathy：Case definition and guidelines for collection，analysis，and presentation of immunisation safety data.Vaccine，2017，35（11）：1567-1578.

[18] 中华医学会《中华全科医师杂志》编辑委员会，中华医学会神经病学分会肌电图与临床神经生理学组.糖尿病周围神经病基层诊治管理专家指导意见（2019 年）.中华全科医师杂志，2019，18（6）：519-528.

[19] Iqbal Z，Azmi S，Yadav R，et al. Diabetic Peripheral Neuropathy：Epidemiology，Diagnosis，and Pharmacotherapy.

Clin Ther，2018，40（6）：828-849.

[20] 中华医学会神经病学分会肌电图与临床神经电生理学组，中华医学会神经病学分会神经肌肉病学组．糖尿病周围神经病诊断和治疗共识．中华神经科杂志，2013，46（11）：787-789.

[21] Camargo CR，Schoueri JHM，Alves BDCA，et al.Uremic neuropathy：an overview of the current literature. Rev Assoc Med Bras（1992），2019，65（2）：281-286.

[22] 赵颖丹，马骏．尿毒症性周围神经病的诊治新进展．临床肾病杂志，2016，16（2）：124-127.

[23] 于秀峙，陆石，张金元．尿毒症性周围神经病诊治进展．中国中西医结合肾病杂志，2011，12（11）：1027-1029.

[24] Mambelli E，Barrella M，Facchini MG，et al. The prevalence of peripheral neuropathy in hemodialysis patients.Clin Nephrol，2012，77（6）：468-475.

[25] Wahab KW，Sanya EO，Adebayo PB，et al. Carpal Tunnel Syndrome and Other Entrapment Neuropathies. Oman Med J，2017，32（6）：449-454.

[26] 项杰，陈肖肖，王章富，等．胸廓出口综合征的诊断治疗进展．中国骨伤，2019，32（2）：190-194.

[27] 吴力军，许汉荣，朱江．肩胛上神经卡压综合征．中华手外科杂志，2006，22（1）：64.

[28] 常见周围神经疾病诊疗指南．中国临床医生杂志，2009，37(11)：74-78.

[29] 张毅，侯赛云，赵新建，等.15 例骨间前神经卡压综合征诊断治疗．医师进修杂志，2005，28（12）：19-20.

[30] 宋渊．腕部尺神经管综合征的治疗进展．甘肃中医，2006，19(3)：40-42.

[31] 谭庆强．以环指小指伸指为障碍的桡管综合征．中国社区医师(医学专业)，2012，14（1）：290.

[32] 冯久成，张玉平，刘芳.Morton 跖痛症 5 例的手术治疗．实用骨科杂志，2007，13（3）：141.

[33] 韩宁，尹望平．腓总神经卡压综合征的诊治进展．中国矫形外科杂志，2005，13（17）：1345-1346.

[34] Morena J，Gupta A，Hoyle JC. Charcot-Marie-Tooth：From

Molecules to Therapy. Int J Mol Sci，2019，20（14）pii：E3419.

[35] 孙博，黄旭升．遗传性运动和感觉神经病的特点及诊断的热点问题．中华神经科杂志，2016，49（9）：673-677.

[36] Jerath NU，Shy ME. Hereditary motor and sensory neuropathies：Understanding molecular pathogenesis could lead to future treatment strategies. Biochim Biophys Acta，2015，1852（4）：667-678.

[37] Eggermann K，Gess B，Häusler M，et al. Hereditary Neuropathies. Dtsch Arztebl Int，2018，115（6）：91-97.

[38] 冯庭怡，赵永波．遗传性感觉神经病．临床神经病学杂志，2006，19（3）：231-233.

[39] 刘雪梅，魏晓晶，苗晶．遗传性压力易感性周围神经病研究进展．中风与神经疾病杂志，2018，35（4）：380-382.

[40] van Paassen BW，van der Kooi AJ，van Spaendonck-Zwarts KY，et al. PMP22 related neuropathies：Charcot-Marie-Tooth disease type 1A and Hereditary Neuropathy with liability to Pressure Palsies. Orphanet J Rare Dis，2014，9：38.

[41] Chaudhry HM，Mauermann ML，Rajkumar SV. Monoclonal Gammopathy -Associated Peripheral Neuropathy：Diagnosis and Management. Mayo Clin Proc，2017，92（5）：838-850.

[42] Dalakas MC. Advances in the diagnosis，immunopathogenesis and therapies of IgM-anti-MAG antibody-mediated neuropathies. Ther Adv Neurol Disord，2018，11：1756285617746640.

[43] Joint Task Force of the EFNS and the PNS. European Federation of Neurological Societies/Peripheral Nerve Society Guideline on management of paraproteinemic demyelinating neuropathies. Report of a Joint Task Force of the European Federation of Neurological Societies and the Peripheral Nerve Society-first revision. J Peripher Nerv Syst，2010，15（3）：185-195.

[44] Dispenzieri A. POEMS Syndrome：2019 Update on diagnosis，risk-stratification，and management. Am J Hematol，2019，94（7）：812-827.

[45] 杨奕，邓大同，章秋．POEMS 综合征的最新研究进展．安徽医药，2014，（10）：1821-1824.

[46] Dispenzieri A. POEMS syndrome：2017 Update on diagnosis，risk stratification，and management. Am J Hematol，2017，92（8）：814-829.

[47] Dispenzieri A. POEMS Syndrome：2019 Update on diagnosis，risk-stratification，and management. Am J Hematol，2019，94（7）：812-827.

[48] Nobile-Orazio E，Bianco M，Nozza A. Advances in the Treatment of Paraproteinemic Neuropathy. Curr Treat Options Neurol，2017，19（12）：43.

[49] Peters MJ，Bakkers M，Merkies IS，et al. Incidence and prevalence of small-fiber neuropathy：a survey in the Netherlands. Neurology，2013，81（15）：1356-1360.

[50] Tavee JO. Office approach to small fiber neuropathy. Cleve Clin J Med，2018，85（10）：801-812.

[51] 孙博，黄旭升. 接触性热痛诱发电位在诊断小神经纤维损害中的应用. 中华医学杂志，2017，97（35）：2795-2797.

21

常见单神经病与神经丛病

第一节　三叉神经痛

三叉神经痛（trigeminal neuralgia，TN）是一种常见的、局限在三叉神经分布区内反复发作的短暂性疼痛。TN 通常分为原发性和继发性两种，原发性 TN 发病机制尚未明确，多认为与半月神经节及其感觉神经根内的病变，或者血管压迫、岩骨部位的骨质畸形等因素对神经的机械系压迫或牵拉及营养代谢有关；继发性 TN 又称症状性 TN，常为某些疾病，如桥小脑角及其邻近部位的肿瘤、炎症、外伤及三叉神经分支部位的病变引起[1]。

【临床表现】

1．多发生于成年及老年人，女性较男性多见，年发病率为(4.3 ～ 27)/10 万人，且随年龄而升高[2]。

2．原发性 TN　临床最为常见，年龄较继发性 TN 相对更大，通常起病突然，持续数秒（最多 2 min），反复发作，发作之间疼痛完全消失，表现为三叉神经分布区内反复的短暂性、自发性疼痛或面部剧痛，呈刺痛、电击样、撕裂样、烧灼样、刀割样疼痛，疼痛多为单侧，第三支最常受累，可迅速扩散到第一、二分支或双侧受累。疼痛发作常由洗脸、刷牙、说话和咀嚼等面部随意运动或轻摸面部某一区域（如上唇、口角、鼻翼等处）而被诱发，这些敏感区称为“扳机点”。疼痛严重时，常引起反射性同侧面肌抽搐、面部潮红、流泪和流涎，又称“痛性抽搐”。查体一般无局灶性定位体征。

3．继发性 TN　又称症状性 TN，发作时间通常较长，或为持续性、发作性加重，多无“扳机点”，查体可见三叉神经分布区内的感觉减退、消失或过敏，部分患者出现角膜反应迟钝、咀嚼肌无力和萎缩[1]。

【诊断】

1．TN 主要依据疼痛的特点，如疼痛的性质、部位、分布区域、发作时间、“扳机点”，以及神经系统无阳性体征即可诊断。

2．辅助检查

（1）三叉神经反射电生理学检测：有助于诊断原发性三叉神经痛，但特异性较差。

（2）影像学检查：包括 MRI 或 CT，有助于确诊继发性三叉神经痛。

【鉴别诊断】

1．舌咽神经痛　疼痛性质及持续时间与三叉神经痛相似，但疼痛部位多位于舌咽神经分布区内，可与之鉴别。

2．三叉神经炎　因头面部炎症、代谢病变，如糖尿病、中毒等引起的三叉神经炎症反应，表现为受累侧三叉神经分布区的持续性疼痛。发病较迟缓，神经受累区域内可出现持续性的灼热痛、拉痛或压力感，并伴有明显压痛。除疼痛外，患者可出现感觉异常或减退，亦可出现功能障碍（如面部有烧灼感、张嘴困难等），可资鉴别。

3．牙痛　主要表现为牙龈及颜面部持续钝痛、隐痛，检查可发现牙龈肿胀、叩痛，牙龈对冷热刺激敏感，明确诊断经治疗后疼痛消失，可与之鉴别。

4．蝶腭神经痛　主要表现为颜面深部的持续性疼痛，疼痛可放射至鼻根、颧部、眼眶深部、耳、乳突及枕部等，疼痛性质呈烧灼样、持续性，规律不明显，蝶腭神经节封闭有效，可资鉴别。

【治疗】

1．药物治疗　一线药物包括卡马西平（200 ~ 1200 mg/d）和奥卡西平（600 ~ 1800 mg/d），二线药物包括拉莫三嗪、巴氯芬、加巴喷丁、普瑞巴林，可作为添加或单药治疗。

2．外科治疗　当药物治疗效果不佳或患者无法耐受其不良反应时，可尽早考虑经皮半月神经节射频温控热凝术、Meckel 囊球囊压迫术、Meckel 囊甘油注射、伽玛刀放射治疗、微血管减压、外周神经和部分感觉根切断等方法。

3．病因治疗 继发性 TN 可据其病因治疗[1-4]。

第二节 贝尔麻痹

贝尔麻痹（Bell’s palsy）又称特发性面神经麻痹（idiopathic facial paralysis），是最常见的脑神经单神经病变。该病病因尚不清楚，可能与病毒感染、炎症反应、自身免疫和血管因素有关，现认为最可能系膝状神经节内单纯疱疹病毒或带状疱疹病毒的再激活所致[3,4]。

【临床表现】

1．见于各年龄段，以 15 ~ 50 岁居多，急性起病，多在 3 d 内病情达高峰。年发病率为（11 ~ 40）/10 万人，易感人群包括孕妇、糖尿病患者、老年人及甲状腺功能亢进患者[5,6]。

2．临床表现 主要表现为单侧周围性面瘫，面部无表情，额纹变浅或消失，皱眉和闭眼不能，闭眼时病变侧眼球白色巩膜外露、鼻唇沟变浅，病变侧口角下垂、口角流涎、鼓腮、吹口哨漏气，露齿口角偏向健侧。根据受累部位的不同，可伴有同侧舌前 2/3 味觉消失、听觉过敏、泪液和唾液分泌障碍，可继发同侧角膜或结膜损伤。

3．并发症 包括面部联带运动（motor synkinesis）、面肌痉挛、面肌挛缩、鳄鱼泪、味觉减退或丧失。

4．该病具有自限性。

【诊断】

1．诊断标准[8]

（1）急性起病，通常 3 d 左右达高峰。

（2）单侧周围性面瘫，伴或不伴耳后疼痛、舌前味觉减退、听觉过敏、泪液或唾液分泌异常。

（3）排除其他原因。

2．辅助检查 一般不常规进行实验室、影像学和神经电生理检查，当临床需要判断预后时，神经电生理检查在一定程度上可提供帮助，当面神经传导测定复合肌肉动作电位波幅不足对侧 10%，针极肌电图（electromyography，EMG）测不到自主收缩的电信号时，提示预后不佳。

【鉴别诊断】

1．Ramsay-Hunt 综合征　本病由潜伏在面神经膝状神经节内的水痘 - 带状疱疹病毒，于机体免疫功能降低时再活化引起，除侵犯膝状神经节外，还可累及邻近的位听神经，主要表现为一侧耳部剧痛、耳部疱疹、病变侧周围性面瘫、舌前 2/3 味觉消失、听觉过敏、平衡障碍，查体可有耳郭、外耳道感觉减退、外耳道和鼓膜疱疹，有助于鉴别。

2．上运动神经元病变所致的中枢性面瘫　病变对侧睑裂以下的表情肌瘫痪，睑裂以上表情肌正常，正常皱眉、提眉、闭眼，睑裂、额纹对称；常伴有面瘫同侧肢体瘫痪、腱反射异常、巴宾斯基征，无味觉、泪液、唾液分泌障碍及听力改变，有助于鉴别。

3．吉兰 - 巴雷综合征　多为双侧周围性面瘫，伴对称性四肢迟缓性瘫和感觉障碍，脑脊液（cerebrospinal fluid，CSF）分析示特征性的蛋白 - 细胞分离现象，可与之鉴别。

【治疗】

1．药物治疗

（1）糖皮质激素（简称激素）：急性期尽早使用（≤ 72 h），通常泼尼松或泼尼松龙口服 30 ～ 60 mg/d，连用 5 d，之后于 5 d 内逐步减量至停用

（2）抗病毒治疗：在急性期，可根据情况尽早联合使用抗病毒药物和激素以改善预后，特别是对于面肌无力严重或完全瘫痪者，常见口服阿昔洛韦（每次 0.2 ～ 0.4 g，每日 3 ～ 5 次，或伐昔洛韦（每次 0.5 ～ 1.0 g，每日 2 ～ 3 次），疗程 7 ～ 10 d。

（3）B 族维生素。

2．康复治疗　包括物理治疗、面肌训练、针灸治疗、按摩、局部热疗（thermotherapy）、电刺激（electrical stimulation）等方法 [7]。

3．对症治疗　使用眼贴和润滑剂来防止角膜干燥。白天应使用滴眼液润滑，晚上应使用药膏 [7,8]。

4．外科治疗　外科手术减压通常采取耳后入路神经减压术，可能减轻受损神经的水肿、受压，促进症状改善。

第三节 面肌痉挛

作为一种临床常见的脑神经疾病，面肌痉挛（hemifacial spasm，HFS）是指一侧或双侧面部肌肉（眼轮匝肌、表情肌、口轮匝肌）反复发作的阵发性、不自主的抽搐。HFS 可以分为原发性和继发性两种类型。原发性 HFS 是因后颅窝处的面神经根入脑干段（facial root entry zone）受血管压迫引起[1]，而继发性 HFS 系由面神经（内听道至茎乳孔段）的损伤所致，病因包括桥小脑角肿瘤、血管畸形、面神经外伤、脱髓鞘病变和血管损伤[10,11]。

【临床表现】

1．好发于中年平均发病年龄为 44 岁，女性多于男性，患病率为 9.8 / 10 万[11]。

2．临床表现 单侧面肌受累多见，少数为双侧发病，表现为一侧或双侧面部肌肉（眼轮匝肌、表情肌、口轮匝肌、颈阔肌）反复发作的阵发性、不自主抽搐，在情绪激动或紧张、阅读、光照、咀嚼或头位变化时加重，严重时可出现睁眼困难、口角歪斜及耳内抽动样杂音。少数患者伴 HFS 相关的头痛、酒渣鼻[9-11]。

【诊断】

1．面肌痉挛的诊断主要根据特征性的临床症状及体征。对于缺乏特征性临床表现者，则须借助辅助检查予以明确，包括电生理检查、影像学检查、卡马西平治疗试验。

2．辅助检查

（1）电生理检查：包括肌电图 EMG 和异常肌反应（abnormal muscle response，AMR）检测。EMG 可测及到高频率的自发电位（最高达 150 次 / 秒）；AMR 是 HFS 特有的异常肌电反应，AMR 阳性支持诊断。

（2）影像学检查：包括 CT 和 MRI 扫描，以明确可能导致 HFS 的颅内病变；另外，对于怀疑血管压迫者，可采用联合高分辨率三维 T_2 加权像（weighted imaging，WI）[稳态构成干扰序列（constructive interference steady state，CISS）和快速稳态进动采集序列（Fast Imaging Employing Steady State Acquisition，FIESTA）、三

维时间飞越法磁共振血管成像（3D-time of-flight MR angiography，3D-TOF-MRA）或三维 T_1 强化序列，有助于了解面神经周围的血管分布[9]。

（3）卡马西平治疗试验：在疾病早期多数患者都对卡马西平反应，有助于诊断[9,10]。

【鉴别诊断】

1．双侧眼睑痉挛　常见于中老年女性，表现为双侧眼睑同时起病的眼睑肌痉挛，症状始终局限于双侧眼睑，无下部面肌抽搐，有助于鉴别。

2．梅热综合征（Meige syndrome）　常见于老年女性，以双侧眼睑肌痉挛起病，但随着病程延长，会逐渐出现眼裂以下面肌的痉挛，常波及双侧，病情加重时肌肉痉挛的范围会逐渐向下扩大，甚至累及颈部、四肢和躯干的肌肉，以资鉴别。

3．咬肌痉挛　三叉神经运动支病变引起的单侧或双侧咀嚼肌的痉挛，可出现不同程度的上下颌咬合障碍、磨牙和张口困难，可资鉴别。

4．面瘫后遗症　常有明确的面瘫病史，伴同侧面肌的不自主抽动及口角与眼睑的连带运动，可与面肌痉挛鉴别。

【治疗】

1．病因治疗。

2．药物治疗

（1）A 型肉毒毒素（botulinum toxin type A，BoNT-A）注射：主要应用于不能手术或术后复发、药物治疗无效或药物过敏的成年患者，BoNT-A 除了能解痉外，也可改善与面肌痉挛相关的头痛。

（2）其他药物：包括卡马西平、奥卡西平、地西泮、苯妥英钠、氯硝西泮、巴氯芬、托吡酯、加巴喷丁及氟哌啶醇等。

3．外科治疗　微血管减压（microvascular decompression，MVD）术适用于原发性 HFS、症状严重、应用药物疗效差或不能耐受者，如果出现、无效、药物过敏或毒副作用时应积极手术[9,10]。

第四节 臂丛神经炎

臂丛神经炎（brachial plexitis）又称 Parsonage-Turner 综合征、神经痛性肌萎缩，是一种以肩背部及上肢严重疼痛为特征性表现的临床综合征，按病因分为特发性与遗传性两种类型，其中特发性臂丛神经炎与近期病毒感染有关，特别是与上呼吸道感染及免疫接种有关，而遗传性臂丛神经炎则与 *SEPT9* 基因突变有关。其他常见病因还有重体力活动、妊娠、手术后遗症[12-14]。

【临床表现】

1．在任何年龄均可发病，男性多于女性，患病率在欧美人中为 1.64/10 万人[1]，近来发现其患病率高达约 1/1000 人[15]。

2．临床表现 最常见的首发症状是肩部急性进展性剧烈疼痛，随肩部或手臂的运动而加剧，持续数小时至数周，随后出现肩胛带或上肢肌肉无力、萎缩的症状，可伴有感觉障碍[12,14]。可单侧也可双侧发病，查体可见翼状肩[14]。

3．在未经治疗情况下，75%的患者在 6 个月至 3 年内可逐渐自发缓解[13]。

【诊断】

1．根据前驱感染史、临床症状、疼痛自发缓解、辅助检查进行诊断。

2．辅助检查

（1）EMG：对臂丛神经炎具有诊断意义。在发病的 2 ～ 4 周后出现去神经化改变，有正锐波和纤颤电位。

（2）MRI：冈上肌和冈下肌受累最明显，在急性期，病变出现神经脱髓鞘，继而水肿，肩部 MRI 示弥散 T_2 高信号。在亚急性期与慢性期，T_2 高信号改变仍存在，同时 T_1 像出现线状高信号病变（脂肪浸润）[12,15]。

【鉴别诊断】

1．颈椎病 可出现肩背部及上肢疼痛、感觉障碍、肌萎缩等症状，但可通过影像学检查发现颈椎结构上的异常，如 X 线可见生理前凸消失、后凸畸形、椎间隙狭窄等，CT 可见骨质增生、椎管周围软组织病变，可与之鉴别。

2．肩周炎　疼痛后一般不出现感觉障碍，除少数可出现失用性肌萎缩外，无神经性肌萎缩，可资鉴别。

3．脊髓肿瘤　常伴有锥体束征，CSF 蛋白可增高，影像学检查（椎管造影、脊髓 MRI 检查）有助于鉴别[16]。

【治疗】

1．一般治疗　休息。

2．对症治疗　NSAID 药物为首选镇痛药物，激素疗效不明确[12]。

3．神经营养　B 族维生素治疗。

4．物理康复治疗　运动疗法，经皮神经电刺激法等。

5．手术治疗　如非手术治疗后 6 个月内症状无改善或者改善轻微，可考虑手术治疗，包括脊髓刺激术、神经修复及重建术、射频热凝术[18]。

第五节　坐骨神经痛

坐骨神经痛（sciatica）是临床上常见的一种从臀部沿坐骨神经径路向下扩散的放射性疼痛[19]。该病是由腰骶神经根（L_4 ~ S_1）的炎症或压迫所致，病因以腰椎间盘突出最为常见，其他包括椎间孔狭窄、椎管内病变（囊肿、肿瘤）及椎管外病变，包括肿瘤、外伤（骨盆骨折、大腿后侧肌肉群扭伤）、感染（如无疹型带状疱疹）、妇科病（如卵巢囊肿）、肌肉卡压（如梨状肌综合征）等[20]。

【临床表现】

1．多发生于中年人，少见于 20 岁以下人群[21]，男女无差异。

2．临床表现 疼痛可突发或慢性发病，严重程度不一，多见于单侧，呈尖锐痛，疼痛通常自臀部沿着大腿后部向下放射，可伴有麻木和（或）感觉异常。查体可见直腿抬高试验（Lasègue 征）和 Slump 试验阳性。如神经根受累时，可见肌肉无力、膝反射消失（L_4 神经根受压）、踝反射消失（S_1 神经根受压）、感觉障碍[20]。

3．1/3 患者可在起病 2 周内自发缓解，3/4 患者在 3 个月内自发

缓解[19]

【诊断】

1．根据病史、临床表现、辅助检查（影像学、电生理）做出诊断。

2．辅助检查

（1）影像学检查：X线片可以用来评估骨解剖学上的异常，但对腰椎滑脱、感染、肿瘤缺乏敏感性和特异性。CT与MRI可见椎间盘脱出，但MRI对软组织的分辨率更高，尤其是感染和恶性肿瘤[21]。

（2）EMG用于区分肌源性和神经源性损害。

【鉴别诊断】

1．马尾综合征　疼痛通常自下背部向下肢放射，可伴有感觉异常，典型表现为鞍区麻木感，同时可见下肢肌肉无力，此类感觉异常及肌肉无力多呈不对称分布，可资鉴别。

2．脊髓圆锥综合征　疼痛通常自下背部向下肢放射，可伴有对称的下肢感觉异常及肌肉无力，鞍区麻木感，并出现膀胱和直肠括约肌功能障碍，且影像学（如MRI）检查有助于进一步鉴别[22]。

【治疗】

1．非手术治疗

（1）休息：在急性发作期，短期卧床，避免剧烈运动，避免久坐或长时间站立。

（2）锻炼：适当锻炼，包括定向偏好练习（directional preference exercises）、运动控制练习（motor-control exercises）、瑜伽等，以增加核心肌群的力量。

（3）物理治疗。

（4）药物治疗：①疼痛，短期口服非甾体消炎药（non-steroid anti-inflammatory drugs，NSAIDs）、抗惊厥药物（加巴喷丁、普瑞巴林）、阿米替林、肌肉松弛药等；②激素，口服或注射[19]；③B族维生素。

（5）其他治疗：针灸、手法治疗（manual therapy）等[23]。

（6）脊柱注射（spinal injections）：对急性且疼痛严重者，可考虑硬膜外局部麻醉药和激素注射[20]。

2. 外科治疗　对于发病12周非手术治疗后仍持续疼痛的患者，可利用内镜进行显微椎间盘切除术[20]。

（王子仪　王泽祎）

参考文献

[1] 中华医学会神经外科学分会功能神经外科学组，中国医师协会神经外科医师，分会功能神经外科专家委员会，等．三叉神经痛诊疗中国专家共识．中华外科杂志，2015，53（9）：657-664.

[2] Maarbjerg S，Di Stefano G，Bendtsen L，et al.Trigeminal neuralgia-diagnosis and treatment.Cephalalgia，2017，37（7）：648-657.

[3] 刘荣光，王运良．三叉神经痛的治疗研究进展．中国实用神经疾病杂志，2019，22（14）：1530-1534.

[4] Wu H，Zhou J，Chen J，et al.Therapeutic efficacy and safety of radiofrequency ablation for the treatment of trigeminal neuralgia：a systematic review and meta-analysis.J Pain Res，2019，12：423-441.

[5] 鱼岚.贝尔面瘫的诊治进展.中华生物医学工程杂志2017,23(5)：419-423.

[6] Phan NT，Panizza B，Wallwork B.A general practice approach to Bell's palsy.Aust Fam Physician，2016，45（11）：794-799.

[7] Somasundara D，Sullivan F. Management of Bell's palsy. Aust Prescr，2017，40（3）：94-97.

[8] 中华医学会神经病学分会，中华医学会神经病学分会神经肌肉病学组，中华医学会神经病学分会肌电图与临床神经电生理学组．中国特发性面神经麻痹诊治指南．中华神经科杂志，2016，49（2）：84-86.

[9] Lefaucheur JP，Ben Daamer N，Sangla S，et al.Diagnosis of primary hemifacial spasm.Neurochirurgie，2018，64（2）：82-86.

[10] 上海交通大学脑神经疾病诊治中心．面肌痉挛诊疗中国专家共识．中国微侵袭神经外科杂志，2014（11）：528.

[11] Lu AY，Yeung JT，Gerrard JL，et al.Hemifacial spasm and neurovascular compression. ScientificWorldJournal，2014，2014：

349319.

[12] Ortiz Torres M，Gudlavalleti A，Mesfin FB. Brachial Plexitis（Parsonage Turner Syndrome，Brachial neuropathy，Brachial Radiculitis）[J/OL]. StatPearls [Internet]，November 11，2019.

[13] Shanina E，Liao B，Smith RG. Brachial Plexopathies：Update on Treatment. Curr Treat Options Neurol，2019，21（5）：24.

[14] Monteiro Dos Santos RB，Dos Santos SM，Carneiro Leal FJ，et al.Parsonage-Turner syndrome.Rev Bras Ortop，2015，50（3）：336-341.

[15] van Alfen N，van Eijk JJ，Ennik T，et al. Incidence of Neuralgic Amyotrophy（Parsonage Turner Syndrome）in a Primary Care Setting-A Prospective Cohort Study. PLoS One，2015，10（5）：e0128361.

[16] Scalf RE，Wenger DE，Frick MA，et al. MRI findings of 26 patients with Parsonage-Turner syndrome. AJR Am J Roentgenol，2007，189（1）：W39-W44.

[17] 李洵桦. 臂丛神经痛. 新医学，2001，32（1）：15-16.

[18] 杨成波，王英峰. 临床治疗臂丛神经痛的研究进展. 医学综述，2017，23（21）：4271-4275.

[19] Ropper AH，Zafonte RD. Sciatica. N Engl J Med，2015.372（13）：1240-1248.

[20] Jensen RK，Kongsted A，Kjaer P，Koes B.Diagnosis and treatment of sciatica. BMJ，2019，367：l6273.

[21] Davis D，Vasudevan A. Sciatica [J/OL]. StatPearls [Internet]. Feburaray 28，2019.

[22] Brouwers E，van de Meent H，Curt A，et al. Definitions of Traumatic Conus Medullaris and Cauda Equina Syndrome：A Systematic Literature Review. Spinal Cord，2017，55（10）：886-890.

[23] 崔艳红，张骞，陈旭义，等. 坐骨神经痛的研究进展，中国医药，2019，14（7）：1114-1117.

22

神经肌肉接头疾病

第一节　重症肌无力

重症肌无力（myasthenia gravis，MG）是一种主要由乙酰胆碱受体（acetylcholine receptor，AchR）抗体介导、细胞免疫依赖、补体参与，累及神经肌肉接头（neuromuscular junction，NMJ）的突触后膜，致使骨骼肌收缩无力的获得性自身免疫性疾病[1]。少数 MG 由肌肉特异性酪氨酸激酶（muscle specific tyrosine kinase，MuSK）抗体、低密度脂蛋白受体相关蛋白 4（low density lipoprotein receptor-related protein 4，LRP4）抗体介导而发病；此外，一种肌联蛋白（Agrin）抗体亦被发现于部分 MG 患者中，具有抑制 MuSK 磷酸化和 AChR 簇集的功能效应[2]。

【临床表现】

1．MG 在各个年龄阶段均可发病，其年发病率为（0.3 ～ 2.8）/10 万人[3]，在 50 岁之前女性高于男性，50 岁之后则男性高于女性。

2．肌无力症状呈波动性和易疲劳性，即晨轻暮重，活动后加重而休息后可减轻。

3．全身骨骼肌均可受累，但在发病早期可单独出现眼外肌（上睑下垂、复视和斜视）、咽喉肌（吞咽困难、构音障碍）或肢体肌肉无力；脑神经支配的肌肉较脊神经支配的肌肉更易受累；呼吸肌受累造成呼吸困难，严重者可发生各种危象。伴不同自身抗体的 MG 亚组临床特点见表 22-1[4,5]。

4．危象　由于呼吸肌受累导致的严重呼吸困难，危及生命，可由不同原因所致。

（1）肌无力危象（myasthenic crisis）：常因疾病进展、感染、胆碱酯酶抑制药剂量不足引起。

（2）胆碱能危象（cholinergic crisis）：胆碱酯酶抑制药过量所致。

（3）反拗危象（brittle crisis）：主要系对胆碱酯酶抑制药不敏感所致。

图 22-1 重症肌无力亚组的临床特点

亚组	抗体种类	起病年龄	临床表现	胸腺病变
早发型	AChR 抗体	< 50 岁	女性多见，预后好	增生
晚发型	AChR 抗体	≥ 50 岁	有针对横纹肌抗原的抗体，严重病程	萎缩
胸腺瘤	AChR 抗体	任何年龄	有针对横纹肌抗原的抗体，其他副肿瘤综合征	淋巴上皮瘤
MuSK	MuSK 抗体	任何年龄	选择性累及球肌、面肌，呼吸困难，可有严重病程。对胆碱酯酶抑制药和 IVIg 无反应	正常
LRP4	LRP4 抗体	任何年龄	与 AChR MG 相似，预后好，可见于 AChR 和 MuSK 抗体阳性者	正常
Agrin	Agrin 抗体	未确定	可发现于 AChR 抗体阳性者	未确定

AchR：乙酰胆碱受体；IVIg：静脉免疫球蛋白；LRP4：低密度脂蛋白受体相关蛋白 4；MuSK：肌肉特异性酪氨酸激酶

【诊断】

一、MG 的诊断

根据典型的肌无力特征，结合药理学试验、神经电生理和免疫学等检查，即可诊断 MG，胸腺影像学有助于辨别其有无病变，必要时可行肌肉免疫病理学检查。

1．骨骼肌无力　活动后加重，休息后减轻，呈晨轻暮重。

2．药理学试验

（1）（甲基硫酸）新斯的明试验：通常肌内注射 1.5 mg（0.03 mg/kg，总量不多于 2.0 mg），加阿托品 0.5 mg，15 ~ 30 min 后症状好转为阳性。评分标准依据许氏重症肌无力绝对和相对评分法（ARS-MG）[6]、美国重症肌无力基金会（Myasthenia Gravis Foundation of America，MGFA）重症肌无力定量评分（quantitative myasthenia gravis score，QMGS）等。

（2）腾喜龙（Tensilon）试验：静脉注射 2 mg，观察 20 s，如无反应，则每隔 10 ~ 15 s 缓慢加量，最大剂量 10 mg，1 min 内症状暂时好转为阳性，参考评分标准同前。

（3）冰试验，在休息状态时闭眼放置冰块 2 ~ 3 min 后，眼睑下垂症状改善者为阳性。

3．电生理检查

（1）重复神经电刺激（repetitive nerve stimulation，RNS）：低频 RNS（2 ~ 5 Hz）阳性，表现为波幅衰减＞ 10%。

（2）单纤维 EMG（single fiber electromyography，SFEMG）："颤抖（Jitter）"明显增宽（＞ 55 s）；20 对电位中 10%＞ 55 μs，亦可出现阻滞（block）。

4．免疫学检查　血清 AChR 抗体、MuSK 抗体或 LRP4 抗体阳性，部分患者（如伴胸腺瘤或晚发型）有抗 - 横纹肌抗体［titin 抗体、ryanodine 受体（ryanodine receptor，RyR）抗体）］。

5．免疫病理学检查　神经 - 肌肉接头处活检可见突触后膜皱褶减少、变平坦和其上 AChR 数目减少，目前不常规开展。

6．胸部 CT/MRI　可见及胸腺病变，如胸腺瘤（20% ~ 25%）或胸腺增生（约 80%）等[1]。

二、MG 的临床分型

主要依据改良的 Osserman 标准。

Ⅰ型（眼肌型）：单纯眼外肌受累，无其他肌群受累的临床和电生理所见。

Ⅱ型（全身型）：有一组以上肌群受累，主要累及四肢。ⅡA 型（轻度全身型）：四肢肌群轻度受累，常伴有眼外肌受累，一般无咀嚼、吞咽、构音困难，生活自理无困难。ⅡB 型（中度全身型）：四肢肌群中度受累，常伴有眼外肌受累，一般有咀嚼、吞咽、构音困难，生活自理有困难。

Ⅲ型（重度激进型）：急性起病、进展较快，对于起病数周或数月内出现球麻痹，常伴眼肌受累，多于半年内出现呼吸肌麻痹，生活不能自理。

Ⅳ型（迟发重症型）：潜隐性起病，进展较慢。多于 2 年内由Ⅰ型、ⅡA 型、ⅡB 型发展到球麻痹和呼吸肌麻痹。临床起病半年以后出现呼吸麻痹者属此型。

V型（肌萎缩型）：于起病半年即出现肌肉萎缩者。因长期肌肉无力而出现继发性肌肉萎缩者不属此型。

【鉴别诊断】

1．吉兰 - 巴雷综合征 系一种免疫介导的周围神经病，表现为急性、对称性肢体无力，常伴四肢远端的感觉障碍，肌电图（electromyography，EMG）示神经源性损害，脑脊液（cerebrospinal fluid，CSF）有蛋白 - 细胞分离现象，神经节苷脂抗体阳性，可与MG鉴别。

2. 眼咽型肌营养不良 表现为无波动性的眼睑下垂、吞咽困难和构音障碍，EMG示肌源性损害，血清肌酸肌酶轻度增高，抗胆碱酯酶药治疗无效有助于进一步鉴别。

3．进行性肌萎缩 属于运动神经元病，进行性弛缓性肢体无力和萎缩，与MG类似，但伴有肌束震颤，EMG呈神经源性改变，可见束颤电位，与MG可资鉴别。

【治疗】

1．一般治疗 注意休息、保暖；避免劳累、受凉、感冒、情绪波动等；禁忌干扰素 -α、青霉胺、A型肉毒毒素（botulinum toxin type A，BoNT-A）、吗啡、镇静药、大环内酯类抗生素（如红霉素）、氨基糖苷类抗生素、喹诺酮类抗生素、奎宁、肌肉松弛药（箭毒和D- 筒箭毒碱）、Ⅰ类抗心律失常（利多卡因、奎尼丁）药物等；禁用肥皂水灌肠。

2．胆碱酯酶抑制药治疗 用于肌无力的对症治疗，是针对所有类型MG的一线药物。用法：溴吡斯的明60 mg，每日3 ~ 4次，最大剂量为480 mg/d，多与其他免疫抑制药联合应用。

3．免疫治疗 见图22-1。

（1）糖皮质激素（简称激素）：多采用甲泼尼龙冲击治疗（成人1000 mg/d）或从低剂量（10 ~ 20 mg/d）口服泼尼松渐增至高剂量（60 mg/d），须注意40% ~ 50%患者肌无力症状会在高剂量激素冲击开始4 ~ 10 d内有一过性的病情加重。早期宜联合使用免疫抑制药，如硫唑嘌呤［2 ~ 3 mg/(kg·d)］、吗替麦考酚酯（1 ~ 1.5 g/d）、环孢素A［2 ~ 4 mg/(kg·d)］或他克莫司（3 ~ 5 mg/d）等，

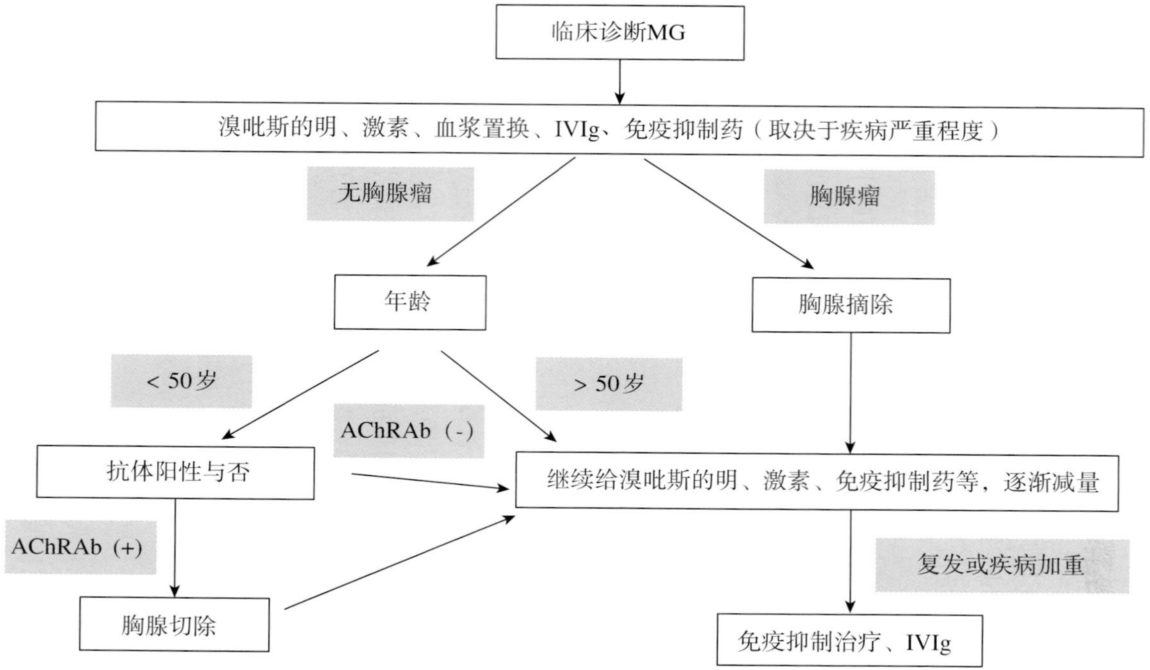

图 22-1　重症肌无力的免疫治疗流程

MG：重症肌无力；IVIg：静脉免疫球蛋白；AChRAb：乙酰胆碱受体抗体

上述药物通常在激素停用后再维持 6 个月以上方渐停药，期间需要监测肝和肾功能、血常规、血药浓度[1,7]。

（2）血浆置换：适用于病情急性进展期、出现肌无力危象、胸腺摘除术前和围术期处理及免疫抑制治疗初始阶段。方法：每次用健康人血浆 1500 ml 和 706 代血浆 500 ml，第 1 周隔日 1 次，共 3 次，其后每周 1 次，常规进行 5 ～ 7 次。

（3）静脉免疫球蛋白（intravenous immunoglobulin，IVIg）：主要用于病情急性进展、手术术前准备的 MG，可与起效较慢的免疫抑制药或可能诱发肌无力危象的大剂量激素联合使用。用法：0.4 g/(kg·d)，静脉滴注，每日 1 次，5 d 为 1 个疗程。

（4）环磷酰胺：适用于其他免疫抑制药治疗无效的难治性 MG 及胸腺瘤伴 MG。用法：成人静脉滴注，每周 400 ～ 800 mg，或分 2 次口服，100 mg/d，直至总量 10 ～ 20 g，静脉滴注优于口服。需要复查血常规和肝功能。

（5）利妥昔单抗：适用于对激素和传统免疫抑制药治疗无效的 MG，特别是 MuSK 抗体阳性者。用法：每次 375 mg/m^2 体表面积，静脉滴注，每周 1 次，共给药 4 次，以后视情形酌情使用。需要每月监测外周血 $CD19^+$B 细胞或 $CD27^+$ 记忆性 B 细胞比例。

（6）艾库组单抗（Eculizumab）：适用于 AChR 抗体阳性的难治性全身型 MG。用法：900 mg 静脉滴注，每周 1 次 ×4、1200 mg（第 5 周）、1200 mg 每 2 周 1 次（维持期）[8]。治疗过程中须注意监测血常规、血清乳酸脱氢酶和肌酐水平。

4．胸腺摘除术（thymectomy） 适用于伴胸腺瘤 MG，或全身型、AChR 抗体阳性的非胸腺瘤 MG（＜ 50 岁）。对于 MuSK 抗体、LRP4 抗体或 Agrin 抗体阳性 MG，目前不推荐手术[7,9]。

5．胸腺放射治疗 适用于胸腺增生、全身无力、药物疗效不佳、浸润性胸腺瘤不能手术、未完全切除胸腺瘤或术后复发 MG。方法：分次日量 1 ～ 2 Gy，每周 5 次，一般总量 50 ～ 60 Gy[1]。

6．危象 出现呼吸肌麻痹，应立即非侵袭性正压通气（noninvasive positive-pressure ventilation）、气管插管或气管切开，用人工呼吸器辅助呼吸。应用腾喜龙试验或新斯的明试验证实后，肌无力危象者立即给予足量抗胆碱酯酶药物，胆碱能危象、反拗危象或无法辨别何种危象时应则立即停用抗胆碱酯酶药物。各种危象的免疫治疗首选 IVIg 和血浆置换，也可同时使用激素（须注意早期出现的病情加重）或其他免疫抑制药[1,10]。

7．其他　对于眼睑下垂者，可采用眼睑支架或胶带（eyelid crutches/tape），或提升手术。眼肌手术对长期固定性斜视可能有效[11]。

第二节　Lambert–Eaton 肌无力综合征

Lambert-Eaton 肌无力综合征（Lambert-Eaton myasthenic syndrome，LEMS）是一种累及神经 - 肌肉接头突触前膜的自身免疫性疾病，半数以上患者伴发癌肿［小细胞肺癌（small cell lung carcinoma，SCLC）、前列腺癌、胸腺瘤等[12]］。LEMS 按是否伴发癌肿分为非肿瘤（non-tumor LEMS，NT-LEMS）和副肿瘤性 LEMS（paraneoplastic LEMS，CA-LEMS）两大类。其发病机制可能与某些自身抗体有关，如电压门控性钙通道（voltage-gated calcium channel，VGCC）抗体、SOX1 抗体等[13]。

【临床表现】

1．LEMS 多见于中年男性，其年发病率为 0.04 ~ 0.06/10 万人[13]，通常起病隐袭，缓慢进展。

2．近端肌无力　患者下肢近端无力最常见，很快累及上肢，可发展至远端手足；极少数累及球肌（吞咽困难、构音障碍）、眼外肌（眼睑下垂、复视），但一般程度较轻。

3．自主神经症状　口干最常见，阳痿、便秘次之，干眼、体位性头晕、视物模糊、出汗改变则较少见。

4．反射改变　腱反射减低或消失，但部分患者在肌肉收缩后腱反射短暂恢复，且肌力达到正常范围[14,15]。

【诊断】

1．根据中年男性、近端肌无力、自主神经症状和反射改变“三联症”，结合 RNS、血清抗体检测诊断 LEMS，如已发现癌肿则易确诊。

2．RNS　低频（2 ~ 5 Hz）可见波幅递减，高频（10 Hz）刺激则波幅递增 100%以上。

3．血清抗体　P/Q 型 VGCC 抗体见于大多数（85% ~ 90%）患者，N 型 VGCC 抗体则见于部分（33% ~ 49%）患者；此外，

64%～67%的 SCLC-LEMS 患者 SOX1 抗体阳性[13,14]。

4．肿瘤检查 胸部 CT 或 ^{18}F-氟脱氧葡萄糖（^{18}F 2-fluoro-2-deoxy-D-glucose，^{18}F-FDG）标记的正电子发射断层扫描（positron emission tomography，PET）可用于肿瘤筛查，（血或 CSF）副肿瘤综合征相关生物学标记的检测则可协助诊断[14]。

【鉴别诊断】

1．MG MG 起病多自眼睑下垂和复视开始，而 LEMS 经常始自下肢近端的轻度无力，且有口干便秘等自主神经症状，电生理 RNS 检查可资鉴别。

2. 包涵体肌炎 见于中年，有近端、对称性肌无力等表现，肌酸激酶明显增高，而 LEMS 患者很少出现，且有自主神经症状，可与之鉴别。

【治疗】

1．对症治疗 首选 3,4-二氨基吡啶（3,4-diaminopyridine，3,4-DAP）或磷酸二氨吡啶（amifampridine phosphate）[16]，亦可试用盐酸胍乙啶，但其毒副作用较大。

2．免疫治疗 如果经上述药物治疗后症状无缓解，可以考虑长期应用泼尼松和硫唑嘌呤，亦可给予 IVIg、血浆置换、利妥昔单抗、吗替麦考酚酯等[14]。

3．其他 对于伴癌肿者，可采取手术或其他方案。

第三节 肉毒毒素中毒

肉毒毒素（botulinum toxin，BoNT）中毒是一种由过量 BoNT 所致的急性、危重的瘫痪性疾病。BoNT 系肉毒梭状芽孢杆菌产生，其 A、B、E、F 各型对人有不同程度的致病性，多在服用不洁食物、创伤或治疗时使用不当后出现。发病机制是 BoNT 与 NMJ 的突触前膜上受体结合后，阻止囊泡释放乙酰胆碱至突触间隙，从而引起肌肉麻痹[17]。

【临床表现】

1．通常在接触 BoNT 数小时至数天后出现中毒症状，潜伏期越短，病情越重。

2．运动功能障碍　急性、对称、下行性的迟缓性瘫痪，多从脑神经损害症状开始，表现为眼睑下垂、视物模糊、复视、畏光、构音障碍、吞咽困难、抬头无力、上肢无力、呼吸肌无力、下肢无力。

3．自主神经症状　口干、胃肠功能障碍、尿潴留、瞳孔固定或散大、直立性低血压、窦性心动过缓，严重者可引起心脏或呼吸衰竭而致命[18,19]。

【诊断】

1．对疑似 BoNT 中毒的患者，应仔细询问病史，如有无不洁食物进食史、群体发病、创伤史及 BoNT 注射史等。据此，结合急性迟缓性瘫痪表现、神经电生理检查、病原菌和 BoNT 检测做出诊断。

2．EMG　肌肉动作电位波幅减低，RNS 低频（2 ~ 5 Hz）可见波幅递减，高频（20 Hz）则波幅递增 100%以上。

3．BoNT 检测　针对血液、伤口分泌物和排泄物，采用小鼠生物检测法、酶联免疫吸附试验、质谱法、胶体金免疫层析等方法进行检测。

4．病原菌检查　聚合酶链反应（polymerase chain reaction，PCR）检测 A、B、E 和 F 型肉毒梭菌[18-20]。

【鉴别诊断】

1．吉兰 - 巴雷综合征　多有前驱感染史，急性或亚急性发病，出现迟缓性四肢瘫痪和反射消失，与 BoNT 中毒易混淆，但 EMG 可见神经传导速度异常而 RNS 正常，CSF 可见蛋白 - 细胞分离现象。

2．MG　通常为亚急性或慢性发病，症状有波动性（晨轻暮重），低频 RNS 时波幅也呈递减，但高频 RNS 波幅无递增，且血清 AChR 抗体多为阳性。

3．LEMS　一般慢性发病，大多合并有肿瘤（尤其是肺部 SCLC），以肢体为主，脑神经很少受累，血清 P/Q 型 VGCC 抗体阳性，与 BoNT 中毒相鉴别。

【治疗】

1．一般治疗　保持呼吸道通畅，必要时可予以机械通气。对于食源性 BoNT 中毒，应早期进行催吐、洗胃、导泻和灌肠，以排出尚未吸收的毒剂。对于外伤性 BoNT 中毒，应尽早清理创口，合理使用抗生素。

2．BoNT 抗毒素治疗　是 BoNT 中毒最有效的治疗方法，人源性抗毒素免疫球蛋白仅被用于婴儿 BoNT 中毒的治疗，马源性七价肉毒抗毒素则用于非婴儿 BoNT 中毒的治疗[18,21]。

3．康复治疗　针对患者的肌无力症状，必须进行长期的物理治疗和康复治疗，尤其是在发病后 3 个月内[19]。

第四节　获得性神经性肌强直

获得性神经性肌强直（acquired neuromyotonia），亦称 Isaacs 综合征（Isaacs’ syndrome），是一种罕见的发生于 NMJ 的离子通道病，以周围神经过度兴奋（peripheral nerve hyperexcitability，PNH）所引起的持续性肌纤维活动收缩为特征。该病发病机制目前认为系 NMJ 突触前膜上电压门控性钾通道（voltage-gated potassium channel，VGCC）功能失调所致[22]，据其病因可分为自身免疫相关性、肿瘤相关性和其他（药物和毒物）因素等[23]。

【临床表现】

1．发病年龄多在 40 岁以上，男性多见。部分患者可合并 MG、桥本甲状腺炎、维生素 B_{12} 缺乏、结缔组织病、肿瘤（胸腺瘤、肺癌等）或自身抗体（AChR 抗体、VGCC 抗体、甲状腺相关抗体、抗核抗体）。

2．肌肉症状　肌肉痉挛及疼痛，以四肢为著，在主动运动、电刺激或寒冷时加重；查体可见广泛分布的肌束颤动或肌肉颤搐；部分患者可有假性肌强直、肌肉肥大等，肌力多正常。

3．自主神经症状　半数患者可见多汗，亦可有窦性心动过速、直立性低血压、便秘、排尿不畅、尿失禁、阳痿、腹胀、早饱等异常。

4．感觉障碍　少数患者可见四肢远端感觉缺失。

5．其他　慢性头痛、发作性头晕、姿势震颤、睡眠障碍及精神症状（焦虑、抑郁）[22]。

【诊断】

1．诊断主要依据患者特征性“肌肉痉挛和肌束颤动”的临床表现，同时结合 EMG 及血清学检查结果做出诊断[23]。

2．EMG　肌颤搐放电（myokymic discharge）和神经性肌强直样放电（neuromyotonic discharge），以肢体远端为著；10 Hz 超强重复电刺激（repetitive supramaximal stimulation）后可见后放电现象，其敏感性和特异性分别达 79%和 88%；传导速度多正常。

3．血清学检查　38%～50%患者 VGKC 抗体阳性，但在其呈低滴度时应谨慎参考。目前认为，针对 VGKC 相关蛋白的富亮氨酸胶质瘤失活基因 1（leucinerich glioma inactivated 1，LGI1）抗体和接触蛋白相关样蛋白 2（contactin-associated protein-like 2，CASPR2）抗体与疾病的关系更密切，尤其是后者[24]。

【鉴别诊断】

1．肌萎缩侧索硬化（amyotrophic lateral sclerosis，ALS）　多中年隐袭起病，进行性肢体无力和萎缩，查体可见腱反射亢进、病理征阳性，多无客观感觉障碍。EMG 无强直电位，血清学 VGKC 抗体阴性，可与之鉴别。

2．僵人综合征　主要表现以躯体中轴部位为主的肌肉波动性、进行性僵硬伴阵发性痛性痉挛，EMG 无神经性肌强直样放电及颤搐放电，可资鉴别。

3．痉挛 - 肌束颤动综合征（cramp-fasciculation syndrome）　表现为肌肉痉挛和抽动、运动不耐受。EMG 重复电刺激有后放电现象，但无肌颤搐或神经性肌强直样放电，血清也无 VGKC 抗体。

4．波状肌肉综合征（rippling muscle syndrome）　表现为牵拉或叩击时四肢肌肉滚动样动作，EMG 无肌颤搐和神经性肌强直样放电，有*陷窝蛋白 -3*（Caveolin-3）基因突变。

【治疗】

1．对症治疗　首选卡马西平，次选加巴喷丁、苯妥英钠，亦可选择美西律、拉莫三嗪、丙戊酸等药物。

2．免疫治疗　血浆置换作为一线治疗方案，可联合泼尼松（60 mg/d）和硫唑嘌呤［1.5 ～ 2.5 mg/(kg·d)］进行，如效果不佳时 IVIg 可作为备选方案[23,24]。

（刘广志）

参考文献

[1] 中华医学会神经病学分会神经免疫学组，中国免疫学会神经免疫学分会. 中国重症肌无力诊断和治疗指南2015. 中华神经科杂志，2015，48（11）：934-940.

[2] Huang K，Luo YB，Yang H. Autoimmune Channelopathies at Neuromuscular Junction.Front Neurol，2019，10：516.

[3] Deenen JC，Horlings CG，Verschuuren JJ，et al. The Epidemiology of Neuromuscular Disorders：A Comprehensive Overview of the Literature. J Neuromuscul Dis，2015，2（1）：73-85.

[4] Gilhus NE. Myasthenia Gravis. N Engl J Med，2017，376（13）：e25.

[5] Guptill JT，Soni M，Meriggioli MN. Current Treatment，Emerging Translational Therapies，and New Therapeutic Targets for Autoimmune Myasthenia Gravis. Neurotherapeutics，2016，13（1）：118-131.

[6] 彭丹涛，许贤豪，佘子瑜. 新斯的明试验改良结果判定法研究. 中国神经免疫学和神经病学杂志，2007，14（1）：1-3.

[7] Sanders DB，Wolfe GI，Benatar M，et al. International consensus guidance for management of myasthenia gravis：Executive summary. Neurology，2016，87（4）：419-425.

[8] Dhillon S. Eculizumab：A Review in Generalized Myasthenia Gravis. Drugs，2018，78（3）：367-376.

[9] Berrih-Aknin S，Le Panse R. Thymectomy in myasthenia gravis：when，why，and how? Lancet Neurol，2019，18（3）：225-226.

[10] Roper J，Fleming ME，Long B，et al. Myasthenia Gravis and Crisis：Evaluation and Management in the Emergency Department. J Emerg Med，2017，53（6）：843-853.

[11] Kerty E，Elsais A，Argov Z，et al. EFNS/ENS Guidelines for the treatment of ocular myasthenia. Eur J Neurol，2014，21（5）：687-693.

[12] Wirtz PW，Smallegange TM，Wintzen AR，et al. Differences in clinical features between the Lambert-Eaton myasthenic syndrome with and without cancer：an analysis of 227 published cases. Clin

Neurol Neurosurg，2002，104（4）：359-363.
[13] Huang K，Luo YB，Yang H. Autoimmune Channelopathies at Neuromuscular Junction.Front Neurol，2019，10：516.
[14] Ivanovski T，Miralles F. Lambert-Eaton Myasthenic syndrome：early diagnosis is key. Degener Neurol Neuromuscul Dis，2019，9：27-37.
[15] 陈海，笪宇威，王敏，等．非肿瘤相关的 Lambert-Eaton 肌无力综合征研究进展．脑与神经疾病杂志，2014，22（1）：78-80.
[16] 王欢欢．Lambert-Eaton 肌无力综合征及其药物治疗的研究[J]．中国医药指南，2019，17（7）：290-291.
[17] Rossetto O，Pirazzini M，Montecucco C. Botulinum neurotoxins：genetic，structural and mechanistic insights. Nat Rev Microbiol，2014，12（8）：535-549.
[18] 赵骏秀，王汉斌．肉毒中毒诊断与治疗的研究现状．灾害医学与救援（电子版），2015，4（3）：188-190.
[19] 靳令经，潘丽珍，王琳，等．肉毒毒素中毒的诊断和治疗．神经病学与神经康复学杂志，2016，12（4）：173-180.
[20] Wendt S，Eder I，Wölfel R，et al. Botulism：Diagnosis and Therapy．Dtsch Med Wochenschr，2017，142（17）：1304-1312.
[21] Chalk CH，Benstead TJ，Pound JD，et al. Medical treatment for botulism. Cochrane Database Syst Rev，2019，17，4：CD008123.
[22] Arimura K，Sonoda Y，Watanabe O，et al. Isaacs' syndrome as a potassium channelopathy of the nerve. Muscle Nerve Suppl，2002，11：S55-S58.
[23] 项慧芳．获得性神经性肌强直的诊治进展．现代医药卫生，2018，34（12）：1855-1859.
[24] Ahmed A，Simmons Z. Isaacs syndrome：A review. Muscle Nerve，2015，52（1）：5-12.

23

肌　病

第一节　肌营养不良

肌营养不良（muscular dystrophies，MD）是一大类以骨骼肌进展性无力为特征的遗传性疾病。目前主要分为先天性肌营养不良（congenital muscular dystrophies，CMD）、假性肥大型肌营养不良［包括 Duchenne 肌营养不良（Duchenne muscular dystrophy，DMD）和 Becker 肌营养不良（Becker muscular dystrophy，BMD）］、肢带型肌营养不良（limb-girdle muscular dystrophy，LGMD）、面 - 肩 - 肱型肌营养不良（facioscapulohumeral muscular dystrophy，FSHD）、眼咽型肌营养不良（oropharyngeal muscular dysphagia，OPMD）、远端型肌病（distal myopathy）、Emery-Dreifuss 肌营养不良（Emery-Dreifuss muscular dystrophy，EDMD）、强直性肌营养不良（myotonic dystrophy，DM）等九种类型（详见 WebMD：http：//www.webmd.com/children/ understanding-muscular-dystrophy-basics#2）。其中，DMD 和 BMD 最为常见。

【临床表现】

1．DMD　是一种由于抗肌萎缩蛋白（dystrophin）基因突变所致的 X- 连锁隐性遗传病，其中症状较重者被称为 DMD，较轻者则为 BMD。通常为男性，主要表现为进行性对称性骨骼肌无力和萎缩，以四肢近端、躯干和骨盆带肌肉为著，查体可见 Gowers 征、翼状肩胛、腓肠肌假性肥大等。此外，还合并心脏损害（扩张型心肌病）、睡眠呼吸障碍、阻塞性睡眠呼吸暂停（obstructive sleep apnea，OSA）、认知功能减退以及多种神经精神疾病（注意缺陷多动障碍、自闭症谱系障碍、强迫症、焦虑、抑郁）等[1,2]。

2．LGMD　由多种基因突变所致，具有遗传异质性，其亚型多达 35 种，可以分为常染色体显性遗传和常染色体隐性遗传两大类。通常在青少年至成年起病，以肩胛带和骨盆带肌不同程度的无力、萎缩为主要表现，通常伴血清肌酸激酶（creatine kinase，CK）显著升高[3,4]。

3．FSHD　按遗传方式分为 FSHDl 型和 FSHD2 型两型，多与 *DUX4* 基因的表达异常相关，临床表型具有高度异质性。主要在 20 ～ 30 岁发病，表现为选择性、非对称性面肌、肩带肌、上臂肌群以及下肢近端肌群进行性的肌萎缩和肌无力[5,6]。

4．OPMD　由*多聚腺苷酸结合蛋白核 1* 基因［poly（A）binding pmtein nuclear l gene，*PABPN1*］短的三联体重复扩增（triplet repeat expansion）所致[7]。主要在 50 ～ 60 岁发病，核心表现是眼睑下垂和吞咽困难。随着病情进展，部分患者可出现眼球活动障碍（上视受限为著）、鼻音和发音低弱、舌肌萎缩乃至无力[7,8]。

5．CMD　具有高度的临床异质性，主要分为三大类：①Ⅵ型胶原相关肌病（collagen Ⅵ-related myopathies，简称胶原病）；② Merosin 蛋白缺陷型 CMD（merosin deficient CMD，简称 merosin 病）；③抗肌萎缩相关糖蛋白 MD（简称抗肌萎缩糖蛋白病），后者又进一步分为福山型 CMD（Fukuyama CMD）、肌 - 眼 - 脑病和 Walker-Warburg 综合征等临床亚类。通常 2 岁左右（尤其是 1 岁内）出现骨骼肌无力，软婴儿或者部分患者肌张力增高，进行性加重是其主要临床特征，伴血清 CK 不同程度升高。此外，不同类别 CMD 存在特征性表现，如胶原病有关节松弛或挛缩、先天性肌张力低下，merosin 病伴 MRI 脑白质信号异常，抗肌萎缩糖蛋白病伴结构性眼部异常（白内障、视神经发育不良和视网膜异常等）、脑皮质异常（巨脑回畸形、脑桥发育不良、小脑囊肿）等[9,10]。

6．远端型肌病　具有遗传异质性，主要分为 Nonaka 型、Miyoshi 型、Laing 型、Welander 型、Udd 型、Markesbery-Griggs 型等多种类型，其临床特点见表 23-1。各种年龄均可发病，主要表现为限于下肢远端（足、趾）肌肉力弱，而下肢近端、上肢远端、颈咽部肌肉轻度受累[11,12]。

7．EDMD　相对良性，其遗传方式为 X 连锁隐性（*EMD* 基因突变，即Ⅰ型 EDMD）、常染色体显性（如 *LMNA* 基因突变，即Ⅱ型 EDMD）和隐性遗传（如 *SYNE1* 基因，即Ⅵ型 EDMD），通常在儿童早期发病，病情进展缓慢，主要表现为呈肩-腓分布的肌肉无力及其萎缩、多个关节挛缩、脊柱僵硬、心脏传导缺陷和心力衰竭等[13,14]。

8．DM 呈常染色体显性遗传，分为DM1和DM2两型，其中前者是由于DM激酶（myotonin protein，*DMPK*）基因CTG序列扩增，后者则是由细胞核酸结合蛋白（Zinc finger protein 9，*ZNF9*）基因中CCTG重复扩增引发。男女均可发病，多于青中年后起病，主要表现为：①进展、对称性的肢体（包括面部）的肌无力、肌萎缩和肌强直，DM1型易累及远端以及颌面部肌肉，呈现特征性的“斧状脸”，DM2则以近端肌肉为主；②多器官受损，包括心血管系统（心律失常、直立性低血压）、眼部（白内障）、神经系统（疲劳、淡漠、认知功能障碍）、消化系统（胃肠道动力障碍、便秘、吞咽困难）、内分泌系统（胰岛素抵抗、前额秃发、性腺功能低下症）等[15]。

表 23-1　六种经典远端型肌病的临床特点[11,12]

类型	发病年龄	临床表现	遗传模式	突变基因
Laing型	儿童、青少年	胫骨前肌、指伸肌、屈颈肌无力	AD	*MHC7*
Udd型	成年	胫骨前肌、拇短伸肌	AD	*TTN*
Miyoshi型	青少年	四肢远端无力，晚期累及近端，CK水平明显增高	AR或散发	*dysferlin*
Nonaka型/伴镶边空泡的远端型肌病	成人早期	胫骨前肌、屈颈肌无力，面肌很少受累	AR	*GNE*
Welander型	成人晚期	四肢远端无力，周围神经亦可受累	AD	*DYS*
Markesbery-Griggs型	成人晚期	下肢远端的前部肌群、指伸肌和腕伸肌无力	AD	*ZASP*

AD：常染色体显性遗传；AR：常染色体隐性遗传；MHC7：肌球蛋白重链7；ZASP：Z盘相关蛋白（Z disk associated protein）

【诊断】

1．根据病史、临床表现、实验室检查、电生理、肌肉影像学和神经病理学检查做出诊断，基因检测则有助于确诊及其分型。

2．实验室检查　大多数 MD 患者的血清 CK 水平呈不同程度升高，部分患者（如 DM）可有血糖、血脂、性激素水平的异常。

3．电生理　肌电图（electromyography，EMG）示肌源性损害和（或）强直电位，少数可有神经源性损害；心电图亦可见及异常（如各类心律失常）。

4．影像学检查　肌肉 MRI 主要表现为肌肉脂肪化及肌萎缩；头颅 MRI 中亦可见不同的病变，如 CMD 可见及脑皮质异常，DM1 型可见有脑白质病变[16]。

5．神经病理学　肌肉活检要选择无外损的肌肉，最好在轻至中度累及的部位，主要表现为肌源性改变，如大量肌纤维变性、坏死、再生，结缔组织增生，有时可见明显的炎性细胞浸润（肌营养不良）、镶边空泡（伴镶边空泡的远端型肌病）；免疫组化检查可见疾病相关蛋白的表达缺陷（如抗肌萎缩蛋白、merosin、dyferlin）。

6．基因检测　显示基因突变或不同程度的序列重复扩增。

【鉴别诊断】

1．慢性炎性脱髓鞘性多发性神经根神经病（chronic inflammatory demyelinating polyradiculoneuropathy，CIDP）　多数患者慢性起病，呈对称性的四肢近远端肌肉无力，可有感觉异常，脑脊液（cerebrospinal fluid，CSF）检查示蛋白 - 细胞分离现象，电生理示神经传导速度减慢，免疫治疗如糖皮质激素（简称激素）有效，以上特点可资鉴别。

2．多发性肌炎　多亚急性起病，主要表现为对称性的四肢肌肉近端无力，伴肌痛和肌肉压痛。部分患者可有心脏受累症状，血清特异性抗体阳性，免疫治疗有效，肌肉活检可进一步鉴别。

3．重症肌无力（myasthenia gravis，MG）　MG 患者的肌无力症状呈波动性和易疲劳性，肌萎缩少见，重复神经电刺激示低频刺激后波幅衰减（$>10\%$），血清乙酰胆碱受体抗体阳性，可与之鉴别。

【治疗】

1．大多数 MD 无特效治疗方法。

2．支持治疗　包括支具和手术纠正。

3．对症治疗　肌强直可给予美西律、卡马西平、苯妥英钠；DMD 可给予辅酶 Q_{10}、激素，包括泼尼松［0.75 mg/(kg·d)］或地夫可特［(0.9 mg/(kg·d)］[17]。

4．基因治疗 多数尚在实验室或临床试验阶段，仅外显子跳跃治疗（Eteplirsen）、无义突变通读治疗（PTC124）被批准临床治疗DMD[1,2]。

5．康复治疗。

第二节 特发性炎性肌病

特发性炎性肌病（idiopathic inflammatory myopathies，IIMs）是一大类免疫介导的骨骼肌非化脓性炎性疾病，患病率为4.27～7.89/10万人，其中以皮肌炎（dermatomyositis，DM）、多发性肌炎（polymyositis，PM）、散发性包涵体肌炎（sporadic inclusion body myositis，sIBM）、免疫介导坏死性肌病（immune-mediated necrotizing myopathy，IMNM）最为常见。IIMs的发病机制尚未明确，目前被认为系由病毒感染诱发，MHC Ⅰ类分子、$CD8^+$ T细胞、肌炎特异性抗体（myositis-specific antibodies，MSAs）抗体以及补体C5b-9等参与的自身免疫应答所致[18,19]。

【临床表现】

1．PM 多见于成年人，女性居多，亚急性起病。主要表现为对称性的四肢肌肉近端无力，伴肌痛和肌肉压痛。部分患者可有心脏传导异常、间质性肺病、恶性肿瘤。

2．DM 可发生于任何年龄，女性居多，急性或缓慢起病，表现为四肢近端肌肉、颈屈肌无力，部分患者可累及球肌和面肌，出现吞咽困难、构音障碍、面瘫；皮损常先于或伴随肌肉症状出现，包括眶周淡紫色水肿（向阳疹）、关节伸面的Gottron疹和Gottron征、暴露部位皮疹（“V”字征、披肩征）以及皮肤钙质沉着。此外，DM伴有心肺（心律失常、心肌炎、心包炎、冠心病、充血性心力衰竭、间质性肺病、阻塞性支气管炎、吸入性肺炎）、消化道（误吸、胃排空延迟）、关节炎、关节痛等多系统损害，以及恶性肿瘤（非霍奇金淋巴瘤、白血病、多发性骨髓瘤、实体器官腺癌）[20]。

部分DM患者有皮损表现，但不存在肌肉受损表现，被称为无肌炎性皮肌炎（amyopathic DM）；与之相反，亦有部分患者仅有肌肉受损（有无力症状，肌肉活检呈典型肌炎改变）表现，但不存在皮损表现，称为无皮炎性皮肌炎（adermatopathic DM）。

3．sIBM　好发于50岁以上人群，男性多于女性。隐袭起病，主要表现不对称、进展性肌肉萎缩和无力，以股四头肌、屈指肌、屈腕肌和足背屈肌为主，球肌亦可受累，少数患者可伴感觉性多周围神经病、结节病、病毒感染（丙型肝炎、艾滋病），但极少合并恶性肿瘤。

4．IMNM　亦称坏死性自身免疫性肌炎（necrotising autoimmune myositis，NAM），见于不同年龄，男女均等，呈急性或慢性发病，表现为对称的、进行性四肢和面部肌肉无力，可伴结缔组织病（混合性结缔组织病、硬皮病）或恶性肿瘤（肺癌、胃肠道腺癌）等疾病；部分患者血清中抗-信号识别颗粒（signal recognition particle，SRP）抗体、或者-3-羟基3-甲基戊二酰辅酶A还原酶（3-hydoxy-3-methylglutarylcoenzyme A reductase，HMGCR）抗体阳性。

【诊断】

1．根据病史、临床表现、实验室检查、电生理、肌肉影像学、免疫学和神经病理学检查做出诊断。

2．实验室检查　患者血清CK、乳酸脱氢酶、谷草转氨酶、谷丙转氨酶水平有不同程度的升高。

3．电生理　多数患者的EMG检查示肌源性损害，少数呈神经源性损害（如sIBM）。

4．肌肉影像学　适用于有EMG禁忌者，MRI可用于评估所查肌肉有无水肿、炎症、脂肪浸润以及萎缩。

5．免疫学　IIMs患者血清中可测及两大类抗体，即肌炎相关性自身抗体（myositis-associated autoantibodies，MAAs）和肌炎特异性自身抗体（myositis-specific autoantibodies，MSAs）（表23-2）。

6．神经病理学　各类疾病的肌肉活检特点见表23-3。

表 23-2 肌炎特异性抗体的临床意义 [18]

MSAs 种类	相关疾病
抗 - 氨基酰 rRNA 合成酶	抗 - 合成酶抗体综合征、间质性肺病、胃肠道合并症
抗 - HMGCR 抗体	坏死性自身免疫性肌病
抗 - SRP 抗体	坏死性自身免疫性肌炎、多发性肌炎
抗 -MDA5 抗体	无肌炎性皮肌炎、快速进展的间质性肺病
抗 -Mi2 抗体	伴皮损的皮肌炎
抗 -cNlA 抗体	包涵体肌炎
抗 -TIF-1-γ/α 抗体	恶性肿瘤相关的皮肌炎
抗 -NXP-2 抗体	恶性肿瘤相关的皮肌炎、伴钙质沉积症的青少年皮肌炎
抗 -FHL-1 抗体	伴严重肌萎缩和吞咽困难的肌炎，但未累及肺部和关节

HMGCR：3- 羟基 3- 甲基戊二酰辅酶 A 还原酶；SRP：信号识别颗粒；MDA5：黑色素瘤分化相关蛋白 5；cNlA：胞质 5′ 核苷酸酶 1A；FHL-1：4 个半肢结构域 -1（four & a half limb domain-1）

表 23-3 各类疾病的肌肉病理学特点 [18]

IIMs 亚类	肌肉病理学	空泡形成
多发性肌炎	$CD8^+$ T 细胞、MHC-1 类分子	无
皮肌炎	血管周围、肌束膜、束周的炎症；坏死肌纤维；束周萎缩和毛细血管减少；巨噬细胞、B 细胞和 $CD4^+$ T 细胞	无
坏死性自身免疫性肌炎	巨噬细胞，肌纤维坏死；缺乏 $CD8^+$ T 细胞；可有补体沉积	无
包涵体肌炎	$CD8^+$ T 细胞；细胞色素氧化酶表达（−）；淀粉样嗜刚果红蛋白沉积	有

IIMs：特发性炎性肌病

【鉴别诊断】

1．僵人综合征　主要表现以躯体中轴部位为主的肌肉波动性、进行性僵硬伴阵发性痛性痉挛，EMG 无神经性肌强直样放电及颤搐放电。

2．GBS　多有前驱感染史，常呈急性起病，表现为对称性肢体弛缓性瘫痪，可伴有感觉异常和自主神经功能障碍；实验室检查常有 CSF 蛋白 - 细胞分离现象，可资鉴别。

【治疗】

1．支持治疗　卧床休息，进行肢体的被动运动，症状控制后给予物理治疗，予高热量、高蛋白饮食，预防肺炎[20,21]。

2．免疫治疗

（1）激素：是一线治疗首选药物（除 sIBM 不敏感外），对于轻中度 IIMs，可给予口服泼尼松［1 mg/(kg·d)］，对于病情严重或快速进展者，则予以激素冲击治疗（甲泼尼龙 500 ～ 1000 mg/d），继之以口服泼尼松［1 mg/(kg·d)］。病情缓解后，激素维持 9 ～ 12 个月。

（2）氨甲蝶呤、硫唑嘌呤：作为二线治疗药物。

（3）静脉免疫球蛋白（intravenous immunoglobulin，IVIg）：适用于病情严重或快速进展者，以及对激素治疗反应不佳者。

（4）利妥昔单抗：适用于对一、二线药物治疗无效者。

（5）其他药物：吗替麦考酚酯、环磷酰胺，适用于合并其他自身免疫性疾病（如间质性肺病）者[18,20]。

第三节　周期性瘫痪

周期性瘫痪（periodic paralysis，PP）是一组由于编码骨骼肌钠离子、钙离子和钾离子通道的基因突变所致的神经肌肉病变，多数呈常染色体显性遗传。原发性 PP 主要包括低钾性 PP、高钾性 PP 以及 Andersen-Tawil 综合征；继发性 PP 则涉及甲状腺功能亢进、引起血钾水平升高或降低的各类继发原因（如肾 / 肾上腺疾病、利尿药的使用等）[22]。

【临床表现】

1．PP 多发于儿童和青少年，据估计高钾性 PP、低钾性 PP 以及 Andersen-Tawil 综合征的患病率均为 1/10 万人。

2．临床上主要表现为发作性的肌无力，症状持续数分钟至数天不等。常有发作诱因，包括运动或食物因素，致使血钾变化。除此之外，亦可出现肌强直、疲劳、痛性痉挛以及心脏异常等，遇冷时痉挛症状加重（见于高钾性 PP）[22,23]。

【诊断】

1．根据病史、临床表现、电生理、血钾和基因检测检查做出诊断。

2．电生理　主要包括心电图和 EMG 检查。

（1）心电图：可见各种心律失常，如 Andersen-Tawil 综合征可见及高大 U 波、心室异位、Q-T 间期延长；低钾性 PP 可见 T 波低平或倒置，S-T 段降低以及 U 波；高血钾性 PP 可见高尖 T 波、QRS 波群增宽，PR 间期延长等。

（2）EMG：在长程运动过程中或之后，70%患者示 CMAP 波幅降低（≥ 40%）。高钾性 PP 可见正向尖波和肌强直电位。

3．血钾水平　视不同情形有血钾水平变化，其中 Andersen-Tawil 综合征呈升高、降低或正常水平。

4．基因检测　低钾性 PP 为 *CACNA1S*（*CaV.1*）或 *SCN4A* 基因突变；而高钾性 PP 和 Andersen-Tawil 综合征则分别为 *SCN4A*（*NaV 1.4*）和 *KCNJ2* 基因突变[22]。

5．各类 PP 支持的诊断标准　见表 23-4。

【治疗】

1．发作期治疗　根据心电图和血钾水平给予补钾或降钾（糖类）措施，高钾时亦可予以沙丁胺醇（salbutamol）治疗。

2．预防性治疗

（1）改变不良生活习惯，避免暴饮暴食、运动 / 锻炼过度，并适宜进食。

（2）乙酰唑胺（acetazolamide）：适用于各类 PP，口服 5 ～ 10 mg/(kg·d)。

（3）双氯非那胺（dichlorphenamide）：适用于各类 PP，口服 50 ～ 200 mg/d。

（4）利尿药：视血钾水平给予氢氯噻嗪（高钾时）或螺内酯（低钾时）。

3．对症治疗　胺碘酮、钙通道阻滞药或 β 受体阻滞药治疗室性心律失常[22]。

续表

表 23-4 各类周期性瘫痪的支持诊断标准[22]

低钾性 PP

1．≥ 2 次肌无力发作，血钾＜ 3.5 mEq/L

2．先证者 1 次肌无力发作，亲属之一 1 次发作，至少 1 次血钾＜ 3.5 mEq/L

3．下列临床和实验室特点至少有 3 条

（1）10 ～ 20 岁发病

（2）至少一侧肢体无力的发作时间＞ 2 h

（3）诱因：高糖饮食、运动后的休息、应激状态

（4）补钾后症状改善

（5）阳性家族史，或经证实的骨骼肌钠离子或钙离子通道基因突变

（6）McManis 长程运动诱发实验（long exercise test）阳性

4．排除其他原因所致低血钾症，如肾、肾上腺和甲状腺功能障碍；肾小管性酸中毒；利尿药和泻药的滥用

5．无临床表现或肌电图所示的肌强直（眼睑除外）

高钾性 PP

1．≥ 2 次肌无力发作，血钾＞ 4.5 mEq/L

2．先证者 1 次肌无力发作，亲属之一 1 次发作，至少 1 次血钾＞ 4.5 mEq/L

3．下列临床和实验室特点至少有 3 条

（1）30 岁前发病

（2）至少一侧肢体无力的发作时间＜ 2 h

（3）诱因：运动、应激状态

（4）肌强直

（5）阳性家族史，或经遗传学证实的骨骼肌钠离子通道基因突变

（6）McManis 长程运动诱发实验阳性

4．排除其他原因所致高血钾症，如肾、肾上腺和甲状腺功能障碍；保钾利尿药的滥用

Andersen-Tawil 综合征

1．下列标准中至少有 2 条

（1）周期性瘫痪

（2）症状性心律失常或高大 U 波、心室异位、Q-T 间期或 Q-U 间期延长

（3）典型相貌、牙齿变异、小手小脚，且至少有以下 2 条

1）低位耳

2）双目距离远

3）小下颌

4）第五指（趾）弯曲

5）第二、三趾并趾

2．符合以上 3 条中至少 1 条者，且至少 1 位亲属符合上述 3 条标准中 2 条

PP：周期性瘫痪

第四节　神经系统线粒体病

线粒体病是指由于线粒体 DNA（mitochondrial DNA，mtDNA）或核 DNA（nuclear DNA，nDNA）缺陷引起线粒体呼吸链氧化磷酸化功能障碍为特点的一组遗传性疾病，不包括其他因素所致的继发性线粒体功能障碍性疾病。其中 mtDNA（点）突变所导致的线粒体病表现为母系遗传模式，nDNA 突变导致的线粒体病则表现为常染色体遗传模式。

【临床表现】

1．线粒体脑病　主要有以下 3 个综合征。

（1）Leigh 综合征：母系或常染色体隐性（autosomal recessive，AR）遗传，有数种 nDNA 和 mtDNA 点突变，多见于婴幼儿。主要表现为精神和运动发育延迟、肢体无力和癫痫；部分出现眼球活动障碍、共济失调、视力下降和听力丧失，一般在发病后数年死亡。

（2）Alpers 综合征：常染色体隐性遗传，为 *mtDNAγ- 聚合酶*基因突变，多在出生后数月或 2 岁内发病。表现为进展性脑病、运动和智力发育倒退、难治性肌阵挛或部分性运动性癫痫和共济失调，伴随肝功能障碍，多在 11 岁前死亡。

（3）脊髓小脑共济失调伴癫痫发作综合征（mitochondrial spinocerebellar ataxia and epilepsy syndrome，MSCAPS）：常染色体隐性遗传，在儿童和青少年起病。主要表现为共济失调、癫痫发作和智力发育倒退，部分患者伴随肌张力障碍。

2．线粒体脑肌病　主要有以下 4 个综合征。

（1）线粒体脑肌病伴高乳酸血症及卒中样发作（mitochondrial encephalomyopathy with lactateacidosis and stroke-like episodes，MELAS）：母系遗传，为 mtDNA 点突变，男性略多于女性，发病多数在 2 ~ 31 岁。主要表现为反复卒中样发作、多种类型的癫痫、智能发育迟滞或痴呆、头痛、皮质盲、多毛；部分患者伴随四肢疲乏无力、听力下降和身材矮小等。少数患者伴糖尿病、心肌病、肾病、视网膜病、胃肠病表现，可以重叠 Leigh 综合征。在发病后 10 ~ 15 年死亡。

（2）肌阵挛性癫痫伴破碎红纤维（myoclonic epilepsy with

ragged red fibers，MERRF）：母系遗传，为 mtDNA 点突变，多见于儿童，表现为肌阵挛、全面性癫痫发作、肌无力、共济失调、耳聋、智力低下、视力下降。

（3）Kearns-Sayre 综合征（Kearns-Sayre's syndrome，KSS）：母系遗传，为 mtDNA 大片段缺失。20 岁前发病，表现为持续性眼外肌瘫痪、视网膜色素变性（视力下降）、心脏传导阻滞；部分患者存在肢体无力、小脑性共济失调、神经性耳聋以及智能减退。易因心脏病而猝死。

（4）线粒体神经胃肠脑肌病（mitochondrial neurogastrointestinal encephalomyopathy，MNGIE）：常染色体隐性遗传，为*胸苷磷酸化酶*基因突变，多发于青少年期。主要表现为腹泻、便秘或周期性的假性肠梗阻或胃瘫。伴随眼外肌瘫痪（眼睑下垂和眼球活动障碍），常存在周围神经病和感音神经性耳聋。

3．线粒体神经病　主要有以下 3 个综合征。

（1）Leber 遗传性视神经病（Leber hereditary optic neuropathy，LHON）：母系遗传，为数种 mtDNA 突变，发病年龄在 5—55 岁，多为男性。急性或亚急性发病，双侧视力同时或先后出现减退，查体示中央视野丧失，周边视力保存，瞳孔对光反射保存，伴色觉障碍。偶伴心脏传导阻滞、痉挛性截瘫或肌张力障碍。

（2）神经源性肌萎缩-共济失调-色素视网膜病变综合征（neurogenic weakness，ataxia and retinitis pigmentosa syndrome，NARP）：母系遗传，为*三磷腺苷合成酶-6* 基因突变；儿童到成年发病，主要表现为四肢远端感觉障碍、肢体无力和腱反射消失、小脑性共济失调、夜间视力下降。可伴随痴呆、癫痫发作、肌张力障碍和感音神经性耳聋。

（3）感觉性共济失调神经病伴随眼外肌瘫痪（sensory ataxic neuropathy with ophthalmoparesis，SANDO）：常染色体隐性遗传，为 *DNAγ-聚合酶*基因突变和 mtDNA 片段缺失；一般成年发病，出现感觉性共济失调，伴随构音障碍或吞咽困难以及眼外肌瘫痪，部分出现四肢无力。

4．线粒体肌病　主要有以下 2 个综合征。

（1）慢性进行性眼外肌瘫痪（chronic progressive external ophthalmoplegia，CPEO）：母系或常染色体遗传，为 mtDNA 大片段缺失；多在青少年期缓慢发病，主要表现为对称性持续性眼睑下垂和眼球活动障碍。

（2）线粒体肢带型肌病（mitochondrial limb girdle myopathy，MLGM）：母系遗传，为 mtDNA 点突变；多在儿童或青少年发病，主要表现为四肢近端肌无力、运动不耐受及肌痛，休息后好转，可伴其他系统受累表现。

5．其他类型线粒体病　线粒体病可以单独出现听神经病、糖尿病、肝病、心脏病等单器官损害表现，其中母系遗传的糖尿病多在 30 ~ 40 岁发生，多为 mtDNA 点突变；常伴随神经性耳聋以及视力下降[24,25]。

【诊断】

1．依据家族史、临床表现、血生化、电生理及影像学检查做出临床诊断，病理学、线粒体呼吸链酶复合体亚单位活性检查，基因检测可进一步确定和分型[26]。

2．生化　CK 水平通常轻度升高，多数患者出现血乳酸水平升高，可进一步行乳酸和丙酮酸最小运动量试验。

3．电生理　EMG 检查示肌源性损害和（或）神经源性损害；视觉和听觉诱发电位检查可有视神经或听神经损害；线粒体脑病示脑电图（electroencephalogram，EEG）弥漫性或局灶性异常或癫痫样放电。部分患者（如 KSS）心电图检查可发现各种类型的传导阻滞等。

4．影像学检查　MRI 视不同类型显示不同改变。如 MELAS 显示卒中样发作期在颞、顶、枕叶的大脑皮质及皮质下白质出现长 T_2 信号，病变可呈动态变化，可有局部脑萎缩；Leigh 综合征显示双侧基底节、中脑导水管周围、四脑室底部对称长 T_2 信号；MNGIE 显示脑白质营养不良改变。磁共振波谱分析（magnetic resonance spectroscopy，MRS）可见乳酸峰。

5．病理学　部分患者肌肉活检可见破碎红纤维、琥珀酸脱氢酶深染的肌纤维或血管、细胞色素氧化酶 C 阴性肌纤维及深染的肌纤维。

6．基因检测　需要选择合适的检测标本，或进行多种组织标本的检测。可选择一代或二代基因检查方法，针对不同类型进行重点筛查，如 MELAS 查 *mtDNA A3243G* 点突变，MERRF 查 *mtDNA A8344G* 点突变，母系遗传 Leigh 综合征和 NARP 查 *mtDNA T8993C* 突变，散发型 CPEO、KSS 和 SANDO 查 mtDNA 片段缺失，LHON 查 *mtDNA G11778A*、*T14484C* 突变。MSCAPS、Alpers 综合征以及 CPEO 叠加综合征查核 *DNAγ- 聚合酶*基因。

7．线粒体呼吸链酶复合体亚单位活性检查　适用于基因检测结果阴性者，在患者新鲜组织标本或培养细胞中，可见及其活性下降或缺失为异常 [26]。

【治疗】

1．一般治疗　保持充足的饮食，在 MELAS 发作期予以生酮（ketogenic）饮食；进行适当的有氧耐力锻炼。

2．对症治疗　①癫痫：使用拉莫三嗪、氯硝西泮、托吡酯和左乙拉西坦。②心律失常：药物或人工起搏器置入；③上睑下垂、斜视：手术治疗；④心肌病：评估后给予心脏移植。

3．维生素和辅酶补充治疗　包括辅酶 Q_{10}、核黄素、艾地苯醌、硫辛酸、维生素 E 和维生素 C、左旋肉碱等 [24,26]。

4．其他治疗　同种异体（allogeneic）造血干细胞移植（hematopoietic stem cell transplantation（HSCT）已被用于 MNGIE 的治疗 [25]。

第五节　脂质沉积性肌病

脂质沉积性肌病（lipid storage myopathy，LSM）是指原发性脂肪代谢途径中的酶或辅基缺陷导致的，以肌纤维内脂肪沉积为主要病理特征的一组肌病。按其病因主要分为原发性系统性肉碱缺乏（primary earnitine deficiency，PCD）、单纯肌病型中性脂肪沉积症（neutral lipid storage disease with myopathy，NLSDM）、中性脂肪沉积症伴鱼鳞病（neutral lipid storage disease with ichthyosis，NLSDI）、晚发型多酰基辅酶 A 脱氢缺陷（multiple aeyl coenzyme A dehydrogenation deficiency，MADD），即戊二酸尿症 Ⅱ 型（glutaric aciduria type Ⅱ，GA II）。

【临床表现】

1．晚发型 MADD　呈常染色体隐性遗传，为*电子转运黄素蛋白*（*ETFA/B*）或*电子转运黄素蛋白脱氢酶*（*ETFDH*）基因突变，目前国内报道的几乎均系 *ETFDH* 基因突变导致。各种年龄均可发病，好发于10～40岁，男女比例相当，发作前有饥饿、寒冷、感染和妊娠等诱因。起病隐匿，慢性或亚急性病程，呈持续性或波动性肌无力，以四肢近端和躯干肌肉为主，咀嚼肌及球肌亦可受累，症状可自发缓解。少数患者有肌肉疼痛或压痛、有发作性呕吐或腹泻、脂肪肝，欧洲人群可伴中枢神经系统（central nervous system，CNS）受累。

2．PCD　呈常染色体隐性遗传，为*SLC22A5*基因突变。可发生在任何年龄，病情严重程度不等。多数婴幼儿起病患者表现为发作性低酮、低糖血症、高氨血症、转氨酶和肌酸激酶升高等代谢紊乱，临床可表现为肌无力、肌痛、心肌病变等，部分成人患者以心肌病或轻微无力起病，婴幼儿则伴肝大、发作性低酮、低糖血症、高氨血症等。

3．LSDM　呈常染色体隐性遗传，为*PNPLA2*基因突变。各种年龄均可发病，以中年多见。起病隐匿，缓慢进展。临床部位包括四肢近端对称性的肌无力和肌萎缩，多不对称起病，可有翼状肩胛。此外，亦可伴高脂血症、糖尿病和神经性耳聋，以及心脏、肝、胰腺等受累表现。

【诊断】

1．依据家族史、临床表现、实验室检查、电生理检查、病理学检查及基因检测做出诊断。

2．实验室检查

（1）MADD：血清CK、转氨酶、血氨不同程度升高，血糖降低；尿有机酸分析示戊二酸等多种有机酸的浓度升高；血脂酰肉碱谱分析可见中、长链脂酰肉碱增高，游离肉碱多正常。

（2）PCD：血清CK、转氨酶、乳酸、血氨升高，血糖降低；血清游离肉碱和各种脂酰肉碱水平均下降。尿游离肉碱显著增高。

（3）NLSDM：血清CK多轻到中度升高，而血脂酰肉碱和尿有机酸分析无异常。外周血涂片ORO染色可见中性粒细胞胞质内脂滴沉积（Jordan现象）。

3．电生理　EMG表现为肌源性改变。

4．病理学检查　肌肉活检示肌纤维内大量脂肪沉积，伴或不伴镶边空泡。

5．基因检测　可测及相应的基因突变。

【治疗】

1．MADD　采用核黄素（30 ~ 120 mg/d）、大剂量辅酶 Q_{10}（150 ~ 500 mg/d）治疗。

2．PCD 静脉或口服左旋肉碱。

3．NLSDM　目前尚无有效治疗，中链脂肪酸饮食疗法可能有效[27]。

第六节　糖原累积病

糖原累积病（glycogen storage disease，GSD）是一组遗传性糖原代谢异常性疾病，肝和肌肉最易受累。根据酶缺陷或转运体的不同可分为十余类型。本节主要就相对较为常见的糖原累积性肌病中Ⅱ型（酸性麦芽糖酶缺乏症）、Ⅲ型（脱支酶缺乏症）、Ⅳ型（分支酶缺乏症）和Ⅴ型（肌磷酸化酶缺乏症）做一介绍。

【临床表现】

1．GSD Ⅱ型　亦称酸性麦芽糖酶缺乏症（acid maltase deficiency，acid α-glucosidase deficiency）或庞贝病（Pompe disease），呈常染色体隐性遗传，为 *GAA* 基因突变引起的酸性 α-1，4- 葡萄糖苷酶（acid α-1，4-glucosidase，GAA）缺陷所致。各种年龄均可发病，表现为对称性波动性的四肢近端无力，持续或突发的呼吸困难，少数伴有运动相关的肌肉痉挛和肌痛、球肌无力、眼睑下垂等；部分患者有不同程度的心肌病、心律失常等，少数有脑血管病（动脉瘤、脑室内出血、微出血、脑梗死、短暂性脑缺血发作等）、肝损害甚至肝硬化。

2．GSD Ⅲ型　又称糖原脱支酶缺乏症（glycogen debrancher deficiency）或 Cori-Forbes 病（Cori-Forbes disease），呈常染色体隐性遗传，为 *AGL* 基因突变引起的淀粉 -1，6- 葡萄糖苷酶（amylo-1，6-glucosidase）缺陷所致。发病早期以肝病和低血糖为主，随后逐渐出现缓慢进展的四肢肌无力和萎缩，可累及躯干肌，少数可有肌肥大或假性肥大；心肌病往往不明显，但心电图和超声心动图存在异常。部分患者可伴发肝功能衰竭、肝硬化、轴索性周围神经病、多囊卵巢、骨密度减低等。

3．GSD Ⅳ型　又称为糖原分支酶缺乏症（glycogen branching enzyme deficiency）或 Anderson 病（Andersen disease），呈常染色体隐性遗传，为 *GBE1* 基因突变引起的淀粉 -1,4 ～ 1,6- 转葡萄糖苷酶（amylo-1,4 to 1,6- transglucosidase）缺陷所致。具有高度临床异质性，见于任何年龄，进展性病程，表现为四肢近端为主的肌无力，下肢比上肢严重，可伴有各种心肌病、肝硬化和脾大。亦可累及中枢和周围神经系统，称为成人葡聚糖小体病（adult polyglucosan body disease，APBD）表现为肌肉无力及萎缩、神经性膀胱、周围神经病、共济失调、痴呆等。

4．GSD Ⅴ型　又称为肌磷酸化酶缺乏症（myophosphorylase deficiency）或麦卡德尔病（McArdle disease），呈染色体隐性遗传，为 *PYGM* 基因突变引起的肌磷酸化酶（myophosphorylase）缺陷所致。通常在 15 岁之前发病，男性多于女性。隐袭起病，慢性病程，主要症状是以四肢近端为主的肌无力和易疲劳、运动诱发性肌痛、强直、痉挛、肿胀僵硬感、肌萎缩、肌肥大。可伴有心率加快和气短、剧烈运动或持续中～高强度运动易诱发，而休息后症状明显缓解，称为“二阵风”现象（second wind phenomenon），是本病的特征性症状。50%以上患者有过肌球蛋白尿或横纹肌溶解发作，进而引起急性肾衰竭，可伴有肺动脉高压、心肌损害、心脏扩大、心力衰竭、肝脾大[28]。

【诊断】

1．依据家族史、临床表现、实验室检查、电生理、病理学检查及基因检测做出诊断。

2．实验室检查

（1）GSD Ⅱ型：多数患者血清 CK 轻至中度升高，白细胞或皮肤成纤维细胞 GAA 活性降低。

（2）GSD Ⅲ型：血清 CK 不同程度升高，空腹低血糖，胰高血糖素或肾上腺素刺激试验异常；肝和骨骼肌糖原分支酶活性明显降低。

（3）GSD Ⅳ型：血清 CK 多正常或轻度升高，肝脏、肌肉、成纤维细胞或白细胞糖原分支酶活性明显降低或缺失。

（4）GSD Ⅴ型：患者血清 CK 轻至中度升高，运动时有肌球蛋白尿；前臂缺血运动试验异常（运动后 4 ～ 5 min 内血乳酸水平不升高或升高幅度小于基线的1.5倍，而血氨明显升高）；大多数患者肌肉中肌磷酸化酶活性缺失，少数则肌磷酸化酶活性少量残存。

3．电生理　EMG表现为肌源性改变。部分患者（如GSD Ⅲ型）示心电图异常（左心室肥厚、传导异常等）。

4．病理学检查　肌肉活检示各型存在不同改变。

（1）GSD Ⅱ型：肌纤维颗粒-空泡样改变，糖原增多且可被淀粉酶消化，酸性磷酸酶（acid Phosphatase，ACP）酶活性明显增强。

（2）GSD Ⅲ型：肌纤维浆膜下大片过碘酸席夫（periodic acid-Schiff，PAS）染色阳性空泡，可被淀粉酶消化；电镜下肌纤维内大片糖原颗粒聚集，可见较多短支链状糖原颗粒。

（3）GSD Ⅳ型：肌纤维内多发不能被淀粉酶完全消化的PAS阳性的包含物（葡聚糖小体）。电镜下可见无包膜的细丝和颗粒样结构聚集。肝细胞、神经细胞、周围神经轴索内也可见到葡聚糖小体。

（4）GSD Ⅴ型：肌纤维浆膜下空泡，PAS染色呈深着色，且可被淀粉酶消化，组织化学染色显示肌磷酸化酶活性缺失或明显降低。

5．基因检测　可测及相应的基因突变[29]。

【治疗】

1．病因治疗　仅GSD Ⅱ型可给予人重组酸性α-葡萄糖苷酶（human recombinant acid α-glucosidase），其余3型尚无酶替代治疗。

2．一般治疗　合理饮食，适当锻炼，但应避免剧烈运动，慎用他汀类药物[28,29]。

第七节　先天性肌病

先天性肌病（congenital myopathy）是一组具有临床、遗传和组织病理学异质性，以肌肉组织受累为主的疾病，患病率估计约为1/25 000人。据其病理学特点分为五大类[30]。

1．杆状体肌病（nemaline myopathy）　包括杆状体肌病（rod myopathy）、轴空/杆状体肌病（core-rod myopathy），帽状肌病（cap myopathy）、斑马体肌病（zebra body myopathy）亚型。

2．轴空病（core disease，CD）　包括中央轴空病（central core）、多微小轴空病（multiminicore disease）亚型。

3．中央核肌病（centronuclear myopathy）：包括为肌管肌病

（myotubular myopathy）、中央核肌病（centronuclear myopathy）亚型。

4．先天性纤维型比例失调（congenital fiber-type disproportion，CFTD）。

5．肌球蛋白沉积性肌病（myosin storage myopathy），亦称透明体肌病（hyaline body myopathy）。

【临床表现】

1．通常起病较早，多数在出生时或出生后早期（出生后第1年内）出现症状，病程静止或缓慢进展。

2．临床表现为程度不等的全身性肌无力、肌张力低下（软婴征，floppy baby sign），伴或不伴运动发育落后。肢体无力以近端肢体和躯干为主，往往伴有面肌（表情缺乏）、眼外肌和呼吸肌的受累，重者可发生呼吸衰竭。

3．随着病程延长，较常出现面容狭长、关节挛缩、广泛的肌萎缩、脊柱畸形和先天性髋关节脱位[30,31]。

【诊断】

1．依据家族史、临床表现、实验室检查、电生理、影像学检查、病理学检查及基因检测做出诊断。

2．实验室检查　血清CK通常正常或轻度升高，一般不超过正常值高限的5倍。

3．电生理　EMG往往示肌源性损害。

4．影像学检查　肌肉超声示所查肌肉脂肪增多和结缔组织增生。与之类似，肌肉MRI亦已被临床应用[30]。

5．病理学检查　包括组织学、免疫组织化学和电镜检查（表23-5）。

6．基因检测　可选择一代或二代基因检测方法（表23-5）。

【治疗】

目前尚无有效根治方法，仅给予支持、理疗等治疗，脊柱畸形或关节病变可通过外科手术矫正[30,31]。

表 23-5　各类先天性肌病的病理学和基因突变特点[30,32]

疾病类型	病理学特点	突变基因
杆状体肌病	1. 杆状体肌病　HE 和 MGT 染色，多数肌纤维胞浆内，特别是肌膜下出现大量杆状物聚集 - 杆状体。MGT 染色杆状体呈紫蓝色。可伴Ⅰ型肌纤维优势或单一Ⅰ型肌纤维类型；电镜下可见杆状体成群分布于肌膜下或肌原纤维间，Z 盘增粗呈短棒状 2. 帽状肌病　20%～70%的肌纤维周边出现月牙形帽状结构，位于肌膜外，病理与疾病严重性成正相关。帽状结构在 GMT 染色下呈颗粒状结构，NADH-TR、LDH、酸性磷酸酶染色下酶活性增高，SDH、ATP 酶染色下酶活性缺失，PAS 染色阳性。电镜下可见帽状结构与周边正常肌纤维区域分界清楚，其内充满异常排列的肌原纤维及增宽的 Z 线 3. 斑马体肌病　HE 染色肌纤维胞浆内可见斑马条纹样小包涵体。电镜下可见由不整齐的与 Z 线密度相等的结构与肌动蛋白细丝交互连接形成	*ACTA1*、*TEB*、*RYR1*、*TPM2*、*TPM3*、*TNNT1*、*CFL2*
轴空病	1. 中央轴空病　磷酸化酶及氧化酶（NADH-TR、SDH、COX）染色，肌纤维胞浆中央或肌膜下可见边界清晰的酶活性缺如区域—中央轴空，无坏死、再生肌纤维及炎细胞浸润，Ⅰ型肌纤维绝对优势或呈单一Ⅰ型肌纤维类型，Ⅰ型肌纤维小径化。轴空结构主要出现于Ⅰ型肌纤维，在纵切面上贯穿肌纤维全长。电镜下轴空区肌原纤维结构破坏，Z 线紊乱，线粒体、糖原颗粒及肌管系统减少或消失 2. 多微小轴空病　与中央轴空病表现相似，氧化酶、磷酸化酶（NADH-TR、SDH、COX）染色，两型肌纤维胞浆内均可见多个、边界不清、小圆形（5～7 μm）酶活性缺如和（或）减退区域—微小轴空，纵切面上轴空结构不累及肌纤维全长。电镜下可见轴空区肌节结构消失、肌丝排列紊乱、肌原纤维崩解。线粒体、糖原颗粒及肌管系统减少或消失	*MYH7*、*RYR1*、*SEPN1*
中央核肌病	HE、MGT、氧化酶（NADH-TR、SDH、COX）染色，20%以上肌纤维出现中心核现象，伴核周空晕，Ⅰ型肌纤维优势及小径化常见，Ⅱ型肌纤维大致正常。电镜下可见核周空晕区肌原纤维缺失，由成群的线粒体、脂褐素、糖原颗粒、内质网、自噬空泡等取代	*MTM1*、*DNM2*、*RYR1*、*TTN*、*BIN1*
先天性纤维型比例失调	HE、ATPase 染色，Ⅰ型肌纤维优势及小径化（直径小于Ⅱ型肌纤维 12%以上），呈小群分布，Ⅱ型肌纤维大致正常或肥大，结缔组织轻中度增生。电镜下可见肌原纤维结构正常	*ACTA1*、*MYH7*、*RYR1*、*TPM2*、*TPM3*、*SEPN1*

续表

疾病类型	病理学特点	突变基因
肌球蛋白沉积性肌病	肌纤维胞浆内可见由细小颗粒构成、无细胞器存在的片状区域—透明体，HE 染色呈淡粉色，MGT 染色呈淡绿色、似玻璃状，氧化酶染色透明体区域酶活性缺失。10%～30%的肌纤维中可见透明体。电镜下透明体位于肌节外，无肌原纤维结构，由含细胞核和散在线粒体的细小颗粒填充口	*MYH7*

HE 染色：苏木素 - 伊红染色；MGT 染色：改良 Gomori 三原色染色；NADH-TR 染色：还原型辅酶 I 四唑蓝还原酶染色；LDH 染色：乳酸脱氢酶染色；SDH 染色：琥珀酸脱氢酶染色；ATP 酶染色：腺苷三磷酸酶染色；COX 染色：细胞色素氧化酶染色

（刘广志　李　颖　洪道俊）

参考文献

[1] 董惠，宋学琴 . Duchenne 肌营养不良的临床表现及诊断治疗进展. 临床荟萃，2019，34（3）：212-218.

[2] Shieh PB. Emerging Strategies in the Treatment of Duchenne Muscular Dystrophy. Neurotherapeutics，2018，15（4）：840-848.

[3] 罗苏珊，卢家红 . 肢带型肌营养不良. 中华神经科杂志，2019，52（7）：573-581.

[4] Chu ML，Moran E. The Limb-Girdle Muscular Dystrophies：Is Treatment on the Horizon? Neurotherapeutics，2018，15（4）：849-862.

[5] 张成，李欢 . 面 - 肩 - 肱型肌营养不良症研究进展史. 中国现代神经疾病杂志，2019，19（5）：299-311.

[6] Chu ML，Moran E. The Limb-Girdle Muscular Dystrophies：Is Treatment on the Horizon? Neurotherapeutics，2018，15（4）：849-862.

[7] Tabor LC，Plowman EK，Romero-Clark C，et al. Oropharyngeal dysphagia profiles in individuals with oculopharyngeal muscular dystrophy.Neurogastroenterol Motil，2018，30（4）：e13251.

[8] 陈彬，袁云 . 眼咽型肌营养不良的研究进展. 中华医学杂志，2011，91（29）：2083-2085.

[9] Haliloglu G，Topaloglu H. Evidence-based guideline summary：Evaluation，diagnosis，and management of congenital muscular

dystrophy：Report of theGuideline Development Subcommittee of the American Academy of Neurology and the Practice Issues Review Panel of the American Association of Neuromuscular &Electrodiagnostic Medicine. Neurology，2015，85（16）：1432.

[10] Falsaperla R，Praticò AD，Ruggieri M，et al. Congenital muscular dystrophy：from muscle to brain. Ital J Pediatr，2016，42（1）：78.

[11] Dimachkie MM，Barohn RJ. Distal myopathies. Neurol Clin，2014，32（3）：817-842.

[12] 赵哲，胡静 . 远端型肌病 / 肌营养不良：临床、病理、分子生物学研究进展 . 神经损伤与功能重建，2013，8（5）：313-317.

[13] 尚延昌，王淑辉，张成 .Emery-Dreifuss 肌营养不良症的研究进展. 国际遗传学杂志，2006，29（2）：142-146.

[14] Madej-Pilarczyk A，Kochański A.Emery-Dreifuss muscular dystrophy：the most recognizable laminopathy. Folia Neuropathol，2016，54（1）：1-8.

[15] LoRusso S，Weiner B，Arnold WD.Myotonic Dystrophies：Targeting Therapies for Multisystem Disease. Neurotherapeutics，2018，15（4）：872-884.

[16] 卜碧涛,李悦.强直性肌营养不良.中华神经科杂志,2019,52(8)：654-658.

[17] 袁云 . 骨骼肌疾病诊断和治疗 . 中华神经科杂志,2014,47(1)：3-6.

[18] Mandel DE，Malemud CJ，Askari AD. Idiopathic Inflammatory Myopathies：A Review of the Classification and Impact of Pathogenesis.Int J Mol Sci，2017，18（5）pii：E1084.

[19] 蒲传强 . 特发性炎性肌病. 中华神经科杂志，2019，52（5）：410-422.

[20] McGrath ER，Doughty CT，Amato AA. Autoimmune Myopathies：Updates on Evaluation and Treatment. Neurotherapeutics，2018，15（4）：976-994.

[21] 中华医学会神经病学分会，中华医学会神经病学分会神经肌肉病学组，中华医学会神经病学分会肌电图及临床神经生理学组 . 中国多发性肌炎诊治共识. 中华神经科杂志，2015，48

(11)：946-949.
[22] Statland JM，Fontaine B，Hanna MG，et al. Review of the Diagnosis and Treatment of Periodic Paralysis. Muscle Nerve，2018，57（4）：522-530.
[23] 王缉伟．周期性瘫痪的发病机制．医学综述，2008，14（17）：2649-2651.
[24] 中华医学会神经病学分会，中华医学会神经病学分会神经肌肉病学组，中华医学会神经病学分会肌电图与临床神经生理学组．中国神经系统线粒体病的诊治指南．中华神经科杂志，2015，48（12）：1045-1051.
[25] Orsucci D，Ienco EC，Siciliano G，et al. Mitochondrial disorders and drugs：what every physician should know. Drugs Context，2019，8：212588.
[26] 袁云．神经系统线粒体病．中华神经科杂志，2019，52（4）：327-333.
[27] 中华医学会神经病学分会，中华医学会神经病学分会神经肌肉病学组，中华医学会神经病学分会肌电图及临床神经生理学组．中国脂质沉积性肌病诊治专家共识．中华神经科杂志，2015，48（11）：941-945.
[28] 中华医学会神经病学分会，中华医学会神经病学分会神经肌肉病学组，中华医学会神经病学分会肌电图与临床神经生理学组．中国糖原累积性肌病诊治指南．中华神经科杂志，2016，49（1）：8-16.
[29] Kanungo S，Wells K，Tribett T，et al. Glycogen metabolism and glycogen storage disorders. Ann Transl Med，2018，6（24）：474.
[30] Cassandrini D，Trovato R，Rubegni A，et al.Congenital myopathies：clinical phenotypes and new diagnostic tools. Ital J Pediatr，2017，43（1）：101.
[31] 常杏芝．先天性肌病的诊断与治疗．中华实用儿科临床杂志，2016，31（12）：881-883.
[32] 沈宏锐，胡静．先天性肌病的病理研究进展．临床荟萃，2010，25（3）：260-262.

24

自主神经疾病

第一节　雷诺现象

雷诺现象（Raynaud phenomenon，RP），亦称雷诺综合征或雷诺病[1,2]，是指患者受到寒冷或情绪变化等刺激后肢端皮肤颜色间歇性由苍白到发绀、潮红，最后到正常的现象。RP分为原发性和继发性，发病机制目前尚未完全明确，涉及血管、血液成分和交感神经异常等因素。

【临床表现】

1．RP多见于青壮年女性，可呈家族性。

2．当受寒冷或情绪变化等刺激时肢端皮肤依次出现苍白、发绀和潮红“三相”颜色变化，或者苍白到发绀、发绀到潮红“双相”颜色变化。可能伴随疼痛或感觉异常，严重者出现肢端溃疡。好发于手指，偶发于足趾、舌、鼻、耳、乳头等部位，一般每次发作持续不多于1 h，少数可达数小时。

3．原发性RP单纯由血管痉挛引起，无潜在组织疾病，病情较轻，对称性分布，手指坏疽可能性较小；继发性RP则常伴随其他疾病，主要为结缔组织病（如系统性硬化、系统性红斑狼疮、干燥综合征等），非对称性分布，手指坏疽可能性大[1]。

【诊断】

1．根据遇冷时指（趾）端等部位典型的“白紫（红）双（三）相改变，不难做出RP诊断，水试验、指甲毛细血管镜、血清学抗体等检查可协助鉴别原发性或是继发性RP。^{99}锝-二乙三胺五醋酸（^{99}Tc-diethylene triamine pentaacetic acid，^{99}Tc-DTPA）成像、彩色多普勒超声、血管造影等检查亦对诊断亦有帮助[2]。

2．根据 Maverakis（2014 年）等提出的诊断标准，采取如下三个步骤（图 24-1）[3]。

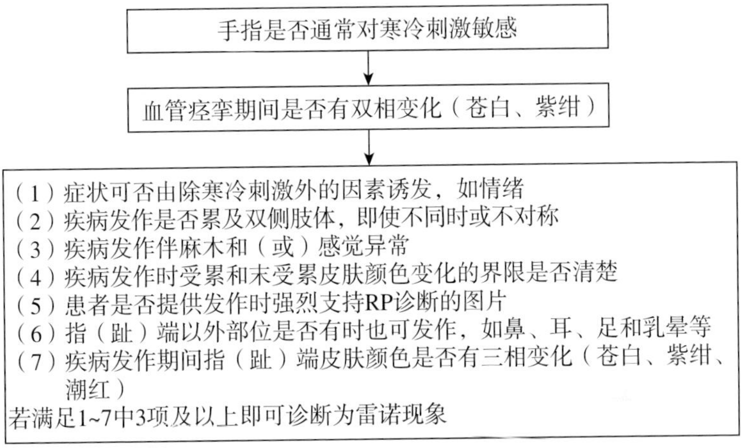

图 24-1 雷诺现象的诊断标准

（1）原发性 RP 诊断标准：①符合 RP 的诊断；②毛细血管镜镜下未见结构异常；③体格检查中未发现提示继发性 RP 的体征，如溃疡、坏疽、钙化；④无结缔组织疾病病史，如系统性硬化、系统性红斑狼疮等；⑤抗核抗体阴性或者弱阳性；满足①～⑤项即可诊断为原发性 RP。

（2）满足 RS 诊断后患者指（趾）端皮肤出现溃疡、坏疽、肢端硬化，或毛细血管镜下出现异常的毛细血管可诊断为继发性 RP，同时自身抗体（如抗核抗体、抗线粒体自身抗体等强阳性）也可帮助诊断继发性 RP。

【鉴别诊断】

1．手足发绀症　四肢对称性发绀，手指、足趾、腕、踝部皮肤持续性出现分布不均的蓝斑或者发红，伴大量出汗和指端厥冷，很少出现指尖萎缩和溃疡。

2．网状青斑　皮肤局限性紫蓝色网状青斑，发生于躯干及肢体的任何部位，下肢最多见。在遇冷、站立位或肢体下垂时明显。一般无疼痛，有时出汗增多。

3．冻疮　由冬天寒冷引起，表现为手指或手背深红色的片状红肿，痒痛相兼，不溃烂，无颜色变化。

4．腕管综合征　有急性外伤或慢性劳损史，逐渐出现手掌面桡侧、拇指、中指、环指和无名指桡侧发麻、疼痛，并放射至臂部，屈腕试验阳性。

5．红斑性肢痛症　发作性或持续性肢体远端（如手、足、足趾、足底）血管极度扩张，皮肤红肿热痛。

【治疗】

1．一般治疗　避免各种刺激因素（寒冷、吸烟、情绪紧张、药物等）。

2．药物治疗

（1）钙通道阻滞药：硝苯地平、尼索地平、氨氯地平和非洛地平等。

（2）肾素 - 血管紧张素系统（renin-angiotensin system，RAS）阻滞药：氯沙坦、依那普利、卡托普利。

（3）前列腺素及其类似物：伊洛前列素，但不良反应较多。

（4）磷酸二酯酶抑制药：西地那非、他达那非（tadalafil）、伐地那非。

（5）选择性五羟色胺再摄取抑制药：氟西汀。

（6）其他药物：银杏提取物、硝酸甘油、普罗布考等。

3．外科治疗　胸交感节神经切除术、腰交感神经切除术、星状神经节阻滞术、动脉外膜剥脱术、介入治疗等。

4．其他　肉毒素注射法、脊髓刺激疗法等。

5．继发性 RP 的病因治疗　积极治疗原发病[1,2]。

第二节　红斑性肢痛症

红斑性肢痛症（erythromelalgia）是一种由于肢体远端小血管功能障碍、以红肿疼痛为主要特征的自主神经疾病。其病理机制目前尚未完全明了，主要与肢体远端血管的扩张，末梢交感神经的参与以及血管内皮细胞功能紊乱有关。红斑性肢痛症分为原发性和继发性，前者系一种常染色体显性基因遗传病，突变基因为染色体 2q3l-32 上的 *SCN9a* 基因；后者主要继发于真性红细胞增多症、甲状腺功能亢进、系统性红斑狼疮、类风湿关节炎、恶性贫血及血栓闭塞性脉管炎等疾病[4]。

【临床表现】

1．原发性红斑性肢痛症发病年龄多在 18 岁以下，男女之比为 1∶2.5[5]。

2．发作性或持续性，发作时间数分钟到数日不等。

3．肢体远端皮肤温度升高，皮肤红肿及剧烈烧灼样疼痛，常见于双侧下肢、足趾和足底，其次为踝部、小腿及双手，偶见于面部和耳部。

4．起病于站立、运动或暴露于热的条件下，并在这 3 种条件下加重，抬高患肢或使患肢降温可使疼痛缓解。

5．无感觉及运动障碍，严重时可有皮肤感染。

【诊断】

1．主要依据典型临床表现确诊，但对于临床表现不典型者，可在仔细询问病史的基础上，把受累部位浸泡在热水中 10 ～ 30 min，如浸泡部位出现红肿疼痛症状；可确定该病。

2．原发性红斑性肢痛症可通过 *SCN9a* 基因检测明确，如果血细胞计数、凝血功能、红细胞沉降率、自身抗体或血清免疫复合物等实验室指标异常，则考虑继发性红斑性肢痛症。

【鉴别诊断】

1．雷诺现象　多见于青年女性，遇冷易诱发，临床主要表现为肢端皮肤苍白、发绀和潮红“三相”颜色变化，可资鉴别。

2．血栓闭塞性脉管炎　青、中年起病，表现为间歇性跛行、下肢皮肤苍白及足背动脉搏动减弱，甚至足部干性坏疽等，可与之鉴别。

【治疗】

1．一般治疗　急性期应多卧床休息，抬高患肢，局部冷敷，避免过热或久站，禁食辛辣食品。

2．药物治疗

（1）阿司匹林：每日 100 mg，多数患者对此有效，继发性则较差。

（2）5-羟色胺再摄取抑制药（selective serotonin reuptake inhibitor，SSRI）：文拉法辛、舍曲林，部分患者对此极为敏感，应从小剂量开始。

（3）前列腺素：米索前列醇，从小剂量开始逐步加量。

（4）维生素B族。

（5）三环类抗抑郁药（tricyclic antidepressant，TCA）：阿米替林、丙咪嗪等。

（6）钙通道阻滞药：尼莫地平。

（7）β受体阻滞药：普萘洛尔。

（8）其他：加巴喷汀、氯硝西泮等。

3．外科治疗　可切除交感神经或介入术以缓解症状[6]。

4．其他　中药、针刺、理疗及封闭治疗。

5．病因治疗　对于继发性红斑性肢痛症，应积极治疗原发病。

第三节　进行性面偏侧萎缩症

进行性面偏侧萎缩症（progressive hemifacial atrophy，PHA），又称Parry-Romberg综合征（Parry-Romberg syndrome），是一种罕见的、病因未明的、以半侧面部慢性进行性组织萎缩为特征的疾病[7]。

【临床表现】

1．好发于青少年，女性多见，隐袭起病，进展缓慢。

2．常始发于一侧面部，可出现皮肤、脂肪组织和骨骼萎缩，肌肉亦可变薄，但肌力正常。

3．可伴发神经系统异常（如局灶发作性癫痫、头痛、三叉神经痛）和眼部改变（眼球内陷、葡萄膜炎、视神经炎、青光眼、白内障、虹膜异色症）。

4．本病有自限性，2 ~ 10年后不再进展[8,9]。

【诊断】

1．根据病史、典型症状和体征，诊断本病不难，辅助检查可协助诊断。

2．辅助检查

（1）半数以上患者血清抗核抗体阳性，类风湿因子次之。

（2）影像学检查：CT 和 MRI 显示病变侧软组织、骨骼呈萎缩改变。对于伴发神经系统症状者，T_2 加权像（weighted imaging，WI）可见脑白质高信号、脑萎缩、脑软化和囊性变性等改变。

（3）组织病理学：受累组织皮肤硬化、脂肪萎缩、附属器（adnexal structures）减少以及单核细胞浸润[8]。

【鉴别诊断】

1．Rasmussen 脑炎　大多数病例发生于 10 岁以前，表现为单侧神经系统症状，如顽固性局灶性癫痫发作、语言缺失、认知损害、轻偏瘫、偏盲、偏身感觉障碍，并随时间而加重，有时不易鉴别。

2．硬皮病　硬皮病因出现面部的皮肤及皮下结缔组织萎缩而与本病类似，但前者受累区域皮肤坚硬无弹性、色素沉着、发亮和无毛，可与之鉴别。

3．面肩肱型肌营养不良　早期可出现不对称性的面部肌肉萎缩，但有肌无力、血清肌酶增高和肌电图（electromyography，EMG）异常可鉴别。

【治疗】

1．药物治疗　在疾病活动期，可予以甲氨蝶呤、泼尼松、环孢素 A、吗替麦考酚酯等；亦可试用 PUVA 方案，即补骨脂素（Psoralen）联合 A 波段紫外线（Ultraviolet-A，UVA）[8]。

2．外科治疗　手术时机应选择在疾病静止期（萎缩停止后 18 ～ 24 个月）进行，包括脂肪移植、真皮 - 脂肪移植、带蒂皮瓣移植、游离血管移植、骨片移植和生物工程材料移植等[9]。

3. 其他　口腔矫正器，为后期施行面部改建术打好基础[10]。

第四节　进行性脂肪营养不良

进行性脂肪营养不良（progressive lipodystrophy，LD）是一组异质性的、遗传或获得性的脂肪代谢障碍疾病，以局部或全身性皮下脂肪的减少或消失为特征，确切的病因和发病机制不明[11]。

【临床表现】

1．多于儿童、青年起病，起病缓慢，常伴有糖尿病、血脂异常、肝性脂肪变性等。

2．发病可始于局部或全身，表现为受累部位进行性的皮下脂肪组织萎缩，边界清楚，而皮肤、肌肉和骨骼则正常。

3．有时合并局限性脂肪组织增生和肥大。

【诊断】

1．根据局部或全身皮下脂肪减少或消失，而皮肤、肌肉、骨骼正常者即可诊断，辅助检查则有助于鉴别诊断。

2．辅助检查

（1）肌酶正常。

（2）EMG 正常。

（3）病理活检显示皮肤正常，皮下脂肪减少。

【鉴别诊断】

1．进行性面偏侧萎缩症　除了脂肪减少或消失外，皮肤和骨骼亦有萎缩，可资鉴别。

2．面肩肱型肌营养不良　表现类似于 LD，但肌无力症状明显，EMG 和病理学检查可进一步与之鉴别。

【治疗】

1．采取低脂、高糖饮食。

2．整形外科　自体脂肪或皮肤填充物（dermal fillers）移植对部分患者有效[11]。

3．药物治疗

（1）美曲普汀（metreleptin）：用于全身性或局部 LD[12]。

（2）替莫瑞林（tesamorelin）：在美国获批（2010 年）用于艾滋病相关性脂肪代谢障碍的治疗。

第五节　自身免疫性自主神经节病

自身免疫性自主神经节病（autoimmune autonomic ganglionopathy，AAG）是一种由自身抗体介导的，以自主神经功能不全为特征的自身免疫性自主神经病，属于自身免疫性自主神经病变（autoimmune autonomic neuropathies）之一[13]。现有研究表明抗神经节烟碱型乙酰胆碱受体（nicotinic acetylcholine receptor，nAChR）抗体（尤其是针对其 α3 亚单位）是 AAG 的主要致病因子[14]。

【临床表现】

1．多数呈急性或亚急性起病，青中年多见，性别无明显差异。

2．半数以上患者发病前有呼吸道、消化道前驱感染史。

3．直立性低血压及胃肠道症状（胃轻瘫、腹泻、便秘、假性肠梗阻）最为常见，亦可有口干、眼干、瞳孔对光反射迟钝、性功能障碍、尿潴留等改变。

4．部分患者有明显的认知功能障碍。

【诊断】

1．AAG 的诊断主要依赖典型自主神经受累的临床表现与相应的辅助检查。

2．辅助检查

（1）血清学检查：半数患者神经节 AChR 抗体滴度（间接放射免疫法）不同程度升高，特异性较高；也可见及儿茶酚胺水平的下降。

（2）脑脊液（cerebrospinal fluid，CSF）检查：可有蛋白水平升高，而细胞数正常，少数患者可有寡克隆区带（oligoclonal band，OCB）。

（3）自主神经检查：定量发汗轴索反射测定（quantitative sudomotor axon reflex testing，QSART）、温控排汗试验（thermoregulatory sweat testing，TST）异常，尤以前者多见。直立倾斜试验可呈阳性。

（4）影像学检查：腹部 CT 可见小肠肠腔扩张等假性肠梗阻表现，头颅 MRI 无明显异常。

（5）病理学检查：皮肤活检可见神经纤维数量及密度减少，腓肠神经活检可见无髓纤维或有髓纤维的减少[15]。

【鉴别诊断】

1．多系统萎缩　多见于中老年，首发症状可表现为自主神经功能不全，包括直立性低血压、膀胱功能异常和少汗等，但呈慢性病程，且随着病情进展可出现锥外系统、小脑受累症状，头颅 MRI 可见及脑桥“十字征”，肛门括约肌 EMG 亦多阳性。

2．单纯自主神经功能衰竭（pure autonomic failure，PAF）　又称

Bradbury-Eggleston 综合征，是一种特发性自主神经系统变性病，以直立性低血压为特征，常伴随膀胱功能、性功能、出汗障碍及霍纳征，CSF 检查可资鉴别。

3．继发性自主神经病　其自主神经损害不完全，常有各种病因，如糖尿病、淀粉样变性、自身免疫病、肿瘤、感染、药物等。

【治疗】

1．对症治疗

（1）胃肠道：胃肠减压、灌肠。

（2）尿潴留：导尿。

（3）口干、眼干：使用人工唾液、泪液。

（4）直立性低血压：穿弹力袜，服用盐酸米多君（管通®）、生脉饮等。

2．免疫治疗　糖皮质激素（简称激素）、静脉免疫球蛋白（intravenous immunoglobulin，IVIg）滴注、血浆置换、硫唑嘌呤、利妥昔单抗单用或联合应用均可使患者获益[16]。

第六节　Melkersson-Rosenthal 综合征

Melkersson-Rosenthal 综合征（Melkersson-Rosenthal syndrome，MRS），亦称复发性唇面面瘫综合征或巨唇 - 面瘫 - 皱襞舌综合征，是一种少见的非干酪性肉芽肿性疾病，表现为复发性唇面肿胀、间歇性面瘫和皱襞舌“三联症”[17]，其病因和发病机制未完全明了。

【临床表现】

1．任何年龄均可发病，20 ～ 30 岁最为常见，无性别差异。

2．唇面部肿胀　是该病的核心症状，典型地表现为无痛性、非瘙痒性、非凹陷性肿胀，双侧或单侧性，多局限于唇部，尤其是上唇，亦可延及眼睑、鼻、舌、面颊、颌等部位。唇部肿胀为突发性，很快消退或反复发作，持续数小时或数周，反复发作易导致唇部逐渐不可逆性增大。

3．面瘫　系复发性面神经麻痹，见于 25% 的患者，单侧或双侧，呈部分性或完全性面瘫。

4．皱襞舌　进行性发展，舌背面有深和纵横交错的沟隙，沟隙中可见细菌和真菌感染。舌体肿胀变大，常可伴地图舌，有触痛或烧灼痛，也可伴感觉异常或嗅觉减退[18,19]。

5. 其他表现　三叉神经痛、眼麻痹、偏头痛、听力丧失、耳鸣、味觉障碍、感觉异常、角膜炎、泪腺和腮腺的功能障碍、心理疾病发作（psychological episodes）等[20,21]。

【诊断】

1. MRS　主要依据临床表现诊断，具备典型 3 种主要症状者较易诊断，若仅有单一症状或少数症状者诊断比较困难，须结合活检组织病理学。

2. 病理学　肿胀的唇舌面部组织可见非干酪样上皮细胞肉芽肿，由多核朗格汉斯（Langerhans）巨细胞、周围血管单个核细胞组成的炎性浸润以及纤维化。

【鉴别诊断】

1. 周围性面瘫　特发性面神经麻痹、糖尿病性周围神经病、吉兰 - 巴雷综合征、后颅窝肿瘤或脑膜炎均可引起面瘫，通过病史询问、影像学及实验室（如 CSF）等检查鉴别。

2. 口面肿胀　神经水肿、巨大性荨麻疹、口腔疾病、眼眶疾病、丹毒、血管瘤、麻风病、淋巴瘤、结节病、肺结核、淋巴管炎均可引起，根据相应的病史、临床表现和辅助检查予以鉴别。

【治疗】

1. 药物治疗　全身或局部皮损内注射激素，亦有学者提出试用 IVIg[22]。

2. 外科治疗　对于持续性巨唇患者，可采用唇成形术或面部吸脂术；舌沟较深者可行手术切除对位缝合术[19]。

（任　明　刘广志）

参考文献

[1] Temprano KK. A Review of Raynaud's Disease. Mo Med，2016，113（2）：123-126.

[2] 汪海洋，张一凡 . 雷诺综合征的诊治进展 . 重庆医学，2017，46

(19): 2721-2724.

[3] Maverakis E, Patel F, Kronenberg DG, et al. International consensus criteria for the diagnosis of Raynaud's phenomenon. J Autoimmun, 2014 (48-49): 60-65.

[4] 庄丽华，胡家才，吴昊．红斑肢痛症病因、病理机制及治疗的中西医研究进展．现代中西医结合杂志，2014，(33): 3754-3757.

[5] 郭运达，周淑英，弓月，等．原发性红斑肢痛症 1 例及家系调查．皮肤病与性病，2018，40 (5): 748-749.

[6] 王冠羽，郑宝森．腰交感神经阻滞治疗红斑肢痛症——附 1 例报告．中国疼痛医学杂志，2011，17 (1): 63-64.

[7] 李永芳，李艾帆．面偏侧萎缩症发病机制的研究进展．临床神经病学杂志，2015，28 (6): 468-469.

[8] Tolkachjov SN, Patel NG, Tollefson MM. Progressive hemifacial atrophy: a review. Orphanet J Rare Dis, 2015, 10: 39.

[9] 余新，冯艳梅，殷善开．进行性半侧颜面萎缩研究进展．临床耳鼻咽喉头颈外科杂志，2009，23 (10): 476-480.

[10] 胡金天，张智勇．进行性单侧面萎缩症的治疗进展．中华整形外科杂志，2010，26 (2): 155-157.

[11] Garg A. Clinical review: Lipodystrophies: genetic and acquired body fat disorders. J Clin Endocrinol Metab, 2011, 96 (11): 3313-3325.

[12] Akinci B, Meral R, Oral EA. Update on Therapeutic Options in Lipodystrophy. Curr Diab Rep, 2018, 18 (12): 139.

[13] Muppidi S. Autoimmune autonomic neuropathies: time to look beyond autoimmune autonomic ganglionopathy. Clin Auton Res, 2018, 28 (1): 7-8.

[14] Vernino S, Low PA, Lennon VA. Experimental autoimmune autonomic neuropathy. J Neurophysiol, 2003, 90 (3): 2053-2059.

[15] 熊淑华，陈向军．自身免疫性自主神经节病的诊治新进展．中国临床神经科学，2012，20 (6): 690-693.

[16] 韩子萍，赵性泉．自身免疫性自主神经节病研究进展．中国神经免疫学和神经病学杂志，2014，(3): 215-218.

[17] Ang KL, Jones NS. Melkersson-rosenthal syndrome. J Laryngol

Otol，2002，116（5）：386-388
[18] 穆兰，谷京城．梅 - 罗综合征．国际耳鼻咽喉头颈外科杂志，2015，39（5）：303-305.
[19] 杨文明，何望生．梅 - 罗综合征研究新进展．中国实用神经疾病杂志，2010，13（4）：78-81.
[20] Basman A，Gumusok M，Degerli S，et al. Melkersson-rosenthal syndrome：a case report. J Istanb Univ Fac Dent，2017，51（1）：42-45.
[21] Savasta S，Rossi A，Foiadelli T，et al. Melkersson-Rosenthal Syndrome in Childhood：Report of Three Paediatric Cases and a Review of the Literature. Int J Environ Res Public Health，2019，16（7）pii：E1289.
[22] Fantacci C，Mariotti P，Miceli Sopo S，et al.Intravenous immunoglobulins in Melkersson-Rosenthal syndrome：A clinical and neuroimaging study. Pediatr Allergy Immunol，2018，29（8）：881-883.

25

睡眠障碍

第一节　睡眠障碍的分类

睡眠障碍（sleep disorders）是一组影响正常睡眠能力并导致社会和职业功能明显损害的疾病[1]。根据 2014 年分布的国际睡眠障碍分类（International Classification of Sleep Disorders，ICSD）第 3 版（ICSD-3）（American Academy of Sleep Medicine. International Classification of Sleep Disorders. 3rd ed. Darien IL：American Academy of Sleep Medicine，2014），将睡眠障碍分为失眠症（insomnia）、睡眠相关呼吸障碍（sleep-related breathing disorders）、中枢性过度嗜睡障碍（central disorders of hypersomnolence）、睡眠 - 觉醒昼夜节律障碍（circadian rhythm sleep-wake disorders）、异态睡眠（parasomnias）、睡眠相关运动障碍（sleep-related movement disorders）和其他睡眠障碍七大类，具体如下。

1．失眠症

（1）慢性失眠症

（2）短期失眠症

（3）其他失眠症

2．睡眠相关呼吸障碍

（1）阻塞性睡眠呼吸暂停综合征（obstructive sleep apnea syndrome，OSAS）

1）OSAS，成人

2）OSAS，儿童

（2）中枢性睡眠呼吸暂停综合征（central sleep apnea syndromes，CSAS）

1）中枢性睡眠呼吸暂停伴陈 - 施呼吸（即潮式呼吸）

2）因疾病所致的中枢性睡眠呼吸暂停，不伴陈 - 施呼吸

3）高原周期性呼吸所致的中枢性睡眠呼吸暂停
4）药物或物质引起的中枢性睡眠呼吸暂停
5）原发性中枢性睡眠呼吸暂停
6）婴儿原发性中枢性睡眠呼吸暂停
7）早产儿原发性中枢性睡眠呼吸暂停
8）治疗出现的中枢性睡眠呼吸暂停
（3）睡眠相关低通气障碍
1）肥胖低通气综合征
2）先天性中枢性肺泡低通气综合征
3）迟发性中枢性低通气伴下丘脑功能障碍
4）特发性中枢性肺泡低通气
5）药物或物质所致的睡眠相关低通气
6）由于疾病导致的睡眠相关低通气
（4）睡眠相关低氧血症
3．中枢性过度嗜睡障碍
（1）发作性睡病 1 型
（2）发作性睡病 2 型
（3）特发性嗜睡
（4）Kleine-Levin 综合征
（5）由于疾病所致的嗜睡
（6）由于药物或物质所致的嗜睡
（7）伴随精神疾病的嗜睡
（8）睡眠不足综合征
4．睡眠 - 觉醒昼夜节律障碍
（1）睡眠 - 觉醒时相延迟障碍
（2）睡眠 - 觉醒时相提前障碍
（3）睡眠 - 觉醒节律紊乱
（4）非 24 h 睡眠 - 觉醒节律紊乱
（5）轮班工作紊乱
（6）时差失调
（7）非特指的昼夜节律失调性睡眠 - 觉醒障碍
5．异态睡眠
（1）非快速眼动期相关异态睡眠
1）觉醒错乱

2）梦游
3）睡眠惊醒
4）睡眠相关进食障碍
（2）快速眼动相关异态睡眠
1）快速眼动期睡眠行为障碍
2）复发性孤立性睡眠麻痹
3）梦魇
（3）其他异态睡眠
1）爆炸头综合征
2）睡眠相关幻觉
3）睡眠遗尿
4）由于疾病所致的异态睡眠
5）由于药物或物质所致的异态睡眠
6）未特指的异态睡眠
6．睡眠相关运动障碍
（1）不宁腿综合征
（2）周期性肢体运动障碍
（3）睡眠相关的腿痉挛
（4）睡眠相关的磨牙
（5）睡眠相关节律性运动障碍
（6）婴儿良性睡眠肌阵挛
（7）睡眠起始的脊髓性肌阵挛
（8）由于疾病所致的睡眠相关运动障碍
（9）由于药物或物质所致的睡眠相关运动障碍
（10）未特指的睡眠相关运动障碍
7．其他睡眠障碍

第二节　失 眠 症

失眠症是以频繁而持续的入睡困难和（或）睡眠维持困难并导致睡眠感不满意为特征的睡眠障碍。失眠症可孤立存在或者与精神障碍、躯体疾病或物质滥用共病，可伴随多种觉醒时功能损害[2]。根据 ICSD-3（American Academy of Sleep Medicine. International Classification of Sleep Disorders. 3rd ed. Darien IL：American Academy of Sleep Medicine，2014)，失眠症可分为慢性失眠症（病程≥3个月，每周≥3次）、短期失眠症（病程<3个月）与其他失眠症（不符合标准的慢性失眠症或短期失眠症）三大类。

【临床表现】

33%～50%的成年人患有失眠症，表现为入睡困难（入睡潜伏期超过30 min)、睡眠维持障碍（整夜觉醒次数≥2次)、早醒、睡眠质量下降和总睡眠时间减少（通常少于6.5h)，同时伴有日间功能障碍，主要包括疲劳、情绪低落或激惹、躯体不适、认知障碍等[3]。

【诊断】

一、慢性失眠症的诊断标准

慢性失眠症的诊断必须同时符合1～6项标准[2,4]。

1．存在以下一种或者多种异常症状（患者自述，或者照料者观察到)。

（1）入睡困难。

（2）睡眠维持困难。

（3）比期望的起床时间更早醒来。

（4）在适当的时间不愿意上床睡觉。

（5）没有父母或照顾者干预难以入睡。

2．存在以下一种或者多种与失眠相关的日间症状（患者自述，或者照料者观察到)。

（1）疲劳或全身不适感。

（2）注意力不集中或记忆障碍。

（3）社交、家庭、职业或学业等功能损害。

（4）情绪易烦躁或易激动。

（5）日间思睡。

（6）行为问题，如多动、冲动或攻击性。

（7）精力和体力下降。

（8）易发生错误与事故。

（9）过度关注睡眠问题或对睡眠质量不满意。

3．睡眠异常症状和相关的日间症状不能单纯用无合适的睡眠时间或睡眠环境来解释。

4．睡眠异常症状和相关的日间症状至少每周出现3次。

5．睡眠异常症状和相关的日间症状持续至少 3 个月。

6．睡眠和觉醒困难不能被其他类型的睡眠障碍更好地解释。

二、短期失眠症的诊断标准[4]

符合慢性失眠症第 1、2、3、6 条标准，但病程不足 3 个月和（或）相关症状出现的频率未达到每周 3 次。

三、辅助检查

1．多导睡眠监测（polysomnogram，PSG）监测　主要用于失眠的鉴别诊断和疗效评估。

2．多次睡眠潜伏期试验（multiple sleep latency test，MSLT）用于鉴别发作性睡病和日间睡眠增多等疾病。

3．体动记录仪（actigraph）用于鉴别昼夜节律失调性睡眠觉醒障碍（circadian rhythm sleep-wake disorders，CRSWDs），也可以在无 PSG 条件时作为替代手段评估患者夜间总睡眠时间和睡眠模式。

【鉴别诊断】

1．一过性失眠症　是一种持续一段时间后可自行缓解的睡眠障碍。多半是由心理上或精神上的原因引起，一旦消除了引起失眠的原因，就可以恢复至平日的睡眠状态。

2．精神疾病　如抑郁症、焦虑症、精神分裂症等疾病，应详细询问病史，明确是否有上述因素引起的继发性失眠。

3．其他睡眠障碍　如夜惊、梦魇患者可有失眠，若有典型的夜惊和梦魇症状则不考虑失眠症。

【治疗】

失眠症的治疗主要包括心理治疗、药物治疗、物理治疗和中医治疗（图 25-1）[4]。

1．心理治疗　心理治疗通常包括睡眠卫生教育、刺激控制疗法、睡眠限制疗法、认知治疗和放松疗法，其中认知行为治疗（cognitive behavioral therapy for insomnia，CBT-I）是认知治疗和行为治疗（睡眠限制、刺激控制）的组合。

2．药物治疗　主要包括苯二氮䓬类受体激动药（benzodiazepine receptor agonists，BZRAs）、褪黑素及受体激动药、食欲素（orexin）受体拮抗药和具有催眠效应的抗抑郁药物（表 25-1）[4]。

表 25-1 临床常用的镇静催眠药物 [4]

药物名称	药物达峰时间（h）	半衰期（h）	成人剂量（mg）	主要适应证	常见不良反应
非苯二氮䓬类					
唑吡坦	0.5 ~ 3	0.7 ~ 3.5	10	入睡困难或睡眠维持障碍	头晕、头痛、遗忘
佐匹克隆	1.5 ~ 2	≤ 5.0	7.5	入睡困难或睡眠维持障碍	口苦
右佐匹克隆	≤ 1	≤ 6	1 ~ 3	入睡困难或睡眠维持障碍	味觉异常
扎来普隆	≤ 1	≤ 1	5 ~ 10	入睡困难	头晕、共济失调
苯二氮䓬类					
艾司唑仑	3	10 ~ 24	1 ~ 2	入睡困难或睡眠维持障碍	宿醉、口干、虚弱，高剂量可致呼吸抑制
氟西泮	≤ 0. 5	30 ~ 100	15 ~ 30	入睡困难、睡眠维持障碍	宿醉、头昏、乏力、共济失调
夸西泮	≤ 0. 5	20 ~ 40	7.5 ~ 15	入睡困难、睡眠维持障碍	站立不稳、思睡、口干、头晕、头痛
替马西泮	1.2 ~ 1.6	3.5 ~ 18.4	15 ~ 30	入睡困难、睡眠维持障碍	头晕、共济失调
三唑仑	0.25 ~ 0.5	1.5 ~ 5.5	0.125 ~ 0.5	入睡困难	遗忘、欣快、胃部不适、头痛头晕、皮肤刺痛
阿普唑仑	1 ~ 2	12 ~ 15	0.4 ~ 0.8	入睡困难或睡眠维持障碍	撤药反应、呼吸抑制、头痛、乏力、言语不清
地西泮	0.5 ~ 2	20 ~ 70	5 ~ 10	入睡困难或睡眠维持障碍	思睡、头痛、乏力、共济失调
劳拉西泮	≤ 2	12 ~ 18	2 ~ 4	入睡困难或睡眠维持障碍	疲劳、思睡

续表

药物名称	药物达峰时间（h）	半衰期（h）	成人剂量（mg）	主要适应证	常见不良反应
褪黑素类					
褪黑素缓释片	未知	6	2	入睡困难或睡眠维持障碍	无明确描述
雷美替胺	0.75	1 ~ 2.6	8	入睡困难	疲乏、头晕、恶心呕吐、失眠恶化、幻觉
阿戈美拉汀	未知	1 ~ 2	25 ~ 50	抑郁症	头痛、恶心、乏力等
具有催眠作用的抗抑郁药物					
多塞平	1.5 ~ 4	10 ~ 50	6	睡眠维持障碍	思睡、头痛
阿米替林	2 ~ 5	10 ~ 100	10 ~ 25	抑郁症	过度镇静、直立性低血压、抗胆碱能作用、心脏损害
曲唑酮	1 ~ 2	3 ~ 14	25 ~ 150	抑郁症	直立性低血压、头晕、阴茎异常勃起
米氮平	0.25 ~ 2	20 ~ 40	3.75 ~ 15	抑郁症	过度镇静、食欲和体重增加、抗胆碱能作用
食欲素受体拮抗药					
苏沃雷生	0.5 ~ 6	9 ~ 13	10 ~ 20	入睡困难、睡眠维持障碍	残余的镇静作用

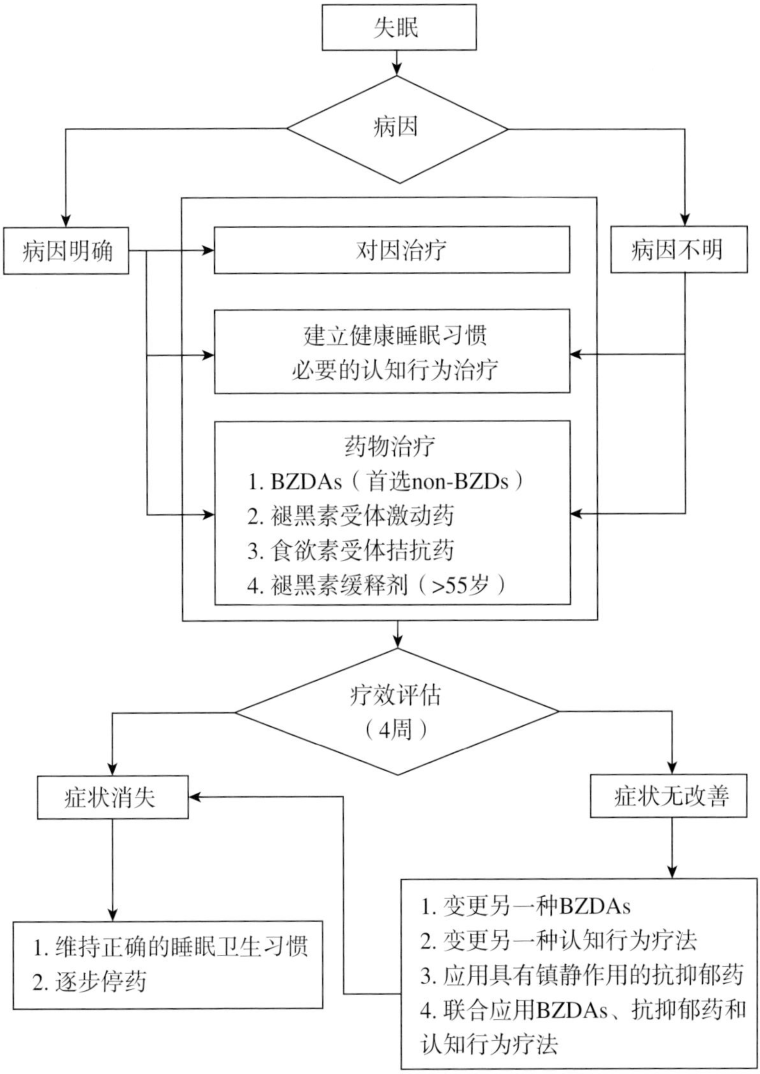

图 25-1　失眠的诊治流程

non-BZDs：非苯二氮䓬类药物；BZDAs：苯二氮䓬类受体激动药

根据中国失眠症诊断和治疗指南[2]，推荐用药顺序如下。

（1）短、中效的苯二氮䓬受体激动药（benzodiazepine receptor agonists，BzRAs）或褪黑素受体激动药（如雷美替胺）。

（2）其他 BzRAs 或褪黑素受体激动药。

（3）具有镇静作用的抗抑郁药（如曲唑酮、米氮平、氟伏沙明、多塞平），尤其适用于伴有抑郁和（或）焦虑症的失眠患者。

（4）联合使用 BzRAs 和具有镇静作用的抗抑郁药。

（5）食欲素受体拮抗药，如苏沃雷生（Suvorexant）。

（6）其他药物：AED、抗精神病药不作为首选药物使用，仅适用于某些特殊情况和人群；巴比妥类药物、水合氯醛等在欧美可用于失眠的治疗，抗组胺药常被失眠患者用于失眠的自我处理，但目前临床上均不推荐使用。

3．物理治疗　如光照疗法、经颅磁刺激（transcranial magnetic stimulation，TMS）、生物反馈治疗、经颅微电流刺激疗法等，以及饮食疗法、芳香疗法、按摩、顺势疗法等，作为可选择的补充治疗方式。

4．中医治疗　包括中药（如枣仁安神胶囊、柏子养心片、朱砂安神丸等）、针灸和电针疗法等。

第三节　睡眠呼吸暂停综合征

睡眠呼吸暂停（sleep apnoea）是指睡眠过程中口鼻呼吸气流消失或明显减弱，根据临床特征主要分为阻塞型睡眠呼吸暂停（obstructive sleep apnea，OSA）、中枢型睡眠呼吸暂停（central sleep apnea，CSA）、混合型睡眠呼吸暂停（mixed sleep apnea，MSA）三种[5]。其中，以 OSA 相对最为常见，CSA 次之，MSA 最少见[6]。

【分类】

1．OSA　又称阻塞性睡眠呼吸暂停低通气综合征（obstructive sleep apnea hyponea syndrome，OSAHS），指上述呼吸暂停发生时，胸腹式呼吸仍然存在。系因上气道阻塞而出现呼吸暂停，但是中枢神经系统（central nervous system，CNS）呼吸驱动功能正常，继续发出呼吸运动指令兴奋呼吸肌，因此胸腹式呼吸运动仍存在。多数有上呼吸道特别是鼻、咽部位狭窄的病理基础。

2．CSA　指上述呼吸暂停发生时，口鼻气流与胸腹式呼吸同时消失。由呼吸中枢神经功能调节异常引起，呼吸中枢神经不能发出有效指令，呼吸运动消失，口鼻气流停止。除见于神经系统疾病（如脑卒中）患者外，亦可见于充血性心力衰竭患者[7]。

3．MSA　对其是否存在尚有争议，指一次呼吸暂停过程中，一开始口鼻气流与胸腹式呼吸同时消失，数秒或数十秒后出现胸腹式呼吸运动，仍无口鼻气流。即一次呼吸暂停过程中，先出现 CSA，后出现 OSA[5]。

【临床表现】

1．OSA 患者夜间睡眠过程中打鼾且鼾声不规律，呼吸及睡眠节律紊乱，反复出现呼吸暂停及觉醒或自觉憋气，夜尿增多、晨起头痛、口干、白天嗜睡明显，记忆力下降；可能合并高血压、冠心病、心律失常、脑卒中、2 型糖尿病及胰岛素抵抗等，可有进行性体重增加[5]。

2．CSA 与 OSA 临床表现类似，有口鼻气流停止和无胸腹运动，但鼾声并不明显，须经 PSG 鉴别。多有基础疾病史，如充血性心力衰竭、脑卒中、高海拔、药物服用史（阿片类）等[7]。

【诊断】

1．根据典型的临床症状和体征，诊断并不困难，确诊并了解病情严重程度（表 25-2）[5] 和类型，则需进行相应的辅助检查，特别是 PSG。

表 25-2 成人阻塞性睡眠呼吸暂停病情严重程度分级

病情分度	AHI（次 / 小时）	夜间最低 SaO_2（%）
轻度	5 ～ 15	85 ～ 90
中度	＞ 15 ～ 30	80 ～＜ 85
重度	＞ 30	＜ 80

AHI：呼吸暂停低通气指数；SaO_2：动脉血氧饱和度

2．OSA 诊断标准 符合以下条件（1）和（2）或者只符合条件（3）可以诊断成人 OSA[5]。

（1）出现以下任何 1 项及以上症状。

1）白天嗜睡、醒后精力未恢复、疲劳或失眠。

2）夜间因憋气、喘息或窒息而醒。

3）习惯性打鼾、呼吸中断。

4）高血压、冠心病、脑卒中、心力衰竭、心房颤动、2 型糖尿病、情绪障碍、认知障碍。

（2）PSG 或便携式诊断仪（portable monitoring，PM）监测：呼

吸暂停低通气指数（apnea hypopnea index，AHI）≥ 5 次 / 小时，以阻塞型事件为主。

（3）无上述症状，PSG 或 PM 监测：AHI ≥ 15 次 / 小时，以阻塞型事件为主。

3．CSA 诊断标准　表现为睡眠期间呼吸暂停、睡眠片段化、白天嗜睡等症状，但鼾声并不明显，伴有特征性基础疾病史；PSG 诊断或持续正压滴定期间发现中枢性呼吸暂停 / 低通气指数≥ 5 次 / 小时，其中中枢性呼吸事件占所有呼吸事件的 50%以上（American Academy of Sleep Medicine. International Classification of Sleep Disorders. 3rd ed. Darien IL：American Academy of Sleep Medicine，2014）。

4．体格检查　包括身体质量指数（body mass index，BMI）、血压（睡前和醒后血压）、颈围（颈围是否≥ 40 cm）、评定颌面形态（重点观察有无下颌后缩、下颌畸形）、鼻腔、咽喉部的检查（特别注意有无悬雍垂肥大、扁桃体肿大及程度、舌体肥大、腺样体肥大、上颚高拱以及硬腭狭窄等）；心、肺、神经系统检查等[5]。

5．辅助检查

（1）PSG：是确诊 OSA 和疾病严重程度分级的金标准，呼吸暂停（apnea）指睡眠过程中口鼻呼吸气流消失或明显减弱（较基线幅度下降≥ 90%），持续时间≥ 10 s；低通气（hypopnea）睡眠过程中口鼻气流较基线水平降低≥ 30%，同时伴血氧饱和度（pulse oxygen saturation，SpO_2）下降≥ 3%或者伴有微觉醒，持续时间≥ 10 s。

（2）初筛 PM 检查：也称家庭睡眠监测（home sleep testing，HST）或睡眠中心外睡眠监测（out of center sleep testing，OCST），相对于实验室标准 PSG，其监测导联较少，或无须技术员职守，更为简便、实用[1]。

（3）多次睡眠潜伏期试验（multiple sleep latency test，MSLT）可评估患者日间嗜睡的程度[8]。

（4）常规检查：包括血常规、肝肾功能、血脂、甲状腺功能、心电图，必要时进行血气分析、肺功能检查、X 线头影测量（包括咽喉部测量）及 X 线胸片，以及病因或高危因素的常规检查和可能发生合并症的相应检查。

（5）常用量表：主要有 Epworth 嗜睡量表（Epworth Sleepiness Scale，ESS）和斯坦福嗜睡量表（Stanford Sleepiness Scale，SSS），

现多采用 ESS[5]。

【鉴别诊断】

1．单纯鼾症　有明显的鼾声，PSG 检查无气道阻力增加，无呼吸暂停和低通气，亦无低氧血症，可资鉴别。

2．肥胖低通气综合征　患者过度肥胖（BMI > 30 kg/m^2），清醒时二氧化碳潴留，$PaCO_2$ > 45 mmHg（1 mmHg=0.133 kPa），多数患者合并 OSA，须注意鉴别。

3．发作性睡病　临床表现为难以控制的白天嗜睡、发作性猝倒、睡眠瘫痪和睡眠幻觉，多在青少年起病，MSLT 显示异常 REM 睡眠，可与之鉴别。

【治疗】

一、OSA 的治疗[8]

1．一般治疗

（1）减轻体重：包括饮食控制、药物或手术。

（2）体位改变：对于体位性睡眠呼吸暂停者可采用侧卧位睡眠，抬高床头。

（3）戒烟酒，慎用镇静药。

2．药物治疗　目前尚无肯定疗效的药物。

3．无创气道正压通气

（1）持续气道正压（continuous positive airway pressure，CPAP）治疗：作为一线治疗手段，包括心力衰竭者。

（2）自动气道正压通气（autonomatic positive airway pressure，APAP）：适用于 CPAP 不耐受、饮酒后 OSA、体位及睡眠时相相关 OSA、体质量增减显著的患者。

（3）双水平气道正压通气（bilevel positive airway pressure，BiPAP）：适用于 CPAP 压力超过 15 cmH_2O（1 cmH_2O=0.098 kPa）不能耐受 CPAP 者以及合并 CSA 或肺泡低通气疾病（如慢阻肺、神经肌肉疾病、肥胖低通气综合征）的患者。

4．口腔矫治器（oral appliance，OA）治疗　可作为用于单纯鼾症、轻至中度 OSA 患者的一线治疗。

5．手术治疗

（1）气管切开术或气管造口术：是用于治疗重度 OSAS 的最后手段。

（2）鼻手术：包括鼻中隔偏曲矫正术、鼻息肉摘除、鼻腔扩容术等。

（3）悬雍垂软腭咽成形术（uvulopalatopharyngoplasty，UPPP）：是目前最常用的手术方法，适用于阻塞平面在口咽部，黏膜组织肥厚致咽腔狭小、软腭过低过长、悬雍垂粗长、扁桃体肥大或腭部狭窄为主者。

（4）软腭植入术：可能对轻中度 OSA 有效。

（5）舌骨及舌根手术：适用于轻中度存在舌根平面狭窄的 OSA 患者。

（6）牵引成骨术：用于颅颌骨畸形且需要大幅度成骨的成年严重 OSA 患者。

（7）单颌手术：适用于伴上、下颌后缩、小颌畸形者。

（8）双颌前移术：适用于严重颌骨畸形 OSA、各种 OSA 手术失败或肥胖重度 OSA 患者；亦可用于 AHI > 70 次 / 小时或 BMI 32 ～ 40 kg/m^2 患者。

二、CSA 的治疗[9]

1．原发病的治疗。

2．呼吸兴奋药物　乙酰唑胺、茶碱类、二氧化碳吸入。

3．氧疗　可以纠正低氧血症，对继发于充血性心力衰竭的患者，可降低 AHI 的次数。

4．辅助通气治疗　可选用正压机械通气和匹配伺服通气（adaptive servoventilation，ASV）。

第四节　不宁腿综合征

不宁腿综合征（restless leg syndrome，RLS），亦称 Willis-Ekbom 病，是一种常见的神经系统感觉运动性疾病，是一种以强烈渴求肢体活动为特征的神经系统综合征，通常伴有感觉异常，在安静时发生或加重，运动后减轻[10,11]。RLS 按病因分为特发性和症状性两大类，病因尚未完全明确，特发性 RLS 可能与遗传因素相关，症状性 RLS 可能与一些疾病（如铁缺乏、肾衰竭等）、妊娠或药物［如三环类抗抑郁药（tricyclic antidepressant，TCA）、选择性 5- 羟色胺再摄取抑制药（selective serotonin reuptake inhibitor，SSRI）］相关[12]。

【临床表现】

1．RLS 在各年龄组皆可发病，但多见于 40 岁以上的壮年。在欧美国家成年人中，RLS 的患病率为 5% ~ 10%[11]，我国报道率仅为 1.37%[13]。

2．临床表现　表现为双小腿难以忍受的不适感、蚁走感、刺痛感及蠕动感等，迫使患者改变体位，不停走动，先从一侧开始，50%的患者有上肢症状。症状在晚上和夜间时间加重，多数患者主诉难以深睡或者入睡后不久就因为腿部症状而醒来，导致其白天感到过度疲劳和嗜睡。

3．多数患者主诉睡眠不佳，夜间睡眠严重破坏（如入睡时间延长，睡眠效率和整体睡眠时间降低），可伴有睡眠周期性肢体运动（periodic limb movement of sleep，PLMS）[12]，可将患者惊醒。

【诊断】

1．RLS 的诊断主要基于 2014 年国际 RLS 研究组（International Restless Legs Syndrome Study Group，IRLSSG）制订的标准（表 25-4）[10,11]。

表 25-4　不宁腿综合征的诊断标准[10]

RLS 必要的诊断标准（必须具备以下 5 项）
1．强烈的活动双腿的欲望或伴有腿部不舒服、不愉快的感觉
2．强烈的活动双腿的欲望或不愉快的感觉，在休息或安静情况下（卧位或坐位）发生或加重
3．强烈的活动双腿的欲望或不愉快的感觉，在运动或伸拉（如散步）时部分或完全缓解，只要继续运动时即可如此
4．强烈的活动双腿的欲望或不愉快的感觉，傍晚或夜里比白天更严重，或仅发生在傍晚或夜里
5．以上这些临床表现不能单纯由其他疾病或现象解释，如肌痛、静脉淤滞、下肢水肿、关节炎、下肢痉挛、体位不适、习惯性拍足等
PLS 临床病程的分类
慢性持续性 RLS（chronic-persistent RLS）：最近 1 年内，未经治疗的患者出现症状的频率为平均每周 2 次或以上
间歇性 RLS（intermittent RLS）：症状出现的频率为平均每周少于 2 次，且一生中至少有 5 次 RLS 活动

2．辅助检查

（1）血液检查：包括血清铁离子、铁蛋白检查。

（2）影像学检查：头颅 MRI、腰椎 CT 或 MRI、下肢血管彩超等。

（3）电生理检查：包括诱发电位、肌电图（electromyography，EMG）等[14]。

【治疗】

1．非药物治疗　去除各种导致 RLS 的诱因，如戒除含咖啡因、酒精等饮料的摄入，培养良好的作息习惯，适度活动。

2．药物治疗　间歇性 RLS 可给予左旋多巴、多巴胺受体（dopamine receptor，DR）激动药、阿片类药物或镇静催眠药；慢性持续性 RLS 予以 DR 激动药、抗惊厥药或阿片类药物；如为顽固性 RLS，可采用 DR 激动药和抗惊厥药联合治疗[11]。

（1）多巴胺类药物：包括左旋多巴和 DR 激动药（罗替戈汀、普拉克索和罗匹尼罗），现被认为是治疗 RLS 的第一线药物，尤其是后者，适用于伴抑郁、肥胖 HE 代谢综合征、跌倒高风险或认知损害者。

（2）抗惊厥药：包括加巴喷丁、普瑞巴林，适用于 RLS 伴慢性疼痛、焦虑、失眠或冲动控制障碍（impulse control disorders，ICD）者。

（3）阿片类药物：包括小剂量可待因、曲马朵，是多巴胺治疗失败的替代方法[10]。

（4）镇静催眠药：包括苯二氮䓬类药物和唑吡坦，主要用来改善 RLS 患者的睡眠障碍。

（5）铁剂：包括右旋糖酐铁注射液、硫酸亚铁，可显著改善 RLS 不适症状，尤其是铁缺乏者[14-16]。

第五节　周期性肢体运动障碍

周期性肢体运动障碍（periodic limb movement disorder，PLMD）是一种以睡眠期间周期性出现反复的肢体运动（下肢为主）睡眠障碍，可见于成人和儿童。

【临床表现】

1．入睡后腿部（包括脚趾、踝部、膝部和臀部）规律性动作，如屈曲，偶尔可累及上肢。

2．可伴有唤醒，继而导致睡眠紊乱及日间过度嗜睡[17,18]。

【诊断】

1．主要依据临床表现、PSG检查诊断，并不能用其他睡眠疾患、精神疾患或药物摄入等原因解释。

2．PSG 成人PLMS指数＞15次/小时，儿童PLMS指数＞5次/小时[17,18]。

【鉴别诊断】

需与入睡抽动鉴别，后者见于正常人群，表现为刚入睡时在觉醒和睡眠移行期发生的肢体或全身的突发抽动，仅一次，常伴有梦境或跌落感，使入睡终止而醒转。

【治疗】

可给予氯硝西泮、褪黑素、丙戊酸、司来吉兰，也可试用普拉克索、加巴喷丁、普瑞巴林、罗替戈汀、罗匹尼罗等药物[17,18]。

第六节 发作性睡病

发作性睡病（narcolepsy）是一种慢性神经系统疾病，以白天过度嗜睡、发作性猝倒（cataplexy）、睡眠瘫痪、睡眠幻觉为特征性表现。根据其临床表现、脑脊液（cerebrospinal fluid，CSF）下丘脑分泌素-1（Hcrt-1，亦称食欲素）水平可以分为Ⅰ型和Ⅱ型。发作性睡病Ⅰ型，既往称为猝倒型发作性睡病，以CSF中Hcrt-1水平显著下降为重要指标；发作性睡病Ⅱ型，既往称为非猝倒型发作性睡病，通常CSF中Hcrt-1水平无显著下降。现有证据表明多基因易患性、环境因素和免疫应答共同参与发作性睡病的发病机制[19,20]。

【临床表现】

1．发病年龄通常为10～20岁，国人为8～12岁，男性略多于女性，通常认为本病是一类终身性疾病，但部分患者在发病数年后症状可有缓解[21]。Ⅰ型发作性睡病相对更常见，年发病率为0.74/10万人。

2．临床表现

（1）日间过度睡眠（excessive daytime sleepiness）：表现为白天难以遏制的困倦或陷入睡眠；白天小睡可暂时缓解睡意，并可保持一段时间清醒；在单调、无刺激的环境中更容易入睡；儿童可表现为注意力降低和行为减少。

（2）猝倒（cataplexy）：表现为清醒期突然发生的双侧骨骼肌肌张力下降而意识相对保留，是Ⅰ型发作性睡病最具特征性的临床表现。猝倒发作时间通常短暂（< 2 min），可以迅速得到完全恢复。有时强烈的情感刺激（大笑或激动）可能诱发持续的猝倒发作，严重时可持续数小时，称为猝倒持续状态（status catapleticus）。发作期间，腱反射消失。

（3）睡眠瘫痪和睡眠幻觉：睡眠瘫痪表现为发作性的肢体活动不能，通常持续数秒，常发生于睡醒后，多伴有恐惧情绪或窒息感觉。睡眠幻觉包括醒前幻觉（hypnopompic hallucination）和入睡前幻觉（hypnagogic hallucinations），其中前者较后者更常见，常表现为生动的视幻觉，患者能对幻觉存在自知性，可伴随猝倒发生，也可发生于猝倒后或睡眠瘫痪时。

（4）其他：包括夜间睡眠障碍、肥胖、OSAS、周期性肢体运动障碍、梦游、快速眼动（rapid eye movement，REM）睡眠期行为障碍、抑郁焦虑情绪等[19,20]。

【诊断】

1．诊断主要依据临床病史，确诊须经夜间多导睡眠监测（nocturnal polysomnography，nPSG）和次日的多次小睡潜伏期试验（multiple sleep latency test，MSLT）检查[21]。在此基础上，进一步根据有无猝倒和CSF中Hcrt-1浓度进行临床分型。

2．诊断标准[19,20]

（1）发作性睡病Ⅰ型的诊断标准，需要同时满足以下标准。

1）患者存在白天难以遏制的困倦和睡眠发作，症状持续至少3个月以上。

2）满足以下1项或2项条件：①有猝倒发作（符合定义的基本

特征）。经过标准的 MSLT 检查平均睡眠潜伏期≤ 8 min，且出现≥ 2 次睡眠始发 REM 睡眠现象（sleep-onset REM periods，SOREMP）。nPSG 出现 SOREMP 可以替代 1 次白天 MSLT 中的 SOREMP。②免疫反应法检测 CSF 中 Hcrt-1 浓度≤ 110pg/ml 或＜正常参考值的 1/3。

（2）发作性睡病Ⅱ型的诊断标准，需要同时满足以下标准。

1）患者存在白天难以遏制的困倦和睡眠发作，症状持续至少 3 个月以上。

2）标准 MSLT 检查平均睡眠潜伏期≤ 8 min，且出现≥ 2 次 SOREMP，nPSG 出现 SOREMP 可以替代 1 次白天 MSLT 中的 SOREMP。

3）无猝倒发作。

4）CSF 中 Hcrt-1 浓度未进行检测，或免疫反应法测量值＞ 110 pg/ml 或＞正常参考值的 1/3。

5）嗜睡症状和（或）MSLT 结果无法用其他睡眠障碍，如睡眠不足、OSAS、睡眠时相延迟障碍、药物使用或撤药所解释。

3．辅助检查

（1）PSG：入睡潜伏期缩短、出现 SOREMP、入睡后觉醒增加、睡眠效率下降、微觉醒次数增多、睡眠期周期性肢体运动增加、REM 睡眠期眼动指数增高、REM 睡眠期肌张力失迟缓以及非快速眼动期（non-rapid eyes movement，NREM）1 期睡眠增加、NREM3 期睡眠减少等。

（2）MSLT：MSLT 阳性定义为平均睡眠潜伏期≤ 8 min，且出现≥ 2 次 SOREMPs。

（3）CSF 中 Hcrt-1 浓度：敏感度和特异度约为 90%。

（4）基因检测：98%患者呈 *HLA- DQB1*0602* 阳性。

（5）量表评估：用于评估日间过度嗜睡，主要有 ESS 和 SSS。

【鉴别诊断】

1．特发性嗜睡　是一种中枢性嗜睡障碍，以致残性嗜睡为特征。与发作性睡病不同，特发性嗜睡患者即使长时间小睡也无助于恢复清醒，睡眠通常并非间断不连续，少有夜间觉醒。睡眠时间也延长；标准 MSLT 检查示≤ 2 次 SOREMPs，可资鉴别。

2．Kleine-Levin 综合征　是一种罕见的嗜睡症，呈间歇性睡眠，在数天到数周内间歇性地出现嗜睡，且伴随认知行为改变（食欲不振和性欲亢进），可与之鉴别。

【治疗】

1．行为心理疗法　包括规律性日间小睡、睡眠卫生、社会支持、心理支持等，白天小睡可以缓解日间嗜睡。

2．药物治疗[19-22]

（1）日间嗜睡的治疗：精神兴奋药治疗日间嗜睡首选莫达非尼，次选哌甲酯，其他药物包括安非他明、马吲哚、司来吉兰、咖啡因等，均从小剂量开始逐渐增加剂量。

（2）猝倒的治疗：抗抑郁药，包括三环类抗抑郁药（tricyclic antidepressant，TCA）、SSRI、选择性 5- 羟色胺与去甲肾上腺素再摄取抑制药（5-HT and NE reuptake inhibitor，SNRI）、选择性去甲肾上腺素再摄取抑制药（noradrenaline reuptake inhibitor，NaRI）。TCAs 包括氯米帕明、去甲阿米替林和丙咪嗪等。SSRI 包括氟西汀、帕罗西汀、舍曲林和西酞普兰等；SNRI 包括文拉法辛、度洛西汀等；NaRI 包括瑞波西汀、阿托莫西汀等。抗抑郁药治疗猝倒起效迅速，但停药后可出现症状反弹。

（3）羟丁酸钠能治疗发作性睡病的所有症状，对于猝倒、日间嗜睡、夜间睡眠障碍等均有确切疗效。

（4）合并睡眠瘫痪和睡眠幻觉的治疗：使用氯米帕明、氟西汀、文拉法辛等。此外，一些镇静催眠药，如唑吡坦、佐匹克隆、右佐匹克隆及短半衰期苯二氮䓬类药物等亦可使用。

（5）合并夜间睡眠不安的治疗：羟丁酸钠有确切疗效。镇静催眠药以及褪黑素也可用来治疗夜间睡眠不安。

（6）合并 REM 睡眠期行为障碍的治疗：首选氯硝西泮，其他可选药物为褪黑素、阿戈美拉汀、雷美替胺、普拉克索等。

第七节　快速眼动期睡眠行为障碍

REM 睡眠行为障碍（REM sleep behavior disorder，RBD）是一种以 REM 睡眠期间伴随梦境及肢体活动为特征的睡眠疾病。RBD 可单独出现，无其他伴随症状，即特发性 RBD（idiopathic RBD，iRBD），也可以继发于各种疾病或诱因，即继发性 RBD（secondary RBD，sRBD），又进一步分为药源性 RBD（如抗精神病药物、

TCA、SSRI、乙醇、咖啡)、症状性 RBD(如血管病、炎症、肿瘤、发作性睡病、癫痫)以及神经系统变性病(如帕金森病、多系统萎缩、路易体痴呆)相关的 RBD 等 [23,24]。可见于任何年龄,但多见于 50 ~ 60 岁以上的人群,男性多于女性,在一般人群的患病率是 0.38% ~ 2.1% [24]。

【临床表现】

通常在半夜发作,睡眠期间出现各种不同程度的行为动作,多为猛烈粗暴动作(如拳打脚踢、翻滚喊叫、打人等),清醒后患者可回忆起的梦中情景(如被人或动物追赶或采取防御行为),但对睡梦中出现的异常行为无记忆 [23,25]。

【诊断】

1．RBD 诊断需要根据睡眠相关的复杂运动行为病史或经 PSG 记录的 REM 睡眠期间复杂的声音或运动行为,伴之以 REM 睡眠期骨骼肌失弛缓(REM sleep without atonia,RWA)现象,并排除其他疾患 [24]。

2．RBD 的诊断标准 [23]

(1)REM 睡眠期出现 RWA 现象。

(2)有明确的梦境行为演绎(dream enactment behavior,DEB),有临床发作史或 PSG 记录到明确的发作。

(3)REM 睡眠期脑电图(electroencephalogram,EEG)无痫样放电。

(4)症状不能被其他病因解释,包括其他类型睡眠障碍、神经精神疾病、药物、内科躯体疾病或者物质滥用等。

> RWA(PSG)与 DEB(临床症状)是 RBD 最主要的诊断标准,此二项特征同时具备才能确诊 RBD。如果只有高度可疑的临床表现和问卷资料,缺少 PSG 证据,则仅能归类为很可能 RBD[23-25]。

3．辅助检查

(1)PSG:表现为 REM 睡眠期存在持续或亢进的骨骼肌活动,检查时应同时监测上下肢的 EMG,RWA 现象表现为,①紧张性活动(持续性肌张力增高)每帧(30 s)> 50%的下颌肌电幅度增高,高于 NREM 睡眠期的最小 EMG；②时相性活动（暴发性肌电活动），每帧（30 s）> 50%的暴发性肌电活动，时间 0.1 ~ 5 s、幅度> 4 倍背景肌电活动。

（2）量表：包括 RBD 筛查问卷、Mayo 睡眠问卷、RBD 筛查问卷（中国香港版）等[23]。

【鉴别诊断】

1．OSA　除打鼾和嗜睡外，一些重度 OSA 患者可能会出现与 RBD 相似的 DEB，PSG 显示 REM 期伴有完整的肌肉弛缓状态，异常睡眠行为常发生在呼吸暂停导致微觉醒时，出现于整个睡眠周期，可资鉴别。

2．NREM　期睡眠行为障碍：主要包括睡行症、梦魇、夜间额叶性癫痫和周期性肢动症。行症、梦魇、多发生于儿童或青春期，常有家族史，夜间额叶性癫痫和周期性肢动症常发生于 50 岁左右的男性。视频 PSG 可清晰记录到 NREM 期突然出现的异常行为，或者发作期或发作间期的癫痫样放电，但 REM 睡眠期无 RWA，可与 RBD 鉴别。

【治疗】

1．保护措施　应提供相对安全的睡眠环境，建议与患者同床者与其分室居住，直至病情得以有效控制；患者应作息规律，并避免服用有精神兴奋作用的药物或酒精。

2．药物治疗　包括氯硝西泮、褪黑素，亦可试用普拉克索、多奈哌齐、卡马西平、佐匹克隆、右佐匹克隆等药物[23,25]。

（刘广志　关　颖　于逢春）

参考文献

[1] Xie Z，Chen F，Li WA，et al.A review of sleep disorders and melatonin.Neurol Res，2017，39（6）：559-565.

[2] 中国睡眠研究会．中国失眠症诊断和治疗指南．中华医学杂志，2017，97（24）：1844-1856

[3] Bollu PC，Kaur H.Sleep Medicine：Insomnia and Sleep. Mo Med，2019，116（1）：68-75.

[4] 中华医学会神经病学分会，中华医学会神经病学分会睡眠障碍学组．中国成人失眠诊断与治疗指南（2017版）．中华神经科杂志，2018，51（5）：1-12.

[5] 中华医学会，中华医学会杂志社，中华医学会全科医学分会，中华医学会呼吸病学分会睡眠呼吸障碍学组，中华医学会《中华全科医师杂志》编辑委员会，呼吸系统疾病基层诊疗指南编写专家组．成人阻塞性睡眠呼吸暂停基层诊疗指南（2018年）．中华全科医师杂志，2019，18（1）：21-29.

[6] Heinzer R，Vat S，Marques-Vidal P，et al.Prevalence of sleep-disordered breathing in the general population：the HypnoLaus study.Lancet Respir Med，2015，3（4）：310-318.

[7] Baillieul S，Revol B，Jullian-Desayes I，et al.Diagnosis and management of central sleep apnea syndrome.Expert Rev Respir Med，2019，13（6）：545-557.

[8] 中国医师协会睡眠医学专业委员会．成人阻塞性睡眠呼吸暂停多学科诊疗指南．中华医学杂志，2018，98（24）：1902-1914.

[9] Randerath W，Verbraecken J，Andreas S，et al.Definition，discrimination，diagnosis and treatment of central breathing disturbances during sleep.Eur Respir J，2017，49（1）：1600959.

[10] Allen RP，Picchietti DL，Garcia-Borreguero D，et al.Restless legs syndrome/Willis-Ekbom disease diagnostic criteria：updated International Restless Legs Syndrome Study Group（IRLSSG）consensus criteria：history，rationale，description，and significance. Sleep Med，2014，15（8）：860-873.

[11] Vishal K，Muhammad A，Syed A，et al. Differential Diagnosis and Treatment of Restless Legs Syndrome：A Literature Review. Cureus，2018，10（9）：e3297.

[12] Ruppert E.Restless arms syndrome：prevalence，impact，and management strategies.Neuropsychiatr Dis Treat，2019，15：1737-1750.

[13] Shi Y，Yu H，Ding D，et al.Prevalence and risk factors of restless legs syndrome among Chinese adults in a rural community of Shanghai in China.PLoS One，2015，10（3）：e0121215.

[14] 姚彩霞，王柳清，张守成．不宁腿综合征的诊断与治疗进展．

中华全科医师杂志，2019，18（10）：994-997.
[15] Silber MH，Becker PM，Earley C，et al. Medical advisory board of the Willis-Ekbom disease foundation. Willis-Ekbom disease foundation revised consensus statement on the management of restless legs syndrome. Mayo Clin Proc，2013，88（9）：977-986.
[16] Allen R，Picchietti D，Auerbach M，et al. Evidence-based and consensus clinical practice guidelines for the iron treatment of restless legs syndrome/Willis-Ekbom disease in adults and children：an IRLSSG task force report. Sleep Med，2018，41：27-44.
[17] Ambra S. Diagnostic Criteria，Differential Diagnosis，and Treatment of Minor Motor Activity and Less Well-Known Movement Disorders of Sleep. Curr Treat Options Neuro，2019，21（1）：1-14.
[18] AASM，American Academy of Sleep Medicine.The treatment of restless legs syndrome and periodic limb movement disorder in adults--an update for 2012：practice parameters with an evidence-based systematic review and meta-analyses：an American Academy of Sleep Medicine Clinical Practi. Sleep，2012，35（8）：1039-1062.
[19] 中华医学会神经病学分会，中华医学会神经病学分会睡眠障碍学组. 中国发作性睡病诊断与治疗指南. 中华神经科杂志，2015，48（6）：445-452.
[20] Golden EC，Lipford MC.Narcolepsy：Diagnosis and management. Cleve Clin J Med，2018，85（12）：959-969.
[21] Scammell TE.Narcolepsy.N Engl J Med，2015，373（27）：2654-2662.
[22] Partinen M，Kornum BR，Plazzi G，et al.Narcolepsy as an autoimmune disease：the role of H1N1 infection and vaccination. Lancet Neurol，2014，13（6）：600-613.
[23] 中华医学会神经病学分会，中华医学会神经病学分会睡眠障碍学组. 中国快速眼球运动睡眠期行为障碍诊断与治疗专家共识. 中国神经科杂志，2017，50（8）：567-571.
[24] Erik K，Bradley F. REM Sleep Behavior Disorder：Diagnosis，

Clinical Implications，and Future Directions. Mayo Clin Proc，2017，92（11）：1723-1736.

[25] Högl B，Stefani A.REM sleep behavior disorder（RBD）：Update on diagnosis and treatment. Somnologie（Berl），2017，21（Suppl 1）：1-8.

26

中毒和维生素缺乏

第一节　中　毒

总体上，主要分为药物（如巴比妥类）、化学物（如酒精、有机磷、一氧化碳、苯等）、食物［如肉毒毒素（botulinum toxin，BoNT）、山黧豆、木薯、霉变甘蔗、毒蕈、亚硝酸盐等］、生物毒素（如蛇毒、破伤风梭菌等）、重金属（如铅、砷、汞、锰、铊等）中毒。下面就各类中毒做一介绍。

一、急性巴比妥类中毒

巴比妥类药物在临床上常作为镇静、催眠、抗惊厥等药物使用，根据作用持续时间分为：①长效类，作用持续时间 6 ~ 12 h，有巴比妥和苯巴比妥；⑦中效类，4 ~ 6 h，有异戊巴比妥、丁巴比妥（butobarbital）；③短效类，3 ~ 4 h，有戊巴比妥（pentobarbital）、司可巴比妥（速可眠）[1]；④超短效类，30 ~ 45 min，有硫喷妥钠。

【临床表现】

急性巴比妥中毒（acute barbiturate poisoning）分为轻、中、重三度，表现如下。

1．轻度中毒　在服用镇静药治疗量 2 ~ 5 倍时出现，临床表现为倦怠或嗜睡、思维迟缓、言语不清、轻度的定向障碍、情绪不稳、记忆力减退、肌张力降低、步态不稳、眼球震颤、瞳孔缩小，但各种反射活动和生命征象均不受影响。

2．中度中毒　在服用镇静药治疗量 10 倍时出现，临床表现为浅昏迷、瞳孔缩小，对光反射存在，腱反射减弱，可出现锥体束征。

3．重度中毒　在服用镇静药治疗量 15 ~ 20 倍时出现，临床表现为昏迷，呼吸抑制由呼吸浅慢到呼吸停止，可有急性肺水肿和发绀；心血管功能障碍由低血压到休克，脉搏细数，体温低于正常；四肢肌张力低下，腱反射消失，可有锥体束征，中毒晚期瞳孔麻痹性散大，严重患者瞳孔对光反射消失。胃肠蠕动减弱，偶可致皮肤起水疱，且多出现在受压部位，也可见于手指、足趾之间[2]。

【诊断】

根据有大量服用巴比妥类药物的病史、药物过量中毒的临床表现做出诊断，测定血和尿中巴比妥药物浓度有助于确诊[3]。

【治疗】

巴比妥类药物中毒尚无特效解毒药，可采取以下常规处理。

1．维持呼吸循环功能

2．急性早期洗胃　用 1∶4000 ～ 1∶5000 高锰酸钾溶液或 0.9% 氯化钠溶液、温开水反复洗胃。

3．大量静脉输入液体　促进巴比妥排泄。

4．防治并发症　积极处理脑水肿、吸入性肺炎、上消化道出血、心律失常、感染[2]。

二、慢性酒精中毒

酒精中毒性脑病包括急性和慢性酒精中毒性脑病，其中慢性酒精中毒性脑病（chronic alcoholic encephalopathy）是指由于长期饮酒造成酒精作用于脑组织产生的慢性、容易复发的脑部疾病，是长期过量饮酒导致的中枢神经系统（central nervous system，CNS）严重中毒。根据患者的临床表现和病程，分为 Wernicke 脑病、Korsakoff 综合征、慢性酒精中毒性痴呆、酒精性震颤 - 谵妄、酒精性癫痫、酒精性精神和行为障碍 6 种综合征。

【临床表现】

1．Wernicke 脑病　多呈急性或亚急性发病，典型症状包括眼肌麻痹、精神异常和共济失调，呕吐和眼球震颤最早出现，眼肌麻痹是本病的特征性表现之一；（小脑性）共济运动障碍常在眼部症状之后出现，表现为小脑性共济失调，行走时步基较宽，易于倾跌；个别患者还可伴有言语含糊、构音不连贯等现象。80%以上患者合并精神症状，但有时表现隐匿，需要医师仔细检查[4]。

2．Korsakoff综合征　又称酒精遗忘综合征，典型的临床表现包括遗忘症、虚构、错构、认知功能障碍、定向障碍和人格改变。患者在人格上常表现为表情冷漠，缺乏主动性，对周围人事缺乏主动意志要求和关心，但有时又显得自私固执、欣快肤浅，或者情绪波动十分剧烈。

3．慢性酒精中毒性痴呆（alcoholic dementia）　是由于慢性酒精中毒而产生的明显认知功能障碍，可由Wernicke脑病或Korsakoff综合征发展而来，个人生活能力显著下降，不修边幅，个人卫生差，而且对饮酒的需求超过一切。晚期言语功能也严重受损，仅能只字片语，最后卧床不起，二便失禁，多因各种并发症而死亡。

4．酒精性震颤-谵妄　该病可由外伤、感染等一些减弱机体抵抗力的因素所促发，有失眠、恐惧和震颤前驱症状，经典的三联症是伴有生动幻觉或错觉的谵妄、行为紊乱及明显的震颤。可伴有被害妄想，甚至有自杀、自伤或攻击、冲动表现。此症一般持续数日，患者对病中经历通常没有回忆。

5．酒精性癫痫　临床表现为多种类型的癫痫发作，以全面性强直-阵挛发作较常见，严重时可出现癫痫持续状态。

6．酒精性精神和行为障碍　包括长期酒精使用障碍所导致的戒断反应，以及伴随的人格、情绪障碍或精神病性障碍。情绪障碍常见抑郁、焦虑等多种表现，患者情绪混杂、多变，稳定性差，持续时间长，对药物反应不良，且伴随人格异常、幻觉、睡眠障碍或认知功能障碍。

【诊断】

1．首先应该有长期饮酒的病史或有酒精依赖病史。酒精依赖诊断标准依据DSM-4/ICD-10标准，12个月内出现以下3项或以上。

（1）对酒精耐受（需要摄入更大量以达到愉悦感）。

（2）停止饮酒后出现戒断症状或反应。

（3）过量摄入。

（4）无法控制、戒除。

（5）耗费大量时间寻求、获得和摄入酒。

（6）社会交往活动意愿减退。

（7）不顾任何不良后果（身体和心理问题）。

2．影像学检查

（1）头颅CT：胼胝体变性在CT可表现为胼胝体压部、体部、膝部对称性低密度影，多无强化；Wernicke脑病可见中脑导水管区的低密度改变；可有双侧侧脑室邻近丘脑区域或导水管周围低密度改变，亦可见及乳头体密度改变。

（2）头颅MRI：MRI平扫T_2加权像（weighted imaging，WI）可发现双侧丘脑和脑干对称性异常信号，其典型改变为Ⅲ脑室和导水管周围有对称性长T_2信号，乳头体萎缩被认为是该病特征性改变。脑白质脱髓鞘表现为皮质下白质及侧脑室周围多发的点状或斑片状长T_1长T_2信号影，胼胝体囊变、空洞、分裂。

【治疗】

1．戒酒　首要治疗方法就是戒酒，分为2个治疗阶段：一是戒酒阶段，也称作解毒阶段；另一阶段是康复治疗阶段。积极的药物治疗能够帮助患者戒断对酒精的依赖，防止疾病复发。严重酒精中毒患者的戒酒应该住院进行，以防止严重并发症的发生。目前一线治疗药物有：纳美芬、纳洛酮、纳曲酮、双硫仑等[5]。目前二线治疗药物有巴氯芬、托吡酯、苯二氮䓬类药物等[6,7]。

2．病因治疗　慢性酒精中毒性脑病的病因是胃肠吸收不良所造成的硫铵（维生素B_1）缺乏，口服维生素B_1效果不佳，故一般选择非肠道给药。对伴有认知功能障碍的慢性酒精中毒性脑病、营养不良、低血糖、肝病等患者在静脉输入含糖液体前都应通过非肠道补充高剂量维生素B_1[8,9]。

3．纠正营养失调　应给予静脉补充水、电解质、维生素B_1和维生素C等，并鼓励患者进食富含维生素的食物。

4．脑保护治疗　补充大剂量维生素C和B族维生素，还可给予自由基清除剂如依达拉奉，线粒体保护剂（如艾地苯醌、辅酶Q_{10}），以及神经营养药物（如鼠神经生长因子、奥拉西坦）[10]。

5．各型综合征的治疗

（1）Wernicke脑病和Korsakoff综合征：通过非肠道补充B族维生素，包括维生素B_1肌内注射，以及甲钴胺肌内注射或静脉注射。

（2）慢性酒精中毒性痴呆：可使用多奈哌齐、美金刚。

（3）酒精性震颤-谵妄：首选苯二氮䓬类药物短期应用，必要时联用抗精神病药（如氟哌啶醇或奥氮平）。

（4）酒精性癫痫：戒断期或恢复期出现癫痫发作均应积极给予抗癫痫药物（antiepileptic drug，AED）治疗，首选苯二氮䓬类药物，必要时可联合使用丙戊酸钠缓释片或左乙拉西坦，调整至最低安全有效剂量，减停药应在戒酒并完全控制癫痫发作1～2年后考虑，并根据患者脑损伤情况适当延长。

（5）酒精性精神和行为障碍：使用选择性5-羟色胺再摄取抑制药（selective serotonin-reuptake inhibitors，SSRI），或5-羟色胺和去甲肾上腺素再摄取抑制药（selective serotonin-norepinephrine reuptake inhibitors，SNRI）[11]。

（6）脑白质脱髓鞘和脑桥中央髓鞘溶解：可试用他汀类药物，在用药过程中应注意监测肝功能和肌酶[12]。

6．康复治疗　对于并发小脑性共济失调者，应尽可能地维持患者的运动功能，及时进行康复治疗。

三、有机磷农药中毒

有机磷农药是目前农业上应用最广泛的杀虫剂，由于生产或使用违反操作规程或防护不周而发生急性或慢性有机磷农药中毒（organophosphorus pesticide poisoning），也可因误服、自服或污染食物而引起急性中毒。

【临床表现】

1．轻度中毒　以毒蕈碱样表现为主，中度中毒以烟碱样表现为主，重度中毒上述两种表现均有外，还有CNS反应。

（1）毒蕈碱样症状：瞳孔括约肌收缩使瞳孔缩小，抑制心血管系统引起心率减慢、血压下降，胃肠平滑肌收缩而致腹痛、恶心呕吐、腹泻；汗腺及唾液腺分泌增多，表现为大汗、流涎；支气管腺体分泌增多和平滑肌收缩引起痰液增多，呼吸困难，双肺可闻及大量啰音；膀胱逼尿肌收缩引起尿失禁。

（2）烟碱样症状：表现为骨骼肌兴奋，发生肌痛、肌束颤动、肌肉抽搐。

（3）CNS表现：表现为头晕、头痛、全身无力，以后出现眩晕、抑郁或不安、恐惧、焦虑、情绪不稳、嗜睡、言语不清、共济失调、昏迷或癫痫发作，呼吸及循环中枢抑制，出现呼吸困难、血压下降。

2．中间综合征（intermediate syndrome，IMS） 又称为中间期肌无力综合征，在急性有机磷农药中毒后 1 ～ 4 d，个别 7 d 后出现。患者可表现为转颈、耸肩、抬头、咀嚼无力，睁眼、张口、四肢抬举困难，腱反射减弱或消失，不伴感觉障碍。严重者出现呼吸肌麻痹，表现为胸闷、气短、呼吸困难，迅速出现呼吸衰竭，如无呼吸支持很快死亡。

3．有机磷迟发神经病 少数患者在急性中毒症状消失后 1 个月左右出现感觉及运动型多发神经病，主要累及肢体末端，出现进行性肢体麻木、无力，呈迟缓性麻痹，表现为肢体末端烧灼感、疼痛、麻木及下肢无力，严重者呈足下垂及腕下垂，四肢肌肉萎缩[13]。

【诊断】

1．根据病史、临床症状和体征、瞳孔缩小、多汗、流涎、肌束震颤不难诊断。

2．病情分级

（1）轻度中毒：以毒蕈碱症状为主，全血胆碱酯酶活力为正常值的 50%～70%。

（2）中度中毒：上述症状加重，出现烟碱样症状，全血胆碱酯酶活力为正常值的 30%～50%。

（3）重度中毒：除毒蕈碱样症状及烟碱样症状外，出现肺水肿、呼吸功能衰竭、昏迷、脑水肿等临床表现，全血胆碱酯酶活力在正常值 30%以下。

2．实验室检查

（1）胆碱酯酶活力测定：作为特异性实验室诊断指标，胆碱酯酶活力（包括血清胆碱酯酶活力）可作为该病诊断、分级及病情判断的重要指标。

（2）毒物检测：患者血、尿、粪或胃内容物中可检测到有机磷农药或其特异性代谢产物成分，有机磷农药的动态血药浓度检测有助于病情评估及治疗[13]。

【治疗】

1．急性中毒脱离现场，服用温清水、2%碳酸氢钠（美曲膦酯禁用）或 1∶5000 高锰酸钾溶液（对硫磷禁用）洗胃，应用阿托品、解磷定、盐酸戊乙奎醚解毒。对重度中毒者尽早行血液灌流治疗。

2．支持疗法　包括氧疗、呼吸功能支持、营养支持、防治感染、脏器功能支持[13]。

四、一氧化碳中毒

急性一氧化碳（carbon monoxide poisoning）是常见的中毒之一，系因在某些状况下（如房间未正确使用取暖炉具且通风不良、煤矿瓦斯爆炸等），一氧化碳通过呼吸道进入机体与血红蛋白结合成碳氧血红蛋白，而碳氧血红蛋白一经形成不易分解造成低氧血症，导致组织缺氧[14]。

【临床表现】

1．可发生于各个年龄段，21～40岁多见，血碳氧血红蛋白浓度与其临床表现往往不一致。

2．神经系统表现

（1）中毒性脑病：表现为不同程度的意识障碍、精神症状、癫痫发作，以及局灶表现（偏瘫、单瘫、震颤等）。

（2）脑水肿：表现为意识障碍、呕吐、视盘水肿，严重者出现脑疝。

（3）皮质盲：双眼视力减退，瞳孔对光反射存在。

（4）周围神经病变：如面神经麻痹、喉返神经麻痹等。

（5）皮肤症状：少数重症患者可在四肢、躯干出现红肿或水疱。

3．呼吸循环系统表现　包括急性肺水肿、急性呼吸窘迫综合征，少数可发生心律失常。

4．泌尿系统表现　包括肾前性氮质血症、急性肾衰竭。

5．休克　表现为血压低、脉压差缩小、脉搏细数、四肢末梢湿冷、皮肤苍白、少尿或无尿等，并发症包括横纹肌溶解综合征、脑梗死、脑出血、癫痫发作等。

6．急性一氧化碳中毒迟发脑病（delayed encephalopathy after acute carbon monoxide poisoning，DEACMP）　在急性一氧化碳中毒患者神志清醒后，经过一段看似正常的假愈期（多为2～3周）后发生，多数呈亚急性起病，表现为痴呆、精神症状（行为怪异、哭笑无常、易激怒、躁狂、抑郁及各种幻觉）和锥体外系症状（震颤麻痹、表情呆滞、面具脸、摸索、慌张步态）[15]。

【诊断】

1．急性一氧化碳中毒 根据吸入较高浓度一氧化碳的接触史和急性发生的CNS损害的临床表现，结合血中碳氧血红蛋白测结果，现场卫生学调查及空气中一氧化碳浓度测定资料，并排除其他病因后方能做出诊断。

2．DEACMP诊断标准 ①有明确的急性一氧化碳中毒病史；②有明确的假愈期；③以痴呆、精神症状、肌张力增高和震颤麻痹为主的典型临床表现；④影像学改变：头颅CT和MRI改变主要发生在半卵圆中心和侧脑室旁，苍白球常见对称性病变，亦可累及胼胝体、海马、皮质下U形纤维、外囊，皮质呈海绵状改变，晚期可见脑萎缩；⑤病程长，治疗比较困难，病程一般3～6个月，少数患者病程达1年，遗留不同程度后遗症，少数患者可自愈。

3．辅助检查

（1）血碳氧血红蛋白测定：有助于早期诊断，定量检测可信度高。

（2）影像学检查：轻、中度患者头颅CT可有或无特异性改变，重度患者多表现为脑水肿或不伴病变。头颅MRI示早期改变为双侧苍白球长T_1长T_2信号，双侧大脑半球白质等T_1稍长T_2，弥散加权像（diffusion weighted imaging，DWI）及液体衰减反转恢复（fluid attenuated inversion recovery，FLAIR）为高信号；晚期有半卵圆中心、侧脑室周围长T_1长T_2、FLAIR高信号，脑室扩大和脑沟增宽等脑萎缩征象。

【治疗】

1．迅速将急性一氧化碳中毒患者脱离现场，现场氧疗。

2．高压氧治疗。

3．亚低温治疗 对昏迷患者尽早开始亚低温治疗，昏迷未醒者则持续治疗3～5 d。

4．早期严重脑水肿昏迷时可以使用脱水药物，如20%甘露醇。

5．可选择抗血小板聚集药物、依达拉奉、吡咯烷酮，尤其是中至重度急性中毒者[14,15]。

五、苯中毒

作为在工业中广泛应用的有机溶剂，苯是一种具有中等毒性的有机物，属于芳香烃类，具有特殊香味，常温下为无色透明液体、易挥发。苯挥发后进入空气中，被吸入后可经肝、骨髓代谢后产生氢醌和半醌自由基，造成苯中毒（benzene poisoning），进而对人体产生危害。

【临床表现】

1．急性中毒　轻者头晕、头痛、恶心、呕吐、黏膜刺激症状，轻度意识障碍，重者意识障碍加重，可有呼吸循环衰竭、猝死。

2．慢性中毒　表现为头晕、头痛、乏力、失眠、记忆力减退，白细胞和血小板数量减少；重者可出现感染、出血倾向，甚至白血病。

【诊断】

依照《职业性苯中毒诊断标准（GBZ 68-2008）》，根据短期内吸入大量苯蒸气或较长时期密切接触苯的职业史，以意识障碍为主或以造血系统损害为主的临床表现，结合现场卫生学调查，参考实验室检测指标，并排除其他病因后方能做出诊断。

【治疗】

1．将患者搬到空气清新的地方，用大量温肥皂水洗净受污染皮肤。

2．忌用肾上腺素以免发生心室颤动，忌用吗啡以免抑制呼吸。

3．慢性中毒（如血液病）对症处理。

六、肉毒毒素中毒

详见第 20 章。

七、霉变甘蔗中毒

霉变甘蔗中毒（mouldy suggrcane poisoning）多见于误食霉变甘蔗的儿童，病原菌是节菱孢霉菌，其所产生的产生 3- 硝基丙酸（3-nitropropionic acid）进入人体后被迅速吸收，短时间内引起广泛性 CNS 损害。

【临床表现】

1．轻度中毒　主要表现为胃肠功能紊乱，出现恶心、呕吐、腹痛等，偶有腹泻。亦可有头痛、头晕、视物不清等轻度神经系统症状，一般可较快恢复。

2．中度中毒　胃肠道症状加剧，出现CNS病变症状，如癫痫发作、意识不清、运动性失语等，可于1～2周逐渐恢复，或留有语言、意识及运动障碍等后遗症。

3．重度中毒　除症状体征较中度中毒更重外，患者主要表现为深昏迷和癫痫持续状态。常因呼吸衰竭而致死，生存者多留有严重的神经系统后遗症。

【诊断】

1．根据患者有进食霉变甘蔗史、胃肠道症状及CNS受累症状等临床表现做出诊断。

2．影像学检查　头颅CT轻度中毒者大多正常，中度和重度中毒者在亚急性期可见双侧苍白球、壳核、尾状核等部位呈低密度区，间以片状出血；后期可见弥漫性脑萎缩。

3．EEG　可有广泛的轻、中度异常[16]。

【治疗】

1．急症处理　对于短时间内误食霉变甘蔗患者，立即刺激咽喉部使其呕吐，随即尽快用1∶5000高锰酸钾溶液洗胃。

2．对症处理　包括以下治疗措施。

（1）癫痫发作：给予镇静药苯巴比妥、地西泮或水合氯醛灌肠。

（2）脑水肿：及早应用脱水药治疗。

（3）水电解质失衡：适当补充液体。

（4）给予营养脑细胞药物，预防后遗症。

八、毒蕈中毒

毒蕈又称为毒菌或毒蘑菇，其内所含的已知毒素种类有限，根据毒素结构和毒性可分为环肽类（含鹅膏毒肽、鬼笔毒肽及毒伞肽）、奥来毒素、毒蕈碱类、裸盖菇素、异恶衍生物、鹿花菌素、鬼伞素等[17]。

【临床表现】

1．误采、误食毒蘑菇可引起急性中毒，呈现地域性、季节性发病，常有家庭聚集和群体性发病的特点，发病迅速，多在误食毒蕈后数分钟至 6 h 出现中毒症状。

2．临床表现　复杂多样，与摄入蘑菇类型及所含毒素密切相关。超过 90%的蘑菇中毒首先出现恶心、呕吐、腹痛、腹泻等胃肠道表现，继而根据蘑菇种类迥异可累及不同器官及系统，可分为急性肝损型、急性肾衰竭型、溶血型、横纹肌溶解型、胃肠炎型、神经精神型、光过敏性皮炎型等。

【诊断】

1．根据患者有进食毒蕈史，临床表现，结合实验室毒素检测做出诊断。

2．毒素检测　留取患者呕吐物、血液、尿液或蘑菇等样本尽早进行毒物检测，其中应用高效液相色谱法及液相色谱 - 质谱法检测鹅膏毒素，奥来毒素可用 2%三价铁氯化物和盐酸反应显色实验进行定性检测。

【治疗】

1．急症处理　立即催吐、洗胃（用 1∶5000 高锰酸钾、浓茶水、碘酒、活性炭）、导泻（甘露醇或硫酸镁）[17,18]。

2．集束化治疗　包括血液净化治疗、药物应用（青霉素 G、水飞蓟宾、N- 乙酰半胱氨酸、灵芝煎剂、巯基化合物）、全身及器官功能支持治疗，有条件者进行肝移植[17]。

九、亚硝酸盐中毒

亚硝酸盐中毒（nitrite poisoning）是较常见的危重病例，日常生活中引起亚硝酸盐中毒的主要原因有误将亚硝酸盐当食盐用，食用硝酸盐或亚硝酸盐含量较高的食品，饮用硝酸盐或亚硝酸含量高的苦井水等。

【临床表现】

亚硝酸盐中毒发病快，且常为多人或群体发病，且有相同的临床表现，发病前有相同就餐史，主要表现为头晕、头痛、乏力、恶心、呕吐、腹痛、腹泻，有皮肤黏膜发绀，以口唇、指趾、甲床、舌为主。

【诊断】

有集体性发病，发病前有相同就餐史，且有相同的临床表现容易诊断。对于未知情误服亚硝酸盐个人发病者，早期诊断较困难，可结合高铁血红蛋白定性分析阳性、呕吐物或剩余食物毒物鉴定出亚硝酸盐等结果确诊[19]。

【治疗】

1．清除并减少毒物的吸收　包括洗胃、导泻。

2．特效解毒剂　给予（经静脉）亚甲蓝、维生素 C。

3．其他治疗　包括吸氧、静脉输液利尿促进毒物排泄、维持水电解质平衡、危重患者可输入一定量的新鲜血以增加携氧能力[19]。

十、山黧豆中毒

山黧豆中毒（lathyrism）是食用山黧豆属的豆类而引起的食物中毒现象，多见于印度、孟加拉国、埃塞俄比亚，我国亦有少数病例报道[20]。

【临床表现】

中毒后首发症状为头晕、头痛、精神不振、疲乏无力、恶心，进一步发展为双下肢麻木无力、疼痛、僵硬、站立不稳；严重患者行走困难、剪刀步态、卧床、二便失禁。

【诊断】

诊断主要依据食用山黧豆史、中毒症状、锥体束征，并排除神经系统其他疾病做出[20]。

【治疗】

给予B族维生素，维生素C，腺苷三磷酸（adenosine triphosphate，ATP）、辅酶A治疗[20]。

十一、木薯中毒（Konzo病）

木薯中含有亚麻苦苷，水解后能释放出氢氰酸，经胃肠吸收后使机体陷入窒息状态，同时氢氰酸还能作用于呼吸中枢及血管运动中枢，使之麻痹导致死亡。

【临床表现】

进食木薯后2～3 h即开始有中毒症状发生，以头晕、头痛、恶心、呕吐、心悸、脉速及软弱无力等为最常见，严重者可出现烦躁不安、站立不稳、瞳孔反应迟钝、昏迷及阵发性抽搐等症状，乃至死亡[21]。

【诊断】

患者有食用木薯史、中毒症状，结合其血清硫氰化物检测阳性做出诊断[22,23]。

【治疗】

立即给予洗胃、解毒及对症治疗。

十二、蛇毒中毒

毒蛇咬伤是一种季节性高发的急性严重中毒事件，蛇毒作为混合物，按其毒成分的毒理作用可分为神经毒、血液毒和混合毒，按其作用性质不同又可分为神经毒素、心脏毒素、溶血毒素、凝血毒素和抗凝血毒素。

【临床表现】

1．局部表现　毒蛇咬伤局部可见毒牙咬痕。神经毒类毒蛇咬伤的局部症状不明显，无红、肿、痛、出血等，牙痕小且不渗液。血液毒素类毒蛇咬伤后局部出现明显的肿胀、疼痛、瘀斑。细胞毒类毒蛇咬伤主要导致局部剧痛、红肿、水疱和皮肤、软组织坏死。

2．全身表现

（1）无毒蛇咬伤表现：局部可有牙痕，无其他中毒症状。

（2）神经毒表现：四肢无力、吞咽困难、言语不清、复视、眼睑下垂、呼吸浅慢、窒息感、瞳孔对光反射消失、呼吸麻痹、昏迷，危重者甚至出现自主呼吸停止和心搏骤停。

（3）血液毒表现：皮下出血、瘀斑，全身各部位出血。合并DIC时除全身出血外，还会出现皮肤潮冷、口渴、脉速、血压下降、休克；血管内溶血时有黄疸、酱油样尿，严重者出现急性肾衰竭。

（4）细胞毒表现：肿胀可延及整个患肢甚至躯干，溃烂坏死严重者可致患肢残废。病情恶化可出现全身炎症反应综合征甚至多器官功能障碍综合征。

（5）混合毒表现：同时出现神经毒素、血液毒素和（或）细胞毒素的临床表现[24]。

【诊断】

根据毒蛇咬伤的伤口，查出毒牙，结合症状即可做出诊断。

【治疗】

1．现场急救　迅速清除局部毒液，减缓毒液吸收，尽快送至医院。有条件时迅速负压吸出局部蛇毒，同时使用可破坏局部蛇毒的药物，如胰蛋白酶、依地酸二钠（仅用于血液毒）进行伤口内注射，或1∶1000高锰酸钾溶液行伤口内冲洗。

2．院内救治　包括以下治疗措施。

（1）抗蛇毒血清使用：抗蛇毒血清是免疫对抗一种或多种蛇毒的动物血浆中提取出来的免疫球蛋白，是治疗蛇咬伤中毒唯一切实有效的抗蛇毒药。

（2）伤口处理：伤口处理应在使用抗蛇毒血清后及早进行。

（3）消肿镇痛：消肿镇痛是蛇咬伤救治的重要措施之一。

（4）预防破伤风：毒蛇口腔及毒牙可能带有破伤风梭菌，应常规使用破伤风抗毒素。

（5）抗感染治疗：蛇咬伤不需常规预防性抗感染，对有局部组织坏死、伤口脓性分泌物或脓肿形成者，应给予抗感染治疗。

（6）糖皮质激素（简称激素）：早期使用可减轻蛇毒引起的炎症反应、溶血反应和过敏反应，降低毛细血管的通透性，减轻局部肿胀和出血。

十三、破伤风

破伤风（tetanus）由经皮肤或黏膜侵入人体的破伤风梭菌分泌的神经毒素引起，其临床特征是肌肉痉挛。随着病情进展，轻微的刺激也有可能诱发全身的强直性发作，从而导致各种并发症，甚至引起死亡。破伤风按其临床表现可分为全身型破伤风、局部型破伤风和头部型破伤风三种。

【临床表现】

1．破伤风的潜伏期为 3 ～ 21 d，潜伏期较短患者的病情严重程度和病死率较高。

2．全身型破伤风　患者的前驱症状有全身不适、头晕、头痛、咀嚼无力、局部肌肉发紧、反射亢进等；接着出现肌肉紧张性收缩，阵发性痉挛，典型表现是张口困难，苦笑面容；颈项强直，头后仰；背、腹肌收缩，躯干扭曲呈弓形，结合四肢痉挛，形成角弓反张或侧弓反张。上述发作可因轻微的刺激而诱发。间歇期长短不一，发作越频繁，病情越严重。持续的呼吸肌和膈肌痉挛，可造成呼吸停止。

3．局部型破伤风　并不常见，表现为受伤局部或单个肢体的肌肉痉挛和强直，预后相对较好。

4．头部型破伤风　发生于耳部感染或头部创伤后，表现为张口受限合并 1 个以上的脑神经麻痹，累及第Ⅶ、Ⅵ、Ⅲ、Ⅳ、Ⅻ对脑神经[25]。

【诊断】

1．破伤风的诊断主要依靠外伤史及临床表现　药物滥用注射、外伤、动物咬伤或抓伤、未完整免疫的患者，有牙关紧闭合并以下一个或更多的症状时需考虑破伤风诊断：苦笑面容、肌紧张、吞咽困难、呼吸窘迫、痉挛或自主神经功能障碍，有外伤伤口时更明确。有时因受伤时间较长，可能伤口已愈合，或患者不能准确回忆受伤情形，应仔细寻找伤口。

2．实验室诊断　诊断困难时可考虑实验室诊断方法，伤口组织处破伤风梭菌培养或聚合酶链反应（polymerase chain reaction，PCR）检测阳性，可确诊破伤风，但阴性不能排除诊断，血清破伤风 IgG

抗体浓度大于 0.1 U/ml（需在给予抗毒素前抽血，采用 ELISA 检测方法）时对机体有保护作用，患破伤风的可能性小。

【治疗】

1．创伤清创　污染伤口和损伤组织应立即充分清创，消毒，清除坏死组织。

2．被动免疫　目前有精制破伤风抗毒素、马破伤风免疫球蛋白及人破伤风免疫球蛋白等药物。

3．对症治疗　镇静镇痛和肌肉松弛控制痉挛、纠正自主神经功能障碍。

十四、重金属中毒

（一）铅中毒（lead poisoning）

铅是一种蓝灰色软金属，是一种不可降解、损害多脏器的重金属环境污染物，职业性铅中毒较前减少，而环境污染导致的铅中毒相对增加。服用含铅的中药，如黑锡丹、樟丹、红丹和长期饮含铅壶中的酒，均可导致中毒。

【临床表现】

1．急性铅中毒以腹绞痛、贫血、中毒性肝炎为主要表现，重者可出现中毒性肾病及中毒性脑病。

2．神经系统表现　周围神经和 CNS 系统都受累，周围神经病以运动型为主，多累及使用较多的肌群，常一侧出现垂腕和足下垂。中毒性脑病可有癫痫样发作和类似于麻痹性痴呆的表现，顽固性头痛，双手、眼睑及舌震颤为脑病的先兆。除上述症状外，尚有感觉迟钝、轻瘫、谵妄、昏迷、颅内压升高[26]。

【诊断】

1．应根据铅接触史（职业史）、临床表现、实验室检查（如血、尿铅含量增高）作为客观佐证，确诊则必须进行鉴别诊断。

2．辅助检查

（1）血铅、尿铅测定：①血铅增高> 2.4 μmol/L（50 μg/L），或高铅血症，即连续 2 次静脉血铅浓度为≥ 100 μg/L，且< 200 μg/L；儿童

铅中毒标准为≥ 200 μg/L；②尿铅增高＞ 0.39 μmol/L，意义同血铅，但易受其他因素影响。

（2）血细胞计数：红细胞及血红蛋白明显降低，网织红细胞和点彩红细胞增加。

（3）肌电图（electromyography，EMG）：可见感觉和运动传导速度减慢。

（4）脑脊液（cerebrospinal fluid，CSF）检查：白细胞增加，蛋白含量升高。

【治疗】

1．清除毒物　对于吸入中毒者，立即脱离中毒环境，脱去污染的衣物、鞋、帽等，然后用肥皂和清水冲洗干净。对于口服者，要尽快催吐、洗胃排毒。

2．驱铅疗法　主要为金属螯合剂，常用乙二胺四乙酸钠钙（ethylenediaminetetraacetic acid calcium disodium，EDTA-CaNa2）、喷替酸钙钠、二巯丁二钠、二巯丁二酸。

3．对症治疗　对腹部绞痛者可给予10%葡萄糖酸钙、阿托品或山莨菪碱；针对中毒性脑病、中毒性肝病、中毒性肾病等并发症，予以保护肝肾脑等重要脏器功能；补充B族维生素；注意维持水电解质及酸碱平衡，脱水降颅压，防治休克等[26]。

（二）汞中毒（mercury poisoning）

汞属于液态金属，在常温中可蒸发。汞中毒是当前临床较为常见的慢性重金属中毒类型。汞中毒以慢性为多见，分为职业性汞中毒和非职业性汞中毒两大类，职业性汞中毒系在长期的接触过程中，导致汞作业人员常出现汞中毒，非职业性汞中毒主要因环境污染、使用偏方、使用化妆品引起[27]。

【临床表现】

1．神经系统症状　表现为神经衰弱综合征（头晕、头痛、失眠、乏力、记忆力减退）、腹部不适、关节及肌肉疼痛、震颤（手指、舌、眼睑）等表现，随后出现情绪与性格改变，上肢粗大震颤，重者出现慢性中毒性脑病。

2．口腔症状　表现为口腔 - 牙龈炎。

3．肾症状　表现为近端肾小管功能障碍，随后出现明显肾损害。

4．周围神经病[28]。

【诊断】

依据《职业性汞中毒诊断标准（GBZ 89—2007）》慢性汞中毒的诊断必须具备明确的长期汞接触史；可根据诊断标准分为轻、中、重三级。轻度中毒已具备汞中毒的典型临床特点，如神经衰弱、口腔炎、震颤等，程度较轻；若上述表现加重，并具有精神和性格改变，可诊为中度中毒；若再合并有中毒性脑病，即可诊为重度中毒。

【治疗】

1．驱汞治疗　常用二巯丙磺钠、二巯丁二钠。

2．对症治疗　同内科治疗。

（三）砷中毒（arsenic poisoning）

砷是一种类金属环境毒物，可以通过呼吸道、消化道、皮肤等途径吸收进入人体引起急、慢性中毒，如长期饮用含高浓度无机砷的水或燃用含高浓度无机砷的煤。

【临床表现】

1．急性砷中毒　常由误服砷化物污染的食品或饮水引起，主要表现为腹痛、恶心、呕吐、腹泻，并可出现迟发性神经病及皮肤改变（皮炎、皮肤过度角化、皮肤色素沉着）[29]。

2．慢性砷中毒　神经系统症状主要表现为脑神经（视力下降、视神经萎缩、听力下降，嗅觉减退）、周围神经损害（末梢神经炎）及自主神经改变（手足发冷、出汗增多、雷诺现象、皮肤癌），消化道症状主要表现为肝脾大及肝功能异常。累及血液系统时，有贫血、急性白血病等[30,31]。

【诊断】

1．依据《职业性慢性砷中毒诊断标准（GBZ83-2002）》，根据砷化物口服或接触史，以皮肤、消化系统和神经系统症状为主的临床表现，参考发砷实验室检测指标，并排除其他病因后方能做出诊断。

2．砷含量检查　尿、毛发中砷含量超过当地正常值上限。

【治疗】

1．经口急性中毒者　应及早洗胃，随后口服氢氧化铁，使其与砷形成不溶性的砷酸铁排出体外，给予硫酸镁导泻。

2．驱砷治疗　给予二巯丙磺钠或二巯丁二钠[32]。

（四）铊中毒（thallium poisoning）

作为一种稀有重金属，铊及其化合物属剧毒类神经毒物，有很强的蓄积毒性，可经皮肤、呼吸系统、消化系统进入体内，其中以消化道为主。

【临床表现】

1．铊中毒后有一定的潜伏期，多为 2 ～ 24 h，早期表现为腹痛、恶心、呕吐等消化系统症状。

2．神经系统表现　周围神经系统损害表现为肌肉震颤、眼睑下垂、下肢疼痛、手脚感觉异常等；累及 CNS 时，可出现头痛、睡眠障碍、意识模糊、昏迷、谵妄等不同程度的受损症状。

3．其他表现　脱发为铊中毒的特异性症状，常于急性中毒后数周出现，毛发成簇状脱落，可有指甲生长障碍（米氏线）。生殖系统受损时，引起阳痿、性欲降低等，患者多死于心力衰竭或呼吸功能衰竭[33]。

【诊断】

1．诊断根据患者的铊接触史、典型的胃肠道炎、多发性神经病和脱发“三联症”可做出早期诊断。一旦怀疑为铊中毒，便要尽早行血、尿铊含量检测。

2．毒物检测　一旦怀疑为铊中毒，要尽早行血、尿铊含量检测（血铊＞ 100 μg/L、尿铊＞ 200 μg/L）。目前较为公认的诊断“金标准”为 24 h 尿铊定量检测超过 0.3 mg/L。

【治疗】

1．首先要脱离现场，尽快洗胃导泻、利尿，并灌服活性炭；同时补液利尿，必要时行血液净化治疗，以促进铊的排出。

2．驱铊治疗　给予普鲁士蓝（pigment blue，PB）治疗。

3．对症支持治疗　如补充 B 族维生素[33]。

（五）锰中毒（manganese poisoning）

锰是人体必需的微量元素之一，但过量接触会引起机体损伤，目前锰中毒主要发生在职业接触工人。

【临床表现】

1．精神症状　表现为头晕、头痛、失眠、多梦、记忆力减退，严重时可出现情感淡漠、不自主哭笑、冲动行为、强迫观念。

2．自主神经症状　表现为心悸、阳痿等。

3．锥体外系症状　表现为帕金森综合征，包括四肢肌张力增高、震颤、言语障碍、步态异常、后退不能，可有闭目难立征。

4．周围神经病[34]。

【诊断】

1．根据患者的锰接触史、慢性病程、类似帕金森病的临床表现，结合现场空气中锰浓度测定，以及头发、阴毛锰含量做出诊断。

2．辅助检查

（1）MRI 检查：慢性锰中毒者苍白球、中脑顶盖和脑桥被盖 T_1WI 对称性高信号，T_2WI 无改变，无强化效应。

（2）头发和阴毛锰含量：提示慢性中毒，其中阴毛锰含量更准确[34]。

【治疗】

终止锰接触，给予依地酸二钙或二巯丁二酸驱锰治疗，有锥体外系症状者应及早使用左旋多巴[35]。

第二节　维生素 B_1 缺乏症

一、脚气病

维生素 B_1（亦称硫胺素）缺乏症，又称脚气病，是一种常见的营养素缺乏病。严重的维生素 B_1 缺乏导致心血管系统［湿性脚气病（wet beriberi）］及神经系统［干性脚气病（dry beriberi）］受累、

Wernicke 脑病及 Wernicke-Korsakoff 综合征。[36] 其病因包括摄入不足（如进食精米、慢性酒精中毒）、营养不良（如胃肠道手术、腹泻）、妊娠期等[36]。

【临床表现】

1．干性脚气病　多见于儿童和成人，以对称性周围神经炎为主，表现为刺痛、四肢感觉障碍、下肢无力、肌肉萎缩，查体可见腱反射消失，可伴脑神经麻痹（迷走神经、视神经、动眼神经）。重症病例可见出血性上部脑灰质炎综合征或脑性脚气病，表现为眼球震颤、健忘、定向障碍、共济失调、意识障碍和昏迷。

2．湿性脚气病　多见于哺乳期婴儿，表现为腹痛、软弱、厌食、呕吐、周围性水肿、发绀、呼吸困难，心动过速，可发生扩张性心肌病、高输出量充血性心力衰竭乃至猝死[37]，可伴随周围神经病。

【诊断】

1．该病的诊断主要依据营养缺乏史、典型的临床表现，结合实验室检查［血浆维生素 B_1 浓度、红细胞转酮酶活性（erythrocyte transketolase activity，ETK）测定］则可进一步明确诊断。

2．根据临床该病可分为三种类型：干型，主要表现为周围神经炎；湿型，以水肿和浆液渗出为主；混合型，同时有上述两型表现者。

3．实验室检查　血浆维生素 B_1 浓度、ETK 均下降。

【治疗】

1．改善饮食结构，进食富含维生素 B_1 的物质，如糙米、豆类、麦类。

2．补充维生素 B_1 治疗。

二、Wernicke 脑病和 Wernicke-Korsakoff 综合征

【临床表现】

1．Wernicke 脑病主要表现为突然发作的神经系统功能障碍，典型的 Wernicke 脑病出现眼外肌麻痹（眼球震颤、外直肌麻痹、核间性眼肌麻痹、瞳孔不等大）、精神异常（定向力障碍、冷淡、注意力不集中、记忆力减退、意识障碍）及共济失调等三组特征性症状。

多数患者伴低血压、低体温和心动过速[38]。

2．Korsakoff 综合征　急性意识模糊状态和长期的持续性遗忘，多伴随 Wernicke 脑病。

【诊断】

1．主要根据病史、临床表现及头颅 MRI 检查，结合实验室检查血浆维生素 B_1 浓度检测则可进一步明确诊断。

2．辅助检查

（1）头颅 MRI：特征性表现为Ⅲ脑室和中脑导水管周围，乳头体、四叠体、丘脑内侧对称性长 T_1 长 T_2 异常信号。

（2）实验室检查：血浆维生素 B_1 浓度下降[38]。

【治疗】

大剂量静脉注射维生素 B_1（100 mg/d）。

第三节　糙皮病

烟酸缺乏症又称糙皮病（pellagra），是一组以烟酸（维生素 B_3）缺乏为病因的临床症候群。当摄入不足时可引起烟酸严重缺乏，亦可继发于肝硬化、慢性腹泻、结核病、恶性肿瘤、慢性酒精中毒等疾病[39]。

【临床表现】

1．临床特征主要为“3D”，即皮炎（dermatitis）、腹泻（diarrhea）和痴呆（dementia），若不及时诊断及治疗甚至出现死亡。

2．皮肤黏膜改变

（1）皮肤症状：皮损有“光敏性”特征，多位于暴露部位（如手背、前臂外侧、颈前侧），常对称分布，夏季加重，冬季减轻。日晒后可见境界清楚的红斑，随后皮损颜色逐步转暗，皮肤增厚，出现色素沉着。反复发作的皮损表现为皮革样，粗糙增厚、缺乏弹性、增厚、干燥，并有鳞屑。

（2）黏膜症状：以口炎多见。口炎的症状可先于皮损。口角炎可见口角糜烂、溃疡、潮湿。舌炎可见舌充血发红，甚至糜烂、浅溃疡，随后出现舌乳头萎缩，舌出现牛肉红样外观，干燥、光滑。

3．消化系统症状　腹泻、味觉失调、吞咽困难等，腹泻通常伴发顽固性腹痛。亦可有腹胀、便秘、恶心、呕吐、消化不良、食欲减退等。

4．神经精神改变　早期表现轻微，出现非特异性的头痛、轻度记忆缺失、眩晕以及失眠、记忆力减退，其他精神症状包括焦虑、抑郁、幻想、定向力差、暴躁等，随后出现认知损害、幻想及类似精神分裂的症状，最终导致痴呆。大部分患者伴定向障碍或意识障碍。CNS 症状包括癫痫、步态异常、面肌痉挛、吞咽困难、强直、共济失调、瘫痪、二便失禁等；周围神经病变包括肢体麻木、末梢感觉减退、灼热感、腱反射减退[39]。

【诊断】

1．根据典型的临床表现以及补充烟酸后症状改善做出诊断，皮肤活检结果支持诊断。

2．辅助检查

（1）尿烟酸代谢产物（N- 甲基烟酰胺）、血清色氨酸和烟酸含量检测：可帮助诊断，但特异性及结果可靠性不高。

（2）皮肤病理学检查：镜下可见角化不全和表皮苍白。

【治疗】

1．除去病因、改变饮食习惯

2．药物治疗　视病情轻重补充不同剂量的烟酸或烟酰胺。

3．对症治疗　加强护理皮肤损伤部位，避免日光照射，补充 B 族维生素；腹泻者止泻，有精神症状者对症治疗[39]。

第四节　维生素 B_{12} 缺乏症

维生素 B_{12} 又名钴胺素（cobalamin），是唯一含矿物质的维生素，不易被人体吸收，维生素 B_{12} 缺乏的原因包括摄入减少、恶性贫血、长期服用二甲双胍、抑酸药物等[40]。

【临床表现】

1．贫血　起病隐匿，早期出现疲劳、心悸和皮肤苍白，出现巨幼细胞性贫血、白细胞减少症、全血细胞减少症或血小板减少症。

2．消化道症状　部分患者有厌食、消化不良、腹泻、舌炎等。

3．皮肤黏膜改变　包括皮肤黏膜色素沉着、黄疸、白癜风。

4．神经精神症状　大多数患者有周围神经病（如手足麻木、肢端感觉异常或刺痛、腱反射消失）、亚急性联合变性（异常步态、深感觉消失、感觉性共济失调）、嗅神经损害、认知功能障碍（痴呆样症状）和急性精神病[40,41]。

【诊断】

1．根据患者病史（包括手术外伤史、饮食习惯）、临床表现、实验室检查（巨幼细胞性贫血、血清维生素 B_{12} 水平下降等）诊断此病。

2．辅助检查

（1）血液检查：①外周血细胞计数示巨幼细胞性贫血；②血清维生素 B_{12} 水平下降（< 150 pg/ml），是判断维生素 B_{12} 缺乏的重要指标；③血清甲基丙二酸（methylmalonic acid）和同型半胱氨酸水平作为筛查维生素 B_{12} 缺乏的早中期指标，补充维生素 B_{12} 后下降；④全钴胺转运体Ⅱ（holotranscobalamin）水平下降，在维生素 B_{12} 缺乏早期降低；⑤血清内因子抗体、壁细胞抗体，见于恶性贫血患者，若为阴性，血清胃泌素也可协助诊断[40]。

（2）影像学检查：颈胸段脊髓后索和侧索纵向 T_2 高信号，横断面倒“V”形[42]。

【治疗】

病因治疗，补充维生素 B_{12}，口服或肌内注射大剂量甲钴胺（1 ~ 2 g/d）。

第五节　铜缺乏症

铜是一种维持造血功能和神经系统结构及功能的重要微量元素。铜缺乏可引起贫血、白细胞减少症、脊髓病、周围神经病。引起铜缺乏的病因主要包括肠胃手术史、锌过量补充、铜吸收不良、过量使用铜螯合物等，少数原因不明[43]。

【临床表现】

1．血液病　包括贫血（小细胞性、正常细胞性、巨细胞性）、白细胞减少症。

2．神经系统症状　与亚急性联合变性表现类似，表现为痉挛性步态、感觉性共济失调、周围神经病，视神经亦可受累[44]。

【诊断】

1．根据病史、临床表现、辅助检查（血清铜浓度、脊髓 MRI）做出诊断。

2．辅助检查

（1）脊髓 MRI：显示颈胸段脊髓后索 T_2 WI 高信号病变[44]。

（2）血清铜：血清铜水平降低（正常范围 70～125 μg/dl）[43]。

【治疗】

口服铜制剂。

第六节　吡哆醇（维生素 B_6）缺乏症

维生素 B_6，亦称吡哆醇（pyridoxine，PN），是蛋白质代谢中氨基酸脱羧酶及转氨酶的辅助成分。维生素 B_6 缺乏的病因包括摄入减少、肾透析、酒精中毒、吸收不良（肠道疾病和切除）、药物使用（异烟肼、环丝氨酸、青霉胺）[45,46]。

【临床表现】

1．周围神经病　表现为肢端烧灼样和痛性感觉障碍。

2．CNS 症状　表现为情绪抑郁、激越和意识混乱，婴儿可出现惊厥，严重者引起智能减退。

3．其他症状　可引起皮炎、口角炎、贫血等症状[45]。

【诊断】

1．根据病史、临床表现和实验室检查做出诊断。

2．实验室检查　血清维生素 B_6 水平下降（男性＜ 6 ng/ml，女性＜ 4.0 ng/ml）。

【治疗】

积极治疗原发病，补充维生素 B_6。

第七节 泛酸缺乏

维生素 B_5，又称泛酸（pantothenic acid），是辅酶 A 的成分，参与体内多种重要的生化反应，自发性泛酸缺乏，临床上罕见，常伴其他 B 族维生素缺乏，如脚气病、糙皮病等[47]。

【临床表现】

1．主要表现为感觉性神经病，足底烧灼感、针刺感及刀割样痛[48]。

2．其他症状　抑郁、无力、心血管症状（心律失常、脉搏宽、直立性低血压）、腱反射亢进、巴宾斯基征阴性、胃肠道症状以及反复的呼吸道感染[47]。

【诊断】

主要依据临床表现做出诊断。

【治疗】

补充泛酸可缓解部分患者足痛症状。

第八节 核黄素缺乏

核黄素（riboflavin），又称维生素 B_2，以黄素单核苷酸、黄素腺嘌呤二核苷酸形式，在氧化 - 还原反应中起必需的辅酶作用。引起核黄素缺乏的主要病因系饮食中缺乏牛奶和肉类所致[49]。

【临床表现】

1．核黄素缺乏的症状与其他维生素缺乏相比并无特异性，但以下症状相对更为常见。

（1）阴囊炎：最为常见，表现为红斑、丘疹或湿疹样改变。

（2）舌炎：干燥、萎缩、洋红色，有时变黑。

（3）唇炎：主要见于下唇，表现为潮红、糜烂、纵裂。

（4）口角炎：口角发白、糜烂、皲裂和结痂。

2．其他症状　面部溢脂性皮炎、结膜炎、咽喉疼痛、疲劳等[50]。

【诊断】

根据患者的病史、临床表现，结合血清游离核黄素浓度下降做出诊断[51]。

【治疗】

主要通过调整饮食结构、补充核黄素。

第九节　脂溶性维生素缺乏引起的疾病

脂溶性维生素缺乏引起的疾病包括维生素 E 缺乏症、维生素 A 缺乏症及维生素 D 缺乏症等。

一、维生素 E 缺乏症

维生素 E 有 8 种结构相似的化合物形式，其中生育酚（α-Tocopherol）是人体所需，主要发挥抗氧化、免疫调节等效应。维生素 E 缺乏多发生于儿童，少见于成人，主要系食物内脂肪吸收或代谢紊乱所致，多见于早产儿、β- 脂蛋白缺乏症、引起脂肪吸收障碍的各种疾病［短肠综合征（short-bowel syndrome）、慢性淤胆型肝胆疾病、溃疡型结肠炎、肝病］。

【临床表现】

维生素 E 缺乏引起的神经肌肉综合征大多起病隐袭，缓慢进展，出现共济失调、向上方凝视麻痹、腱反射减低；少数患者可有肌无力、视野缩小；重者可出现夜间视力减退、痴呆和心律失常[52]。

【诊断】

根据病史（脂肪吸收障碍的肝胆疾病或肠道疾病）、临床表现和实验室检查（血清或血浆维生素 E 浓度低于正常）做出诊断。

【预防及治疗】

病因治疗，调节饮食结构，补充维生素 E。

二、维生素 A 缺乏症

维生素 A 是人体所必需的一种微量营养素，维持正常的视觉，促进生长发育，维持人体的正常免疫功能。维生素 A 缺乏病因包括食物摄入不足、吸收不良（慢性痢疾、慢性肝炎、肠炎、先天性胆道梗阻）、代谢障碍（肝病、甲状腺功能低下、锌缺乏）。

【临床表现】

1．眼部症状　夜盲症是最早出现的临床表现，表现为夜间视力减退，暗适应能力降低，营养不良的婴幼儿可产生眼干燥症。

2．皮肤症状　主要表现为上臂、大腿、肩部、背部皮肤等部位毛囊角化与皮肤干燥，两者可单独发生或同时并存，早期可出现口腔、咽喉、呼吸道及泌尿生殖系器官黏膜萎缩、干燥、纤毛脱落[53]。

【诊断】

1．主要依据维生素 A 缺乏史、典型临床表现、暗适应检查和实验室检查做出诊断。

2．实验室检查

（1）血清视黄醇水平：患者多≤ 0.35 μmol/L。

（2）血浆视黄醇结合蛋白（retinol blinding protein，RBP）水平：如低于 23.1 mg/L 有维生素 A 缺乏可能。

（3）RDR 试验：可反映肝维生素 A 储备状况，若 RDR 水平＞ 20%为阳性，则提示肝维生素 A 储存不足。

（4）结膜印记细胞学：维生素 A 缺乏时上皮细胞变平，胞体增大而数量减少，杯状细胞明显减少或消失[53]。

【治疗】

调节饮食结构，经口服或肌内注射补充维生素 A。

三、维生素 D 缺乏症

维生素 D 以 D_2 和 D_3 两种形式存在，经肝肾代谢后形成具有生物活性的 1,25- 二羟维生素 D_3［1,25（OH）$_2D_3$］。维生素 D 缺乏常发生于婴儿和儿童，亦见于成人，主要病因是日光照射不足、食物内维生素 D 缺乏、吸收障碍（如胆道、胰腺及小肠疾病）[54,55]。

【临床表现】

1．骨病　表现为佝偻病（rickets）、骨质软化病、骨质疏松症。

2．肌肉无力　主要累及近端肌群，表现为步行速度减慢、坐立时间延长、股四头肌肌力下降。

3．其他　可与全身各系统疾病相关，如心血管病、呼吸系统疾病（支气管扩张，哮喘等）、消化道系统疾病（慢性肝炎、肝硬化、胰腺炎等）、神经系统病变（多发性硬化、重症肌无力）、代谢疾病（代谢综合征、糖尿病、不孕症等）、肿瘤（乳腺癌、卵巢癌、肺癌、前列腺癌等）、皮肤病变（银屑病、系统性红斑狼疮、湿疹）[55]。

【诊断】

1．根据患者病史、症状体征、影像学和实验室检查等做出诊断。

2．X 线检查　骨骼密度减低，骨干皮质增厚，密度不均匀，干骺端皮质则较薄；干骺端宽大，中央部凹陷呈“杯口征”，可见假骨折（也称 Looser 带或 Milkman 骨折）[56]。

3．血清 25- 羟基维生素 D［25-hydroxyvitamin D，25（OH）D］水平　维生素 D 缺乏者低于 20 ng/ml（50 nmol/L），维生素 D 不足者则为 21 ～ 29 ng/ml（525 ～ 725 nmol/L）。

【预防及治疗】

病因治疗，补充维生素 D。

（刘春洁）

参考文献

[1] Roberts DM，Buckley NA.Enhanced elimination in acute barbiturate poisoning-a systematic review.Clin Toxicol（Phila），2011，49（1）：2-12.

[2] 崔海瑛，张祥建．巴比妥类药物中毒的常见临床表现及治疗 [J]．中国全科医学，2006，9（10）：864.

[3] 崔丽英．神经内科诊疗常规．北京：人民卫生出版社，2004：316-328.

[4] 中国医师协会神经内科分会脑与脊髓损害专业委员会．慢性酒精中毒性脑病诊治中国专家共识．中华神经医学杂志，2018，17(1)：2-9.

[5] Soyka M，Friede M，Schnitker J. Comparing nalmefene and naltrexone in alcohol dependence：are there any differences results from an indirect Meta-analysis. Pharmacopsychiatry，2016，49（2）：66-75.

[6] Rolland B，Labreuche J，Duhamel A，et al. Baclofen for alcohol dependence：Relationships between baclofen and alcohol dosing and the occurrence of major sedation . Eur Neuropsychopharmacol，2015，25（10）：1631-1636.

[7] Guglielmo R，Martinotti G，Quatrale M，et al. Topiramate in alcohol use disorders：review and uqdate.CNS Dugs，2015，29（5）：383-395.

[8] Nishimoto A，Usery J，Winton JC，et al. High-dose parenteral thiamine in treatment of Wernicke's encephalopathy：case series and review of the literature. In Vivo，2017，31（1）：121-124.

[9] Latt N，Dore G .Thiamine in the treatment of Wernicke encephlopahy in patients with alcohol use disorders.Intern Med J，2014，44（9）：911-915.

[10] Nubukpo P，Ramoz N，Girard M，et al. Determinants of blood brain-derived neurotrophic factor blood levels in patients with alcohol use disorder. Alcohol Clin Exp Res，2017，41（7）：1280-1287.

[11] Peng WF，Wang X，Hong Z，et al. The anti-depression effect

of Xylaria nigripes in patients with cpilepsy：A multicenter randomized double-blind study.Seizue，2015，29：26-33.

[12] Chan D Binks S，Nicholas JM，et al. Effect of high-dose simvastiatin on cognitive，neuropsychiatric，and health-related qulity-of-life measures in secondary propressive multiple sclerosis：secondary analyses from the MS-STAT randomised，placebo-controlled trial. Lancet Neurol，2017，16（8）：591-600.

[13] 中国医师协会急诊医师分会 . 急性有机磷农药中毒诊治临床专家共识（2016）. 中国急救医学，2016，36（12）：1057-1065.

[14] 高春锦，葛环，赵立明，等 . 一氧化碳中毒临床治疗指南（一）. 中华航海医学与高气压医学杂志，2012，4（19）：127-129.

[15] 葛环，高春锦，赵立明，等 . 一氧化碳中毒临床治疗指南（四）. 中华航海医学与高气压医学杂志，2013，20（5）：356-358.

[16] 霍习敏，李君娥，石晓娜 . 植物性中毒. 中国乡村医药杂志，2012，4（19）：47-48.

[17] 中国医师协会急诊医师分会，中国急诊专科医联体，中国医师协会急救复苏和灾难医学专业委员会，北京急诊医学学会 . 中国蘑菇中毒诊治临床专家共识. 中国急救医学，2019，39（8）：717-725.

[18] 霍习敏，李君娥，石晓娜 . 儿科危重急症急救讲座第四讲植物性中毒（上）. 中国乡村医药，2012，19（4）：47-48.

[19] 王旭东 . 急性亚硝酸盐中毒 37 例救治体会. 现代医药卫生，2007，23（12）：1780.

[20] 郭菊英，袁锦楣，康德瑄 . 山黧豆中毒引起的运动神经元损害的临床研究. 中华神经科杂志，1997，8（30）：223.

[21] 周展骥，熊君福，赵灼英，等 . 木薯中毒及其防治方法的探讨. 中华内科杂志，1964，12（11）：1061-1064.

[22] Ramalho J，Nunes RH，da Rocha AJ，et al. Toxic and Metabolic Myelopathies. Semin Ultrasound CT MR，2016，37（5）：448-465.

[23] 朱星财 . 一起木薯粉中毒的调查. 现代预防医学，2007，34(24)：4683.

[24] 中国蛇伤救治专家共识专家组.2018年中国蛇伤救治专家共识[J]. 中华急诊医学杂志，2018，27（12）：1315-1322.

[25] 中国医师协会急诊医师分会. 成人破伤风急诊预防及诊疗专家共识 [J]. 中华急诊医学杂志，2018，12（27）：1323-1332.

[26] 董建光，冯书芳，李盟，等. 铅中毒的诊断及治疗. 灾害医学与救援（电子版），2018，7（1）：61-64.

[27] 于娌. 不同原因所致非职业性汞中毒的临床特点分析. 中国医药指南，2019，17（8）：163-164.

[28] 郭胜利. 铅、汞、锰中毒伴发周围神经损害调查. 职业与健康，2002，18（9）：6-7.

[29] 白岩. 急性砷中毒10例临床分析. 中国工业医学杂志，2006，19（1）：27.

[30] 叶晖，熊舸，肖波，王康，等. 慢性砷中毒的临床分析. 脑与神经疾病杂志，2004，12（3）：223-224.

[31] 李艳红，党润和，夏雅娟. 砷中毒对神经系统的损害. 中国地方病防治杂志，2001，16（6）：354-356.

[32] 佟建冬. 砷中毒的预防与治疗. 中国实用医药，2014，（10）：262-263.

[33] 田甜，聂志勇，王姣. 铊中毒诊断治疗及代谢研究的进展. 中华急诊医学杂志，2015，24（11）：1201-1204.

[34] 杜艳芬，李新，张哲成，等. 慢性锰中毒的神经系统表现. 天津医药，2006，34（11）：822-823.

[35] 白岩，阎波. 锰中毒的诊断与治疗. 中国工业医学杂志，2005，18（4）：227-229.

[36] Whitfield KC，Bourassa MW，Adamolekun B，et al.Thiamine deficiency disorders：diagnosis，prevalence，and a roadmap for global control programs.Ann N Y Acad Sci，2018，1430（1）：3-43.

[37] Kimberly D Wiley，Mohit Gupta.Vitamin B1 Thiamine Deficiency（Beriberi）. StatPearls，2020，PMID：30725889.

[38] Sinha S，Kataria A，Kolla BP，et al.Wernicke Encephalopathy-Clinical Pearls.Mayo Clin Proc，2019，94（6）：1065-1072.

[39] 李若虹，吕景晶，白彦萍. 烟酸缺乏症的临床及研究现状. 实用皮肤病学杂志，2012，5（4）：218-220.

[40] Langan RC，Goodbred AJ. Vitamin B_{12} Deficiency：Recognition and Management. Am Fam Physician，2017，96（6）：384-389

[41] 宋志鹏，王留义，刘晓宇，等．维生素 B_{12} 缺乏 - 多系统病变 - 从思维到诊断．中国全科医学，2018，21（35）：4408-4411.

[42] Ramalho J，Nunes RH，da Rocha AJ，et al. Toxic and Metabolic Myelopathies. Semin Ultrasound CT MR，2016，37（5）：448-465.

[43] Wazir SM，Ghobrial I.Copper deficiency，a new triad：anemia，leucopenia，and myeloneuropathy.J Community Hosp Intern Med Perspect，2017，7（4）：265-268.

[44] 高丽霞，晏峰，汤亚男，等．铜缺乏性脊髓病临床分析．中国临床神经科学，2012，20（4）：420-423.

[45] 梁安定．维生素 B_6 对神经系统的影响及维生素 B_6 缺乏症与依赖症．中华儿科杂志，1966，15（3）：202.

[46] Yasuda H，Tsutsui M，Ando J，et al.Vitamin B6 deficiency is prevalent in primary and secondary myelofibrosis patients.Int J Hematol，2019，110（5）：543-549.

[47] Lanska DJ.The discovery of niacin，biotin，and pantothenic acid. Ann Nutr Metab，2012，61（3）：246-253.

[48] Lasiński T.Sensory polyneuropathy caused by pantothenic acid deficiency. Wiad Lek，1978，31（17）：1227-1229.

[49] 刘建国，范美娟．核黄素缺乏病误诊 33 例分析．中国误诊学杂志，2002，2（10）：1446.

[50] Barthelemy H，Chouvet B，Cambazard F.Skin and mucosal manifestations in vitamin deficiency.J Am Acad Dermatol，1986，15（6）：1263-1274.

[51] 郭长江，韦京豫，杨继军，等．我国男性成年人血清游离核黄素浓度正常范围的探讨．营养学报，2008，30（6）：542-546.

[52] Traber MG. Vitamin E inadequacy in humans：causes and consequences.Adv Nutr，2014，5（5）：503-514.

[53] 李廷玉，黄鸿眉．维生素 A 缺乏的诊断、治疗及预防．中华实用儿科临床杂志，2013，28（19）：867-868.

[54] Holick MF，Binkley NC，Bischoff-Ferrari HA，et al. Evaluation，treatment，and prevention of vitamin D deficiency：

an Endocrine Society clinical practice guideline.J Clin Endocrinol Metab，2011，96（7）：1911-1930.

[55] Holick MF.The vitamin D deficiency pandemic：Approaches for diagnosis，treatment and prevention.Rev Endocr Metab Disord，2017，18（2）：153-165.

[56] 李帆，刘凯．低血磷性抗维生素 D 性佝偻病的 X 线表现（附 8 例报道）．中国医药指南，2012，10（19）：201-202.

27

心境（情感）障碍

第一节　抑郁障碍

抑郁障碍（depressive disorder）是指由多种原因引起以显著和持久的抑郁症状为主要临床特征的一类心境障碍[1]，核心症状是与处境不相称的心境低落和兴趣丧失。在上述症状的基础上，患者常伴有焦虑或激惹，甚至幻觉、妄想等精神病性症状。中国人抑郁障碍终身患病率为6.8%，北京地区综合医院统计抑郁障碍的终身患病率为8.2%[2,3]。

【临床表现】

抑郁障碍的临床表现可分为核心症状、心理症状群和躯体症状群三个方面，但在具体症状归类上，有些症状常常相互重叠，很难简单划一。

1．核心症状　心境低落、兴趣减退或快感缺失。

2．心理症状群　思维迟缓、认知功能障碍、负性认知模式、自责自罪、自杀观念和行为、精神运动性迟滞或激惹、焦虑、精神病性症状、自知力缺乏。

3．躯体症状群　睡眠障碍、与自主神经功能紊乱相关的症状、进食紊乱、性功能障碍。

【评估】

应对存在抑郁症状的患者进行完整的心理、社会和生物学评估，其目的是为了明确抑郁障碍的诊断，同时了解其他的精神症状及躯体一般情况。

1．病史相关的评估内容 现病史，对患者情绪出现后的全过程，即抑郁的发生、发展、演变和诊治经过进行评估；心理社会应激及早年生活事件；既往治疗史及疗效；躁狂发作史；个人史；家族史；躯体疾病及体格检查。

2．精神检查内容 包含一般表现、认知过程、情感活动、意志以及行为表现等。

3．量表评估 抑郁症状严重程度的评估，分为他评量表和自评量表，具体见第2章。

【诊断】

1．ICD-10诊断标准[4]

（1）抑郁障碍的诊断标准包括3条核心症状：①心境低落；②兴趣和愉快感丧失；③导致劳累增加和活动减少的精力降低。

（2）7条附加症状：①注意力降低；②自我评价和自信降低；③自罪观念和无价值感；④认为前途暗淡悲观；⑤自伤或自杀的观念或行为；⑥睡眠障碍；⑦食欲下降。

2．病情严重程度

（1）轻度抑郁：具有至少2条核心症状和至少2条附加症状，且患者的日常工作和社交活动有一定困难，对患者的社会功能轻度影响。

（2）中度抑郁：具有至少2条核心症状和至少3条（最好4条）附加症状，且患者的工作、社交或生活存在相当困难。

（3）重度抑郁：3条核心症状和至少4条附加症状，且患者的社会、工作和生活功能严重受损。

（4）伴有精神病性症状：符合中重度抑郁发作的诊断标准，并存在妄想、幻觉或抑郁性木僵等症状。

3．病程时间 诊断抑郁发作时，一般要求病程持续至少2周，并且存在具有临床意义的痛苦或社会功能受损。

【鉴别诊断】

1．精神分裂症 见表27-1。

表 27-1　抑郁障碍与精神分裂症的鉴别诊断

	精神分裂症	抑郁障碍
原发症状	思维障碍和情感淡漠等精神病性症状原发，抑郁症状继发	心境低落原发，精神病性症状继发
协调性	精神活动之间的协调性缺乏	思维、情感和意志行为等精神活动之间有一定协调性
病程	多为发作性进展或持续进展，缓解期常有残留症状	间歇性病程，间歇期患者基本处于正常状态

2．焦虑障碍　见表 27-2。

表 27-2　抑郁障碍与焦虑障碍的鉴别诊断

	焦虑障碍	抑郁障碍
核心表现	害怕、恐惧、担心	情感低落
情感表达	焦虑、脆弱，存在明显的自主神经功能障碍和运动性不安	自我感觉不佳、觉得痛苦、厌倦、疲劳

【治疗】

一、治疗原则

1．全病程治疗

（1）急性期治疗（8 ～ 12 周）：以控制症状为主，尽量达到临床痊愈。

（2）巩固期治疗（4 ～ 9 个月）：以防止病情复燃为主。

（3）维持期治疗：持续、规范的维持期治疗可以有效降低抑郁症的复燃或复发率。一般认为 2 ～ 3 年，多次反复发作或残留症状明显者须长期维持治疗。

2．个体化合理用药　结合患者的年龄、性别、伴随疾病、既往治疗史等制订方案。

3．量化评估　在治疗前以及治疗中需要定期对患者进行评估。

4．联合用药　一般不主张联合用药，联合用药常用于难治性患者。

5．建立治疗联盟。

二、药物治疗

1．抗抑郁药物的种类

（1）新型抗抑郁药物

1）选择性 5- 羟色胺再摄取抑制药（selective serotonin reuptake inhibitor，SSRI）：氟西汀、舍曲林、帕罗西汀、氟伏沙明、西酞普兰和艾司西酞普兰。

2）选择性 5- 羟色胺和去甲肾上腺素再摄取抑制药（selective serotonin-norepinephrine reuptake inhibitor，SNRI）：此类药物特点为疗效与剂量有关，剂量增加后作用谱加宽，不良反应也随之增多，代表药物为文拉法辛和度洛西汀。

3）去甲肾上腺素和特异性 5- 羟色胺能抗抑郁药（noradrenergic and specific serotonergic antidepressant，NaSSA）：代表药物为米氮平。

4）去甲肾上腺素和多巴胺再摄取抑制药（norepinephrine-dopamine reuptake inhibitor，NDRI）：代表药物为安非他酮。

5）5- 羟色胺受体拮抗剂 / 再摄取抑制药（serotonin antagonist/reuptake inhibitors，SARIs）：代表药物为曲唑酮。

6）褪黑素 MT1/MT2 受体激动药和 5-HT2c 受体拮抗药：代表药物为阿戈美拉汀。

7）伏硫西汀（vortioxetine）：多重机制的新型抗抑郁药物。

> 米氮平、艾司西酞普兰、文拉法辛和舍曲林的疗效优于度洛西汀、氟西汀、氟伏沙明和帕罗西汀，而艾司西酞普兰、舍曲林、安非他酮和西酞普兰的可接受性优于其他药物[5]。儿童青少年用药方面，氟西汀的疗效优于安慰剂，耐受性也优于其他抗抑郁药物[6]。

（2）传统抗抑郁药：包括三环类、单胺氧化酶抑制药（monoamine oxidase inhibitors，MAOI）和四环类药物。三环类和四环类药物由于其安全性和耐受性问题，作为二线治疗药物，目前国内使用的主要有阿米替林、氯米帕明、丙咪嗪、多塞平和马普替林。MAOI 作为三线推荐药物，国内仅有吗氯贝胺。

（3）中药：包括圣约翰草提取物、疏肝解郁胶囊。

三、心理治疗

1．支持性心理治疗（supportive psychotherapy） 通过倾听、安慰、解释、指导和鼓励等方法帮助患者正确认识和对待自身疾病。

2．认知行为治疗（cognitive behavioral therapy，CBT） 通过帮助患者认识并矫正自身的错误观念，缓解情感症状、改善应对能力，并可减少抑郁障碍的复发。

3．精神动力学治疗（psychodynamic psychotherapy）。

4．人际心理治疗（interpersonal psychotherapy）。

5．婚姻家庭治疗。

四、物理治疗

1．电抽搐治疗（electricconvulsive therapy，ECT） 给予中枢神经适量的电流刺激，引发大脑皮质的电活动同步化即诱发一次癫痫放电，进而引起患者短暂意识丧失和全身抽搐发作，达到治疗抑郁障碍的目的。改良电抽搐治疗（modified electricconvulsive therapy，MECT）是临床使用的主要形式。

2．重复经颅磁刺激（repetitive transcranial magnetic stimulation，rTMS） 可能通过影响深部脑组织如基底核、纹状体、海马等局部大脑皮质兴奋性和血流活动，改变脑内神经递质、细胞因子及神经营养因子而发挥治疗作用[7]。

3．迷走神经刺激（vagus nerve stimulation，VNS） 作为抑郁障碍的辅助治疗手段。

4．深部脑刺激（deep brain stimulation，DBS） 将脉冲发生器植入脑内，通过释放弱脉冲刺激脑内相关核团，改善抑郁症状。

第二节 双相情感障碍

双相障碍（bipolar disorder，BPD）也称双相情感障碍，是指临床上既有躁狂或轻躁狂发作，又有抑郁发作的一种心境障碍。双相障碍一般呈发作性病程，躁狂和抑郁常反复循环或交替出现，也可以混合方式存在，每次发作症状往往持续一段时间，并对患者的日常生活和社会功能等产生不良影响[8]。对中国地区流行病学调查中发现双相障碍的终身患病率为 0.5%[2]。

【临床表现】

1．女性多于男性[2]。

2．双相障碍　临床表现可有抑郁发作、躁狂发作和混合发作。

（1）抑郁发作：包括情绪低落、思维迟缓、意志活动减退“三低”症状，但这些重度抑郁发作典型症状不一定出现在所有的双相障碍患者中。

（2）躁狂发作（manic episode）：典型表现是情感高涨、思维奔逸、活动增高“三高”症状，可伴有夸大观念或妄想、冲动行为等。发作应至少持续1周，并有不同程度的社会功能损害，可给自己或他人造成危险或不良后果。躁狂可一生仅发作一次，也可反复发作。

【诊断】

依据ICD-10诊断标准[4]。

1．躁狂发作　①轻躁狂：是躁狂的较轻表现形式。存在持续4 d以上的心境高涨、精力和活动增高，常有显著的感觉良好，并感觉身体和精神活动富有效率。社交活动增多，说话滔滔不绝，与人过分熟悉，性欲望增强，睡眠表现需要减少等也常见。其程度不至于造成工作严重受损。②躁狂不伴精神病性症状：心境的高涨与个体所处环境不协调，表现可从无忧无虑的高兴到几乎不可控的兴奋。同时伴精力增加、活动过多，言语急促，睡眠需要减少，注意力不持久、随境转移。自我评价膨胀，随意表露夸大或过分乐观。发作至少持续1周，严重程度达到完全扰乱日常工作和社会活动。③较上述表现更为严重，膨胀的自我评价和夸大观念可达妄想的程度，易激惹和多疑可发展成被害妄想，可出现不可理解的言语和暴力性兴奋。

2．双相情感障碍

（1）双相情感障碍，目前为轻躁狂：符合上述轻躁狂标准，且过去必须至少1次其他情感发作（轻躁狂、躁狂、抑郁或混合性）。

（2）双相情感障碍，目前为不伴有精神病性症状的躁狂发作：目前发作必须符合不伴精神病性症状的躁狂发作，且过去必须至少1次其他情感发作（轻躁狂、躁狂、抑郁或混合性）。

（3）双相情感障碍，目前为伴有精神病性症状的躁狂发作：目前发作必须符合伴精神病性症状的躁狂发作，且过去必须至少1次其他情感发作（轻躁狂、躁狂、抑郁或混合性）。

（4）双相情感障碍，目前为轻度或中度抑郁：目前发作必须符合轻度抑郁发作或中度抑郁发作，且过去必须至少 1 次轻躁狂、躁狂或混合性的情感发作。

（5）双相情感障碍，目前为不伴精神病性症状的重度抑郁发作：目前发作必须符合不伴精神病性症状的重度抑郁发作，且过去必须至少 1 次轻躁狂、躁狂或混合性的情感发作。

（6）双相情感障碍，目前为伴精神病性症状的躁狂发作：目前发作必须符合伴精神病性症状的重度抑郁发作，且过去必须至少 1 次轻躁狂、躁狂或混合性的情感发作。

（7）双相情感障碍，目前为混合状态：患者过去至少有过 1 次轻躁狂、躁狂或混合性的情感发作，目前或表现为混合性状态，或表现为躁狂、轻躁狂或抑郁症状的快速转换。

（8）双相情感障碍，目前为缓解状态：患者过去至少有过 1 次轻躁狂、躁狂或混合性情感发作，且至少另有 1 次轻躁狂、躁狂、抑郁或混合性情感发作，但目前无明显心境紊乱，并已处于这种状态数月。

【鉴别诊断】

1．继发性心境障碍　脑器质性疾病、躯体疾病、某些药物和精神活性物质等均可引起继发性心境障碍。该病具有明确的器质性疾病、药物或精神活性物质使用史且时间上与精神症状关系密切，体格检查有阳性体征，实验室检查有相应指标改变；症状随原发疾病病情的消长而波动，可出现意识障碍、遗忘综合征及智能障碍。

2．精神分裂症　见表 27-3。

表 27-3　双相情感障碍与精神分裂症的鉴别诊断

	双相情感障碍	精神分裂症
原发症状	心境高涨或低落为原发症状，精神病性症状为继发	思维障碍为原发症状，情感症状是继发的
协调性	思维、情感、意志行为等精神活动多是协调的	精神活动不协调
病程	间歇性病程，间歇期正常	发作进展或持续进展病程，缓解期常有残留精神症状或人格改变
	言语内容多围绕自身以外，如社会、国家，思维向外投	言语内容多围绕“我”，思维向内投

3．注意缺陷与多动障碍（attention-deficit hyperactivity disorder，ADHD） 青少年期双相情感障碍应与 ADHD 相鉴别（表 27-4）。

表 27-4 双相情感障碍与 ADHD 鉴别诊断

	双相情感障碍	ADHD
发病年龄	常见青春期及之后出现	12 岁之前
病程	发作性	慢性
特征性症状	心境高涨、夸大、思维奔逸、睡眠需求减少、性欲亢进	注意力缺陷

【治疗】

1．治疗原则

（1）综合治疗原则。

（2）个体化治疗原则。

（3）长期治疗原则。

（4）心境稳定药为基础治疗原则。

（5）联合用药治疗原则。

（6）定期检测血药浓度原则。

2．双相躁狂发作 各类躁狂发作均以药物治疗为主，特殊情况下可选用电抽搐或改良电抽搐治疗。

（1）药物治疗以心境稳定药为主，目前比较公认的心境稳定药主要包括锂剂、卡马西平、丙戊酸盐；其他抗癫痫药物（antiepileptic drug，AED）、第二代抗精神病药物也有一定的心境稳定作用。

（2）电抽搐或改良电抽搐治疗：对急性重症躁狂发作、极度兴奋躁动、对锂剂治疗无效或不能耐受的患者可使用电抽搐或改良电抽搐治疗。

3．双相抑郁发作

（1）心境稳定药：如碳酸锂等。

（2）第二代抗精神病药物：如喹硫平等。

（3）抗抑郁药物的使用需要充分权衡利弊后慎重决定[9]。

（张 娜 钱 英）

参考文献

[1] 李陵江，马辛 . 中国抑郁障碍防治指南 . 2 版. 北京：中华医学电子音像出版社，2015.

[2] Huang YQ，Wang Y，Wang H，et al. Prevalence of mental disorders in China：a cross-sectional epidemiological study. Lancet Psychiatry，2019，6（3）：211-224.

[3] 李献云，张艳萍，向应强，等 . 北京市抑郁症的患病率调查 . 中华精神科杂志，2010，36（2）：65-69.

[4] 范肖冬，主译 . ICD-10 精神与行为障碍分类 . 北京：人民卫生出版社，1993.

[5] Cipriani A，Furukawa TA，Salanti G，et al. Comparative efficacy and acceptability of 12 new-generation antidepressants，a multiple-treatments meta-analysis. Lancet，2009，373（9665）：746-758.

[6] Cipriani A，Zhou X，Del Giovane C，et al. Comparative efficacy and tolerability of antidepressants for major depressive disorder in children and adolescents：a net-work meta-analysis. Lancet，2016，388（10047）：881-890.

[7] American Psychiatric Association（APA）. Practice Guidelines for the Treatment of Patients With Major Depressive Disorder. Washington：APA Publication，3rd edition，2010.

[8] 于欣，方贻儒 . 中国双相障碍防治指南 . 2 版. 北京：中华医学电子音像出版社，2015.

[9] 郝伟，陆林 . 精神病学. 8 版. 北京：人民卫生出版社，2018.

28

妊娠相关的神经系统表现

第一节　子痫前期和子痫

子痫前期（preeclampsia）和子痫（eclampsia）是严重威胁母胎生命安全的妊娠并发症，以下三种情况常导致子痫前期孕妇死亡：①子痫前期伴严重表现；②子痫；③溶血、肝酶升高和血小板减少（hemolysis，elevated liver enzymes and low platelets，HELLP）综合征[1]。

【诊断】

1．子痫前期　妊娠 20 周后出现收缩压≥ 140 mmHg 和（或）舒张压≥ 90 mmHg（1 mmHg=0.133 kPa），且伴有下列任 1 项：尿蛋白≥ 0.3 g/24 h，或尿蛋白 / 肌酐的比值≥ 0.3，或随机尿蛋白≥（+）；无蛋白尿但伴有以下任何 1 个器官或系统受累，包括心肺肝肾等重要器官受损，血液系统、消化系统、神经系统异常改变，以及胎盘胎儿受累等。

出现下述任一表现为重度子痫前期（severe preeclampsia）：①血压持续升高达重度高血压：收缩压≥ 160 mmHg 和（或）舒张压≥ 110 mmHg；②持续性头痛、视觉障碍或其他中枢神经系统（central nervous system，CNS）异常表现；③持续性上腹部疼痛及肝包膜下血肿或肝破裂表现；④肝转氨酶水平异常；⑤肾功能受损，表现有：尿蛋白＞ 2.0 g/24 h，少尿或血肌酐＞ 106 μmol/L；⑥低蛋白血症伴腹水、胸腔积液或心包积液；⑦血液系统异常：血小板计数呈持续性下降（＜ 100×10^9/L）；微血管内溶血（如血乳酸脱氢酶水平升高）；⑧心力衰竭；⑨肺水肿；⑩胎儿生长受限或羊水过少、胎死宫内、胎盘早剥等[1]。

2．子痫是在临床或亚临床子痫前期基础上，发生不能用其他原因解释的抽搐。

【治疗】

1．子痫前期

（1）分娩时机的选择：子痫前期病情稳定产妇，可期待至妊娠 37 周。但出现下列任何一种情况，应考虑提前终止妊娠：①高血压控制不满意，静脉或口服降压药均不能取得满意的降压效果；②血小板进行性减少；③肝、肾功能损害进行性加重；④肺水肿；⑤ CNS 障碍或视觉障碍；⑥胎儿宫内情况异常[2]。

（2）分娩方式的选择：多选择剖宫产的分娩方式。

（3）阴道分娩的产程管理：对于重度子痫前期患者是一种安全的分娩方式，产程不宜过长，积极控制血压，实施分娩镇痛。

（4）子痫前期产后管理：子痫前期患者产后 3 d 内仍有发生子痫的风险，故产后同样需要严密监测血压等生命体征，密切观察产妇是否存在 CNS 症状、视觉障碍等。降压治疗须持续使用，可根据血压水平逐渐减量至停药[3]。

2．子痫

（1）不要试图阻止第一次抽搐：尤其在未建立静脉通道或掌握快速插管技术的医生未到场时，不要阻止子痫的抽搐，大部分抽搐会很快自然停止（即子痫的抽搐具有自限性）。抽搐时不要使用镇静药物（如地西泮），如果出现子痫持续状态，应使用肌肉松弛药，并准备气管插管并机械通气。

（2）母体支持：抽搐急性发作时或发作后，立即开放气道，一般可通过面罩给氧，如果反复抽搐、出现子痫持续状态、肺水肿或呼吸暂停，应尽快行气管插管并机械通气。

（3）避免受伤和误吸。

（4）防止抽搐再发：必须使用硫酸镁，若给予足量硫酸镁后仍有抽搐，则选择异戊巴比妥静脉注射。

（5）控制严重高血压：视不同情况选择拉贝洛尔静脉滴注（严重头痛或心动过速）、口服硝苯地平（心动过缓或充血性心力衰竭）、呋塞米（肺水肿）、硝普钠（难治性高血压）、硝酸甘油等药物（子痫前期伴肺水肿）。

（6）并发症的处理：弥散性血管内凝血和肺水肿等。

（7）引产或分娩：24 h 内开始[4]。

可逆性后部脑病综合征

可逆性后部脑病综合征（posterior reversible encephalopathy syndrome，PRES）是以急性或亚急性起病的一种可逆性临床 - 影像学综合征，主要由高血压脑病、肾衰竭、子痫前期或子痫、恶性肿瘤化疗、自身免疫性疾病（如系统性红斑狼疮）、免疫抑制药应用的毒副反应等引起。其中，子痫患者发生 PRES 者（60%）显著多于子痫前期患者（30%）[5,6]。主要表现为头痛、癫痫发作、视觉障碍、不同程度的意识障碍及精神异常等。

【诊断】

1．主要依据病史、临床表现、影像学改变做出诊断。

2．MRI 影像学特征　脑部病变具有对称性、多灶性，主要累及后部脑区。最常见的病变为双侧顶叶、枕叶的皮质和白质的弥漫性水肿，病变也可累及额叶、颞叶及小脑半球。T_2 加权像（weighted imaging，WI）或液体衰减反转恢复（fluid attenuated inversion recovery，FLAIR）呈高信号，弥散加权像（diffusion weighted imaging，DWI）显示血管源性水肿。

【治疗】

病因治疗、降压。一般在给予降压治疗或停用免疫抑制药后，临床症状和脑部影像学改变很快恢复[7]。

第二节　妊娠期脑血管病

脑血管病是妊娠期出现的常见并发症，患病率为（10.2 ~ 21.47）/10 万人。各种病因学已明确的卒中均可能发生于妊娠及产褥期，主要包括缺血性卒中、出血性卒中和颅内静脉和静脉窦血栓（cerebral venous sinus thrombosis，CVST）[8]。

【分类及临床表现】

1．缺血性卒中　病因包括子痫前期和子痫、异常栓塞（如羊水栓塞）、产后脑血管病（如可逆性脑血管收缩综合征）、凝血障碍、动脉夹层，围生期心肌病等。临床表现同缺血性卒中（详见第 9 章）。

2．CVST　根据血栓位置的不同分为大脑皮质静脉闭塞和静脉窦闭塞，妊娠相关性 CVST 多发生在产褥期，其中大部分患者合并有遗传性凝血系统异常的疾病，高血压、高龄产妇、剖宫产、感染及妊娠剧吐会增加围生期 CVST 风险。临床表现同 CVST（详见第 9 章）。

3．出血性卒中　通常与子痫前期、子痫和动静脉畸形、颅内动脉瘤、可逆性脑血管收缩综合征有关。临床表现同脑出血、蛛网膜下腔出血（详见第 9 章）。

【治疗】

1．缺血性卒中　急性期静脉重组组织型纤溶酶原激活药（recombinant tissue plasminogen activator，rt-PA）溶栓为相对禁忌，但在遇及中至重度缺血性卒中患者时，在权衡溶栓的风险与获益后可考虑使用[9]。是否应进行血管内治疗，尚无充分证据，符合条件时（如为大血管闭塞）可试用[10]。在进行二级预防时，如需抗凝（高凝状态、心房颤动）可选择肝素（低分子肝素和普通肝素），华法林因致畸副作用而禁忌使用。阿司匹林可在妊娠后 4、7 个月使用，在此之前可考虑用肝素替代。

2．CVST　首选肝素抗凝治疗，妊娠期使用至产后 6 周，分娩后可换用华法林。

3．出血性卒中　收缩压应至少降低至＜ 160 mmHg；动脉瘤如稳定或为无症状性，可不处理，如破裂时，则应进行介入或手术治疗；动静脉畸形可首先考虑非手术治疗，如再发风险很高时须立即处理[9]。

第三节　妊娠期头痛

大部分妊娠期头痛患者在孕前就已明确头痛病因，约近 10%的妇女是孕期首次出现头痛或明确头痛。妊娠期头痛的患者中，约 1/3 为偏头痛，1/3 为子痫前期或子痫导致的头痛，其余为其他病因所致的头痛[11]。

【病因】

1．原发性头痛 主要分偏头痛、紧张性头痛、丛集性头痛、三叉神经痛。

2．继发性头痛

（1）药物性头痛：如药物过量和戒断反应等。

（2）颈动脉或椎动脉夹层。

（3）颅内出血：动静脉畸形、动脉瘤和外伤等。

（4）颅内静脉窦血栓形成。

（5）子痫前期或子痫。

（6）特发性颅内高血压。

（7）垂体瘤和垂体卒中。

（8）由脑膜、鼻窦等感染或疾病诱发的头痛。

（9）血管造影综合征。

（10）可逆性脑血管收缩综合征[11,12]。

【临床表现】

1．偏头痛 临床表现同偏头痛（见第5章）。

2．子痫前期引起的头痛通常为弥漫性、持续性，头痛强度由轻度到重度不等。当孕妇出现头痛的同时伴有暗点或其他视觉问题（如视物模糊、复视、畏光、黑矇、偏盲）、上腹部疼痛，或实验室检查提示血小板减少、肝酶升高、溶血和（或）肌酐升高等情况，则支持孕妇头痛由子痫前期引起。

3．其他病因所致的头痛

【评估和诊断】

妊娠期头痛的评估与非孕期的头痛评估基本相同，包括神经影像学检查（头部CT和MRI）、腰椎穿刺（lumbar puncture，LP）和脑脊液（cerebrospinal fluid，CSF）检查。

【治疗】

1．偏头痛的治疗 对于妊娠期急性发作的偏头痛，首选药物为对乙酰氨基酚，当单独使用无效时，可考虑联合用药，如同时服用对乙酰氨基酚和甲氧氯普胺、对乙酰氨基酚和可待因，或对乙酰氨基酚、咖啡因和巴比妥；二线药物为非甾体消炎药和阿司匹林，在妊娠中期使用是安全的；三线药物为阿片类药物，如吗啡、哌替啶。

2．紧张性头痛的治疗　对乙酰氨基酚和非甾体类消炎药是治疗妊娠期急性发作的紧张性头痛的一线和二线药物。

3．丛集性头痛的治疗　妊娠期丛集性头痛的治疗（曲坦类药物）与非妊娠妇女相同。

4．子痫前期和子痫头痛的治疗　对于严重子痫前期头痛或子痫后的头痛，其治疗包含在子痫前期和子痫的治疗[11]。

第四节　妊娠期癫痫

癫痫是常见的神经系统慢性疾病，孕妇的癫痫患病率为0.3%～0.5%[13]。妊娠期癫痫发作和抗癫痫药物（antiepileptic drug，AED）的使用，均会增加孕胎不良结局的风险。

癫痫发作使孕妇的妊娠风险升高，出现感染、胎盘早剥、产前出血、产后出血、引产、剖宫产的发生率明显高于正常孕妇，亦可能增加妊娠期高血压的风险，但与是否使用AED无关。另一方面，妊娠期癫痫发作会导致新生儿发生早产、低体重儿、死产、先天畸形、窒息相关的并发症、新生儿低血糖、呼吸窘迫症、新生儿重症监护入院的风险较正常孕妇更高，低体重儿和早产与AED的使用有关，其风险程度因药物种类不同而有所迥异，并随多药治疗而升高[14]。局灶性发作对胎儿无显著影响，仅少数在孕妇发作过程中出现短暂性胎心减慢，而全面性发作（强直-肌阵挛）则可能会导致胎儿出现窒息[15]。

使用AED的癫痫妇女出现胎儿畸形的概率为4%～6%（正常人群2%～3%）。常见的先天畸形包括面部缺陷（唇腭裂）、心脏畸形（室间隔缺损、法洛四联症）、泌尿生殖缺陷（尿道下裂）、骨骼畸形（脊柱裂）等。其中，丙戊酸出现神经管畸形、尿道下裂，心脏缺陷、唇腭裂、认知功能障碍和孤独症的风险较高，常见的畸形是室间隔缺损、脊柱裂畸形和尿道下裂。卡马西平所致常见的先天畸形为脊柱裂；苯巴比妥出现唇腭裂和心脏畸形的风险较高；苯妥英钠可引起显著的宫内胎儿发育迟缓；托吡酯的致畸风险主要为尿道下裂、头小畸形、胎儿毁损、低体重儿。AEDs的致畸风险与剂量成正相关，且多种药物治疗较单药治疗致畸性更高[14,16]。

1．孕前咨询

（1）倡导癫痫妇女计划怀孕。

（2）尽量控制 1 年内无癫痫发作，再考虑怀孕。

（3）AED 的选择：传统的 AED（如丙戊酸钠）畸形发生率较高，有生育计划的女性癫痫患者应尽量避免，若必须使用，应调整到最小有效剂量，同时尽量避免多种药物联合使用。

（4）围妊娠期补充叶酸。

（5）心理辅导。

2．妊娠期管理

（1）控制癫痫发作：妊娠期应避免自行停药或减量。

（2）监测血药浓度适时调整 AED 剂量。

（3）分娩期管理：分娩方式的选择由产科和神经科医生共同商讨决定。出现胎儿窘迫可进行急诊剖宫产，孕晚期出现癫痫持续状态或分娩时出现癫痫大发作均应剖宫产，可予以速效苯二氮䓬类药物处理。

3．分娩后管理

（1）分娩后应及时调整药物剂量，以避免潜在的中毒反应。

（2）鼓励尽量母乳喂养。

（3）产妇合理安排作息[14,16]。

（骆　迪　高天理）

参考文献

[1] 杨孜，张为远．妊娠期高血压疾病的早期识别（一）．中华妇产科杂志，2019，54（7）：501-502.

[2] Brown MA，Magee LA，Kenny LC，et al.Hypertensive Disorders of Pregnancy：ISSHP Classification，Diagnosis，and Management Recommendations for International Practice.Hypertension，2018，72（1）：24-43.

[3] 马擘，崔洪艳，陈叙．子痫前期诊治新进展．中华危重症医学杂志（电子版），2019，12（5）：353-357.

[4] 漆洪波．子痫前期的诊断和子痫的处理：需要规范化．中华围产医学杂志，2015，18（6）：411-413.

[5] Camara-Lemarroy CR，Escobedo-Zúñiga N，Villarreal-Garza E，

et al.Posterior reversible leukoencephalopathy syndrome（PRES）associated with severe eclampsia：Clinical and biochemical features. Pregnancy Hypertens，2017，7：44-49.

[6] Dong XY，Bai CB，Nao JF.Clinical and radiological features of posterior reversible encephalopathy syndrome in patients with pre-eclampsia and eclampsia.Clin Radiol，2017，72（10）：887-895.

[7] Burton TM，Bushnell CD. Reversible cerebral vasoconstriction syndrome. Stroke，2019，50（8）：2253-2258.

[8] 杨晓丽，石蕾，王永丽，等．妊娠及产褥期卒中．临床内科杂志，2017，34（8）：515-517.

[9] Kozberg MG，Camargo EC. Management of Maternal Stroke and Mitigating Risk.Curr Treat Options Cardiovasc Med，2019，21（11）：72.

[10] Limaye K，Van de Walle Jones A，Shaban A，et al. Endovascular management of acute large vessel occlusion stroke in pregnancy is safe and feasible. J Neurointerv Surg，2020，12（6）：552-556.

[11] 钱雪雅，刘慧姝．妊娠期头痛的管理．中华产科急救电子杂志，2016，5（3）：156-159.

[12] M Brandon Westover，Emily Choi DeCroos，Karim Awad，et al. Bianchi.Pocket Neurology［M］. 2nd edition. China：Wolters Kluwer 2016：306-307.

[13] Deck GM，Nadkarni N，Montouris GD，et al.Congenital malformations in infants exposed to antiepileptic medications in utero at Boston Medical Center from 2003 to 2010. Epilepsy Behav，2015，51：166-169.

[14] Toscano M，Thornburg LL.Neurological diseases in pregnancy. Curr Opin Obstet Gynecol，2019，31（2）：97-109.

[15] Tomson T，Battino D，Bromley R，et al.Management of epilepsy in pregnancy：a report from the International League Against Epilepsy Task Force on Women and Pregnancy.Epileptic Disord，2019，21（6）：497-517.

[16] 习志洁，孙红斌．女性癫痫患者围妊娠期癫痫管理的研究进展．四川医学，2017，38（1）：109-113.

29

神经内科重症监护

针对神经内科重症患者，神经内科重症监护（neurocritical care）近 20 年来发展迅速，神经内科重症监护病房（neurointensive care unit，NICU）则成为了完成这一使命的最基本单元[1]。针对神经系统疾病的变化特征，对中枢神经系统（central nervous system，CNS）进行一体化的监护治疗和护理，以降低各种神经系统重症疾病的病死率。

第一节　概　述

一、维持循环、开通气道、呼吸支持（circulation，airway，breathing，即 CABs）

（一）维持循环

包括对低血容量、心肌收缩力降低、高血压、心律失常的治疗。

1．液体治疗　①通常使用晶体溶液（如 5%葡萄糖溶液、生理盐水），而非胶体（如右旋糖酐、706 代血浆）、含葡萄糖的低渗溶液、其他低渗溶液以及白蛋白，作为首选的维持体液容量和渗透压平衡的液体，且作为低血压 NICU 患者的一线复苏液体，以动脉血压和体液平衡作为优化液体治疗的主要目标；②使用甘露醇或高渗盐水溶液来减少颅内压的增高（当颅内压＞ 25 mmHg 时）[2]。

2．血压管理　①缺血性卒中溶栓患者血压应＜ 180/100 mmHg，注意平稳降压，避免低血压[3]；②脑出血患者中当收缩压为 150 ～ 220 mmHg 时，数小时内降压至 130 ～ 140 mmHg，而当收缩压＞ 220 mmHg 时，收缩压目标值为 160 mmHg[4]；③蛛网膜下腔出血患者，动脉瘤处理破裂前后收缩压控制在 160 mmHg 以下，保持平均动脉压＞ 90 mmHg 以上[5]。

（二）气道管理和呼吸机支持

1．人工气道的建立　首选气管插管，如时间需延长时，替代以气管切开术，适应证包括：①呼吸衰竭［（动脉血氧分压（arterial partial pressure of oxygen，PaO_2）< 8 kPa（60 mmHg）］，有或无高碳酸血症；②最大肺活量（forced vital capacity，FVC）下降，伴球肌功能障碍；③球肌麻痹（为保护气道免受误吸）；④脑病或昏迷；⑤针对颅内压（intracranial pressure，ICP）增高者须进行动脉血二氧化碳分压（arterial partial pressure of carbon dioxide，$PaCO_2$）的调节；⑥心血管功能不稳定（如休克状态）。

2．机械通气　常用模式为同步间歇指令通气（synchronised intermittent mandatory ventilation，SIMV），辅以呼气末正压通气（positive end expiratory pressure，PEEP）或持续正压通气（continuous positive airway pressure，CPAP）等通气支持模式。

3．撤机　实施机械通气的原因被解除后应开始进行撤机筛查试验，即 3 min 自主呼吸试验（spontaneous breathing trial，SBT）（表 29-1）[6]，3 min 自主呼吸通过后，继续自主呼吸 30 ~ 120 min，如患者能够耐受则可以预测撤机成功，准备拔除气管插管。另一方面，拔除气管插管时应充分虑及神经系统疾病的特殊性，以防过早拔管的风险。

4．防治并发症　机械通气的并发症，如人工气道梗阻、气道出血等[7]。

表 29-1　常用的耐受自主呼吸试验的标准[6]

标准	描述
SBT 成功的客观指标	动脉血气指标：（FiO_2 < 0.4，SpO_2 ≥ 0. 85 ~ 0. 9；PaO_2 ≥ 50 ~ 60 mmHg；pH ≥ 7. 32；$PaCO_2$ 增加≤ 10 mmHg）；血流动力学指标稳定（HR < 120 ~ 140 次 / 分钟且 HR 改变 < 20 %，收缩压 < 180 ~ 200 mmHg 并 > 90 mmHg、血压改变 < 20%，不须用血管活性药）；呼吸（呼吸频率≤ 30 ~ 35 次 / 分钟，呼吸频率改变≤ 50%）
SBT 失败的主观临床评估指标	精神状态的改变（如嗜睡、昏迷、兴奋、焦虑）；出汗；呼吸做功增加（使用辅助呼吸肌，矛盾呼吸）

SBT：自主呼吸试验；FiO_2：吸氧分数；HR：心率；$PaCO_2$：动脉血二氧化碳分压；PaO_2：动脉血氧分压；SpO_2：动脉血氧饱和度

二、营养支持

尽早经鼻胃管进行肠内营养（enteral nutrition，EN），防治胃肠道出血、胃肠道动力障碍（腹泻、便秘、麻痹性肠梗阻）。通常入院48 h内即启动EN，初期1～3 d可供给的目标能量为40%～70%，随后增加至80%～100%，重症患者EN优于肠外营养（parenteral nutrition，PN），当遇到严重营养不良患者或者EN不足以满足患者营养需要时，3～7 d内应该启动PN。以20～25 Kal/(kg·d）作为能量供应目标，急性早期也可以采取低热卡［15～20 Kal/(kg·d)］，但此时蛋白的补充必须足量，甚至加强[8]。

三、院内感染和感染监测

须尽可能隔离已感染患者，医护人员严格无菌操作（如接触每位患者后洗手），通过血尿粪送检培养早期发现和治疗感染等。

四、防治下肢静脉血栓形成和肺栓塞

使用气压泵装置，进行主动和被动下肢训练，可常规给予低分子肝素，不推荐弹力袜预防深静脉血栓，具体如下。

1．缺血性卒中　对于发病急性期和活动受限的患者，给予预防剂量的低分子肝素（low-molecular-weight heparin，LMWH），并联合间歇性静脉加压袜（intermittent venous compression stockings）。对于其中接受开颅手术或血管内治疗者，使用普通肝素、低LMWH和（或）间歇性静脉加压袜，术后即刻进行，除非其接受了重组组织型纤溶酶原激活药（recombinant tissue plasminogen activator，rt-PA）治疗。

2．脑出血　入院时如无预防措施时，使用间歇气动压缩装置（intermittent pneumatic compression devices，IPC）和（或）分级压缩袜（graduated compression stockings，GCS）。药物治疗可选择皮下注射普通肝素或LMWH，对于那些有稳定血肿或无持续进行的凝血病（coagulopathy）者，可在入院后48 h内启动。

3．动脉瘤性蛛网膜下腔出血（aneurysmal subarachnoid hemorrhage，aSAH）　所有aSAH患者给予普通肝素，除非未破裂的动脉瘤须进行手术治疗时。患者入院时启动IPC，至少在动脉瘤手术或弹簧圈栓塞24 h后使用普通肝素预防静脉血栓栓塞症。

4．神经肌肉疾病　首选普通肝素（每日2次或3次）、低分子肝素或者磺达肝癸钠（fondaparinux），对于药物治疗出血风险过高者可采用 IPC，可联合上述药物和机械性治疗。治疗时间可延长至渡过住院急性期或能够步行时[9]。

五、镇静镇痛

1. 镇痛治疗　首选阿片类药物，包括吗啡、芬太尼、瑞芬太尼、舒芬太尼、布托啡诺等，亦可联合应用非阿片类镇痛药，以减少阿片类药物的剂量及不良反应。

2. 镇静治疗　基本用药包括苯二氮䓬类、右美托咪啶、丙泊酚，须注意监测上述镇静药物的呼吸抑制、血压下降等副作用，治疗同时或之前应予以镇痛治疗[7,8,10]。

六、意识障碍

见第 6 章。

七、颅内压监测

1. 颅内压监测　主要为有创 ICP 监测，优选顺序为脑室内、脑实质内、硬膜下、硬膜外[4]。

2. 颅内压增高　ICP ＞ 20 ～ 25 cmH_2O，持续＞ 5 min[10]。

3. 颅内压增高管理

（1）抬高患者头位（床头＞ 30°），并给予过度通气、镇痛、镇静，镇静镇痛见相关章节。

（2）调整渗透压：①甘露醇，短期降低，需重复使用，每 4 ～ 6 h 1 次，需要监测肾功能，急性肾衰竭时慎用；②高张盐水，监测血清渗透压和血钠浓度（＜ 155 mmol/L），心力衰竭、肝硬化者慎用[11-13]。

（3）麻醉药：苯巴比妥、硫喷妥纳。

（4）手术治疗：包括清除颅内血肿术、侧脑室脑脊液（cerebrospinal fluid，CSF）引流术、腰池 CSF 引流术、部分颅骨切除减压术、脑组织切除术[11]。

八、低温治疗

具有降低颅内压和神经保护功能。

1. 适应证

（1）因室颤、室性心动过速、心搏骤停及因不可电击复律心律而心肺复苏的昏迷患者。

（2）大脑半球大面积脑梗死（≥大脑中动脉供血区 2/3）、幕上大量脑出血（> 25 ml）患者。不过，最新证据显示恶性大脑中动脉梗死偏侧颅骨切除术后接受早期低温治疗有害无益[14]。

（3）难治性癫痫持续状态患者。

2．低温技术选择　首选具有温度反馈调控装置的新型全身体表低温技术或血管内低温技术；其次可选择传统全身体表降温技术（冰毯、冰帽、冰袋），用 4℃生理盐水静脉滴注辅助诱导低温，但有心力衰竭和肺水肿者慎用。

3．温度目标　32 ～ 35℃，极早期心肺复苏后为 36℃。

4．开始治疗时间　心肺复苏后昏迷患者 6 h 内，其他患者也应尽早（6 ～ 72 h）开始，或根据颅内压（> 20 mmHg）确定时间。

5．低温达标及维持时间　诱导低温时间最好缩短至 2 ～ 4 h 达标，而后目标温度维持> 24 h，或根据颅内压（< 20 mmHg）确定；根据疾病种类将复温速度控制在 6 ～ 72 h。

6．体温监测　食管、膀胱或直肠温度[15,16]。

第二节　神经内科重症监护病房常见疾病

一、重症脑血管病

重症脑血管病尚无统一定义，通常指大面积脑梗死、重症脑出血（如幕上体积> 30 ml）、动脉瘤蛛网膜出血和严重的脑静脉血栓形成[17]。

【入住 NICU 指征】

1．临床标准　①急性意识障碍（GCS 评分≤ 8 分）；②严重神经功能障碍［美国国立卫生研究院卒中量表（National Institutes of Health Stroke Scale，NIHSS）评分≥ 17 分］；③需要气管插管和（或）机械通气；④血流动力学不稳定；⑤全面性强直 - 阵挛发作和（或）癫痫持续状态；⑥全身脏器功能障碍，需要支持治疗。

2．影像学标准　大面积半球脑梗死（large hemispheric infarction，LHI），体积> 145 cm^3；②早期出现超过 50%大脑中动脉（middle cerebral artery，MCA）区域的 CT 低密度征，伴有其他血管分布区受

累；③幕上血肿超过 30 ml；④小脑半球出血超过 10 ml；⑤大脑深部静脉血栓形成。

3．接受特殊治疗者　脑血管病患者在接受专科治疗后可能出现病情变化，常需要密切监护观察，如急性脑梗死静脉溶栓、血管内治疗、去骨瓣减压术、颅内血肿清除或抽吸术[17]。

【管理方案】

1．气道管理

（1）呼吸功能衰竭及急性意识障碍时，应行气管插管，必要时辅助机械通气，维持氧饱和度＞94%。

（2）拔管指征：拔除气管插管的神经系统标准主要包括意识清醒、吞咽功能正常，咳嗽反射良好。

（3）气管切开：预期插管超过 14 d，拔管失败时可考虑气管切开[18]。神经危重症患者鼓励早期气管切开。

2．控制高血压　缺血性卒中溶栓患者血压应＜180/100 mmHg，注意平稳降压，避免低血压[19]；脑出血患者中当收缩压为 150 ~ 220 mmHg 时，数小时内降压至 130 ~ 140 mmHg，而当收缩压＞220 mmHg 时，收缩压目标值为 160 mmHg[20]；蛛网膜下腔出血患者，动脉瘤处理前收缩压控制在 160 mmHg 以下；动脉瘤处理后为了防止迟发性脑缺血，血压目标值为 180 ~ 200 mmHg 以内，保持平均动脉压＞90 mmHg 以上，可使用静脉短效降压制剂降低血压[17]。

3．体温管理　缺血性卒中患者体温＞38℃，可采用药物与物理降温方式；对 sSAH 急性期患者，使用温度调节系统，将体温严格控制在正常范围[21]。

4．疼痛管理　根据病情选择镇痛药物。

5．血糖管理　密切监测血糖，控制在 7.7 ~ 10 mmol/L[17]。

6．血钠管理　监测血钠，查找低钠原因，对症处理，根据不同病因纠正低钠血症。

7．营养支持　评估患者营养风险、吞咽功能，首选肠内营养，不能提供全部目标热量时，可结合或改为肠外营养。

8．预防深静脉血栓性形成　主要包括药物、运动和物理疗法。首选低分子肝素抗凝，如抗凝禁忌则选择阿司匹林；脑出血患者应权衡风险后个体化处理；病情允许尽早运动；使用间断充气加压装置；不推荐使用弹力袜。

9．神经功能监测

（1）基本生理状态：心律、血压、呼吸、平均动脉压、血氧饱和度、血气等。

（2）神经系统体征：意识程度［如格拉斯哥昏迷评分（Glasgow coma scale，GCS）］、瞳孔、神经功能缺损程度（如 NIHSS 评分）。

（3）神经影像：头 CT 或 MRI 显示病变大小、脑水肿、脑疝。

（4）神经电生理：脑电图（electroencephalogram，EEG）协助诊断癫痫；诱发电位用于脑功能评估；TCD 用于了解颅内血流情况。

10．颅内压监测和管理　同上。

11．惊厥发作管理　对不明原因昏迷和（或）意识改变患者行 EEG 检查，持续脑电监测更佳；惊厥发作后尽早使用抗癫痫药物（antiepileptic drug，AED），但不推荐预防性使用。

12．手术治疗　对积极药物治疗后病情仍恶化的患者可请神经外科会诊，考虑手术治疗，视病情选择去骨瓣减压术和脑室引流术。

二、重症肌无力

30%的重症肌无力（myasthenic gravis，MG）患者表现为不同程度的呼吸困难，其中 10%～20%在疾病过程中发生肌无力危象（myasthenic crisis），最常见的促发因素包括感染、误吸、免疫抑制药剂量更换、糖皮质激素（简称激素）的初期应用、禁忌药物使用、妊娠、胸腺瘤复发以及手术（如胸腺摘除术）。肌肉特异性酪氨酸激酶（muscle specific tyrosine kinase，MuSK）抗体阳性者较乙酰胆碱受体（acetylcholine receptor，AChR）抗体阳性者更为多见[22]。

【诊断】

MG 诊断步骤见第 20 章。

【治疗】

（1）病因处理。

（2）呼吸管理：当吸气负压（negative inspiratory force，NIF）峰值 < −20 cm H_2O 和（或）FVC < 15 mL/kg 时，应立即给予气管插管，人工呼吸器辅助呼吸，至少 1 周。

（3）免疫治疗：首选静脉免疫球蛋白（intravenous immunoglobulin，IVIg）和血浆置换，也可同时给予激素治疗或其他免疫抑制药[22,23]。

三、吉兰－巴雷综合征

吉兰-巴雷综合征（Guillain-Barré syndrome，GBS）是一种常见的周围神经病，严重者可发生脑神经损害，吞咽功能受累，呼吸肌瘫痪，多数患者因呼吸肌麻痹和泛自主神经病需要接受 NICU 监测，表现为呼吸急促、心动过速、语句不完整、使用呼吸辅助肌、反常呼吸和端坐呼吸[24]。

【诊断】

GBS 诊断步骤见第 22 章。

【治疗】

1．呼吸管理　当系列 FVC < 20 ml/kg、最大吸气压（maximal inspiratory pressure，MIP）< −30 cmH_2O 和最大呼气压（maximal expiratory pressure，MEP）< 40 cmH_2O 或下降值> 30%时，行气管插管和机械通气。

2．免疫治疗　尽早应用 IVIg 或血浆置换。

3．B 族维生素治疗[24,25]。

第三节　心搏骤停后的早期神经功能预后评估

心搏骤停（cardiac arrest，CA）即心脏机械活动的突然停止，通过心肺复苏（cardiopulmonary resuscitation，CPR）可以使患者实现自主循环恢复（return of spontaneous circulation，ROSC），然而仍有 45% ~ 70%的存活 CA 患者出现缺血缺氧性脑病，表现为严重的神经功能受损甚至死亡。因此，ROSC 后系统化管理对促进存活患者的神经功能恢复至关重要，对 CPR 后昏迷患者应进行频繁或持续的神经功能监测，以指导进一步治疗[26]。

1．评估时机　①基于神经系统查体的预后评估应在目标温度管理（target temperature management，TTM）结束后至少 24 h 进行，应选择多个时间点评估，同时需要排除所有药物的影响；② CA 后 48 ~ 72 h 神经反射消失不能排除意识恢复的可能；③可靠的神经系统查体应在 CA 后 3 ~ 5 d 进行，结果可能受 TTM 目标温度、镇静药残留和并发疾病严重程度的影响。

2．神经系统查体　包括对疼痛的运动反应评估［格拉斯哥昏迷评分运动反应（Glasgow coma score motor response，GCS-M）评估］、脑干反射和是否存在癫痫发作，预后可依据：①在无 TTM 及镇静肌肉松弛药物影响下，GCS-M ≥ 5 可提示预后良好；② CA 后至少 72 h 神经系统查体 GCS-M ≤ 2 分联合双侧瞳孔对光反射和（或）角膜反射消失可预测不良预后；③ CA 后 48 h 内出现缺氧后癫痫持续状态（结合 EEG 监测），需要联合其他监测手段判断不良预后；④ CA 后神经系统检查应反复多次进行。

3．神经电生理监测

（1）EEG：① EEG 监测可尽早进行（连续监测或间断重复监测），CA 后 12 ～ 24 h 至少监测 1 次背景 EEG。接受 TTM 者，需监测 EEG 至 CA 后 72 h 或更长时间。② CA 后 24 h“重度异常 EEG”与不良预后相关，包括暴发 - 抑制（抑制周期＞ 50%）、抑制背景下的全面性周期性放电、广泛背景抑制（＜ 10 μV）等；CA 后 12 ～ 24 h“正常 EEG”常提示预后良好，主要表现为连续、有反应、正常电压 EEG。③ CA 后 TTM 期间及镇静药应用下出现癫痫持续状态可判断不良预后。如出现迟发性癫痫持续状态（＞ 48 h）合并预后良好相关征象（如脑干反射存在，连续、有反应 EEG 及脑损伤标记物水平较低等），此类患者有最终清醒可能，需积极治疗。

（2）躯体感觉诱发电位（somatosensory evoked potential，SSEP）：N_{20} 双侧皮质反应缺失可预测神经功能不良预后。

4．神经影像学

（1）头颅 CT（CA 后＜ 48 h）：灰质 / 白质比例（gray-white matter ratio，GWR）降低可用于评价缺血缺氧后脑损伤，但需联合其他指标评估不良预后。

（2）头颅 MRI：用于预后评估，应在 CA 后持续昏迷 5 d 以上进行，弥散加权像（diffusion weighted imaging，DWI）及表观弥散系数（apparent diffusion coefficient，ADC）能更好地评价 CA 后脑缺血性改变。

5．生物标志物　NSE、S100β 水平增高可帮助判断 CA 后昏迷患者不良预后[26]。

6．EEG 的脑死亡标准　EEG 电压小于 2 μv，持续至 30 min[27]。

（宋　哲　高　嫚　杨中华）

参考文献

[1] 中华医学会神经病学分会神经重症协作组.神经重症监护病房建设中国专家共识. 中华神经科杂志，2014，47（4）：269-273.

[2] Oddo M，Poole D，Helbok R，et al.Fluid therapy in neurointensive care patients：ESICM consensus and clinical practice recommendations.Intensive Care Med，2018，44（4）：449-463.

[3] 中华医学会神经病学分会，中华医学会神经病学分会脑血管病学组.中国急性缺血性脑卒中诊治指南2018. 中华神经科杂志，2018，51（9）：666-682.

[4] 中华医学会神经病学分会，中华医学会神经病学分会脑血管病学组.中国脑出血诊治指南（2019）. 中华神经科杂志，2019，52（12）：994-1005.

[5] 中华医学会神经病学分会，中华医学会神经病学分会脑血管病学组.中国重症脑血管病管理共识2015. 中华神经科杂志，2016，49（3）：192-202.

[6] 中华医学会重症医学分会.机械通气临床应用指南（2006）. 中国危重病急救医学，2007，19（2）：65-72.

[7] Howard RS，Radcliffe J，Hirsch NP.General medical care on the neuromedical intensive care unit.J Neurol Neurosurg Psychiatry，2003，74 Suppl 3（Suppl 3）：iii10- iii15.

[8] 中华医学会神经外科学分会，中国神经外科重症管理协作组.中国神经外科重症管理专家共识（2020版）. 中华医学杂志，2020，100（19）：1443-1458.

[9] Nyquist P，Bautista C，Jichici D，et al.Prophylaxis of Venous Thrombosis in Neurocritical Care Patients：An Evidence-Based Guideline：A Statement for Healthcare Professionals from the Neurocritical Care Society.Neurocrit Care，2016，24（1）：47-60.

[10] M. Brandon Westover，Emily Choi DeCroos，Karim Awad，Matt T. Bianchi.Pocket Neurology. 2nd edition. China：Wolters Kluwer，2016，46-51.

[11] 中华医学会神经病学分会神经重症协作组，中国医师协会神经内科医师分会神经重症专业委员会.难治性颅内压增高的监测与治疗中国专家共识. 中华医学杂志，2018，98（45）：3643-

3652.

[12] Cook AM，Morgan Jones G，Hawryluk GWJ，et al.Guidelines for the Acute Treatment of Cerebral Edema in Neurocritical Care Patients.Neurocrit Care，2020，32（3）：647-666.

[13] Hauer EM，Stark D，Staykov D，et al. Early continuous hypertonic saline infusion in patients with severe cerebrovascular disease. Crit Care Med，2011，39（7）：1766-1772.

[14] Neugebauer H，Schneider H，Bösel J，et al.Outcomes of Hypothermia in Addition to Decompressive Hemicraniectomy in Treatment of Malignant Middle Cerebral Artery Stroke：A Randomized Clinical Trial. JAMA Neurol，2019，76（5）：571-579.

[15] Madden LK，Hill M，May TL，et al.The Implementation of Targeted Temperature Management：An Evidence-Based Guideline from the Neurocritical Care Society. Neurocrit Care，2017，27（3）：468-487.

[16] 中华医学会神经病学分会神经重症协作组．神经重症低温治疗中国专家共识．中华神经科杂志，2015，48（6）：453-458.

[17] 中华医学会神经病学分会，中华医学会神经病学分会脑血管病学组．中国重症脑血管病管理共识 2015．中华神经科杂志，2016，49（3）：192-202.

[18] Torbey MT，Bösel J，Rhoney DH，et al.Evidence-based guidelines for the management of large hemispheric infarction：a statement for health care professionals from the Neurocritical Care Society and the German Society for Neuro-intensive Care and Emergency Medicine.Neurocrit Care，2015，22（1）：146-164.

[19] 中华医学会神经病学分会，中华医学会神经病学分会脑血管病学组．中国急性缺血性脑卒中诊治指南（2018）．中华神经科杂志，2018，51（9）：666-682.

[20] 中华医学会神经病学分会，中华医学会神经病学分会脑血管病学组．中国脑出血诊治指南（2019）．中华神经科杂志，2019，52（12）：994-1005.

[21] 徐跃峤，王宁，胡锦，等．重症动脉瘤性蛛网膜下腔出血管理专家共识（2015）．中国脑血管病杂志，2015（4）：215-225.

[22] Lizarraga AA，Lizarraga KJ，Benatar M.Getting Rid of Weakness in the ICU：An Updated Approach to the Acute Management of Myasthenia Gravis and Guillain-Barré Syndrome.Semin Neurol，2016，36（6）：615-624.

[23] 中华医学会神经病学分会神经免疫学组，中国免疫学会神经免疫学分会 . 中国重症肌无力诊断和治疗指南（2015）. 中华神经科杂志，2015，48（11）：934-940.

[24] Lizarraga AA，Lizarraga KJ，Benatar M.Getting Rid of Weakness in the ICU：An Updated Approach to the Acute Management of Myasthenia Gravis and Guillain-Barré Syndrome.Semin Neurol，2016，36（6）：615-624.

[25] 中华医学会神经病学分会神经肌肉病学组，中华医学会神经病学分会肌电图及临床神经电生理学组，中华医学会神经病学分会神经免疫学组 . 中国吉兰 - 巴雷综合征诊治指南. 中华神经科杂志，2010，43（8）：583-586.

[26] 心肺复苏后昏迷患者早期神经功能预后评估专家共识组 . 心肺复苏后昏迷患者早期神经功能预后评估专家共识. 中华急诊医学杂志，2019，28（2）：156-162.

[27] 中华医学会神经病学分会神经重症协作组 . 神经重症监护病房脑电图监测规范指导意见（2015）. 中华神经科杂志，2015，48：547-550.

索 引

E

F

G

H

J

K

L

M

N

P

R

S

T

W

X

Y

Z